XBJPJC

高等中医药院校西部精品教材(第二轮规划教材)

U0196437

中西医临床内科学

(第2版)

(供中西医临床医学及相关专业使用)

主　编　谢春光　李应东

副主编　王　飞　杨思进　闫咏梅　万启南　刘维琴

编　者　(以姓氏笔画为序)

万启南(云南中医药大学)　　　　　　　王　飞(成都中医药大学)

卢玉俊(甘肃中医药大学附属医院)　　　代　渊(成都中医药大学)

白　雪(西南医科大学)　　　　　　　　刘维琴(贵州中医药大学)

闫咏梅(陕西中医药大学)　　　　　　　杨思进(西南医科大学)

李应东(甘肃中医药大学)　　　　　　　张　怡(成都中医药大学)

张　敏(宁夏医科大学附属银川市中医医院)　张加力(成都中医药大学附属绵阳医院)

张效科(陕西中医药大学)　　　　　　　冷建春(成都中医药大学)

金智生(甘肃中医药大学)　　　　　　　殷丽平(成都中医药大学)

谢春光(成都中医药大学)　　　　　　　雷力民(广西中医药大学)

潘晓蓉(贵州中医药大学)

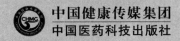

中国健康传媒集团

中国医药科技出版社

内容提要

本教材为"高等中医药院校西部精品教材（第二轮规划教材）"之一，系根据本套教材的编写指导思想和原则要求，结合专业培养目标和本课程的教学目标、内容与任务要求编写而成。全书分8章，分别是总论、肺系病证、心系病证、脾胃系病证、肝胆病证、肾系病证、气血津液病证和肢体经络病证。每节所列的内科疾病均从病因病理、诊断、鉴别诊断、治疗、临证备要、结语、复习思考题、文献选录等方面进行了严谨而又全面的论述，其中病因病理、诊断、治疗均以中医内科学为主，西医内科学及检验为辅，有利于中西医临床在理论上互相参考，在应用上互相借鉴。本教材为书网融合教材，即纸质教材有机融合电子教材，教学配套资源（PPT、微课、视频等），题库系统，数字化教学服务（在线教学、在线作业、在线考试）。

本教材主要供中西医临床医学及相关专业使用，也可作为基层医务工作者、青年教师的参考用书。

图书在版编目（CIP）数据

中西医临床内科学/谢春光，李应东主编. —2版. —北京：中国医药科技出版社，2019.7

高等中医药院校西部精品教材（第二轮规划教材）

ISBN 978 - 7 - 5214 - 0994 - 9

Ⅰ.①中…　Ⅱ.①谢…　②李…　Ⅲ.①中西医结合－内科学－中医学院－教材　Ⅳ.①R5

中国版本图书馆 CIP 数据核字（2019）第 112189 号

美术编辑　陈君杞

版式设计　友全图文

出版　**中国健康传媒集团** | 中国医药科技出版社

地址　北京市海淀区文慧园北路甲 22 号

邮编　100082

电话　发行：010 - 62227427　邮购：010 - 62236938

网址　www. cmstp. com

规格　889 × 1194mm $^{1}/_{16}$

印张　26 $^{1}/_{4}$

字数　555 千字

初版　2012 年 7 月第 1 版

版次　2019 年 7 月第 2 版

印次　2019 年 7 月第 1 次印刷

印刷　北京市密东印刷有限公司

经销　全国各地新华书店

书号　ISBN 978 - 7 - 5214 - 0994 - 9

定价　72.00 元

获取新书信息、投稿、为图书纠错，请扫码联系我们。

数字化教材编委会

主　编　谢春光　李应东
副主编　王　飞　杨思进　闫咏梅　万启南　刘维琴
编　者　（以姓氏笔画为序）

万启南（云南中医药大学）

王　飞（成都中医药大学）

卢玉俊（甘肃中医药大学附属医院）

代　渊（成都中医药大学）

白　雪（西南医科大学）

刘　沁（西南医科大学）

刘维琴（贵州中医药大学）

闫咏梅（陕西中医药大学）

汤　润（西南医科大学）

杨思进（西南医科大学）

李江红（成都中医药大学）

李应东（甘肃中医药大学）

吴雨潇（成都中医药大学）

吴梦琳（成都中医药大学）

张　欢（陕西中医药大学）

张　怡（成都中医药大学）

张　娟（西南医科大学）

张　敏（宁夏医科大学附属银川市中医医院）

张加力（成都中医药大学附属绵阳医院）

张效科（陕西中医药大学）

冷建春（成都中医药大学）

金智生（甘肃中医药大学）

殷丽平（成都中医药大学）

曾　敏（成都中医药大学）

谢春光（成都中医药大学）

蒲丽华（成都中医药大学）

雷力民（广西中医药大学）

廖　璐（成都中医药大学）

潘晓蓉（贵州中医药大学）

魏凯善（成都中医药大学）

出版说明

"高等中医药院校西部精品教材"自 2012 年由中国医药科技出版社陆续出版以来得到了各院校的广泛好评。为了更新知识、优化教材品种，使教材更好地服务于院校教学，同时为了更好地贯彻落实《国家中长期教育改革发展规划纲要（2010—2020 年）》和《中医药发展战略规划纲要（2016—2030 年）》等文件精神，培养传承中医药文明，具备行业优势的复合型、创新型高等中医药院校中西医临床医学专业人才，在教育部、国家药品监督管理局的领导下，在上一版教材的基础上，中国医药科技出版社组织修订编写了"高等中医药院校西部精品教材（第二轮规划教材）"。

本轮教材建设，旨在适应学科发展的新要求，进一步提升教材质量，更好地满足教学需求。本轮教材吸取了目前高等中医药教育发展成果，体现了中西医临床医学的新进展、新方法、新标准；旨在构建具有西部特色、符合医药高等教育人才培养要求的教材建设模式，形成"政府指导、院校联办、出版社协办"的教材编写机制，最终打造我国高等中医药院校中西医临床专业核心教材、精品教材。

本轮教材包含 18 门，其中 14 门教材为新修订教材（第 2 版），主要特点如下。

一、顺应当前教育改革形式，突出西部特色

教育改革，关键是更新教育理念，核心是改革人才培养体制，目的是提高人才培养水平。教材建设是高校教育的基础建设，发挥着提高人才培养质量的基础性作用。教材建设应以服务人才培养为目标，以提高教材质量为核心，以创新教材建设的体制机制为突破口，以实施教材精品战略、加强教材分类指导、完善教材评价选用制度为着力点。为适应不同类型高等学校教学需要，需编写、出版不同风格和特色的教材。西部地区作为国家"西部大开发"战略要地，对创新型、复合型、知识技能型人才的需求更加旺盛和迫切。本轮教材是具有西部行业特色的规划教材，有利于培养高素质应用型、复合型、创新型人才，是西部高等医药院校教育教学改革的体现，是贯彻落实《国家中长期教育改革发展规划纲要（2010—2020 年）》的体现。

二、树立精品意识，强化实践技能培养，体现中医药院校学科发展特色

本轮教材建设对课程体系进行科学设计，整体优化；对上版教材中不合理的内容框架进行适当调整；内容（含法律法规、临床标准及相关学科知识、方法与技术等）上吐故纳新，实现了基础学科与专业学科紧密衔接，主干课程与相关课程合理配置的目标。编写内容注重突出西部中医药院校特色，适当融入中医药文化及知识，满足复合型人才培养的需要。

参与教材编写的专家以科学严谨的治学精神和认真负责的工作态度，以建设有特色的、教师易用、

学生易学、教学互动、真正引领教学实践和改革的精品教材为目标，严把编写各个环节，确保教材建设质量。

三、坚持"三基、五性、三特定"的原则，与执业标准有机结合

本轮教材修订编写将培养高等中医药院校应用型、复合型中西医临床医学专业人才必需的基本知识、基本理论、基本技能作为教材建设的主体框架，将体现教材的思想性、科学性、先进性、启发性、适用性作为教材建设的灵魂，并在教材内容上设立"要点导航"模块对其加以明确，使"三基、五性、三特定"有机融合，相互渗透，贯穿教材编写始终，并且与《国家执业医师资格考试考试大纲》紧密衔接，避免理论与实践脱节、教学与实际工作脱节。

四、书网融合，使教与学更便捷、更轻松

本轮教材为书网融合教材，即纸质教材与数字教材、配套教学资源、题库系统、数字化教学服务有机融合。通过"一书一码"的强关联，为读者提供全免费增值服务。按教材封底的提示激活教材后，读者可通过电脑、手机阅读电子教材和配套课程资源（PPT等），并可在线进行同步练习，实时反馈答案和解析。同时，读者也可以直接扫描书中二维码，阅读与教材内容关联的课程资源（"扫码学一学"，轻松学习PPT课件；"扫码练一练"，随时做题检测学习效果），从而丰富学习体验，使学习更便捷。教师可通过电脑在线创建课程，与学生互动，开展布置和批改作业、在线组织考试、讨论与答疑等教学活动，学生通过电脑、手机均可实现在线作业、在线考试，提升学习效率，使教与学更轻松。

本轮教材的编写修订，得到了全国知名专家的精心指导和各有关院校领导与编者的大力支持，在此一并表示衷心感谢！希望以教材建设为核心，为高等医药院校搭建长期的教学交流平台，对医药人才培养和教育教学改革产生积极的推动作用。同时精品教材的建设工作漫长而艰巨，希望各院校师生在教学过程中，及时提出宝贵的意见和建议，以便不断修订完善，更好地为中医药教育事业的发展服务！

中国医药科技出版社
2019年3月

高等中医药院校西部精品教材（第二轮规划教材）
建设指导委员会

贺丰杰（陕西中医药大学附属医院）

袁维真（贵州中医药大学）

曹永芬（贵州中医药大学）

常　克（成都中医药大学）

董正华（陕西中医药大学）

谢春光（成都中医药大学）

谭龙旺（陕西中医药大学）

樊效鸿（成都中医药大学）

戴恩来（甘肃中医药大学）

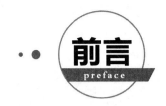

前言

preface

　　中医药高等院校是我国中西医结合医药人才培养的重要基地，承担着培养中西医结合事业继承和创新的应用型、复合型、技能型人才的重任，这也是中医药高等院校发展的必然要求，基于上述要求，2012 年以成都中医药大学和甘肃中医药大学为主编单位联合西部其他高等中医药院校共同主持编写了以"面向临床、素质为主、应用为先、全面发展"为人才培养目标的新教材《中西医临床内科学》。在教材编写过程中，我们始终坚持"传承创新，与时俱进，体系完整，特色明显，学以致用"的理念，遵循"精理论、重实践、强技能、求创新"的总体思想，贯彻"夯实中医、贴近临床、衷中参西、突出特长"的总体方针，注重对学生系统理论知识和临床思维技能的培养，体现以学生为中心的发展趋势，使本教材更具有实用性和前瞻性，满足中西医临床人才培养的需求。

　　迄今为止本教材已经教学使用 7 年，为保持知识的不断更新和进步，满足目前中医药高等院校教学的需求，适应目前网络化学习的现状，本次对《中西医临床内科学》教材进行了修订，形成书网融合教材，将纸质教材与医药大学堂平台数字资源和功能有机结合，通过扫描书内二维码，可以浏览教学配套资源（PPT、微课、视频等），题库系统，进行数字化教学（在线教学、在线作业、在线考试）等，改善学生的学习体验，增强学习的兴趣。本次教材的修订，我们主要对上版教材中不合理的内容框架结构进行适当调整，内容上吐故纳新，始终遵循适用性原则，使教材在结构纵横的布局、内容重点的选取、示例习题的设计等方面符合教改目标和教学大纲的要求，并紧密对接国家执业医师资格考试要求，坚持以中医内科为纲，保持中医理论系统的完整性，具体的诊断及治疗部分加入西医内容，突出西医在诊断、治疗方面的应用。病因病理、鉴别诊断、治疗方案等部分，多采用图表形式，使教材繁简有别，清晰明了，增加学生学习兴趣，方便教师教学，把教师的备课、试讲、授课、辅导答疑等教学环节有机地结合起来，真正使中西医临床内科学教材能够在教学过程中使用，并指导学生临床工作。

　　本书教材再版修订工作依照原教材编写时的分工：谢春光、王飞、张怡、冷建春、殷丽平、代渊修订了总论及前言、肺系病证、胁痛、黄疸、积聚、鼓胀、胃痛、痞满、呕吐、消渴、瘿病、虚劳、疟疾；李应东、刘凯、金智生、卢玉俊修订了心系病证；杨思进、白雪修订了头痛、眩晕、中风、颤证、癌病；张效科、闫咏梅修订了癫闭、阳痿、遗精、郁证、血证、痰饮；万启南修订了腹痛、痹证、腰痛；刘维琴、潘晓蓉修订了水肿、淋证、自汗盗汗、痿证、痉证；雷利民修订了泄泻、痢疾、便秘；张敏修订了内伤发热、肥胖；张加力修订了噎膈、呃逆。全书由主编单位之一成都中医药大学教师负责统稿审修。在统稿及修订过程中得到了成都中医药大学研究生魏凯善、曾敏、李江红、蒲丽华、廖璐、吴梦琳、吴雨潇；西南医科大学研究生刘沁、汤润、张娟；陕西中医药大学研究生张欢等的帮助，谨在此表示衷心的感谢！

　　由于编者水平所限，时间紧迫难免存在不足之处，希望广大师生在使用过程中提出宝贵意见，以便进一步修订完善。

编　　者

2019 年 4 月

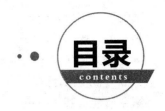

目录
contents

第一章　总　论

中西医临床医学是中医学和西医学发展到一定阶段的产物。随着社会的进步，人们生活节奏的加快，人类的疾病谱也发生了根本性的改变，单一的中医学或者西医学的治疗方法已不足以满足认识和治疗疾病的需要，因此取中、西医学各自之长，优势互补，形成了中西医临床医学。中西医临床内科学是运用中医学理论结合西医学，阐述内科病证的病因病理及诊断治疗的一门临床学科。它是中西医临床医学的主干学科，是必须学好的一门临床专业课，也是临床其他各科的基础。

扫码"学一学"

一、中西医临床医学的发展及其特点

中医学有数千年的历史。中医学理论体系是在不断重复验证病人的诊治疗效中，经过长期的临床实践逐步形成的。这一独特的理论体系有两个基本特点：一是整体观念，二是辨证论治。整体观念指人体以五脏为中心，通过经络系统有机地联系起来，构成一个表里相联、上下沟通、协调共济、井然有序的统一整体。人体的生理功能、病理改变、脏腑气血津液阴阳变化，可以通过经络反映到体表，即内在的病证可以"证候"的形式表现出来，而且这些证候的发生、发展、变化与周围环境、社会因素、心理因素都有着密切的关系，因此人要主动地适应环境。在治疗上，因时、因地、因人制宜，也就成为重要原则。辨证论治是中医认识和治疗疾病的基本原则，是中医学对疾病的一种特殊的研究和处理方法。证，是机体在疾病发展过程中的某一阶段的病理概括。它包括了病位、病因、病性以及正邪关系，反映出疾病发展过程中某一阶段的病理变化的本质，因而它比症状更全面、更深刻、更正确地揭示了疾病的本质。辨证，就是将四诊（望、闻、问、切）所收集的资料、症状、体征，通过分析、综合，判断为某种证。论治，就是确定相应的治疗方法。中医治病首先着眼于证，而不是病的异同，因此，同一疾病的不同证候，治疗方法就不同；而不同疾病，只要证候相同，便可以用同一方法治疗：这就是"同病异治，异病同治"。因此辨证论治的实质就是针对疾病发展过程中不同病机采用不同的方法去解决。

西医学建立在近代与现代自然科学发展的基础上，着重研究人体器官和组织解剖、生理、病理变化，重视病原体检查，注重体征与组织病理损害等客观证据，强调结构与功能、局部病理改变与整体病象的一致性，对疾病的定性、定位准确，观察指标定量化。20 世纪以前，西医学是在生物医学发展基础上形成的"生物医学模式"，这一模式认为，每一种疾病都可以在某一器官和组织结构上或生物化学代谢方面发生特定的变化，都可以通过化验或其他检测手段找出病因和治疗措施。随着人类文明的进步和科学技术的发展，"生物医学模式"日益显露出它的局限性。如人群的疾病大约 50% 与生活方式和行为有关，20% 与生活环境和社会因素有关，20% 与遗传、衰老等生物因素有关，10% 与卫生服务缺陷有关。美国国家卫生统计中心的统计资料显示，行为原因（如饮酒、吸毒、暴力、自杀、吸烟）所导致的支出，占国家卫生支出的一半多。这提示我们，不仅要注意影响人群健康的生物学因素，同时也要注意疾病防治中的心理环境和社会问题，因而提出"生物—心理—社会医学模式"。"健康不仅是指体强无病，而且要具备健全的身心状态和社会适应能力。"（《世界卫生组织宪章》1984年）。新的医学模式主要是在预防和治疗疾病时，不仅注意人群健康的生物因素，同时也注意疾病防治中的心理和社会问题。

不论中医学还是西医学，目的都是使病人由病理的状态恢复到生理或接近生理的状态，在这最终目标上两种医学达到了统一。联合运用中医、西医各自的优势，克服各自的不足，从而取得更好的诊治效果，是中西医临床医学的目的。我国开展中西医临床研究40多年来，逐渐形成了"辨病与辨证相结合""宏观辨证与微观辨证相结合""中西医优势互补"的中西医临床新思维。在临床诊疗过程中，既要充分使用西医学的科学技术手段对疾病进行定性、定位的西医诊断，同时又按中医理论和方法对疾病及其各阶段表现的"证候"进行全面分析；或结合西医学对"证"研究的一些微观指标，对中医的"病证"进行诊断；或在临床治疗中，中西医方法配伍使用，以提高疗效或减轻毒副反应。在这种思维的指导下，可以克服中医对疾病微观认识的不足和取象比类辨证思维的某些局限性，也可弥补西医对疾病发病过程中单个机体的全身反应及个体差异性重视不够的缺陷。大量的国内外文献报道均证明，不少内科疾病中西医结合治疗比单纯用中医或西医疗效好。总之，"以中医为本，中西医并重"是现代中医学发展的必由之路。

二、内科学的重要性

内科学涉及面广，整体性强，在研究人体各器官疾病的诊断和防治过程中，以治疗措施不具有创伤性为特色。它又是临床医学中各学科的基础，并与它们之间存在着密切的联系。学好内科学是学好临床医学的关键。临床各科的医生都需要学习内科学的知识，以便对病人的健康状况有一个总体的了解。如病人有心脏病能否耐受手术或能否妊娠？糖尿病病人手术前后应当如何控制糖尿病？风湿性心脏病病人，拔牙前后如何使用抗生素预防感染性心内膜炎？类似的问题临床各科的医生都可能遇到，都应当有所了解。内科医生也必须有广博的临床医学知识，许多疾病在确定诊断以前需要内科医生检查，如一个急性腹痛的病人，可能是急性阑尾炎、急性胰腺炎、胃穿孔、子宫外孕破裂、糖尿病酮症酸中毒等。

近年来，以生物学（尤其是分子和细胞生物学）、化学、物理学、数学和基础医学的理论和技术蓬勃发展为基础，临床医学正处在内容不断更新和深入的阶段，内科学也相应地进入了一个飞跃发展的时期。

三、中、西内科学的发展

（一）中医内科学的进展

随着中医对疾病研究的不断深入，不少疾病的病因病机得到进一步阐明。如认识到中风病与风、火、痰、瘀、虚等致病因素有关，气血逆乱、脑髓神机受损为其基本病因，脑脉痹阻或血溢脑脉之外是中风病的主要病变。又如20世纪80年代以来，在"热极生毒"的传统观点上，提出了"毒随邪来，热由毒生"的邪、毒、热互为相关的论点，表明邪是毒的依存条件，毒是致病之因，热是毒致病之果，由此得出温病的卫气营血全过程都有"毒"存在的结论。再如认识到痹病的病因病机除与外因有关外，还与脏腑气血及体质有关，并提出了"尪痹"的新病名。

在治疗方面，中医内科学也取得了显著成绩。如中医药防治慢性支气管炎，根据"冬病夏治""春夏养阳"的理论，在夏季给服健脾补肾的方剂，可减少病人的复发率；在传统清营汤中加重解毒化瘀之品，使急性热病营分证的治疗有效率得到了提高；用清热解毒降浊化瘀的中药灌肠，使慢性肾功能衰竭病人的寿命延长；用益气活血的中药治疗胸痹心痛，对症状、心电图的改善有显著疗效；以温阳益气活血法治疗病态窦房结综合征，可以提高心率、缓解症状；以丹参注射液、川芎嗪注射液治疗缺血性中风，也有显著疗效。

随着中药剂型改革的深入，许多中药新剂型，如针剂、粉针剂、片剂、气雾剂、冲剂、口服液等，尤其是肌肉与静脉内给药的注射剂，在内科急诊中的应用，都大大提高了中医药的治疗水平。

《中医临床诊疗术语》的使用，是中医药发展的重要标志，包括中医病名的规范化和"证""治法"的规范化，为中医辨证论治和辨病论治相结合奠定了基础。中医病名的规范化，即对中医病名合理分类，病种收录较为齐全、使病名更能反映疾病的本质；"证"和"治法"的规范化，即建立起统一的辨证论治体系，从而使"证"与"治法"的命名、定义、诊断依据等得以规范化使用。

（二）西医内科学的进展

随着细胞生物学和分子生物学的进展，西医学对疾病的病因和发病机制的认识已深入到基因和分子水平。人们认识到生物膜在疾病发生发展中的意义；细胞 Na^+，K^+ – ATP 酶对 Ca^{2+} 通道的作用；下丘脑多种神经激素的发现和一些神经递质作用的阐明，使调节人体的两大系统——神经系统和内分泌系统的相互关系得到更深入的认识；组织激素如消化道激素、前列腺素、心房肽、内皮素、内皮舒张因子（NO）等的发现，为研究疾病的发病机制和治疗提供了新的途径。

临床检验手段的进步，如高效液相层析、放射免疫和免疫放射测量、酶联免疫吸附测定、聚合酶链反应（PCR）和酶学检查技术的建立和完善，使测定体液中的微量物质或药物、微生物的 DNA 或 RNA 成为现实，检测的灵敏度可达到皮克（pg）甚至飞克（fg）水平；内镜精度的不断改进，实现了对消化道、呼吸道、泌尿道及腹腔内疾病的早期诊断及诊断准确率的提高；超声诊断可用及全身各个系统，为现今临床最常用的无创性检查手段，已发展到实时三维显像、多普勒超声、多普勒彩色血流显像、食管内多平面超声心动图、血管内超声显像等；放射性核素检查的新技术——单光子计算机体层显像（SPECT）使诊断水平进一步提高，而正电子体层显像（PET）则可无创伤地观察活体内的物质代谢；电子计算机 X 线体层显像（CT）及高精密度螺旋 CT、磁共振体层显像（MRI）、数字减影法心血管造影（SDA）、数字化 X 线摄影（DR）和无胶片 X 线诊断等，均使过去一些不能检查到的部位或显示不清的部位能清楚地显示。

认识的深入、技术的更新带动着治疗方法的革命。对白血病进行化疗或化疗加骨髓移植，显著地提高了疗效，可使部分白血病彻底治愈。新近的研究发现三氧化二砷能选择性诱导急性早幼粒细胞白血病细胞凋亡和部分分化。采用异基因骨髓移植法治疗重型再生障碍性贫血，实现了病人长期无病生存的可能。受体学说以及受体阻滞和神经递质的研究，出现了大量受体阻滞剂、兴奋剂药物，如质子泵阻滞剂的问世大大提高了消化性溃疡的疗效。用基因重组技术生产的红细胞生成素、生长激素、胰岛素、组织型纤溶酶原激活剂等的出现，为治疗某些疾病提供了更有效的手段。基因疗法用于治疗先天性遗传性疾病，为这类曾经的"不治之症"的治疗带来了希望。血液净化技术的不断改进和普及，使急慢性肾功能衰竭、某些中毒和容量超负荷状态的疗效明显提高。肾移植、心脏移植、肝移植、肺移植后长期存活率的提高，使脏器功能衰竭病人的寿命延长、生活质量提高。对幽门螺杆菌的发现与治疗，明显地降低了消化性溃疡的复发率。既可治疗缓慢性心律失常、又可抗快速性心律失常和除颤的自动起搏复律除颤器的出现，使一些难治的心脏病病人能继续正常的生活和工作。用带球囊的心导管扩张术治疗缺血性心脏病、某些瓣膜或血管的狭窄；用电能、激光、射频、超声、冷冻、带刀刃的心导管行心脏内消融术、血管内旋切术或旋磨术治疗心律失常和冠状动脉狭窄；用体外震波法击碎肾结石和胆结石；经内镜息肉切除术、异物取出术、食管狭窄扩张术，经内镜胆管引流术、经内镜乳头括约肌切开术、胆管结石取石术等微创法，部分代替了外科手术治疗，大大减轻了病人的痛苦。

（三）中西医临床内科学的进展

中医内科与西医内科相结合，在脏腑研究的基础上，抓住中医"证"这一疾病过程的客观存在，用现代科学手段分析各"证"的病理生理改变，从而建立了反映病证特点的一些客观指标。如"血瘀证"表现为病理性肿块、血管异常、微循环障碍、血液流变学异常、血小板聚集性增高、血浆黏度及全血黏度增高、红细胞电泳时间延长等；某些"阴虚证"表现为组织细胞内环磷酸腺苷（cAMP）增多，cAMP/cGMP 比值升高；"阳虚证"则环磷酸鸟苷（cGMP）增多，cAMP/cGMP 比值降低；"脾气虚证"病人的唾液淀粉酶活性降低，尿中木糖排泄率增高；"肝阳上亢证"多表现为交感神经功能亢进；各种"虚证"都表现为细胞免疫功能下降。

随着西医学基础研究的日益深入，新成果逐步用于中医学，对中医学的临床疗效有了更客观、更准确地把握。中西医结合是继承、整理、提高和发展中医学的捷径之一。特别是药理学等向中药学、方剂学的渗透，使中医内科学显现出勃勃生机，如：填精补血的方证效应可表现在多能干细胞、粒系祖细胞及红系祖细胞等；有的中药成分能在细胞调节因子水平产生作用（如人参三醇皂苷能促进白细胞介素－mRNA 转译效率）；一些中药可提高机体清除自由基能力（如麦冬等可提高超氧化物歧化酶的活性，清除自由基）；除扶正固本类中药可提高机体免疫能力外，一些中药可抑制机体的细胞免疫或体液免疫（如土茯苓可选择性抑制细胞免疫，青蒿能促进脾脏的 Ts 细胞增殖、抑制 IgG 的产生，车前子有抗补体活性作用）；活血化瘀类药物不仅可对血液流变学产生作用，还可降低血小板活化因子含量，纠正循环血中 TXA_2/PGI_2 的平衡失调，刺激血管内皮细胞释放活性物质（如地龙）。

现代制剂、药物化学和中医学的结合，已产生了相当多的新药。对中草药进行植物化学和药理学分析，分离提取其有效成分，确定其化学结构，从而发现新的治疗药物，如具有改善心肌供血作用的丹参、红花、川芎、葛根、当归，保护肝脏功能的五味子、水飞蓟，具有抗癌作用的三尖杉、喜树碱、青黛，具有增强免疫功能的人参、黄芪、女贞子，具有抑制免疫功能的雷公藤、甘草。提取出治疗感染性疾病的黄连素；从中药研制的青蒿素、蒿甲醚、双氢青蒿素等经全球应用均显示出其抗疟效能；可降低淋巴细胞核因子 KB 活性的雷公藤内酯醇，它不仅显示了用于肾移植的前景，也可用于类风湿性关节炎等疾病。通过中药剂型改革，将丹参、川芎、红花、莪术、枳实、黄芪、柴胡等多种单味中药，参附汤、生脉散等重要复方，都制成了注射针剂用于临床。大大提高了中医药临床应用的准确性和有效性。

四、中西医临床内科学的范围与内容

中西医临床内科学兼容了中医内科学、西医内科学的主要内容。以中医病名为纲，融汇中西医内容，注重中西医临床思维训练，突出实用性，介绍中西医各自的优势和不足。每一疾病的编写内容大体包括概述、流行病学、中西医病因病理、中西医诊断与鉴别诊断、中西医治疗、结语、临证备要、复习参考题等。使学生能系统地学习中医内科学和西医内科学的基本知识，明确中医、西医对每个内科疾病的优势及不足，以及中西医治疗兼施的优势。

内科学的范围很广，可以分为多个专科，如传染科、呼吸内科、心血管内科、消化内科、肾内科、神经内科、血液科、内分泌科等。中医病名下所属的疾病较多，由于教学时数的限制，只编写了一部分常见病、多发病，还有相当多的内科疾病没有收入，学生应参考其他有关专著，以扩大知识面。

五、学习中西医临床内科学的要求和方法

高等中医药院校专业培养目标是系统学习本门课程的基础理论、基本知识和基本技能，在毕业实习后能应用中西医临床内科学的知识独立诊治内科常见病、多发病，为今后进一步开展临床工作打下扎实基础。

（一）全面学习、重点掌握

学习中西医临床内科学的重点无疑是掌握内科常见病、多发病的中西医诊断、鉴别诊断和中医、西医、中西医结合防治措施。要掌握好这些知识，必须建立在扎实的基础理论、基本知识和基本技能的基础之上。因此，学习时必须深入学习每个疾病的病因、发病机制和病理改变，从而推导出该病可能出现的临床表现、实验室及相关检查的异常，再根据临床表现、实验室及相关检查结果做出诊断，在此基础上理解应当给予病人什么治疗就会很清楚。把知识融会贯通而不是分散、割裂开来，这是学习知识的捷径。

（二）重视基本概念

概念是客观事物的本质在人们头脑中的反映，是人们在实践的基础上经过感性认识上升到理性认识而形成的。《中西医临床内科学》中有大量概念，存在于每个疾病的各部分叙述之中。概念不清，将无法理解课文的含义。学习过程中，必须弄懂每个概念的完整内涵，不仅要理解记忆，而且要能准确描述和应用。中医、西医的理论体系不同，因此中医、西医使用的名词概念一般只能在各自的理论与临床体系中应用，不能任意互相借用，也不能牵强附会地互相联系。

（三）要紧密联系基础课程

《中西医临床内科学》是建立在中医专业基础课程和西医专业基础课程之上的，《中西医临床内科学》是上述所有基础课程在临床内科的综合应用。要经常复习与之相关的基础知识，尤其是中医诊断学和西医诊断学的知识，使临床内科知识与以往所学的知识有机地联系起来，加深理解和记忆。

（四）必须学会中西医结合的临床思维方法

临床思维是医生在进行诊断和治疗过程中的思维活动。诊断是否正确、治疗是否恰当，反映了医生的水平和素质。除了在有限的课时中掌握好基本理论、基本知识、基本技能外，还要注意学习认识问题、解决问题的临床思维方法和不断获取新知识的能力。如何使我们的主观思维符合客观实际，尽可能少犯错误，是每一位临床医生必须懂得而又要毕生追求、探索和提高的境界。

奠定好内科的临床基本功是学会临床思维的基础。学会采集能反映病人真实情况的病史，全面、系统地检查而不漏掉任何有价值的阳性和阴性体征，根据病人的实际情况选择必要的实验室及其他检查。依据汇集的资料对病人做出初步诊断，再根据初步诊断给予必要的治疗，在治疗过程中必须不断地对病人进行观察，根据观察的结果不断修正已有的诊断治疗方案，直到问题解决。临床思维贯穿在上述的全部实践过程中，指导着整个过程。在临床思维过程中，必须正确处理现象与本质、局部与整体、共性与个性、主要矛盾与次要矛盾、器质性疾病与功能性疾病、典型与不典型等关系。在治疗过程中，逐步学会处理好特异治疗、对症治疗和辅助（支持）治疗的关系，充分考虑病人对治疗的承受能力（身体状况、社会、经济、心理），充分考虑治疗过程中的个体差异。

中西医结合专业的内科医生必须在熟练掌握中医内科学、西医内科学的思维方法基础上，学会使用驾驭两种不同的方法并从中找出对病人更加有利的治疗方案。因而要求学生学会既重视疾病过程的局部病理改变、病原学检查，运用现代检测手段进行诊断与鉴别诊断，针对病原病理采用西医方法防治疾病；又要重视病人在疾病过程中的个体特点，研究分析某种西医的病证在不同阶段所表现出来的中医的证候，应用中医学方法进行辨证施治。尤其是疾病后期，如何运用中医整体调治的优势，使患病机体完全的康复尤为重要。这样，就使西医临床思维方法与中医的理、法、方、药的辨证思维方法在内科临床中得到配合与统一。

（五）必须理论联系实际

内科学是一门实践性很强的临床学科，学习的知识必须在实践中检验与应用。中西医临床内科学的学习分为系统学习和临床实习两个阶段。系统学习包括按照教学大纲所规定的课堂讲授和与其相结合的临床示教和见习，毕业实习是在上级医生指导下的诊疗实践，在直接为病人服务的过程中提高诊治疾病的能力。在整个学习过程中，必须理论联系实际，运用课堂教学所学的知识理解、分析、解决疾病，以临床实践来检验理论的正确性，从而加深理解和记忆。并不断总结经验和教训，从实践中训练自己从事中西医临床内科岗位工作的职业能力。在临床工作中贯彻我国"预防为主，依靠科学进步，动员全社会参与，中西医并重，为人民健康服务"的卫生工作方针，这也是医务人员终生奋斗的目标。

扫码"练一练"

第二章　肺系病证

第一节　感　冒

扫码"学一学"

感冒是感受触冒风邪或时行病毒，引起肺卫功能失调，出现鼻塞，流涕，喷嚏，头痛，恶寒，发热，全身不适等主要临床表现的一种外感疾病。在一个时期内广泛流行、证候相类似者，称为时行感冒。

早在《内经》已经认识到感冒主要是外感风邪所致，《素问·骨空论》说："风从外入，令人振寒，汗出，头痛，身重，恶寒。"汉《伤寒论》已经论述了寒邪所致感冒的证治，所列桂枝汤、麻黄汤为感冒风寒轻重两类证候的治疗作了示范。隋《诸病源候论·风热候》指出："风热之气，先从皮毛入于肺也……其状使人恶风寒战，目欲脱，涕唾出……有青黄脓涕"，已经认识到风热病邪可引起感冒，并较准确地描述了其临床证候。《诸病源候论》所指的"时气病"之类，已包含有"时行感冒"。至于感冒之病名，则首见于北宋《仁斋直指方·诸风》，兹后历代医家沿用此名，并将感冒与伤风互称。元《丹溪心法·中寒》明确指出本病病位在肺，治疗应分立辛温、辛凉两大法则，其曰："伤风属肺者多，宜辛温或辛凉之剂散之"。清代不少医家已认识到本病与感受时行病毒有关，《类证治裁·伤风》就有"时行感冒"之名。《证治汇补·伤风》等对虚人感冒有了进一步认识，提出扶正祛邪的治疗原则。

西医学中急性上呼吸道感染（包括急性鼻炎、急性病毒性咽炎和喉炎、急性疱疹性咽峡炎、急性咽扁桃体炎等）出现感冒的临床表现者，西医学的流行性感冒出现时行感冒的临床表现者，均可参考本节内容进行辨证论治。

急性上呼吸道感染，简称"上感"，为外鼻孔至环状软骨下缘包括鼻腔、咽或喉部急性炎症的概称。通常病情较轻、病程短、可自愈，预后良好。

流行性感冒（influenza，简称"流感"）是由流行性流感病毒引起的急性呼吸道传染病。起病急，高热、头痛、乏力、眼结膜炎和全身肌肉酸痛等中毒症状明显，而呼吸道卡他症状轻微。主要通过接触及空气飞沫传播。发病有季节性，北方常在冬季，而南方多在冬夏两季，由于变异率高，人群普遍易感。发病率高，在全世界已有多次暴发流行，严重危害人类生命安全。20 世纪有 4 次甲型流感世界大流行，中国半个多世纪内（1953 年至今）共计发生流感流行 17 次，其中 2 次为大流行。

【病因病理】

一、中医学认识

感冒由外感风邪为首的六淫或时行病毒，致卫表不和、肺失宣肃而发病。若体虚之人，常反复发作，持续不愈。

（一）外因

1. 外感六淫，风邪为主　感冒的主要病因是外感六淫。因风为六淫之首，"百病之长"，流动于四时之中，故外感之病常以风为先导。但在不同季节，风与当令之气相合伤人，而表现为不同证型，如秋冬寒冷之季，风与寒合，多为风寒证；春夏温暖之时，风与热合，多见风热证；夏秋之交，暑多夹湿，每又表现为暑湿证。但一般以风寒、风热证为多见，暑湿证次之。至于梅雨季节之夹湿，秋季兼燥等，亦常可见之。若四时六气失常，非其时而有其气，伤人致病者，一般较感受当令之气为重。

2. 时行病毒　时行者指与岁时有关，每2～3年一小流行，每10年左右一大流行的邪气；病毒者指一种为害甚烈的异气，或称疫疠之气，具有较强传染性的邪气。《诸病源候论·时气病诸候》曰："因岁时不和，温凉失节，人感乖戾之气而生病者，多相染易"，即指时行病毒之邪。人感时行病毒而病感冒则为时行感冒。

（二）内因

主要为正气亏虚所致。幼儿、老人以及久病之人，其正气亏虚，卫表不固，外邪更易侵袭机体，常因体质的不同，而有气虚感冒和阴虚感冒之分。

总之，感冒是以风为首的六淫病邪或时邪病毒为外因，正气亏虚为内因，外邪从人体的口鼻或皮毛侵入而致病。

感冒的病位在肺卫。因风性轻扬，《素问·太阴阳明论》说："伤于风者，上先受之"，肺为脏腑之华盖，其位最高，开窍于鼻，职司呼吸，外主皮毛，其性娇嫩，不耐邪侵，故外邪从口鼻、皮毛入侵，肺卫首当其冲。其基本病机是外邪影响肺卫功能失调，导致卫表不和，肺失宣肃，尤以卫表不和为主要方面。卫表不和，故见恶寒、发热、头痛、身痛、全身不适等症；肺失宣肃，故见鼻塞、流涕、喷嚏、喉痒、咽痛等症。

由于四时六气不同，人体素质之差异，在临床上有风寒、风热和暑热等不同证候，在病程中还可见寒与热的转化或错杂。感受时行病毒者，病邪从表入里，传变迅速，病情急且重。

风寒感冒，寒热不退，邪气可化热而见口干欲饮，痰转黄稠，咽痛等症状。反复感冒，引起正气耗散，可由实转虚；或在素体亏虚的基础上反复感邪，以致正气愈亏，而成本虚标实之证。感冒未及时控制亦有转化为咳嗽、心悸、水肿等其他疾病者。一般而言，感冒的预后良好，但对老年、婴幼、体弱病人及时行感冒之重症，可以诱发其他宿疾而使病情恶化甚至出现严重的后果。

$$
\left.\begin{array}{l}
\left.\begin{array}{l}
六淫病邪 \\
（风邪为主） \\
时行病毒 \\
正气亏虚——内因
\end{array}\right\}外因
\end{array}\right\}口鼻、皮毛侵袭人体
\left\{\begin{array}{l}
肺失宣肃 \\
卫表不和
\end{array}\right.
\left\{\begin{array}{l}
普通感冒 \\
时行感冒
\end{array}\right.
$$

二、西医学认识

（一）急性上呼吸道感染

主要病原体是病毒，少数是细菌。多发于冬春季节，多为散发，且可在气候突变时小规模流行。主要通过病人喷嚏和含有病毒的飞沫经空气传播，或经污染的手和用具接触传播。起病较急，主要表现为鼻部症状，如喷嚏、鼻塞、流清水样鼻涕，也可表现为咳嗽、咽干、咽痒或烧灼感甚至鼻后滴漏感。咽干、咳嗽和鼻后滴漏与病毒诱发的炎症介质导致的上呼吸道传入神经高敏状态有关。2~3天后鼻涕变稠，可伴咽痛、头痛、流泪、味觉迟钝、呼吸不畅、声嘶等，有时由于咽鼓管炎致听力减退。严重者有发热、轻度畏寒和头痛等。检查可见鼻腔黏膜充血、水肿、有分泌物，咽部可为轻度充血。一般经5~7天痊愈，伴并发症者可致病程迁延。

（二）流行性感冒

由流行性流感病毒引起的急性呼吸道传染病。起病急骤，畏寒、发热，体温在数小时至24小时内升达高峰，39~40℃甚至更高。颜面潮红，眼结膜外眦充血，咽部充血，软腭上有滤泡。伴头痛，全身酸痛，乏力，食欲减退。呼吸道症状较轻，咽干喉痛，干咳，可有腹泻。主要通过接触及空气飞沫传播。流感病毒容易发生变异，传染性强，人群普遍易感，病后有一定的免疫力，常引起大流行，危害严重。

【诊断】

一、病名诊断

（1）以鼻塞，流涕，喷嚏，头痛，恶寒，发热，全身不适等主要临床表现。

（2）感冒起病较急，骤然发病，无潜伏期（或潜伏期极短），病程短，少者3~5天，多者7~8天，四季皆发，以冬春季为多见。时行感冒起病急骤，全身症状较重，呈流行性发病，多人同时发病，迅速蔓延。

（3）常因气候突然变化，伤风受凉，或淋雨冒风而发病。

二、证候特征

典型的肺卫症状，初起鼻咽部痒而不适，鼻塞、流涕，喷嚏，语声重浊或声嘶，恶风，恶寒，头痛等。继而发热，咳嗽，咽痛，肢节酸重不适等。部分病人病及脾胃，而兼有恶心、呕吐、食欲减退、大便稀溏等症，一般不传变。时行感冒常全身症状显著，如高热，头痛，周身酸痛，疲乏无力等，而肺系症状较轻，部分病人可出现神昏谵妄，小儿可发生惊厥，出现传变。

三、相关检查

实验室检查可检测血象；视需要可用免疫荧光法、酶联免疫吸附检测法、血清学诊断法和病毒分离和鉴定，以判断病毒的类型，区别病毒和细菌感染。细菌培养判断细菌类型和药敏试验。

【鉴别诊断】

感冒与风温鉴别。

鉴别要点	感冒	风温
共同点	发热多不高，或无热，以解表宣肺药即可汗出热退身凉	
不同点	病势轻，病程短，不传变，预后好	病势急骤，热势较高，汗出后不易迅速退热，咳嗽、胸痛，头痛较剧。多有传变，传入营血可见神昏、谵语、惊厥等

【治疗】

一、中医治疗

（一）辨证要点

1. 辨风寒风热

风寒	恶寒重发热轻，无汗，鼻流清涕，口不渴，舌苔薄白，脉浮或浮紧
风热	发热重恶寒轻，有汗，鼻流浊涕，口渴，舌苔薄黄，脉浮数

2. 辨普通感冒与时行感冒

普通感冒	病情较轻，全身症状不重，少有传变。在气候变化时发病率可以升高，但无明显流行特点
时行感冒	病情较重，发病急，全身症状显著，可以发生传变，化热入里，继发或合并他病。具有广泛的传染性、流行性

3. 辨气虚与阴虚

气虚	除感冒症状外，兼有倦怠乏力，气短懒言，身痛无汗，或恶寒甚，咳嗽无力，脉浮弱等气虚症状
阴虚	除感冒症状外，兼有身微热，手足心发热，心烦口干，少汗，干咳少痰，舌红，脉细数等阴虚症状

（二）治疗原则

治疗原则：解表达邪。

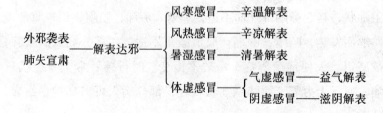

感冒分型：外邪袭表、肺失宣肃——解表达邪——风寒感冒——辛温解表；风热感冒——辛凉解表；暑湿感冒——清暑解表；体虚感冒——气虚感冒——益气解表、阴虚感冒——滋阴解表

（三）分证论治

1. 风寒感冒

证　　候	恶寒重，发热轻，无汗，头痛，肢节酸疼，鼻塞声重，时流清涕，喉痒，咳嗽，吐痰稀薄色白，舌苔薄白，脉浮紧
辨证要点	恶寒重，发热轻，鼻塞流清涕，口不渴，苔薄白，脉浮紧
病　　机	风寒外束，肺气不宣
治　　法	辛温解表，宣肺散寒
主　　方	荆防败毒散
组　　成	荆芥、防风解表散寒；柴胡、薄荷解表疏风；羌活、独活散寒除湿，为治肢体疼痛之要药；川芎活血散风止头痛；枳壳、前胡、桔梗宣肺利气；茯苓、甘草化痰和中
加　　减	风寒重，恶寒甚者，加麻黄、桂枝；头痛加白芷；项背强痛加葛根；风寒夹湿，身热不扬，身重，苔腻，脉濡者，用羌活胜湿汤加减；风寒兼气滞，胸闷呕恶者，用香苏散加减；表寒兼里热，又称"寒包火"，发热恶寒，鼻塞声重，周身酸痛，无汗口渴，咽痛，咳嗽气急，痰黄黏稠，或尿赤便秘，舌苔黄白相兼，脉浮数，宜解表清里，用双解汤加减

2. 风热感冒

证　　候	发热，微恶风寒，或有汗，鼻塞喷嚏，流黏稠涕，头痛，咽喉疼痛，口干渴，咳嗽痰稠，舌苔薄黄，脉浮数
辨证要点	发热重，恶寒轻，鼻塞流浊涕，口渴，咽痛，苔薄黄，脉浮数
病　　机	风热犯表，肺失清肃
治　　法	辛凉解表，宣肺清热
主　　方	银翘散
组　　成	金银花、连翘辛凉透表，兼以清热解毒；薄荷、荆芥、淡豆豉疏风解表，透热外出；桔梗、牛蒡子、甘草宣肺祛痰，利咽散结；竹叶、芦根甘凉轻清，清热生津止渴
加　　减	发热甚者，加黄芩、石膏、大青叶清热；头痛重者，加桑叶、菊花、蔓荆子清利头目；咽喉肿痛者，加板蓝根、玄参利咽解毒；咳嗽痰黄者，加黄芩、知母、浙贝母、杏仁、瓜蒌壳清肺化痰；口渴重者，重用芦根，加花粉、知母清热生津 时行感冒，呈流行性发生，寒战高热，全身酸痛，酸软无力，或有化热传变之势，重在清热解毒，方中加大青叶、板蓝根、蚤休、贯众、石膏等

3. 暑湿感冒

证　　候	发热，汗出热不解，或汗出不畅，身热不扬，身重倦息，头昏重痛，或有鼻塞流涕，咳嗽痰黄，胸闷欲呕，小便短赤，舌苔黄腻，脉濡数
辨证要点	发热，汗出热不解，身热不扬，身重倦息，胸闷欲呕，舌苔黄腻，脉濡数
病　　机	暑湿遏表，湿热伤中，表卫不和，肺气不清
治　　法	清暑祛湿解表
主　　方	新加香薷饮
组　　成	香薷发汗解表；金银花、连翘辛凉解表；厚朴、扁豆和中化湿
加　　减	暑热偏盛，加黄连、青蒿、鲜荷叶、鲜芦根清暑泄热；湿困卫表，身重少汗恶风，加清豆卷、藿香、佩兰芳香化湿宣表；小便短赤，加六一散、赤茯苓清热利湿

4. 体虚感冒

　　年老或体质素虚，或病后、产后体弱，气虚阴亏，卫外不固，容易反复感冒，或感冒后缠绵不愈，其证治与常人感冒不同。

　　（1）气虚感冒

证 候	易反复感冒，感冒则恶寒较重，或发热，热势不高，鼻塞流涕，头痛，汗出，倦怠乏力，气短，咳嗽咯痰无力，舌质淡苔薄白，脉浮无力	
辨证要点	易反复感冒，感冒则恶寒较重，汗出，倦怠乏力，舌淡苔薄白，脉浮无力	
病 机	表虚卫弱，风寒乘袭，气虚无力达邪	
治 法	益气解表	
主 方	参苏饮	
组 成	人参、茯苓、甘草益气以祛邪；苏叶、葛根疏风解表；半夏、陈皮、桔梗、前胡宣肺理气、化痰止咳；木香、枳壳理气调中；姜、枣调和营卫	
加 减	表虚自汗者，加黄芪、白术、防风益气固表；气虚甚而表证轻者，可用补中益气汤益气解表。凡气虚易于感冒者，可常服玉屏风散，增强固表卫外功能，以防感冒	

（2）阴虚感冒

证 候	身热，微恶风寒，少汗，手足心热，头昏心烦，口干，干咳少痰，舌红少苔，脉细数	
辨证要点	身热，微恶风寒，手足心热，口干，干咳少痰，舌红少苔，脉细数	
病 机	阴亏津少，外受风热，表卫失和，津液不能作汗	
治 法	滋阴解表	
主 方	加减葳蕤汤	
组 成	白薇清热和阴，玉竹滋阴助汗；葱白、薄荷、桔梗、豆豉疏表散风；甘草、大枣甘润和中	
加 减	阴伤明显，口渴心烦者，加沙参、麦冬、黄连、天花粉清热生津除烦	

二、西医治疗

由于目前尚无特效抗病毒药物，以对症处理为主，同时戒烟、注意休息、多饮水，保持室内空气流通和防治继发细菌感染。

1. 对症治疗 对有急性咳嗽、鼻后滴漏和咽干的病人应给予伪麻黄碱治疗以减轻鼻部充血，亦可局部滴鼻应用。必要时适当加用解热镇痛类药物。

2. 抗菌药物治疗 目前已明确普通感冒无须使用抗菌药物，除非有白细胞升高、咽部脓肿、咯黄痰和流黄涕等细菌感染证据时，可根据当地流行病史和医生经验用药。

3. 抗病毒药物治疗 由于目前有滥用造成流感病毒耐药现象，所以如无发热，且免疫功能正常，发病超过2天一般无须应用。对于免疫缺陷病人，可早期常规使用。

【临证备要】

1. 首辨病性 临床当辨清病邪之性质，首当辨清风寒风热。除虚体感冒兼顾扶正补虚外，一般均忌用补敛之品，以免留邪。

2. 轻症宜清透 感冒轻证，或初起偏寒偏热俱不明显，仅稍有恶风、微热、头胀、鼻塞者，可予辛平轻剂，疏风解表，用桑叶、薄荷、防风、荆芥等微辛轻清透邪之品。

3. 有并发症和夹杂症者应适当兼顾 感冒病在卫表，一般无传变，但老人、婴幼儿体弱或感受时邪较重者，可见化热入里犯肺，逆传心包（如并发肺炎，流感的肺炎型、中毒型）的传变过程，当以温病辨治原则处理。原有宿疾，再加新感，当据其标本主次，适当兼顾。

【结语】

感冒是感受风邪为代表的六淫、时邪病毒，侵犯肺卫，以恶寒发热、头身疼痛，鼻塞流涕，喷嚏咳嗽，全身不适为临床特征的常见外感病证，四季皆有，以冬春季为多。病机为卫表不和，肺失宣肃，治疗以解表宣肺为原则，但应分清风寒、风热与暑湿及兼夹病邪的不同，而分别采用辛温解表、辛凉解表和解表清暑祛湿等治法祛除表邪，时邪病毒又当以清热解毒为治疗重点。感冒的治疗一般禁用补法，以免敛邪，但若体虚之人，又当在解表剂中佐以益气、养阴等补益之品，以扶正祛邪。正确的煎药、饮食等调护，有助感冒病人的迅速康复。

感冒的预防很重要，尤其是对有时行感冒流行趋势的地区、单位，更应尽早采取措施，以免成蔓延之势。

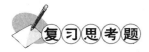

复习思考题

1. 何谓感冒，感冒的主要病因病机是什么？
2. 风寒感冒和风热感冒的辨证要点分别是什么？
3. 普通感冒和时行感冒怎么区别？

【文献选录】

《素问·玉机真藏论》："是故风者百病之长也，今风寒客于人，使人毫毛毕直，皮肤闭而为热，当是之时，可汗而发也。"

《时病论·春伤于风大意》："风为六气之领袖，能统诸气，如当春尚有余寒，则风中遂夹寒气，有感之者是为风寒；其或天气暴热，则风中遂夹热气，有感之者是为风热。"

《类证治裁·伤风》："惟其人卫气有疏密，感冒有浅深，故见症有轻重……凡体实者，春夏治以辛凉，秋冬治以辛温，解其肌表，风从汗散；体虚者，固其卫气，兼解风邪，恐专行发散，汗多亡阳也。"

第二节　咳　嗽

咳嗽是由外邪侵袭，或脏腑功能失调导致肺失宣降、肺气上逆，冲击气道，发出咳声或咯出痰液为主要临床表现的一种肺系病证。咳嗽既是独立的病种，又是多种肺系疾病的一个症状。

咳嗽病名最早见于《黄帝内经》，该书对咳嗽的病因、症状、分类、转归及治疗等有较系统的论述。其中《素问·咳论》中的"五脏六腑皆令人咳，非独肺也"说明其他脏腑功能受邪，功能失调而影响于肺皆可致咳嗽，而不只限于肺，对后世咳嗽的辨证论治具有深远的影响。明·张介宾《景岳全书·杂证谟·咳嗽》曰："咳嗽之要，止惟二证。何为二证？一曰外感，一曰内伤而尽之矣。……但于二者之中当辨阴阳，当分虚实耳。"对咳嗽的辨证分型具有提纲挈领的作用。

西医学中的急性气管－支气管炎、慢性支气管炎、支气管扩张症、上气道咳嗽综合征/鼻后滴流综合征、咳嗽变异性哮喘、嗜酸粒细胞性支气管炎、胃食管反流性咳嗽等以咳嗽为主要临床表现者，均可参考本节内容辨证论治。

急性气管－支气管炎是气管支气管树黏膜的急性炎症性疾病，其症状主要为咳嗽或有咳痰，常发生于寒冷季节或气候突变时，也可由急性上呼吸道感染迁延不愈所致。社区中具有急性下呼吸道症状的人群颇多，但就医者仅 10%。该病一般为自限性，通常病情轻，预后良好。

扫码"练一练"

扫码"学一学"

慢性支气管炎（单纯型）是气管、支气管黏膜及周围组织的慢性非特异性炎症，临床主要表现为反复发作的咳嗽、咳痰等。该病反复发作常并发阻塞性肺气肿、支气管扩张等。本病为常见多发病之一，患病率因地区、年龄、职业、环境卫生与吸烟习惯等不同而有较大差异。我国北方高寒地区较南方湿热地区患病率高，农村比城镇高，大气污染严重的大城市较郊区农村为高，接触粉尘及有毒化工气体的工人较一般工人为高，老年人较年轻人为高，发病年龄多在 40 岁以上，吸烟病人明显高于不吸烟病人。

【病因病理】

一、中医学认识

扫码"看一看"

咳嗽是由于外感邪气侵袭，或内在脏腑功能失调导致肺气宣降失常，肺气上逆而发病。

1. 外邪侵袭 六淫之邪或从肌表而犯，致卫气开合失司，则肺失宣降，气逆冲喉，咳逆有声；或从口鼻而入直侵肺系，致肺主气失职，则气逆而咳。气机失常水道受累，水聚为痰为饮，则咳逆兼见咯痰。六淫之中，风邪常为先导，最兼寒邪袭肺为患，故明·张景岳曰"六气皆令人咳，风寒为主"。时值秋冬季节，阳杀阴藏，亦多兼燥，燥最伤肺阴，则肺失敛降，肺津耗伤，咳逆有声而少痰。

2. 内伤诸因 内伤因素引起咳嗽，可病起于其他脏腑功能失常而涉及于肺，也可因肺脏自病所致。他脏及肺之咳，或因情志刺激，肝失调达，气郁化火，气火循经上逆犯肺所致；或由饮食不当，嗜烟好酒，熏灼肺胃；或因过食辛辣肥甘，脾失健运，痰浊内生，上干于肺致咳。此即《素问·咳论》所言："五脏六腑皆令人咳，非独肺也。"肺脏自病之咳，常由肺系多种疾病迁延不愈，肺之阴伤气耗，无以主气，肃降无权，导致气逆而咳。

综上，咳嗽病因有外感、内伤之分，均为肺系受邪，肺气上逆所致。正如《景岳全书·杂证谟·咳嗽》所言："咳证虽多，无非肺病。"因肺主气，司呼吸，上连气道、喉咙，开窍于鼻，外合皮毛，内为五脏华盖，其气贯百脉而通他脏，不耐寒热，称为"娇脏"，易受内外之邪而为病，使之宣肃失常，肺气上逆，发为咳嗽。正如《医学三字经·咳嗽》所言："肺为脏腑之华盖，……只受得本然之正气，受不得外来之客气，客气干之则呛而咳矣；只受得脏腑之清气，受不得脏腑之病气，病气干之亦呛而咳矣。"《医学心悟·咳嗽》曰："肺体属金，譬若钟然，钟非叩不鸣，风寒暑湿燥火六淫之邪，自外击之则鸣；劳欲情志，饮食炙煿之火自内攻之则亦鸣。"形象而较为全面地论述了内外之因皆可致咳，同时也认识到咳嗽是肺脏祛邪外达的一种病理反应。

外感咳嗽属实，为外邪犯肺，肺气壅遏所致，病初感邪虽有风寒、风热、风燥不同，但病变过程或可发生风寒化热、风热化燥及肺热蒸液生痰变化；内伤咳嗽有虚有实，病理因素主要是"痰"与"火"，且痰有寒热之分，火有虚实不同。病因于他脏及肺者，多为因实致虚，或为肝火灼津成痰，或是脾失健运聚湿生痰，"脾为生痰之源，肺为贮痰之器。"痰壅肺气，上逆则咳。肺脏自病则是因虚致实，肺阴不足，虚火炼津生痰，肺失濡养，气逆而咳；也可因于肺气亏虚，肃降无权，津失布化，停聚为痰，引起咳嗽。因此，"咳嗽不止于肺""亦不离乎肺也"。咳嗽病位在肺，亦与肝脾肾等脏腑密切相关。

咳嗽预后与病因及病程等因素有关，总体而言，外感咳嗽易治、预后好但夹湿夹燥较为缠绵；内伤咳嗽病情复杂，常反复迁延、延长病程或变生他证影响预后。外感与内伤咳嗽亦可相互影响，内伤久咳肺气耗伤，卫外不固易招外邪，并发外感且加重内伤；外感咳嗽失治误治，迁延不愈亦致损伤肺气而成内伤咳嗽。外感、内伤交替反复常使心、肝、脾、肺、肾俱受其累，终致痰浊、水饮、气滞、血瘀蕴结于肺则或胀、或喘、或哮。

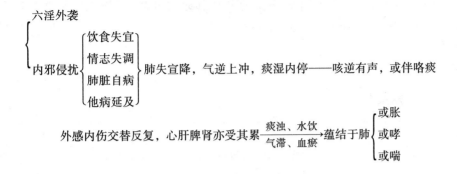

二、西医学认识

（一）气管－支气管炎

主要是细菌、病毒和非典型病原体等侵犯下气道，局部淋巴细胞和中性粒细胞浸润释放多种炎症因子，使黏膜上皮细胞损伤、脱落，纤毛功能降低，引起微血管变性、坏死，使气管－支气管黏膜充血、水肿、分泌物增多，引起局部刺激症状而出现咳嗽和咯痰的症状。

（二）慢性支气管炎（单纯型）

原因和发病机制尚未完全明确。常见外因有吸烟、感染（病毒、细菌、支原体等）、空气污染、职业粉尘和化学物质等刺激；内因包括呼吸道局部防御及免疫功能减低和自主神经功能紊乱等。当机体抵抗力减弱时，气道存在不同程度敏感性（易感性）的基础上，一种或多种外因的存在，各级支气管壁各种炎症细胞浸润，长期反复作用，导致支气管黏膜上皮细胞变性、坏死，甚至脱落形成溃疡；纤毛变短、参差不齐、倒伏粘连，部分完全脱失；各级支气管腔内分泌物潴留，而见反复咳嗽、咯痰等症状。

【诊断】

一、病名诊断

（1）典型的肺气上逆表现，咳逆有声，或伴咯痰。

（2）外感咳嗽，起病急，病程较短，常伴发热、恶寒等表现；内伤咳嗽，起病相对较缓，病程长，可反复发作，常伴其他脏腑失调的症状。

（3）外感咳嗽常因起居不慎，感受外邪而发作；内伤咳嗽常因饮食不节、情志不遂、劳累过度、感受外邪等诱因而反复发作。

二、证候特征

因外感者，伴有恶风寒、发热、脉浮等卫表症状。因内伤者，多无恶寒表现，但常伴有其他脏腑病变兼证，虚证者常咳而伴喘息。

三、相关检查

实验室可做血常规、痰涂片、痰培养、诱导痰细胞学检查以确定病原微生物；影像学可做 X 线透视、胸片、CT 等以明确诊断；亦可做肺通气功能、纤维支气管镜、支气管激发试验、支气管抑制试验、食管 pH 值、鼻喉镜等相关检查以助与相关疾病的鉴别诊断。

【鉴别诊断】

1. 咳嗽与肺痨鉴别

鉴别要点	咳 嗽	肺 痨
相同点	咳逆有声、咯痰	
不同点	咳嗽一般不伴潮热、盗汗、消瘦等慢性消耗性症状，痰液检查结核菌为阴性，通常不具备传染性。肺 X 线检查缺乏阳性体征	肺痨常伴有潮热、盗汗、消瘦等慢性消耗性症状，具有传染性。痰结核菌检查阳性，X 线可见斑片状或空洞、实变等表现

2. 咳嗽与肺痈鉴别

鉴别要点	咳 嗽	肺 痈
相同点	咳逆有声、咯痰	
不同点	咳嗽可发热但少高热，痰中可带血丝，但不见大量脓血痰。肺 X 线少有明显阳性体征	肺痈常有急性高热、胸痛，咯大量腥臭脓血痰。肺 X 线示浓密炎性阴影中有空洞、液平

3. 咳嗽与肺癌鉴别

鉴别要点	咳 嗽	肺 癌
相同点	咳逆有声、咯痰	
不同点	咳嗽一般不见恶病质。肺 X 线、CT 亦不见明显阳性征象，细胞学检查阴性	肺癌常伴有胸痛、逐渐消瘦等恶病质。肺 X 线、CT 可见肿块阴影，细胞学检查可见癌细胞

【治疗】

一、中医治疗

（一）辨证要点

临床辨证应注意询问咳嗽的特点，如咳嗽的时间、节律、性质、声音、加重因素，以及咯痰的色、质、量、味等，结合病因、病程和伴随症状，以辨明证候的外感内伤、虚实寒热。

1. 辨外感内伤

外感	外感多为新病，起病急，病程短，伴有恶寒、恶风、发热等表证
内伤	内伤多为久病，反复发作，病程长，伴有其他脏腑功能失常证候，如肾失摄纳则咳逆气短而喘，常伴腰膝酸软；肝火犯肺则咳逆气急，伴胸胁胀痛等

2. 辨痰的特点

寒痰	痰白而清稀，或有灰黑点
热痰	痰黄黏稠，坚而成块
燥痰	痰少而黏，难于咳出
湿痰	痰白清而量多，易咳出
风痰	痰清稀而多泡沫

3. 辨虚实

实证	外感咳嗽及内伤咳嗽以痰湿、痰热、肝火为主者多为实证，病势急、病程短，咳声洪亮
虚证	内伤咳嗽以肺病日久或他病日久者多为虚证，病势缓、病程长，咳声低弱，或伴喘息

（二）治疗原则

治疗原则：宣降肺气，降逆止咳。

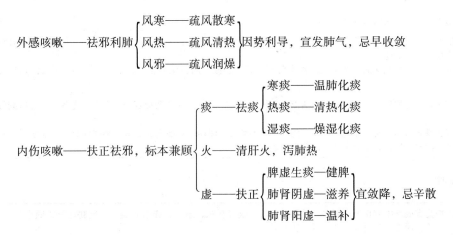

（三）分证论治

1. 风寒束肺

证	候	咳逆声重、气急、咯痰稀薄色白、鼻塞流清涕、咽痒、头痛、肢体酸楚、恶风寒、发热无汗，苔薄白，脉浮紧
辨证要点		咳嗽声重、气急、咳痰稀薄色白、恶风寒
病	机	风寒束肺，肺气失宣
治	法	疏风散寒，宣肺止咳
主	方	三拗汤合止嗽散
组	成	麻黄、荆芥、生姜疏风散寒、宣发肺气；桔梗、杏仁、陈皮、白前理肺化痰利咽；紫菀、百部温润肺气止咳；甘草协调诸药
加	减	表邪较甚加防风、羌活以助散寒解表；咽痒甚加牛蒡子、蝉蜕利咽；鼻塞声重加辛夷花、苍耳子宣通鼻窍；夹痰湿（痰黏、胸闷、苔腻）酌加半夏、厚朴、茯苓降气化痰；表寒未解，里郁化热（咳嗽声重音哑，气急似喘咳痰黏稠，口渴心烦，或有身热）酌加生石膏、桑白皮、黄芩清热肃肺，亦可用麻杏石甘汤清解表里

2. 风热犯肺

证	候	咳嗽频剧气粗或咳声嘎哑、咯痰不爽、痰黏稠或稠黄，喉燥咽痛、口渴、鼻流黄涕、头痛、肢体酸楚、恶风身热，苔薄黄，脉浮数或浮滑
辨证要点		咳嗽频剧气粗、痰黏稠或稠黄、喉燥咽痛，身热恶风

病 机	风热犯肺，肺失清肃
治 法	疏风清热，宣肺止咳
主 方	桑菊饮
组 成	桑叶、菊花、薄荷、连翘疏风清热；桔梗、杏仁宣降肺气、利咽止咳；芦根清热生津；甘草止咳化痰，调和诸药
加 减	咳嗽甚者加前胡、浙贝母、枇杷叶以清热化痰；咽痛加射干、山豆根凉血利咽；表热较甚加金银花、荆芥、防风以助解表；痰黄稠加黄芩、全瓜蒌、鱼腥草以清热涤痰；风热伤络，鼻衄或痰中带血加白茅根、生地以凉血安络；热伤肺津，口燥咽干加沙参、麦冬润肺化痰

3. 燥邪干肺

证 候	干咳、连声作呛、无痰或少而黏连成丝、不易咯出、痰中带血丝，伴有咽喉干痛、唇鼻干燥、口干等。凉燥则伴头痛、微恶风寒、鼻塞、舌淡苔薄白脉浮紧等风寒犯卫症状；温燥则伴恶风、心烦、口渴、咽痛、尿赤、舌质红干少津，苔薄黄，脉浮数等风热犯肺症状
辨证要点	干咳，无痰或痰少而黏连成丝，不易咯出兼见恶风寒等卫表症状
病 机	风燥伤肺，肺失清润
治 法	疏风理肺，润肺止咳
主 方	凉燥用杏苏散，温燥用桑杏汤
组 成	杏苏散：苏叶、生姜疏风散寒解表；杏仁润燥止咳；枳壳、陈皮、半夏、前胡、茯苓理气化痰止咳；甘草止咳化痰、调和诸药 桑杏汤：桑叶、豆豉疏散风热解表，清宣肺气；杏仁、象贝润肺化痰止咳；山栀、沙参、梨皮清热润肺生津
加 减	凉燥表寒甚者可酌加荆芥、防风、羌活以助解表；燥邪甚咯痰不爽者酌加百合、梨皮、麦冬、沙参以润肺化痰 温燥表热甚者可加薄荷、连翘、蝉蜕、荆芥等以助解表；津伤较甚加麦冬、玉竹加强润肺；咽痛明显加玄参、马勃凉血利咽；鼻衄加生地、白茅根凉血止血

4. 痰热蕴肺

证 候	咳逆声粗息促或喉中有痰声，痰多、质黏稠色黄，或有腥味、难咯，或咯吐血痰，胸胁胀满，咳引胸痛，口渴，便干，尿赤，舌质红，苔黄腻，脉滑数
辨证要点	咳逆声粗息促，咯痰，量多质黏稠色黄，舌质红，苔黄腻，脉滑数
病 机	痰热壅肺，肺失肃降
治 法	清热豁痰，肃肺止咳
主 方	清金化痰汤
组 成	桑白皮、黄芩、山栀清泻肺热；贝母、瓜蒌仁、桔梗、甘草、橘红、茯苓化痰止咳；麦冬、知母养阴清热化痰
加 减	肺热壅盛，咳而喘满，高热加石膏、金银花、蒲公英、大黄以加强泻热；痰黄如脓或腥臭加鱼腥草、金荞麦根、薏苡仁、瓜蒌仁清泄浊痰；痰热伤津（口干、咽干、舌红少津）加天冬、天花粉以润燥化痰；痰中带血加白茅根、藕节凉血止血安络

5. 痰湿阻肺

证 候	咳逆、咳声重浊、反复发作、咯痰或黏腻或稠厚成块、痰量多易咯，常早晨或食后咳甚、痰多，进食甘甜油腻物加重，胸闷脘痞，呕恶、食少、体倦、大便时溏，苔白腻，脉濡滑
辨证要点	咳声重浊、反复发作，咯痰量多或黏腻或稠厚成块，易咯，胸满呕恶，苔白腻
病 机	脾失健运生痰，上渍于肺，壅遏肺气
治 法	健脾燥湿，化痰止咳
主 方	二陈汤合三子养亲汤
组 成	半夏、茯苓燥湿化痰；陈皮理气、燥湿化痰；苏子降气行痰；莱菔子消食化痰；白芥子温肺祛痰；甘草调和诸药
加 减	寒痰较重，痰黏白如沫者，可加干姜、细辛温肺化饮；久病脾虚，神倦乏力者可酌加白术、党参、炙甘草健脾化湿；咳逆较甚者可酌加杏仁、枳壳等以助降气。病情稳定后服香砂六君子汤以资调理

6. 肝火犯肺

证　候	咳逆上气阵作、咳时面赤、痰少质黏、咯之难出、口苦咽干、胸胁胀痛、咳时引痛，症状可随情绪波动变化，舌红或舌边红，苔薄黄而少津，脉弦数
辨证要点	咳逆上气阵作，痰少质黏，胸胁胀痛，咳时引痛，症状可随情绪波动变化
病　机	肝郁化火，气火上逆，肺失肃降
治　法	清肝泻肺，化痰止咳
主　方	加减泻白散合黛蛤散
组　成	青黛、海蛤壳清肝化痰；青皮、陈皮疏肝理气和胃；黄芩、桑白皮、地骨皮清泻肺热；知母、粳米、甘草补中养胃生津
加　减	肝火旺加山栀、丹皮、赤芍清泻肝火；胸闷、胁痛加枳壳、郁金、丝瓜络宽胸理气；津伤口渴加沙参、麦冬、生地养阴通络化痰；咯血加大黄、丹皮、地榆凉血止血；咳嗽日久加百合、诃子、五味子以敛阴生津止咳

7. 肺肾阴虚

证　候	久咳不愈，干咳少痰、不易咯出，或见咯血，可伴五心烦热、潮热盗汗、颧红、形体消瘦、腰膝酸软、梦遗滑精，舌红少苔，脉细数
辨证要点	久咳不愈，干咳少痰，五心烦热、形体消瘦，舌红少苔，脉细数
病　机	肺肾阴虚，虚火扰络，肺失清肃
治　法	养阴润肺，宁嗽止咳
主　方	沙参麦冬汤
组　成	沙参、麦冬、玉竹、天花粉滋阴润肺；桑叶、生扁豆清泻肺气；甘草调和诸药
加　减	久咳不愈加五味子、诃子敛肺止咳；潮热加鳖甲、知母、银柴胡、青蒿养阴清虚热；盗汗加浮小麦、黄芪、乌梅收敛止汗；痰中带血或咯血加大黄炭、栀子炭止血

8. 肺肾气（阳）虚

证　候	咳嗽反复发作、经久不愈，常兼气喘，咯痰清稀量多，头昏目眩、心悸、畏寒肢冷、腰膝酸软，或兼水肿、小便清稀或不利，舌苔白滑，脉沉细无力
辨证要点	咳嗽反复发作，经久不愈，咯痰清稀量多，畏寒肢冷，脉沉细无力
病　机	肺肾气（阳）虚，主气失权，摄纳失职，肺气上逆
治　法	温肾敛肺，止咳化痰
主　方	苓甘五味姜辛汤
组　成	干姜、细辛温补肺肾；五味子敛降肺气止咳；茯苓、甘草健脾利湿化痰
加　减	气虚明显加黄芪、党参健脾补肺；阳虚明显加附子、肉桂温补肺肾；久咳不愈酌加白果、诃子、乌梅、罂粟壳敛肺止咳；水肿明显者可用真武汤加细辛、五味子、黄芪、党参以温阳利水

二、西医治疗

（一）急性气管－支气管炎

1. 对症治疗　咳嗽无痰或少痰，可用右美沙芬、喷托维林（咳必清）镇咳。咳嗽有痰而不易咳出，可选用盐酸氨溴索、溴己新（必嗽平）、桃金娘油提取物化痰，也可雾化帮助祛痰。发生支气管痉挛时，可用平喘药物如茶碱类、β_2 受体激动剂等。发热时可用解热镇痛药对症处理。

2. 抗菌药物治疗　有细菌感染证据时应及时使用。可首选大环内酯类、青霉素类，亦可选用头孢菌素类或喹诺酮类药物。

3. 一般治疗　多休息，多喝水，避免劳累。

（二）慢性支气管炎（单纯型）治疗

1. 急性加重期的治疗

（1）控制感染　抗菌药可首选喹诺酮类、大环内酯类、β－内酰胺类或磺胺类口服，病情严重时可静脉给药。

（2）镇咳祛痰　常用盐酸氨溴索、溴己新、桃金娘油提取物、右美沙芬等。

2. 缓解期治疗

（1）戒烟，避免有害气体和其他有害颗粒的吸入。

（2）增强体质，预防感冒。

（3）反复呼吸道感染者，可试用免疫调节剂。

【临证备要】

1. 注意审证求因，切勿见咳止咳　外感咳嗽用药宜轻宣散邪，不宜过早使用苦寒、滋腻、收涩、镇咳之药，以免留邪。内伤咳嗽忌过度宣散耗伤气阴，宜注意调护正气。

2. 病有治上、治中、治下的区别　治上者，治肺也，主要是温宣、清肃两法，直指病位；治中者，治脾也，即健脾化痰和补脾养肺，是治咳嗽痰多之良法；治下者，治肾也，主要用于咳嗽日久伴气短乏力者。

3. 注重平日调养保健　不可纯赖药物，平时应注意饮食起居调摄。不可贪凉饮冷损伤肺气，亦不可肥甘厚味酿痰生热。

【结语】

咳嗽是以咳逆上气，伴或不伴咯痰为主要表现的常见肺系疾患，其病位在肺，但与他脏密切相关，主要是由于外感、内伤各种因素导致的肺失宣降，气逆上冲，津液停聚，随气上行而成。其治疗要分清外感、内伤、虚实、缓急之别，外感咳嗽宜轻扬散邪而复肺气宣降之序，内伤咳嗽宜泻肝之气火以利肺降，清化或温化痰饮以助肺肃，补阳或益阴以行肺之主气、肾之纳气之权。慢性顽固性咳嗽宜详查病因对因治疗，以防失治误治而有祸及他脏成肺胀之忧。

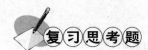

复习思考题

1. 中医咳嗽常见病因有哪些？

2. 中医临床治疗咳嗽需要注意哪些事项？

3. 试述中医咳嗽的辨证论治要点。

【文献选录】

《素问·咳论》："帝曰：六府之咳奈何？安所受病？岐伯曰：五藏之久咳，乃移于六府。"

《素问病机气宜保命集·咳嗽论》："寒暑燥湿风六气皆令人咳，唯湿病饮入胃，留之而不行，止入于肺则为咳嗽。"

《杂病源流犀烛·咳嗽哮喘源流》："盖肺不伤不咳，脾不伤不久咳，肾不伤火不炽，咳不甚，其大较也。"

扫码"练一练"

第三节 哮 病

哮病是以发作性的痰鸣气喘，发作时喉中哮鸣有声，呼吸困难为特征的病证。主要病因是宿痰内伏肺系，常因感受外邪或饮食不当而诱发。

扫码"学一学"

《内经》虽无"哮病"之名，但有"喘鸣""喘呼""喘喝"等名称，与哮病的发作特点相类似。如《素问·阴阳别论》说："阴争于内，阳扰于外，魄汗未藏，四逆而起，起则熏肺，使人喘鸣"。汉·张仲景《伤寒论》称为"咳逆上气"，并对哮病的病因病机、临床特点和治疗方剂详细记载，如《金匮要略·肺痿肺痈咳嗽上气病脉证并治》的"咳而上气，喉中水鸣声，射干麻黄汤主之。""哮喘"之名始见于宋·王执中《针灸资生经》。元·朱丹溪在《丹溪心法》一书中始以"哮喘"作为独立的病名成篇，认为哮证"专主于痰"，而且提出"未发以扶正为主，既发以攻邪为急"的施治要领。明·虞抟《医学正传·哮喘》对哮与喘做了明确的鉴别："哮以声响名，喘以气息言，夫喘促喉间如水鸡声者谓之哮，气促而连续不能以息者谓之喘"。后世医家鉴于哮必兼喘，故一般通称哮喘；为与喘证区分，亦称之为哮证或哮病。戴思恭首创哮喘"宿根"之说，《秘传证治要诀·哮喘》中言："喘气之病，哮吼如水鸣声，……或宿有此根，……"。

西医学中支气管哮喘、喘息型支气管炎、嗜酸性粒细胞增多症等疾病出现哮证的临床表现者，可参考本节内容进行辨证论治。

支气管哮喘（bronchial asthma，简称"哮喘"）是由嗜酸性粒细胞、肥大细胞和 T 淋巴细胞等多种炎性细胞参与的气道变应性炎症（allergic airway inflammation，AAI）和气道高反应性（airway hyperrespon siveness，AHR）；临床表现为反复发作性的伴有哮鸣音的呼气性呼吸困难、胸闷或咳嗽等症状，常在夜间或清晨发作、加剧，可自行或治疗后缓解。若长期反复发作常导致阻塞性肺气肿。

哮喘的发病率在全球有增高的趋势，且地区差异性较大，发达国家高于发展中国家，城市高于农村。平均患病率为 1%～18%。到 2011 年，全球有 2.35 亿～3 亿人患病，我国有 1500 万哮喘病人。近年在上海、广州、西安等地抽样调查的结果为，我国哮喘的患病率 1%～5%，成人的发病率约 1%，儿童是 3%～5%，半数在 12 岁以前发病，男女患病率大致相同，约 40% 的病人有家族史。

【病因病理】

一、中医学认识

哮病是由宿痰内伏于肺，复加外感、饮食、情志、劳倦等因素诱发，以致肺气郁闭、痰涎壅塞、气因痰阻和肺气升降不利而引发。

（一）主因

主因宿痰内伏于肺。《症因脉治》言："哮病之因，痰饮留伏，结成窠臼，潜伏于内。"痰的产生责之于脏腑功能的亏虚，肺不能布散津液，脾不能运输精微，积湿蒸液，根本在脾。久病不已，穷必及肾，今脾病不化精微，则肾精亏虚，以致肾阳虚则水泛，肾阴虚则火升津灼，皆可生成痰，内伏于肺，成为发病的"夙根"。

（二）诱因

1. 外邪侵袭 肺开窍于鼻，外合皮毛，与外界气候有密切关系，故气候突变，由热转寒，或深秋寒冬季节，哮证发病率较高。如《素问·举痛论》说："寒气客于冲脉……喘动应手矣"。外感风寒或风热之邪，未能及时表散，邪蕴于肺，或吸入花粉、烟尘、异味气体等，壅阻肺气，肺失宣肃，发为哮证。

2. 饮食不当　因个体差异，人体对各类食物均有一定的特异性，如过食生冷酸咸，肥甘厚味，常使肺脾受损，痰浊内生，上干于肺，壅阻肺气，而致哮证。正如《医碥·喘哮》说："哮者……得之食味酸咸太过，渗透气管，痰入结聚，一遇风寒，气郁痰壅即发。"

3. 内伤七情　情志不畅，肝气郁结，木旺克土，上侮肺金，肺失宣肃，痰浊内生，上逆而哮。如《东医宝鉴》中明确指出："七情所伤，气急而无声响，惊忧气郁，惕惕闷闷，引息鼻张，呼吸急促而无痰声者也"。

4. 体虚病后　素体不强，多见于先天不足，肾气虚弱，易受邪侵，如幼儿哮证往往是由于禀赋不足，故有"幼稚天哮"之称。病后体弱者，常见于幼儿麻疹、顿咳，或反复感冒，咳嗽日久导致肺虚。如沈金鳌《沈氏尊生书》认为："哮之一症，古人专主痰。后人谓寒包热，治须表散。窃思之，大都感于幼稚之时，客犯盐醋，渗透气脘。一遇风寒，便窒塞道路，气息急促，故多发于冬初。"

5. 劳倦过度　《景岳全书·喘促》说："喘有夙根，遇寒即发，或遇劳即发者，亦名哮喘"。劳倦过度耗伤脾气，使脾失健运，痰浊内生，遇感则发；劳倦过度耗伤肾气，温化失常，脾肺水津不布，继而化痰生饮，伏留于体内，遇感而诱发哮喘。

综上，宿痰内伏于肺为主因，外感、饮食、情志、劳倦等为诱因，尤以气候变化最为密切。

《素问·至真要大论》云："诸气膹郁，皆属于肺"，指出哮证的病位主要在肺。发作期的病机为宿痰遇感触发，发时痰随气升，因气道阻塞，气升降不畅，触动肺膈伏痰，而致痰鸣如吼，即发出哮鸣声，气急短促，以邪实为主。若因于寒，或素体阳虚，痰从寒化，则属寒痰，发为冷哮；若因于热，或素体阳盛，痰从热化，则属痰热，发为热哮。

若病久，寒痰伤及脾肾之阳，痰热耗伤肺肾之阴，而病可由肺及脾肾，由实转虚，出现肺脾肾等脏气亏虚之候。由于肺脾肾等脏气虚弱，因虚生痰，因痰发病，以致愈发愈甚，形成恶性循环。肺脾肾三脏可相互影响，合而并病，表现为肺脾气虚或肺肾两虚，在间歇期可觉短气、疲乏，或经常有轻度持续性哮症，难以消失。若正虚较著，或病邪嚣张，以致正气急剧受损，可见肺肾两虚而痰浊壅盛的虚实错杂现象，表现为哮证大发作，势急而持续不解，严重者肺虚失朝百脉之功，肾虚命门之火不能上济于心，使心阳受累而发生喘脱，表现为喘急鼻煽，胸高气促，张口抬肩，汗出肢冷，面色青紫，肢体浮肿，烦躁昏瞆等症状。如长期不愈，反复发作，可导致肺气胀满，不能敛降的肺胀重候。

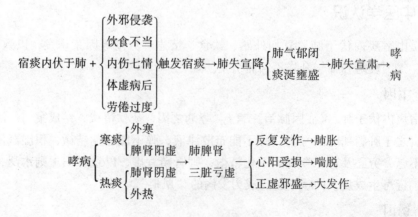

二、西医学认识

支气管哮喘

本病病因较复杂，主要包括两个方面：病人的体质和环境因素。病人的体质包括遗传、免疫状态、内分泌等主观条件。环境因素包括各种变应原、刺激性气体、病毒感染、居住环境、职业、气候、药物、食物、运动等。过敏原是诱发哮喘的重要病因，主要分吸入性过敏原和食物性过敏原。

有过敏体质的人接触抗原后，在 B 细胞介导下，浆细胞产生 IgE，后者附着在肥大细胞上。当再次接触抗原时，钙离子进入肥大细胞内，细胞释放组胺、嗜酸粒细胞趋化因子（ECF）等，使平滑肌发生痉挛。此时，支气管壁内（以及支气管肺泡灌洗液内）有大量炎性细胞（巨噬细胞、嗜酸性粒细胞、中性粒细胞等），释放出多种炎性递质，如白三烯（LTS）、前列腺素（PGS）、血栓素（TX）及血小板活化因子（PAF）等，引起微小血管渗漏、支气管黏膜水肿、腺体分泌增加，致渗出物阻塞气道，导致通气障碍和 AHR。

【诊断】

一、病名诊断

（1）常呈突然发作性的呼吸困难，喉中有哮鸣有声，甚则张口抬肩，难以平卧。平时可如常人，或稍感疲劳、纳差。

（2）发作性疾患，发无定时，反复发作。

（3）常有过敏史或家族史。发作时常有诱因，如气候突变、饮食不当、情志刺激、劳倦他病等。

二、证候特征

部分哮证发前可有先兆症状，如寒热、喷嚏、鼻痒、咳嗽或胸闷、恶心呕吐、腹胀、情绪不宁等。发作期以呼吸急促，喉中有哮鸣有声，伴或不伴以及咳嗽、咯痰，甚则张口抬肩，难以平卧，口唇指甲发绀为特征。严重发作者可见面唇紫黯、肢节青紫、心中悸动、冷汗肢冷、睛突撮肚、烦躁不安、痛苦异常等。缓解期则一如常人，或稍感疲劳、纳差。

三、相关检查

1. 体检 缓解期可无异常体征。发作期胸廓膨隆，叩诊呈过清音，多数有广泛的呼气相为主的哮鸣音，呼气延长。严重哮喘发作时常有呼吸费力、大汗淋漓、发绀、胸腹反常运动、心率增快、奇脉等体征。

2. 实验室及其他检查 血常规、痰涂片及痰培养、肺功能检查、血气分析、胸部 X 线检查、特异性过敏原检测等。

【鉴别诊断】

1. 哮证与喘证

鉴别要点	哮 证	喘 证
共同点	呼吸急促、困难	
不同点	哮指声响言，喉中哮鸣有声，是一种反复发作的独立性疾病。哮必兼喘	喘指气息言，为呼吸气促困难，是多种肺系急慢性疾病的症状。喘未必兼哮

2. 哮证与支饮

鉴别要点	哮 证	支 饮
共同点	痰鸣气喘	
不同点	间歇发作，突然起病，迅速缓解，喉中哮鸣有声，轻度咳嗽或不咳	慢性咳嗽经久不愈，逐渐加重而成喘咳，病情时轻时重，发作与间歇的界限不清，以咳嗽和气喘为主

【治疗】

一、中医治疗

（一）辨证要点

1. 辨虚实

实	发作期、新病以邪实为主，喘哮气粗声高、呼吸深长，包括寒热两证
虚	缓解期、久病以正虚为主，喘哮气怯声低、呼吸短促难续，需辨阴阳偏虚

2. 辨寒热

寒	病久或延至成年、老年，阳气渐衰，多表现冷哮，宜温化宣肺
热	小儿、青少年阳气偏盛者，多见热哮，当清化肃肺

3. 辨病位

病 位	肺
相关脏腑	长期反复发作，则寒痰伤及脾肾之阳，可出现纳差、腹泻、完谷不化、小便清冷等症状，热痰耗伤肺肾之阴，表现为干咳无痰，口干鼻燥，痰中带血，五心烦热等，若影响到心，则可表现为心悸、心中懊恼、心烦多梦等

（二）治疗原则

治疗原则：急治其标，缓治其本。

发作期治标—邪气实
- 寒痰——温化宣肺
- 热痰——清化肃肺
- 寒热错杂——温清并施
- 表证明显——兼顾解表
- 风痰较甚——祛风涤痰

喘脱危候——急于扶正救脱

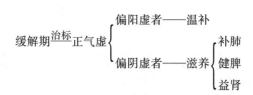

$$缓解期\underset{治标}{正气虚}\begin{cases}偏阳虚者——温补\\偏阴虚者——滋养\begin{cases}补肺\\健脾\\益肾\end{cases}\end{cases}$$

（三）分证论治

1. 发作期

（1）冷哮

证　　候	呼吸急促，喉中哮鸣有声，胸膈满闷如窒，咳不甚，痰少咳吐不爽，白色黏痰，口不渴，或渴喜热饮，天冷或遇寒而发，形寒怕冷，或有恶寒、喷嚏、流涕等表寒证。舌苔白滑，脉弦紧或浮紧
辨证要点	呼吸急促，胸闷哮鸣，咳吐白色黏痰，遇寒而发，形寒怕冷，舌苔白滑，脉弦紧或浮紧
病　　机	寒痰伏肺，肺失宣肃
治　　法	温肺散寒，化痰平喘
主　　方	射干麻黄汤
组　　成	射干、麻黄宣肺平喘，豁痰利咽；细辛、半夏、生姜温肺蠲饮降逆；紫菀、款冬花、甘草化痰止咳；五味子收敛肺气；大枣和中
加　　减	痰涌喘逆不能平卧者，加葶苈子、苏子、杏仁泻肺降逆平喘；若表寒里饮，寒象较甚者，可用小青龙汤解表化痰，温肺平喘；若痰稠胶固难出，哮喘持续难平者，加猪牙皂、白芥子豁痰利窍以平喘

（2）热哮

证　　候	胸闷气促，喉中哮声阵阵，张口抬肩，呼声粗促，不能躺卧，呛咳频频，痰黄黏稠，咳咯不利，烦躁不安，面红耳赤，口渴喜饮，便秘；或伴发热，微恶风，头痛有汗等。舌红，苔黄，脉滑数
辨证要点	胸闷气促，喉中哮鸣，痰黄黏稠，烦躁不安，面红耳赤，舌红，苔黄，脉滑数
病　　机	痰热蕴肺，肺失清肃
治　　法	清热宣肺，化痰平喘
主　　方	定喘汤
组　　成	麻黄宣肺平喘；黄芩、桑白皮清热肃肺；半夏、杏仁、款冬花、苏子化痰降逆；白果敛肺，并制麻黄之耗散；甘草调和诸药
加　　减	肺气壅实、痰声辘辘，不得平卧者加地龙、葶苈子泻肺平喘；肺热壅盛，痰黄且稠者加鱼腥草、海浮石、冬瓜子、竹沥水、芦根等清热化痰；兼便秘者，加大黄、芒硝、全瓜蒌、枳实通腑泻肺；病久热盛伤阴者，气急难续，痰少质黏，口咽干燥，舌红少苔，脉细数者，加北沙参、知母、天花粉养阴清热

（3）寒包热哮

证　　候	喉中哮鸣有声，胸膈烦闷，呼吸急促，喘咳气逆，咯痰不爽，痰黏色黄，或黄白相兼，烦躁，发热，恶寒，无汗，身痛，口干欲饮，大便偏干，舌苔白腻或黄腻，舌边尖红，脉弦紧
辨证要点	哮鸣有声，痰黏色黄，烦躁，发热恶寒身痛，舌苔白腻或黄腻，舌边尖红，脉弦紧
病　　机	风寒束表，痰热蕴肺
治　　法	解表清里
主　　方	小青龙加石膏汤
组　　成	麻黄散寒解表，宣肺平喘，石膏清泻肺热，二药合用，解表清里；桂枝助麻黄解表散寒，干姜温脾肺之寒；半夏降逆和胃，祛痰化饮；细辛、五味子降逆下气平喘；芍药、甘草敛阴和营，解痉平喘；甘草调和诸药
加　　减	痰鸣气逆，加射干、葶苈子、苏子祛痰降气平喘；痰稠黄胶黏加黄芩、前胡、瓜蒌皮等清化痰热；若痰气壅实，寒热不甚者，用三子养亲汤加减

【附喘脱危喉】

证　　候	喘逆甚剧，张口抬肩，鼻翼煽动，端坐不能平卧，稍动则喘剧欲绝，或有痰鸣，咳吐泡沫痰，心慌动悸，烦躁昏昧，面青唇紫，汗出肢冷，脉浮大无根，或见歇止，或模糊不清	
辨证要点	喘逆甚剧，张口抬肩，端坐不能平卧，烦躁不安，面青唇紫，脉浮大无根，或见歇止，或模糊不清	
病　　机	痰蒙神窍，肺肾两虚	
治　　法	扶阳固脱，镇摄肾气	
主　　方	参附汤合黑锡丹	
组　　成	参附汤益气回阳，黑锡丹镇摄浮阳，纳气定喘。应用时尚可加龙骨、牡蛎、山萸肉以固脱，同时还可加服蛤蚧粉以纳气定喘	
加　　减	呼吸微弱，间断难续，或叹气样呼吸，汗出如洗，烦躁内热，口干颧红，舌红无苔，或光绛而紫赤，脉细微而数，或散或芤，为气阴两竭之危证，治应益气救阴固脱，可用生脉散加生地、山萸肉、龙骨、牡蛎以益气救阴固脱；若出现阴竭阳脱者，加附子、肉桂、干姜急救回阳	

2. 缓解期

（1）肺虚

证　　候	气短声低，或喉中常有轻度哮鸣，咯痰清稀色白，自汗、恶风，易感冒，每于天气变化感冒时诱发喘息，发作前打喷嚏，鼻塞流清涕
辨证要点	气短声低，恶风，易感冒，天气变化易发，舌淡苔白，脉细弱
病　　机	正气虚弱，外邪易侵，肺失宣肃
治　　法	补肺固卫
主　　方	玉屏风散
组　　成	黄芪益气固表；白术健脾补肺；防风祛风以助黄芪实表固卫
加　　减	若痰少黏稠、口燥咽干、舌红，属气阴两虚者加麦冬、北沙参、玉竹等益气养阴；若怕冷畏寒明显者，加桂枝、白芍、生姜等调和营卫

（2）脾虚

证　　候	平素纳呆腹胀，便溏，喘息多因饮食不节诱发，频咳痰多，痰白清稀，面部虚浮，双脚浮肿，疲倦无力，气短不足以息，语言无力，舌淡、苔薄白或腻，脉细软
辨证要点	平素纳呆便溏，饮食不节诱发，倦怠气短，舌淡、苔薄白或腻，脉细软
病　　机	脾失健运，痰浊内生
治　　法	健脾化痰
主　　方	六君子汤
组　　成	党参、白术、茯苓、炙甘草健脾益气；陈皮、法半夏理气化痰
加　　减	食少、腹胀、便溏及形寒肢冷，属脾阳不振者加干姜、桂枝温脾化饮

（3）肾虚

证　　候	气短，动则喘甚，腰膝酸软，头晕耳鸣；或恶寒肢冷，神疲汗出，小便频多，房事不举，舌淡，苔白，脉沉细（肾阳虚）；或颧红，潮热盗汗，舌红少苔，脉细数（肾阴虚）
辨证要点	气短，动则喘甚，腰膝酸软，或恶寒肢冷，舌淡，苔白，脉沉细；或潮热盗汗，舌红少苔，脉细数
病　　机	精气亏虚，摄纳失常
治　　法	肾阳虚者温补肾阳，纳气定喘；肾阴虚者滋养肾阴，纳气定喘
主　　方	肾阳虚者金匮肾气丸；肾阴虚者七味都气丸
组　　成	金匮肾气丸用六味地黄丸滋补肝肾之阴，用附子、桂枝壮肾中之阳，用阴中求阳之法，以达到温补肾阳之目的 七味都气丸用六味地黄丸滋补肝肾之阴，五味子纳气平喘，以达益肾纳气之目的
加　　减	阳虚明显者加补骨脂、仙灵脾、鹿角；阴虚去温补品，配麦冬、当归、龟板胶；动则喘甚者加冬虫夏草、胡桃肉、紫石英纳气定喘

肺虚、脾虚、肾虚虽有各自的特点，但临床上常常错杂并见，表现为肺脾两虚、肺肾气虚、肺肾阴虚、脾肾阳虚或肺脾肾三脏亏虚的证候，所以治疗既要主次有别，又要适当兼顾。若哮息不止者加黄芪、党参、蛤蚧补肺滋肾定喘。

二、西医治疗

长期规范化治疗可使哮喘症状得到控制，减少复发乃至不发作，以达到长期使用最少量或者不用药物能使病人活动不受限制，并能与正常人一样工作和学习的目的。

（一）脱离变应原

若病人能找到引起哮喘发作的变应原（如花粉、尘螨、动物毛屑）或其他非特异刺激因素（吸烟、气味、刺激性烟雾及气温改变），立即使病人脱离变应原的接触是防治哮喘最有效的方法。

（二）急性发作期的治疗

哮喘急性发作期，以尽快缓解症状、解除气流受限和低氧血症为治疗的目的，注重解痉、抗炎、祛痰及预防感染，同时还需要制定长期治疗方案以预防再次急性发作。

发作程度	治疗方法
轻　　度	重复吸入速效 β_2 受体激动剂
中度轻型	重复吸入速效 β_2 受体激动剂，必要时口服糖皮质激素
中度重型	氧疗，联合使用 β_2 受体激动剂和抗胆碱能制剂，尽早全身使用糖皮质激素
重　　度	氧疗，静脉使用糖皮质激素，症状控制后改为口服

（三）缓解期治疗

包括哮喘教育，环境控制，按需使用短效 β_2 受体激动剂、茶碱类缓释剂，或口服最小剂量糖皮质激素，抗 IgE 治疗等。

（四）其他治疗方法

1. 脱敏疗法　针对过敏原进行脱敏治疗可减轻或减少哮喘发作，一般在好发季节前做脱敏治疗。儿童疗效优于成年人，应注意该疗法可出现严重过敏反应及诱发哮喘加重复发的不良反应，应高度警惕。

2. 药物治疗　如色甘酸钠、必可酮、酮替芬等。

3. 非特异性治疗　注射卡介苗、转移因子、疫苗等生物制品抑制变应原反应，有一定的疗效。目前采用基因工程制备的重组 IgE 单核克隆抗体治疗中重度变应性哮喘，已经取得较好的效果。

【临证备要】

1. 注意寒热、虚实的转化及兼夹　寒痰冷哮郁久可化热，外邪引发时更易出现寒从热化。小儿、青年机体阳气偏盛，多见热哮，但久延至成年、老年，阳气渐衰，常常可以转从寒化。寒痰日久可耗伤肺、脾、肾之阳气，从而由实转为气虚、阳虚证；而痰热郁久又可耗伤阴液，由实转化为肺、肾阴虚证。阳虚证可使水液失于温化，停而为饮，出现寒痰的标实之证；阴虚则可灼津为痰，形成痰热标实之证。

2. 注重辨证论治 由于哮证病势的轻重、发作的频率、发作时间的长短因人而异，尤其是反复发作者，发作期与缓解期没有明显的界线，因而临证无须拘泥于发作期和缓解期，重在辨证论治。

3. 注重化痰活血 哮证难以根治的原因是"痰"这个"宿根"，注意加入降气化痰之品，如杏仁、苏子、莱菔子等药物，以清除内伏之顽痰，减少复发。哮证日久，反复发作，痰气交阻，肺气瘀滞，失其"朝百脉"之功，使瘀血内停，阻滞气道，使气机升降不利，致喘息加重，此即"先由气病，后累血病""久病入络"。因此治疗哮证日久可配合活血化瘀药物，如桃仁、丹参等，使气血调畅，肺络宣通。

4. 酌加风药增疗效 哮证突然发病，时发时止的特点，符合"风善行数变"的特点，所以可以在辨证论治的基础上，加用祛风通络的药物，尤病久者，可加用虫类药，可走窜入络、搜剔逐邪，祛肺经伏邪，增强平喘降逆之功，如僵蚕、蝉蜕、地龙、露蜂房等药。

5. 避风寒，防诱因 应注意气候变化，避免受寒，防止外邪诱发。慎戒异气异味，避灰尘、花粉等刺激，积极戒烟。饮食宜清淡，节厚味，忌生冷、辛辣、肥甘之品。平时可常服扶正固本中药，积极锻炼身体，增强机体抗病能力。

【结语】

哮证是以发作性的痰鸣气喘，发作时喉中哮鸣有声，呼吸困难为特征的病证。主要病因是宿痰内伏肺系，常因感受外邪或饮食不当而诱发。发病机制是痰气搏结，阻塞气道，肺失宣降，以致肺气郁闭。发作时多为邪实，平时多为正虚，治当以"急则治标，缓则治本"为原则。发时攻邪治标，以宣肺祛痰降逆为主，寒痰宜温化宣肺，热痰宜清化肃肺，寒热错杂者宜温清并施，表证明显者兼顾解表，风痰较甚者宜祛风涤痰。若发生喘脱危候，当急于扶正救脱。平时应扶正固本，控制发作和力求根治为主，偏阳虚者应予温补，偏阴虚者则应滋养，采用补肺、健脾、益肾等法。如发时正虚邪实、寒热错杂者，又当兼顾之。

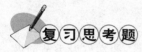

复习思考题

1. 何谓哮证，其常见病因和诱因是什么？
2. 试述哮证和喘证的鉴别要点。
3. 试述哮证的治疗原则。

扫码"练一练"

【文献选录】

《症因脉治·哮病》："哮病之证，短息倚肩，不能仰卧，伛偻伏坐，每发六七日，轻则三四时，或一月或半月，起居失慎，则旧病复发，此哮病之证也。"

《证治汇补·哮病》："哮即痰喘之久常发者，因内有壅塞之气，外有非时之感，膈有胶固之痰，三者相合，闭拒气道，搏击有声，发为哮病。"

《景岳全书·喘促》："喘有夙根，遇寒即发，或遇劳即发者，亦名哮喘。未发时以扶正气为主，既发时以攻邪气为主。扶正气者，须辨阴阳，阴虚者补其阴，阳虚者补其阳。攻邪气者，须分微甚，或散其风，或温其寒，或清其痰火。然发久者，气无不虚，故于消散中宜酌加温补，或于温补中宜量加消散。此等证候，当惓惓以元气为念，必使元气渐充，

扫码"学一学"

庶可望其渐愈，若攻之太过，未有不致日甚而危者。"

第四节　喘　证

喘证是由肺失宣降，肺气上逆，或久病肾虚，失于摄纳导致以呼吸困难，甚则张口抬肩，鼻翼煽动，不能平卧为临床特征的一种常见病证。轻者表现为呼吸困难，不能平卧；重者稍动则喘息不已，甚则张口抬肩，鼻翼煽动；严重者喘促持续不解，烦躁不安，面青唇紫，肢冷，汗出如珠，脉浮大无根，更甚可至喘脱。

《内经》最早对喘证的名称、病因病机、症状体征等进行了较为全面的论述，为后世诊治喘证奠定了基础。如《素问·至真要大论》载有"诸痿喘呕，皆属于上"，指出了喘的基本病机是气机上逆；《灵枢·经脉》载有"肾足少阴之脉，是动则病……喝喝而喘"，指出了其与肾失摄纳密切相关。《金匮要略》中"肺痈肺痿咳嗽上气""胸痹""虚劳""水气"等篇章均有其证治描述。金元·朱丹溪承前人之学充实了喘证的内伤诸因，如《丹溪心法·喘》说："六淫七情之所感伤，饱食动作，脏气不和，呼吸之息，不得宣畅而为喘急。亦有脾肾俱虚，体弱之人，皆能发喘"。明·张介宾在《景岳全书·杂病谟·喘促》中首次明确将喘证分为虚实两大类，并从病因病机、症状上加以详细鉴别，对后世喘证的辨证论治影响深远。

西医学中的慢性支气管炎（喘息型）、重症肺炎、慢性阻塞性肺疾病、支气管哮喘、特发性肺纤维化等出现喘证的临床表现者，均可参考本节内容辨证论治。

慢性支气管炎（喘息型）是气管、支气管黏膜及周围组织的慢性非特异性炎症，临床主要表现为反复发作的咳嗽、咳痰或气喘等。该病反复发作常并发阻塞性肺气肿、支气管扩张等。本病为常见多发病之一，本病的患病率因地区、年龄、职业、环境卫生与吸烟习惯等不同而有较大差异。我国患病率北方高寒地区较南方湿热地区患病率高；农村比城镇高；大气污染严重的大城市高于郊区农村；接触粉尘及有毒化工气体的工人较一般工人为高；老年人较年轻人为高，发病年龄多在 40 岁以上；抽烟病人明显高于不吸烟病人。

【病因病理】

一、中医学认识

喘证常由外邪、情志、饮食及许多慢性肺系病证引起，病因较为复杂，一般分为虚实两大类，外感风寒、风热侵袭，饮食不当、情志失调等所致肺气上逆多属实证；劳欲久病等导致肺虚，气失所主，肾虚不纳多属虚。

1. 外邪侵袭　因感风寒，邪袭于肺，内则壅遏肺气，外则郁闭皮毛，肺卫为邪所伤，肺气不得宣畅；或因风热犯肺，肺气壅实，甚则热蒸津液成痰，清肃失司，以致肺气上逆作喘。若表邪未解，内已化热，或肺热素盛，寒邪外束，热不得泄，则热为寒郁，肺失宣降，气逆而喘。故《景岳全书·杂病谟·喘促》有"实喘之证，以邪实在肺也，肺之实邪，非风寒则火邪耳"。

2. 饮食失节　嗜食生冷、肥甘、厚味之品伤脾，脾失健运，湿聚生痰，痰随机体素质或寒化或热化，内阻于肺，肺失清肃，气机宣降失司，上逆而作喘促。故《仁斋直指附遗方论·喘嗽》有"惟夫邪气伏藏，痰涎浮涌，呼不得呼，吸不得吸，于是上气促急"。

3. 情志内伤 忧思气结，肝失条达，气失疏泄，肺气痹阻，上气而喘；或郁怒伤肝，肝气横逆，上阻于肺，肺气不得肃降，气逆而喘。故《医学入门·喘》有"惊忧气郁，惕惕闷闷，引息鼻张气喘，呼吸急促而无痰声者"。

4. 劳欲久病 过度劳欲伤肾，肾元受损，肾不纳气，或肾不主水，水邪上泛，射肺凌心，逆气上奔而喘；久病缠绵不愈或损伤肺气，气阴不足，气失所主致喘；或损伤脾气，气血化生乏源，肺气失于充养，亦致气虚而喘。

综上，喘证病位主要在肺肾，因肺主气，司呼吸，位居最上为华盖，外合皮毛为娇脏，故最易招致外邪侵袭和他脏上犯而失于宣降，呼吸不利而致呼吸困难，或肺气不足，主气无权，亦可少气不足以息而作喘，故《素问·至真要大论》有"诸气膹郁，皆属于肺"；肾主纳气，为气之根，失于摄纳，气不归元，气逆而上喝喝而喘。与肝脾亦密切相关，"脾为生痰之源，肺为贮痰之器"，若饮食失节，脾失健运，则痰湿内蕴上犯，肺气壅塞，气机不利而喘；忧思郁怒，肝失疏泄，横逆上扰，肺失宣降亦见喘促不安。故基本病机为外邪侵袭或痰浊内阻而致肺气不利而作喘促；或肺肾亏损，吸纳无权而作喘促。

病情有虚实之分，实喘多因外邪、痰浊、肝郁而致肺失宣降，气机不利；虚喘则因肺肾亏虚，吸纳失常。在病情的不同阶段，虚实之间有所侧重，并可转化。实喘失治误治，迁延不愈损伤正气便成虚证；虚喘调护不当，招致外邪而成虚中夹实。因心主血脉，肺朝百脉，宗脉贯心脉行血气，走息道司呼吸，肾脉上注胸中而络心肺，喘促久作终累及心，心气、心阳衰惫，鼓动血脉无力，血行瘀滞，唇甲青紫，危重阶段可至真阴真阳脱失于外而成喘脱。

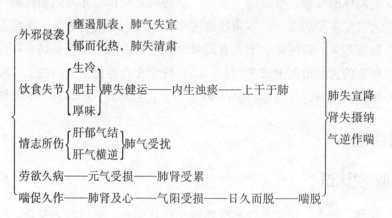

二、西医学认识

慢性支气管炎（喘息型）

原因和发病机制尚未完全明确。常见外因有吸烟、感染（病毒、细菌、支原体等）、空气污染、职业粉尘和化学物质等刺激；内因包括呼吸道局部防御及免疫功能减低和自主神经功能紊乱等。当机体抵抗力减弱时，气道存在不同程度敏感性（易感性）的基础上，一种或多种外因的存在，致各级支气管壁炎症细胞浸润，经长期反复作用，导致支气管黏膜上皮细胞变性、坏死，甚至脱落形成溃疡。纤毛变短、参差不齐，倒伏粘连，部分完全脱失。各级支气管腔内分泌物潴留。临床表现为反复发作的咳嗽、咯痰伴喘息。

【诊断】

一、病名诊断

（1）以喘促短气，呼吸困难，甚则张口抬肩，鼻翼煽动，不能平卧为主症。

（2）外感喘证，发病急骤，病程较短；内伤喘证，起病相对较缓，常反复发作，病程较长。

（3）外感喘证常因起居不慎，感受外邪而作；内伤喘证常因饮食失宜、情志不遂、劳累过度、感受外邪等诱发。

二、证候特征

初起表现为实证，呼吸深长而有余，以呼出为快，气促声高。反复发作由实变虚，表现为劳累之后甚至稍微活动喘憋即见加重，呼吸短促难续，深吸为快，气怯声低，无力而喘。严重时则见喘促欲绝，大汗淋漓，端坐呼吸，不能平卧，烦躁不安，甚至神昏。

三、相关检查

痰培养、支气管肺泡灌洗等有助于病原学检查。X线、CT、高分辨率CT（HRCT）等有助于病位诊断及相关疾病的鉴别诊断。肺功能检查有助于判断慢性支气管炎气流受限的严重程度。

【鉴别诊断】

1. 喘证与短气鉴别

鉴别要点	喘　证	气　短
共同点	呼吸异常	
不同点	呼吸困难，张口抬肩，甚则不能平卧	呼吸微弱浅促，或短气不足以息，无抬肩并但卧为快

2. 喘证与哮证鉴别

鉴别要点	喘　证	哮　证
共同点	呼吸气促、困难	
不同点	喘指气息，呼吸气促困难，张口抬肩，甚至不能平卧，是多种急慢性疾病中的常见症状	哮指声响，除呼吸困难外，必见喉中哮鸣，是反复发作的一个独立疾病

【治疗】

一、中医治疗

（一）辨证要点

1. 辨虚实

实证	实喘多见于新病，病势急，呼吸深长有余，气粗声高，呼出为快，伴痰鸣咳嗽，脉数有力
虚证	虚喘多见于久病或慢病急性发作，病势缓，病程缠绵，时轻时重，常遇劳即发，气怯声低，呼吸短促难续，深吸为快，少或无痰鸣咳嗽，脉多虚弱无力，甚则浮大中空

2. 辨外感内伤

外感	因于外感者，发病多急骤，病程短，多伴有表证
内伤	因于内伤者病势较缓，有内伤病史，而无表证

3. 辨虚喘脏腑

肺虚	肺虚者气短息浅，自汗畏风，易感冒
肾虚	肾虚者静卧时亦喘息不止，动则更甚，伴腰膝酸软，畏寒，夜尿频多
心虚	心气、心阳衰微者喘息持续不已，伴口唇发绀，心悸，浮肿，脉结代

（二）治疗原则

治疗原则：实喘治肺，以祛邪利气为主；虚喘治肺肾，以肾为主，培补摄纳为要。

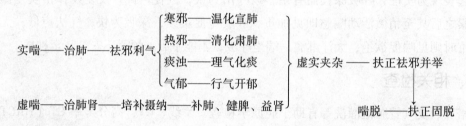

（三）分证论治

1. 实喘

（1）风寒袭肺

证　　候	喘息咳逆，呼吸急促，胸部胀闷，痰多稀薄、带泡沫、色白质黏，兼恶寒或伴发热、无汗、头痛，舌苔薄白而滑，脉浮紧
辨证要点	喘息咳逆，呼吸急促，恶寒或伴发热，舌苔薄白而滑，脉浮紧
病　　机	风寒袭肺，卫表束闭，肺气不宣
治　　法	宣肺散寒
主　　方	麻黄汤
组　　成	麻黄、桂枝宣肺散寒解表；杏仁降气平喘；甘草调和诸药
加　　减	表寒重者加羌活、细辛散寒解表宣肺；寒痰阻肺，痰白清稀量多者加细辛、生姜、白芥子、陈皮温肺化饮；内有痰饮又感寒邪者亦可用小青龙汤加减以外解寒邪，内化水饮；气壅胸满者加厚朴、枳实理气平喘

（2）表寒里热

证　　候	喘逆上气，胸胀或痛，息粗，鼻煽，恶寒发热，身痛酸楚，烦闷，口渴，咳而不爽，吐黏稠黄痰，舌质红，苔薄黄或黄腻，脉浮数或滑
辨证要点	喘逆上气，恶寒发热，口渴，舌质红，苔薄黄或黄腻，脉浮数或滑
病　　机	寒邪束表，内热蕴肺，肺气上逆
治　　法	外散风寒，内清里热
主　　方	麻杏石甘汤
组　　成	麻黄解表散寒，宣表平喘；石膏清泻里热；杏仁降气化痰平喘；甘草调和诸药
加　　减	痰多黄稠加瓜蒌、贝母等清热豁痰；痰鸣息涌，不得平卧者加葶苈子、射干泻肺平喘

（3）痰热蕴肺

证　　候	喘息不停，息粗气热，喉中痰声辘辘，痰黄黏稠不易咳出，身热，汗出，面赤咽干，口渴喜冷饮，小便短赤，大便便秘，舌红，苔黄腻，脉滑数

续表

辨证要点	喘息不停，息粗气热，喉中痰声辘辘，痰黄，舌质红，痰黄腻，脉滑数
病　　机	痰热内蕴，肺道壅塞，肺失清肃
治　　法	清热化痰，肃肺平喘
主　　方	清金化痰汤
组　　成	桑白皮、黄芩、山栀清肃肺热平喘；麦冬、知母养阴清热肃肺；贝母、瓜蒌仁、桔梗、甘草、橘红、茯苓化痰肃肺平喘
加　　减	痰多便秘，喘不得卧者加大黄、葶苈子通腑泻浊，泻肺平喘；痰多色黄有腥味加鱼腥草、金荞麦根以清热泻浊；身热甚加石膏、寒水石清宣肺热

（4）痰浊阻肺

证　　候	喘而胸满窒闷，甚则倚息不能平卧，痰多黏腻色白，咯吐不利，呕恶纳呆，口中黏腻不渴，或渴不喜饮，苔白厚腻，脉濡滑
辨证要点	喘而胸满窒闷，痰多黏腻色白，呕恶纳呆，口中黏腻，苔白厚腻，脉濡滑
病　　机	脾失健运，痰湿内生，痰浊壅肺，肺气上逆
治　　法	化痰除湿，降气平喘
主　　方	二陈汤合三子养亲汤
组　　成	陈皮、半夏、茯苓、甘草燥湿化痰，理气和中；莱菔子、白芥子、苏子化痰下气平喘
加　　减	痰湿阻胃呕恶纳频者加平胃散祛湿除痰，和降胃气；脾虚纳呆者加四君子汤健脾化湿；痰多气逆，喉中辘辘有声者加葶苈子、桑白皮泻肺平喘；咯痰略黄有化热之象者加黄芩、瓜蒌仁清热化痰

（5）肝气乘肺

证　　候	每因情志刺激而突然喘急气促，胸胁闷痛、咽中如窒，喉中痰鸣不甚，平素忧思抑郁，心悸，失眠，苔薄，脉弦
辨证要点	突然喘急气促，胸胁闷痛，平素忧思抑郁，每因情志刺激而诱发
病　　机	肝郁气滞，横逆上扰，肺失肃降
治　　法	疏肝解郁，降气平喘
主　　方	五磨饮子
组　　成	槟榔、乌药行气导滞，破气降逆；沉香降气平喘；木香、枳实疏肝理气，调畅气机
加　　减	气机郁滞重者加柴胡、郁金、青皮增强疏肝理气之功；气滞腹胀便秘者加大黄以通腑降气；心悸、失眠者加百合、酸枣仁、合欢皮、远志等宁心安神；肝郁化火见躁扰不宁、易怒者加黄芩、丹皮、赤芍清泻肝火

2. 虚喘

（1）肺虚

证　　候	喘促短气，气怯声低，咳声低微，吐痰稀白，自汗畏风，易感冒，或潮热盗汗，颧红咽干，舌质红或淡，苔少或剥，脉虚细数
辨证要点	喘促短气，气怯声低，自汗畏风，易感冒，舌质红或淡，苔少或剥，脉虚细数
病　　机	肺气阴两虚，气无所主，虚火内扰不宁
治　　法	益气养阴定喘
主　　方	生脉散
组　　成	人参、麦冬补益气阴；五味子敛降肺气
加　　减	气虚明显加黄芪、党参补益肺气；气喘甚加白果敛肺平喘；咳痰清稀有沫、形寒者去麦冬，加干姜、细辛温宣肺气；肺气虚明显者可加冬虫夏草；肺阴虚甚者可用百合固金汤加减

（2）脾虚

证　候	咳喘短气，胸脘满胀，面色苍白，四肢倦怠乏力，纳少便溏，腹中坠胀，舌质淡胖嫩，苔薄白，脉细弱
辨证要点	咳喘短气，四肢倦怠乏力，纳少便溏，舌质淡胖嫩，苔薄白，脉细弱
病　机	脾虚失运，气血乏源，肺失濡养
治　法	益气养阴定喘
主　方	补中益气汤
组　成	人参、黄芪、白术、甘草补肺健脾；陈皮、柴胡理气健脾；升麻助脾升运；当归补血活血行气
加　减	胃脘冷痛，呕吐清涎者加高良姜、附子温中健脾；食欲不振者加焦三仙

（3）肾虚

证　候	喘促日久，动则喘息不止，呼多吸少，气不得续，形瘦神疲，腰膝酸软，浮肿溏泻，舌淡苔薄，脉沉弱；或见喘咳，颧红，五心烦热，口咽干燥，汗出如油，舌红少津，脉细数
辨证要点	喘促日久，动则喘息不止，呼多吸少，气不得续，舌淡苔薄或少津，脉沉弱或细数
病　机	真元亏虚，肾失摄纳
治　法	补肾纳气
主　方	金匮肾气丸合参蛤散
组　成	人参、肉桂、附子温大补肾中元阳；山萸肉、熟地、山药、蛤蚧补肺益肾、纳气定喘；泽泻利湿泻浊，并防熟地黄之滋腻恋邪；丹皮清泻相火，制诸补阳药之温；茯苓淡渗脾湿，既助泽泻以泻肾浊，又助山药之健运以充养后天之本
加　减	喘甚加紫石英、磁石、沉香纳气平喘；若见口燥咽干，唇红面赤，舌红少津脉细或细数可改用七味都气丸合生脉散加减以滋阴纳气；善后调理可常服紫河车粉、紫衣胡桃肉、蛤蚧粉等

（4）喘脱

证　候	喘促欲绝，张口抬肩，鼻翼煽动，不能平卧，心悸，烦躁不安，面唇青紫，汗出如珠如油，脉浮大无根或见歇止，或见失神表现
辨证要点	喘逆欲绝，不能平卧，心悸，面唇青紫，汗出如珠如油，脉浮大无根或见歇止
病　机	真阳欲脱，镇摄无权
治　法	扶阳固脱，镇摄肾气
主　方	参附汤送服黑锡丹、蛤蚧粉
组　成	黑锡、硫黄镇摄虚阳，平逆降气；胡芦巴、补骨脂、阳起石温肾；小茴香、肉豆蔻、生姜、大枣温健脾胃；沉香、木香行气降逆，疏调气机；金铃子疏气达下，同时制约诸药温燥；肉桂引火归元；人参、附子回阳固脱；蛤蚧温肾阳，散阴寒，降气定喘
加　减	若汗多不敛，加煅龙骨、牡蛎敛汗固脱；神昧不清加丹参、远志、菖蒲安神豁痰开窍；若病情危急，汤药不及备亦可辨证选用参附注射液、参麦注射液等

二、西医治疗

（一）急性加重期的治疗

1. 控制感染　抗菌药治疗首选喹诺酮类、大环内酯类、β－内酰胺类或磺胺类口服，病情严重时静脉给药。

2. 镇咳祛痰　大量痰液潴留常促使继发感染，并影响气道通畅，常需物理或药物祛痰。

3. 平喘　慢性支气管炎因气道高反应而喘息明显者常用解痉平喘药物。

（二）缓解期治疗

1. 戒烟　避免有害气体的吸入和其他有害颗粒的吸入。

2. 增强体质，预防感冒　也是防治慢性支气管炎的主要内容之一。

3. 试用免疫调节剂　反复呼吸道感染者，可用细菌溶解产物、卡介苗多糖核酸、胸腺肽等免疫调节剂。

【临证备要】

1. 首重预防　喘证为慢性疾病，常因防护不慎而反复发作，故临床治疗首重预防。平时应注意畅情志、避风寒、清淡饮食，忌辛辣刺激、甜黏肥厚之品。

2. 用活血化瘀药　喘证病程缠绵反复，病久多瘀，因此，可据临床实际适当地加用活血化瘀之品以提高临床疗效，如丹参、桃仁、红花、川芎、泽兰等。

3. 注意中西医结合综合治疗　慢性稳定期强调中医治本，急性加重期可加用西医药物尽快改善症状以控制病情发展，减轻对病人脏腑功能的损害。

【结语】

喘证是内科的难治疾病之一，以呼吸困难，甚至张口抬肩，鼻翼煽动，不能平卧为主要临床特征，严重者每致喘脱。病因常为外感邪气，内伤饮食、情志，或久病劳伤等，其病位主要在肺肾，与肝脾有关，反复发作最终累及心。临床常分为实喘和虚喘进行辨证施治基础，实喘为邪气壅肺，肺失宣降，治宜祛邪宣肺，虚喘为肺肾俱虚，精元不足，肺肾失司，治宜培补摄纳。一般来说，实喘预后较好，虚喘根本不固，且易复发，迁延难愈，需要持之以恒的调治，正如《医宗必读·喘》所说："治实者攻之即效，无所难也。治虚者补之未必即效，须悠久成功，其间转折进退，良非易也。"

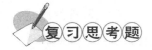

复习思考题

1. 何谓喘证，其常见病因是什么？
2. 诊断喘证的主要依据是哪些？
3. 试述喘证的辨证要点。

【文献选录】

《灵枢·五阅五使》："肺病者，喘息鼻张。"

《灵枢·五邪》："邪在肺，则病皮肤痛，寒热，上气喘，汗出，咳动肩背。"

《景岳全书·杂病谟·喘促》："气喘之病，……欲辨之者，亦惟二证而已，所谓二证者，一曰实喘，一曰虚喘也，此二证相反，不可混也。然则何以辨之？盖实喘者有邪，邪气实也；虚喘者无邪，元气虚也。实喘者，气长而有余；虚喘者，气短而不续。实喘者，胸胀气粗，声高息涌，膨膨然若不能容，惟呼出而快也；虚喘者，慌张气怯，声低息短，惶惶然若气欲断，提之若不能升，吞之若不相及，劳动则甚，而惟急促似喘，但得引长一息为快也。"

第五节　肺　痈

肺痈是指由于热毒瘀结于肺，以致肺叶生疮，血败肉腐，形成脓疡，以发热，咳嗽，

扫码"练一练"

扫码"学一学"

胸痛，咯吐腥臭浊痰，其则咯吐脓血痰为主要临床表现的一种病证。

"肺痈"之名首见于《金匮要略》《金匮要略·肺痿肺痈咳嗽上气病脉证并治》曰："咳而胸满振寒，脉数，咽干不渴，时出浊唾腥臭，久久吐脓如米粥者，为肺痈。"并指出成脓者治以排脓，未成脓者治以泻肺，分别制定了相应的方药，还强调早期治疗的重要性。汉代以后，对肺痈的认识有所进步。晋·《脉经》对本病的诊断和辨证有详细的论述。隋·《诸病源候论·肺痈候》说："肺痈者……寒乘虚伤肺，寒搏于血，蕴结成痈，热又加之，积热不散，血败为脓。"认为风寒化热亦可为痈，并强调正虚是发病的重要原因。唐·《备急千金要方》创用苇茎汤以清肺排脓、活血消痈，此为后世治疗本病的要方。迄至明清，对本病的认识更趋深入、全面。明·《医学纲目》有"肺痈者，由食啖辛热炙煿，或醇饮热酒，燥热伤肺"的记载，认为饮食不节为本病的病因之一。陈实功《外科正宗·肺痈论》对肺痈初起、已成、溃后的临床表现做了详细的描述，根据病机演变提出了初起在表者宜散风清肺，已有里热者宜降火益阴，脓成则平肺排脓，脓溃正虚者宜补肺健脾的治疗原则。清·《医门法律·肺痿肺痈门》认为病由"五脏蕴祟之火，与胃中停蓄之热，上乘乎肺"而成，认识到他脏及肺的发病机制，治疗上主张以"清肺热，救肺气"为要点。《张氏医通》主张"乘初宠时极力攻之""慎不可用温补保肺药，尤忌发汗伤其肺气。"指出了本病的治疗原则和治疗注意事项。

西医学的肺脓肿、化脓性肺炎、肺坏疽以及支气管扩张、肺结核空洞等伴化脓性感染者出现肺痈的临床表现者，均可参考本节内容辨证论治。

肺脓肿是肺组织坏死形成的脓腔，其临床特征为高热、咳嗽、咳大量脓臭痰。胸部 X 线表现为含有气液平的空洞。本病可见于任何年龄，以青壮年较多见，男多于女。随着抗生素的广泛运用，肺脓肿的发病率已明显下降。若脓肿靠近胸膜，可发生局限性纤维蛋白性胸膜炎，致胸膜粘连；若脓肿破溃，可形成脓胸、脓气胸或支气管胸膜瘘。肺脓肿可完全吸收或仅剩少量纤维瘢痕。

【病因病理】

一、中医学认识

本病的主要原因为感受外邪，内犯于肺，或因痰热素盛，蒸灼肺脏，导致热壅血瘀，蕴酿成痈，血败肉腐化脓。

1. 感受外邪，内犯于肺 多为风热外邪自口鼻或皮毛侵犯于肺所致，正如《类证治裁·肺痿肺痈》所说："肺痈者，咽干吐脓，因风热客肺蕴毒成痈。"或因风寒袭肺，未得及时表散，内蕴不解，郁而化热所为，《张氏医通·肺痈》曰："肺痈者，由感受风寒，未经发越，停留胸中，蕴发为热。"肺脏受邪热熏灼，肺气失于清肃，血热壅聚而成。

2. 痰热素盛，蒸灼肺脏 痰热素盛，平素嗜酒太过或嗜食辛辣炙煿厚味，酿湿蒸痰化热，熏灼于肺；或肺脏宿有痰热，或他脏痰浊瘀结日久，上干于肺，形成肺痈。若宿有痰热蕴肺，复加外感风热，内外合邪，则更易引发本病。《医宗金鉴·外科心法要诀·肺痈》曾指出："此症系肺脏蓄热，复伤风邪，郁久成痈"。

综上，肺痈由感受外邪，内犯于肺，或痰热素盛，蒸灼肺脏，以致热壅血瘀，蕴酿成痈，血败肉腐化脓而成。劳累过度，正气虚弱，则卫外不固，外邪易乘虚侵袭，是致病的重要内因。本病病位在肺，病理性质属实、属热。《杂病源流犀烛·肺病源流》谓："肺痈，肺热极而成痈也。"因邪热郁肺，蒸液成痰，邪阻肺络，血滞为瘀，而致痰热与瘀血互结，蕴酿成痈，血败肉腐化脓，肺损络伤，脓疡溃破外泄，其成痈化脓的病理基础，主要在热壅血瘀。正如《柳选四家医案·环溪草堂医案·咳喘门》所说："肺痈之病，皆因邪瘀阻于肺络，久蕴生热，蒸化成痈"，明确地突出了"瘀热"的病理概念。

$$\left.\begin{array}{l}\text{感受外邪}\\\text{内犯于肺}\end{array}\right\{\begin{array}{l}\text{风热犯肺}\\\text{风寒袭肺，郁而化热}\end{array}$$

$$\left.\begin{array}{l}\text{痰热素盛}\\\text{蒸灼肺脏}\end{array}\right\{\begin{array}{l}\text{嗜酒太过——蕴酿成痈，血败肉腐化脓}\\\text{嗜食辛辣炙煿厚味——酿湿蕴痰化热}\\\text{肺脏宿有痰热}\\\text{他脏痰浊瘀结日久，上干于肺}\end{array}$$

$$\left.\begin{array}{r}\text{热壅血瘀}\\\text{痰热瘀血互结}\end{array}\right\}\longrightarrow\text{肺痈}$$

二、西医学认识

肺脓肿

急性肺脓肿多为混合性感染，包括厌氧菌、需氧菌和兼性感染，其中厌氧菌占主要地位。常见的厌氧菌主要为核粒梭性杆菌、核色素类杆菌、中间类杆菌、微需氧链球菌、螺旋体、消化球菌等。肺脓肿的发病机制与病因密切相关，根据不同病因和感染途径可分为吸入性肺脓肿、继发性肺脓肿和血源性肺脓肿。

【诊断】

一、病名诊断

（1）本病以发热，咳嗽、胸痛，咯吐腥臭浊痰，甚则脓血痰等为主症。

（2）起病急骤。

（3）有外感因素或有痰热甚之病史。

二、证候特征

脓血浊痰吐入水中，沉者是痈脓，浮者是痰；口啖生黄豆或生豆汁不觉有腥味者，便为肺痈。本病常突然出现恶寒或寒战，高热，午后热甚，咳嗽胸痛，咯吐黏浊痰，经过旬日左右，痰量增多，咯痰如脓，有腥臭味，或脓血相兼，甚则咯血量多，随着脓血的大量排出，身热下降，症状减轻，病情有所好转，经数周逐渐恢复。如脓毒不净，持续咳嗽，咯吐脓血臭痰，低烧，出汗，形体消瘦者，则可转入慢性。舌红，苔黄或黄腻，脉滑数或实。恢复阶段，多见气阴两虚，故舌质红或淡红，脉细或细数无力为多见。

三、相关检查

结合相关检查有助于明确诊断。实验室检查主要为血常规化验，见白细胞总数及中性粒细胞增高；X线检查，胸片可见大片浓密炎症阴影或透光区及液平面；支气管碘油造影、纤维支气管镜检查等，有助于西医肺脓肿的诊断。

【鉴别诊断】

1. 肺痈与风温鉴别

鉴别要点	肺　痈	风　温
共同点	发热，咳嗽，咯痰	
不同点	病经1周，身热不退或更盛，或退而复升，咯吐浊痰腥臭，胸痛不解	风温经及时正确治疗，一般邪在气分即解，多在1周内身热下降，病情向愈

2. 与其他肺脏疾病（痰热蕴肺证）鉴别

鉴别要点	肺　痈	其他肺脏疾病（痰热蕴肺证）
共同点	发热、咳嗽、咯痰带血等	
鉴别要点	肺　痈	其他肺脏疾病（痰热蕴肺证）
不同点	瘀热蕴结成痈，酿脓溃破，病情较重，寒战高热、胸痛较甚，尤其是可见咯吐大量腥臭脓血浊痰	以肺热蕴证为主，病情较肺痈轻，临床以咯吐浓稠浊痰较多，仅夹有血丝或伴咯血

【治疗】

一、中医治疗

（一）辨证要点

初期	风热（寒）侵犯卫表，蓄热内蒸；或内外合邪，肺失清肃，出现恶寒、发热、咳嗽等肺卫表证
成痈期	邪热壅肺，蒸液成痰，热壅血瘀，蕴酿成痈，表现高热、咳嗽、气急、胸痛等痰热瘀热毒蕴肺的证候
溃脓期	热壅血败，肉腐化脓，肺损络伤，脓疡溃破，排出大量腥臭脓痰或脓血痰
恢复期	脓疡内溃外泄，邪毒渐尽，因肺体损伤，故可见邪去正虚，阴伤气耗的病理过程，继则正气逐渐恢复；若溃后脓毒不尽，邪恋正虚，每致迁延反复，而转为慢性，咳喘短气，四肢倦怠乏力，纳少便溏，舌质淡胖嫩，苔薄白，脉细弱

（二）治疗原则

治疗原则：清热散结，解毒排脓以祛邪。

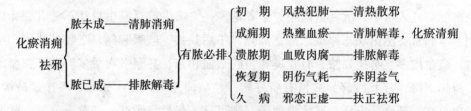

```
                                          ┌ 初　期　风热犯肺——清热散邪
            ┌ 脓未成——清肺消痈 ┐        │ 成痈期　热壅血瘀——清肺解毒，化瘀清痈
化瘀消痈    │                    ├ 有脓必排 ┤ 溃脓期　血败肉腐——排脓解毒
祛邪        │                    │        │ 恢复期　阴伤气耗——养阴益气
            └ 脓已成——排脓解毒 ┘        └ 久　病　邪恋正虚——扶正祛邪
```

（三）分证论治

1. 初期

证　　候	发热微恶寒，咳嗽，咯黏液痰或黏液脓性痰，痰量由少渐多，胸痛，咳时尤甚，呼吸不利，口干鼻燥，舌苔薄黄或薄白，脉浮数而滑
辨证要点	发热，恶寒，咳嗽，舌苔薄黄或薄白，脉浮数而滑
病　　机	外邪郁肺，蓄热内蒸，肺失清肃
治　　法	清热散邪

续表

主　方	银翘散
组　成	银花、连翘、芦根、竹叶辛凉宣泄，清热解毒；配荆芥、薄荷、豆豉助银花、连翘以辛散表邪，透热外出；桔梗、甘草、牛蒡子轻宣肺气
加　减	若内热转甚，身热，恶寒不显，咯痰黄稠，口渴者，酌加石膏、黄芩、鱼腥草以清肺泻热；痰热蕴肺，咳甚痰多，配杏仁、浙贝母、桑白皮、冬瓜仁、枇杷叶肃肺化痰；肺气不利，胸痛，呼吸不畅者，配瓜蒌皮、郁金宽胸理气

2. 成痈期

证　候	身热转甚，时时振寒，继则壮热不寒，汗出烦躁，咳嗽气急，胸满作痛，转侧不利，咳吐浊痰，呈现黄绿色，自觉喉间有腥味，口干咽燥，舌苔黄腻，脉滑数
辨证要点	高热，振寒，咳嗽，气急，胸痛，舌苔黄腻，脉滑数
病　机	邪热壅肺，蒸液成痰，热壅血瘀，蕴毒成痈
治　法	清肺解毒，化瘀消痈
主　方	千金苇茎汤合如金解毒散
组　成	千金苇茎汤中，苇茎清解肺热；苡仁、冬瓜仁化浊祛痰；桃仁活血化瘀，全方共奏化痰泄热，通瘀散结消痈之功。如金解毒散中，黄芩、黄连、山栀、黄柏降火解毒；甘草、桔梗解毒祛痰，宣肺散结以消痈。两方合用则清热解毒，化浊祛痰，活血散瘀，解痰、瘀、热毒之壅滞，以散结消痈
加　减	可酌加银花、蒲公英、紫花地丁、鱼腥草、败酱草等以加强清热解毒。大便秘结者加大黄通腑泻热；热毒瘀结，咯脓浊痰，腥臭味甚者，可合犀黄丸以解毒化瘀；咯痰黄稠，酌配桑白皮、瓜蒌、射干、海蛤壳以清化痰热；痰浊阻肺，咳而喘满，咯痰浓浊量多，不得平卧，加葶苈子以泻肺泻浊；胸满作痛，转侧不利者，加浙贝母、乳香、没药散结消痈

3. 溃脓期

证　候	突然咯吐大量血痰，或痰如米粥，腥臭异常，有时咯血，胸中烦满而痛，甚则气喘不能平卧，仍身热面赤，烦渴喜饮，舌质红，苔黄腻，脉滑数或数实
辨证要点	排出大量腥臭脓痰或脓血痰
病　机	热壅血败，肉腐化脓
治　法	排脓解毒
主　方	加味桔梗汤
组　成	桔梗宣肺祛痰，排脓散结，为本方排脓之主药，用量宜大；薏苡仁、贝母、橘红化痰散结排脓；银花、甘草清热解毒；葶苈子泻肺除壅；白及凉血止血。
加　减	可加黄芩、鱼腥草、野荞麦根、败酱草、蒲公英等清肺解毒排脓。咯血酌加丹皮、山栀、蒲黄、藕节、三七等凉血化瘀止血；痈脓排泄不畅，脓液量少难出，配山甲片、皂角刺以溃痈排脓，但咯血者禁用；气虚无力排脓者，加生黄芪益气托里排脓；津伤明显，口干舌燥者，可加玄参、麦冬、花粉以养阴生津

4. 恢复期

证　候	身热渐退，咳嗽减轻，咯吐脓血渐少，臭味亦减，痰液转为清稀，或见胸胁隐痛，难以久卧，气短乏力，自汗，盗汗，低热，午后潮热，心烦，口干咽燥，面色不华，形瘦神疲，舌质红或淡红，苔薄，脉细或细数无力
辨证要点	热退咳减，气短乏力，面色不华，形瘦神疲，舌质红或淡红，苔薄，脉细
病　机	气阴两虚，或邪恋正虚
治　法	益气养阴清肺
主　方	沙参清肺汤合竹叶石膏汤
组　成	黄芪、太子参、粳米、北沙参、麦冬益气养阴；石膏清肺泄热；桔梗、薏苡仁、冬瓜仁、半夏排脓祛痰消痈；白及、合欢皮止血祛腐生肌。
加　减	低热可酌加功劳叶、地骨皮、白薇以清虚热；脾虚食少便溏者，加白术、茯苓、山药补益脾气，培土生金。若邪恋正虚，咳嗽，咯吐脓血痰日久不净，或痰液一度清稀而复转臭浊，病情时轻时重，反复迁延不愈，当扶正祛邪，益气养阴，排脓解毒，酌加鱼腥草、败酱草、野荞麦根等清热解毒消痈

二、西医治疗

肺脓肿

1. 抗菌药治疗 选择敏感的抗菌药物治疗，疗程 8～12 周，直至胸片示炎症、脓腔消失，或仅有少量残留纤维化改变。

2. 脓液引流 痰黏稠不易咳者加祛痰药或雾化治疗；体质较强者可采取体位引流排痰，引流体位应使脓腔处于最高位或拍打病人背部，纤维支气管镜冲洗及吸引亦可。

3. 手术治疗 手术指征为：病程超过 3 个月，经内科治疗脓腔不能缩小或脓腔过大不易闭合；大咯血内科治疗无效或病情危重；经抽吸、引流、冲洗疗效不佳者。不能耐受手术者，可经胸壁插入导管到脓腔进行引流。

【临证备要】

1. 分期治疗 溃脓期是病情顺逆的转折期，其关键在于脓液能否通畅排出。恢复期属邪衰正虚，应以清养补肺为主，治以扶正托邪，适当佐以排脓之品。

2. 用药禁忌 肺痈为热壅血瘀的实热病证，即使风寒所致也已经化热，故切忌用辛温发散之品退热，恐以热助热，邪热鸱张。同时，亦不宜早投补敛之剂，以免"助邪资寇"，延长病程，即使见有虚象，亦当分清主次，酌情兼顾。

【结语】

肺痈的特征是发热、咳嗽、胸痛、咳吐大量脓血痰。其形成由外感风热或风寒化热，或痰热素盛，或内外合邪，总之为热壅于肺不得泄，以致蒸液成痰，热壅血瘀，肉腐血败，成痈化脓。一般要经历初期、成痈期、溃脓期和恢复期四个阶段，每期的病理又各有重点，故辨证重点在分清病期。病理性质属实属热，治疗以清热散结，解毒排脓为原则。力争将病变控制在成脓以前，以大剂清肺消痈之品消散之；若已成脓又当解毒排脓，使脓疡易溃，脓血易引流；在恢复期应清养并举，既不能继续大剂清热解毒以伤正，又不能单纯补益而敛邪；若邪敛正虚，则应扶正祛邪。而清热法要贯穿治疗的全过程，务求邪去正复为要。若见恶候或慢性迁延，应请西医外科会诊治疗。

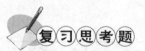

复习思考题

1. 何谓肺痈，其病因病机是什么？
2. 如何诊断肺痈？
3. 试述肺痈的辨证要点。

【文献选录】

《金匮要略·肺痿肺痈咳嗽上气病脉证并治》："风伤皮毛，热伤血脉；风舍于肺，其人则咳，口干喘满，咽燥不渴，多唾浊沫，时时振寒。热之所过，血为之凝滞，蓄结痈脓，吐如米粥，始萌可救。"

《证治汇补·胸膈门》："久咳不已，浊吐腥臭，咳则胸中隐隐痛，口中辟辟燥，脉实

扫码"练一练"

滑数，大小便涩数，振寒吐沫，右胁拒按，为肺痈之病。因风寒内郁，痰火上凑，邪气结聚，蕴蓄成痈。"

《类证治裁·肺痈》："肺痈毒结有形之血，血结者排其毒。""肺痈由热蒸肺窍，致咳吐臭痰，胸胁刺痛，呼吸不利，治在利气疏痰，降火排脓。"

第六节　肺　痨

肺痨是一种由于正气虚弱，感染痨虫，侵蚀肺脏，耗损肺阴，导致阴虚火旺，或气阴两虚，甚则阴损及阳，以咳嗽、咯血、潮热、盗汗及身体逐渐消瘦为主要临床表现，具有传染性的慢性消耗性疾病。

中医学对肺痨的认识历史悠久，《内经》《难经》《金匮要略》等医籍中虽无肺痨病名的记载，但已描述了与肺痨主症相似的临床表现，大多归于"虚损"、"虚劳"类的病证中，如《灵枢·玉版》说："咳，脱形；身热，脉小以疾。"华佗《中藏经·传尸》已认识到本病的传染性，认为"人之血气衰弱，脏腑虚羸……或因酒食而迁，或问病吊丧而得……中此病死之气，染而为疾"。晋·葛洪《肘后备急方》指出本病"死后复传之旁人，乃至灭门"，并创立"尸注"、"鬼注"之名。唐代《备急千金要方》把"尸注"列入肺脏病篇章，明确了本病病位在肺，指出本病的病因是"劳热生虫在肺"。宋·许叔微《普济本事方》提出本病由"肺虫"引起，说："肺虫居肺叶之内，蚀人肺系，故成瘵疾，咯血声嘶。"元·朱丹溪倡"痨瘵主乎阴虚"，确立了滋阴降火的治疗大法。元·葛可久《十药神书》为我国现存的第一部治疗肺痨的专著。明·虞抟《医学正传·劳极》确立了"杀虫"与"补虚"的两大治疗原则，迄今对肺痨病的治疗仍具有重要的指导意义。总之，历代中医对肺痨的认识，大约可分为三个阶段，一是汉以前认为本病属于虚劳病的范围；二是从汉至唐代，认识到该病具有传染性；三是宋代以后，对其病因病机的认识及理法方药日趋系统全面。

西医学中的肺结核，或者肺外结核引起的劳损，出现肺痨的临床表现时，均可参考本节内容进行辨证论治。

肺结核是严重危害人类健康的主要传染病，全球有 1/3 的人（约 20 亿）曾受到结核分枝杆菌的感染，现患结核病例 2000 万人，年新发病例 900 万人，其中半数以上为传染性肺结核，每年约有 300 万人死于结核病。结核病在我国的主要表现有"五高"：高患病率、高感染率、高死亡率、高耐药率、高非结核分枝杆菌感染率。我国 2000 年全国流行病学调查显示，活动性肺结核患病率为 367/10 万，菌阳患病率为 160/10 万，涂阳患病率为 122/10 万，估算全国活动性肺结核病人约 500 万人，传染性结核病人 200 万人，肺结核死亡率为 8.8/10 万。

【病因病理】

一、中医学认识

肺痨的病因主要在于内外两端。外因指感染痨虫，内因指正气虚弱，两者互为因果。痨虫蚀肺，耗损肺阴，可致阴虚火旺，或气阴两虚，甚则阴损及阳。

1. 感染痨虫 古人根据本病具有传染的特征，创立了"痨虫""瘵虫"之说，如《三因极一病证方论·痨瘵诸证》指出："诸证虽曰不同，其根多有虫。"明确指出瘵虫传染是形成本病不可缺少的因素；因直接接触本病病人，"痨虫"侵入人体而成病。

2. 正气虚弱 肺痨可发生于各种年龄的人。一般说来，往往在正气虚弱时罹患肺痨。凡先天禀赋不强，小儿喂养不当；或酒色过度，耗损精血；或病后失养，如麻疹、哮喘等病后或外感咳嗽经久不愈，以及产后失于调养等，皆易致痨虫入侵。后天摄身不慎，青年早婚，嗜欲无节，耗伤精血；或情志不遂，忧思过度，或劳倦伤脾，而导致正气虚弱，痨虫入侵而发病。正如《古今医统大全·痨瘵门》说："凡人平素保养元气，爱惜精血，瘵不可得而传，惟夫纵欲多淫，若不自觉，精血内耗，邪气外乘"，并提出气虚血痿，痨瘵"皆能乘虚而染触"。年老体弱，生活贫困，营养不良，也是罹病的重要原因。

正虚不仅是发病的关键，也是本病传变、转归、预后的决定性因素。在本病演变过程中，"阴虚者十之八九"，提示阴虚是本病的基本病机。本病初期主要表现出肺阴虚损，治疗不当甚则阴损及阳，终至阴阳两虚的严重局面。

$$\left.\begin{array}{l}\text{禀赋不足}\\ \text{病后失调}\\ \text{酒色劳倦}\\ \text{营养不良}\end{array}\right\} + \left.\begin{array}{l}\text{接触病人}\\ \text{痨虫侵入}\end{array}\right\} — \left.\begin{array}{l}\text{肺阴亏耗}\\ \text{正气虚弱}\end{array}\right\} — \text{肺痨}$$

二、西医学认识

原发性肺结核

原发性肺结核是结核分枝杆菌初次侵入人体后发生的原发感染，人体吸入含有结核分枝杆菌的微粒或飞沫至肺泡，迅速被巨噬细胞吞噬，结核分枝杆菌的类脂质等成分能抵抗溶酶体酶类的破坏作用，如果结核分枝杆菌存活下来，细菌在肺泡巨噬细胞内外繁殖，导致肺内炎性改变形成原发病灶，并迅速由淋巴管传播到肺门淋巴结，引起淋巴结肿大。肺内原发灶、引流淋巴管炎和肺门淋巴结肿大，合称原发综合征。原发综合征形成后，虽然在最初几周内有结核杆菌经血液或淋巴道播散到全身其他器官，但由于细胞免疫的建立，95%的病例不再发展，病灶进行性纤维化和钙化。但仍有少量结核分枝杆菌没有被消灭，长期处于休眠期，成为继发性结核的潜在来源。继发性肺结核较原发性肺结核有明显的临床症状，容易出现空洞和排菌，有传染性，具有重要临床和流行病学意义，是防治工作的重点。当结核分枝杆菌进入肺动脉或支气管动脉时，仅肺部受累而发生血行播散型肺结核；若结核分枝杆菌侵入肺静脉，随血流进入体循环播散到全身各器官，则发生全身血行播散型肺结核。

【诊断】

一、病名诊断

（1）以咳嗽、咯血、潮热、盗汗、乏力、形体明显消瘦为主要临床表现。

（2）本病多起病缓慢，病程较长，体质虚弱者易发，如糖尿病、艾滋病病人。

（3）有传染性，病人多有与肺痨病人密切接触史。

二、证候特征

本病临床有时以某一个或几个主症为突出表现，不必悉具所有典型症状。早期或病变轻微者无明显症状，仅感乏力、干咳、纳差、逐渐消瘦等。

三、相关检查

X线检查可早期发现肺结核，并且对病灶部位、范围、性质、发展情况和治疗效果作出判断。活动性肺结核痰涂片或培养可找到结核菌，红细胞沉降率也可增快。

【鉴别诊断】

1. 肺痨与虚劳鉴别

鉴别要点	肺 痨	虚 劳
共同点	消瘦、疲乏、食欲不振	
不同点	由感染痨虫引起，主要病变在肺，具有传染性，病理"主乎阴虚"，有典型临床表现，治疗上杀虫补虚并重	多种原因所导致，病程较长，病势缠绵，病变为五脏虚损而以脾肾为主，一般不传染，以气、血、阴、阳亏虚为病理特点，是多种慢性虚损病证的总称

2. 肺痨与肺痿鉴别

鉴别要点	肺 痨	肺 痿
共同点	咳嗽	
不同点	肺痨是因痨虫入侵所致的具有传染性的慢性虚弱性疾病，以咳嗽、咯血、潮热、盗汗及身体逐渐消瘦为主症	肺痿是多种肺部慢性疾患后期的转归，如肺痈、肺痨、咳嗽日久等导致肺叶痿弱不用

【治疗】

一、中医治疗

（一）辨证要点

1. 辨病性

本	虚	本虚为阴虚，病变进程中可发展为气阴两虚，阴阳两虚
标	实	标实为火热，痰浊和瘀血

2. 辨病位

肺	脏	病变脏腑主要在肺，以肺阴虚为主
他	脏	久病损及脾肾两脏，肺损及脾，以气阴两虚为主；肺肾两伤，元阴受损，则表现为阴虚火旺之象；甚则气虚及阳，出现阴阳两虚证候

（二）治疗原则

治疗原则：补虚培元，抗痨杀虫。

抗痨杀虫

补虚培元 —— 阴虚——滋阴为主
火旺——兼以降火
气虚阳虚——益气温阳

（三）分证论治

1. 肺阴亏虚

证　　候	干咳，咳声短促，或咯少量黏痰，或痰中带血丝或血点，血色鲜红，胸部隐隐闷痛，午后手足心热，皮肤干灼，口干咽燥，或有轻微盗汗，舌边尖红苔薄，脉细或细数
辨证要点	干咳，痰中带血丝，口干咽燥，五心烦热，舌红脉细数
病　　机	阴虚肺燥，肺失滋润，肺伤络损
治　　法	滋阴润肺，杀虫止咳
主　　方	月华丸
组　　成	北沙参、麦冬、天冬、生地、熟地滋阴润肺；百部、川贝润肺止嗽，兼能杀虫；阿胶、三七止血和营；茯苓、山药健脾补气，以资生化之源
加　　减	咳嗽频繁而痰少质黏者，加百合、杏仁、炙枇杷叶以润肺化痰止咳；痰中带血丝较多者，加白及、仙鹤草、白茅根、蛤粉等和络止血；潮热骨蒸甚者，酌加银柴胡、地骨皮、功劳叶、青蒿等以清虚热

2. 虚火灼肺

证　　候	呛咳气急，时时咯血，血色鲜红，午后潮热，骨蒸，五心烦热，盗汗量多，形体日渐消瘦，舌红而干，苔薄黄或剥，脉细数
辨证要点	咳嗽咯血，骨蒸潮热，舌红而干，脉细数
病　　机	肺肾阴伤，水亏火旺，燥热内灼，络损血溢
治　　法	滋阴降火
主　　方	百合固金汤合秦艽鳖甲散
组　　成	百合、麦冬、玄参、生地、熟地滋阴润肺生津；当归、芍药柔润养血；桔梗、贝母、甘草清热止咳；秦艽、柴胡、地骨皮、青蒿清热除蒸；百部、白及补肺止血，抗痨杀虫；龟板、阿胶、五味子、冬虫夏草滋养肺肾之阴，培其本元
加　　减	若火旺较甚，热势明显升高，酌加胡黄连、黄芩、黄柏等苦寒泻火坚阴；痰热蕴肺，咳嗽痰黄稠浊，酌加桑白皮、知母、金荞麦根、鱼腥草等清化痰热；咯血较著者去当归之辛窜，加黑山栀、紫珠草、大黄炭、地榆炭等凉血止血；血出紫暗成块，伴胸胁掣痛者，可酌加三七、茜草炭、花蕊石、蒲黄、郁金等化瘀和络止血；盗汗甚者可选加乌梅、煅牡蛎、麻黄根、浮小麦等敛营止汗；声音嘶哑或失音可加诃子、木蝴蝶、凤凰衣、胡桃肉等润肺肾而通声音

3. 气阴耗伤

证　　候	咳嗽无力，气短声低，咯痰清稀色白，偶或痰中夹血，或咯血，血色淡红，午后潮热，伴有畏风，怕冷，自汗与盗汗并见，面色㿠白，纳少神疲，便溏，舌质嫩红，或舌淡有齿印，苔薄，脉细弱而数
辨证要点	咳嗽无力，纳少神疲，自汗与盗汗并见，舌质嫩红，脉细弱而数
病　　机	阴伤气耗，肺脾两虚，肺气不清，脾气不健
治　　法	益气养阴
主　　方	保真汤或参苓白术散
组　　成	党参、黄芪、白术、茯苓、甘草、山药补肺益脾，培土生金；北沙参、麦冬滋养肺阴；地黄、阿胶、五味子、冬虫夏草滋肾水以润肺燥；白及、百部补肺杀虫；紫菀、冬花、紫苏子化痰止咳
加　　减	夹有痰湿症状者，可加半夏、陈皮以燥湿化痰；咯血量多者可酌加花蕊石、蒲黄、仙鹤草、三七配合补气药以止血摄血；纳少腹胀，大便溏薄等脾虚症状明显者，酌加扁豆、薏苡仁、莲子肉、山药等甘淡健脾；兼有骨蒸盗汗等阴伤症状者，可加地骨皮、黄柏、知母、银柴胡、鳖甲等以滋阴清热。慎用地黄、阿胶、麦冬等滋腻之品，以免妨碍脾之健运，必要时可佐陈皮、麦芽等以助脾运

4. 阴阳两虚

证　　候	咳逆喘息少气，咯痰色白，或夹血丝，血色暗淡，潮热，自汗，盗汗，声嘶或失音，面浮肢肿，心慌，唇紫，肢冷，形寒，或见五更泄泻，口舌生糜，大肉尽脱，男子滑精、阳痿，女子经少、经闭，舌质淡或光嫩少津，脉微细而数，或虚大无力
辨证要点	咳逆少气，潮热盗汗，面浮肢肿，男子阳痿，女子经闭，脉微细而数，或虚大无力
病　　机	阴损及阳，精气虚竭，肺脾肾俱虚
治　　法	滋阴补阳
主　　方	补天大造丸
组　　成	党参、黄芪、白术、山药、茯苓补肺脾之气；白芍、地黄、当归、枸杞、龟板培补阴精以滋养阴血；鹿角胶、紫河车助真阳而填精髓
加　　减	肾虚气逆喘息者，配胡桃仁、冬虫夏草、蛤蚧、五味子等摄纳肾气以定喘；阳虚血瘀水停者，可用真武汤合五苓散加泽兰、红花、北五加皮温阳化瘀行水；五更泄泻者配用煨肉豆蔻、补骨脂以补火暖土，此时忌投地黄、阿胶、当归等滋腻润肠之品

二、西医治疗

鉴于全球结核病流行的大回升，世界卫生组织于1993年宣布结核病处于"全球紧急状态"，动员和要求各国政府大力加强结核病的控制工作，遏制这次结核病危机。世界卫生组织制定和启动了特别项目，积极推行、全程督导短程化学治疗策略作为国家结核病规划的核心内容。

（一）肺结核化学治疗

原则：早期、规律、全程、适量、联合，整个治疗方案分强化和巩固治疗两个阶段。

1. 早期　对所有检出和确诊病人均应立即给予化学治疗。早期化学治疗有利于迅速发挥早期杀菌作用，促使病变吸收和减少传染性。

2. 规律　严格遵照医嘱要求规律用药，不漏服，不停药，以避免耐药性的产生。

3. 全程　保证完成规定的治疗期是提高治愈率和减少复发率的重要措施。

4. 适量　严格遵照适当的药物剂量用药。药物剂量过低不能达到有效的血浓度，影响疗效和易产生耐药性；剂量过大易发生药物毒副反应。

5. 联合　联合用药系指同时采用多种抗结核药物治疗，可提高疗效，同时通过交叉杀菌作用减少或防止耐药性的产生。常用药物有异烟肼（H）、利福平（R）、乙胺丁醇（E）、吡嗪酰胺（Z）等。

（二）其他治疗

1. 对症治疗　咯血是肺结核的常见症状，在活动性和痰涂阳肺结核病人中，咯血症状分别占30%和40%。咯血处置要注意镇静、止血，患侧卧位，预防和抢救因咯血所致的窒息并防止肺结核播散。一般少量咯血，多以安慰病人、消除紧张、卧床休息为主，可用氨基己酸等药物止血。大咯血时可用垂体后叶素。

2. 糖皮质激素　具有抗炎抗毒作用，仅用于结核毒性症状严重者。必须在确保有效抗结核药物治疗的情况下使用。

3. 肺结核的外科手术治疗　适应证是经合理化学治疗后无效、多重耐药的厚壁空洞、大块干酪灶、结核性脓胸、支气管胸膜瘘和大咯血保守治疗无效者。

【临证备要】

1. 辨主症治疗 肺痨的证治分类已如上述，但临床表现有时以某一主症为突出，当按具体情况辨证、选方、用药。咳嗽：重用润肺宁嗽法，方取加味百花丸加减。咯血：常用补络止血法，用白及枇杷丸加减。骨蒸潮热：当用清热除蒸法，方用柴胡清骨散加减。盗汗自汗：用和营敛汗法，方取当归六黄汤加减。泄泻：当用培土生金法，方用参苓白术散。肾阳不足之五更泻：当用四神丸。遗精、月经不调：用滋肾保肺法，选取大补元煎加减，补益元气阴血。

2. 掌握虚中夹实的特殊性 本病虽属慢性虚弱疾病，但因感染痨虫，补虚不忘治实。如阴虚火旺者，滋阴参以降火；痰热内蕴者，重视清热化痰；气虚夹有痰湿，补益肺脾时兼以宣化湿痰；反复咯血，瘀阻肺络者，当祛瘀止血。

3. 重视补脾助肺 肺痨多致肺脾同病，气阴两伤，因脾为生化之源，能输水谷之精微以养肺，故当重视培土生金治法，以畅化源。治当益气养阴，补肺健脾；忌用滋腻、耗气、伤阴之药。

4. 忌苦寒伤阴败胃 本病虽有火旺之证，但本质在于阴虚，故当以甘寒养阴为主，若以苦寒逆折，过量或久用，则苦燥伤阴，寒凉败胃。

5. 在辨证基础上加用抗痨杀虫药 部分中药有不同程度的抗痨杀虫作用，如白及、百部、黄连、黄芩、大蒜、冬虫夏草、功劳叶、葎草等，可适当选用。

【结语】

肺痨是具有传染性的慢性消耗性疾患，以咳嗽、咯血、潮热、盗汗及身体逐渐消瘦等症为主要临床特征。病由感染"痨虫"所致，病位主要在肺，并与脾肾相关。病理特点主在阴虚，进而阴虚火旺，或气阴两虚，甚则阴损及阳，阴阳两虚。其治疗原则为补虚培元和抗痨杀虫。补虚重点在肺，同时予以补脾和补肾。根据病理"主乎阴虚"的特点，应以滋阴为主法，火旺者兼以清火，如合并气虚阳虚者，则当同时兼顾。

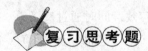

复习思考题

1. 何谓肺痨，其常见病因是什么？
2. 诊断肺痨的主要依据是哪些？
3. 试述肺痨的辨证要点。

扫码"练一练"

【文献选录】

《外台秘要·传尸方》："大都此病相克而生，先内传毒气，周遍五脏，渐就羸瘦，以至于死，死讫复易家亲一人，故曰传尸，亦名转注。以其初得，半卧半起，号曰殗殜。气急咳者，名曰肺痿。骨髓中热，称为骨蒸，内传五脏，名之伏连，不解疗者，乃至灭门。"

《明医杂著·痨瘵》："色欲过度，损伤精血，必生阴虚火动之病，睡中盗汗，午后发热，哈哈咳嗽，倦怠无力，饮食少进，甚则痰涎带血，咯吐出血；或咯血、吐血、衄血，身热脉沉数，肌肉消瘦，此名痨瘵。最重难治，轻者必用药数十服，重者期以岁年，然必须病人爱命，坚心定志，绝房室，息妄想，戒恼怒，节饮食，以自培其根，否则虽服良药，亦无用也，此病治之于早则易，若到肌肉消铄，沉困着床，脉沉伏细数，则难为矣。"

《丹溪心法·痨瘵》："治之之法，滋阴降火是澄其源也，消痰、和血、取积、追虫是洁其流也。医者何不以补虚为主，两兼去邪矣乎？"

第七节　肺　胀

扫码"学一学"

肺胀是多种慢性肺系疾病反复发作，迁延不愈，导致肺气胀满，不能敛降，临床症见胸部膨满，憋闷如塞，喘息气促，咳嗽痰多，烦躁，心悸，面色晦暗，或唇甲发绀，脘腹胀满，肢体浮肿等，严重者可出现神昏、痉厥、出血、喘脱等危重证候的一种病证。其病程缠绵，时轻时重，经久难愈。

本病首见于《灵枢·胀论》，文中记载"夫胀者，皆在于藏府之外，排藏府而郭胸胁，胀皮肤，故命曰胀"，"肺胀者，虚满而喘咳"，客观描述了肺胀的主要症状有喘、咳及胸满。汉·《金匮要略·肺痿肺痈咳嗽上气病脉证并治》指出肺胀除有胸满、咳喘表现外，还可出现烦躁、短气、面目浮肿、脉浮等症状和体征，并将"支饮"归属肺胀范畴，其记载治疗肺胀之越婢加半夏汤、小青龙加石膏汤等方被后世医家广为沿用。《诸病源候论·咳逆短气候》曰："肺虚为微寒所伤，则咳嗽，嗽则气还于肺间，则肺胀，肺胀则气逆。而肺本虚，气为不足，复为邪所乘，壅痞不能宣畅，故咳逆，短乏气也"，明确提出肺胀的病机为肺虚感寒，邪正相搏，气聚于肺，肺气胀满，气逆而上。《脾胃论》认为肺胀是由气虚冲脉之火上逆所致，动则气喘是其临床症状之一，治疗以补气敛降为主。元·朱丹溪对肺胀见解较前代有所发展，《丹溪心法·咳嗽》中提出了"痰挟瘀血碍气而病"，治当"养血以流动乎气，降火清肝以清痰"。《证治汇补·咳嗽》讨论了多种原因引起的肺气郁闭之证，并指出肺胀是本虚（气、阴、阳虚）标实（风寒、痰、水饮、瘀血等），虚实夹杂的证候，对临床辨证施治有一定的参考价值。

西医学中的慢性阻塞性肺疾病（chronic obstructive pulmonary disease，COPD）与肺胀的临床特征相似，肺源性心脏病、肺性脑病则常见于肺胀的危重阶段，均可参考本节内容进行辨证论治。

COPD是一种以气流受限为特征的肺部疾病，气流受限不完全可逆，通常呈进行性发展，并与肺脏对有害颗粒和气体的异常炎症反应有关。是全球范围内的多发病和常见病，累及全世界10%的40岁以上成人，每年导致大约300万人死亡。世界卫生组织（WHO）估计，COPD是全球的第4大死因（仅次于冠心病、脑血管疾病和急性呼吸系统感染），与HIV/AIDS并列第4，估计到2020年将成为第3位死因。COPD是我国农村人口的首位死因，病人往往发展成为肺心病甚至呼吸衰竭，对生命健康造成严重威胁。

慢性肺源性心脏病是指肺、胸廓或肺动脉血管的慢性病变引起的肺组织结构和（或）功能异常，使肺循环阻力增加，肺动脉高压引起右心室肥厚、扩大，甚至发生右心室衰竭的心脏病，并排除先天性心脏病和左心病变引起者。本病发展缓慢，病人除原有肺疾病的临床症状和体征外，逐渐出现的呼吸功能不全（呼吸困难、气急、发绀）和右心衰竭（心悸、心率增快、全身淤血、肝脾肿大、下肢浮肿）为其主要临床表现。病情严重者，由于缺氧和二氧化碳潴留，呼吸性酸中毒等可导致脑水肿而并发肺性脑病，出现头痛、烦躁不安、抽搐、嗜睡甚至昏迷等症状。肺心病在我国是常见病、多发病，平均患病率为0.48%，病死率在15%左右，我国北部及中部地区15岁以上人口患病率为3%，农村患病率高于城市，并随年龄增高而增加，吸烟人群比非吸烟人群患病率明显增多，无性别差异，冬、春季节和气候骤然变化时，易出现急性发作。个体易感因素、遗传、气道高反应性、环境因素、职业粉尘和化学物质、空气污染等与本病的发生密切相关。

【病因病理】

一、中医学认识

1. 久病肺虚　如内伤久咳、支饮、喘哮、肺痨等慢性肺系疾患，迁延失治，痰浊潴留，壅阻肺气，气之出纳失常，还于肺间，日久导致肺虚，成为发病基础。《诸病源候论·咳嗽上气候》曰："肺虚感微寒而成咳，咳而气还聚于肺，肺则胀"。

2. 感受外邪　肺虚久病，卫外不固，六淫外邪每易乘袭，诱使本病发作，病情日益加重。《外台秘要》曰："病源肺虚感微寒而成咳，咳而气还聚于肺，肺则胀，是为咳逆也。邪气与正气相搏，正气不得宣通，但逆上咽喉之间，邪伏则气静，邪动则气奔上。"

综上，肺胀的发生，多因久病肺虚，痰浊潴留，而致肺不敛降，气还肺间，肺气胀满，每因复感外邪诱使病情发作或加重。病变首先在肺，继则影响脾、肾，后期病及于心。因肺主气，开窍于鼻，外合皮毛，职司卫外，为人身之藩篱，故外邪从口鼻、皮毛入侵，每多首先犯肺，以致肺失宣降，气逆于上而为咳，升降失常则为喘。久病肺虚，肺之主气功能失常，影响呼吸出入，肺气壅滞，还于肺间，导致肺气胀满，不能敛降。若肺病及脾，子盗母气，脾失健运，则可导致肺脾两虚。肺为气之主，肾为气之根，若久病肺虚及肾，金不生水，致肾气衰惫，肺不主气，肾不纳气，则气喘日益加重，呼吸短促难续，动则更甚。心脉上通于肺，肺气辅佐心脏，调节治理心血运行，心阳根于命门真火，故肺虚治节失职，或肾虚命门火衰，均可病及于心，使心气、心阳衰败，出现肢体浮肿等证候。

在肺胀病机演变过程中，始终存在着本虚与标实两个方面，即以肺脾肾虚损为本虚的一方面和以痰浊、水饮、瘀血为邪实的一方面。从肺胀病的成因而言，因肺虚而致，早期主要为气虚或气阴两虚，临床表现为肺脾气虚、肺肾气虚或肺肾气阴两虚；后期随外感之邪的反复侵扰，痰瘀、水饮交阻不去，导致气损及阳，气虚血瘀，瘀血不去，新血不生，气血阴阳俱损，病位上渐至心肝，累及五脏，表现为肝肾阴虚，脾肾阳虚，甚至心阳暴脱、喘脱。痰瘀、水饮既是肺胀本虚，脏腑功能失调的病理产物，又为正气虚损进一步加重的致病因素。痰瘀交阻于脏腑经络，三焦气机不利，气血无生化，脏腑则得不到必需的营养，水津不能四布，五经不能并行，加重了肺胀的气虚、阳虚、血虚，甚则血停为水。故而，肺胀病在口唇发绀，喘息难卧的同时，可见下肢或一身悉肿、腹水等症；而这些症状又加快了肺胀病程的进展，形成了本虚导致标实，标实加重本虚，内伤诱发外感，外感耗伤正气的恶性病理循环。

本病多属积渐而成，病程缠绵，经常反复发作，难以根治。尤其是老年病人，发病后若不及时控制，极易发生变端。故《金匮要略·肺痿肺痈咳嗽上气病脉证并治》曰："上气，面浮肿，肩息，其脉浮大，不治，又加利，尤甚。"《证治汇补·咳嗽》曰："若肺胀壅遏，不得卧眠，喘息鼻扇者，难治。"如气不摄血，则见咳吐泡沫血痰，或吐血、便血；

若痰迷心窍，肝风内动，则谵妄昏迷，震颤，抽搐；如见喘脱，神昧，汗出，肢冷，脉微欲绝者，乃阴阳消亡危重之候。

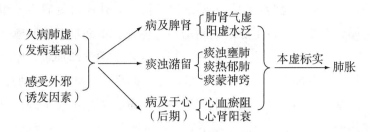

二、西医学认识

（一）慢性阻塞性肺疾病（COPD）

COPD 的病理特点是由肺气肿或慢性支气管炎所致的持续性气道阻塞，其特征性病变气流受限，是小气道病变（闭塞性细支气管炎）和肺实质破坏（肺气肿）共同作用的结果。目前认为，吸烟是慢阻肺最重要的病因，长时间高强度接触烟尘、特定的化学物质和室内外污染物也会增加患慢阻肺的危险。本病常见症状是呼吸困难，痰过多以及慢性咳嗽。最早期症状可发生于吸烟后 5～10 年，包括咳嗽和黏液痰增多，且常伴有喘息。随年龄的增长，病人逐渐出现劳力性呼吸困难，并逐渐加重。发展至后期常有下肢水肿，其原因可能为心力衰竭。晚期，病人休息时亦感明显呼吸困难，是发生急性呼吸衰竭的标志。

（二）慢性肺源性心脏病

肺心病的主要病因是慢性支气管炎及肺气肿，其次为肺结核、支气管哮喘和支气管扩张、尘肺、慢性肺间质疾病、胸廓与脊柱畸形等慢性肺胸疾患导致肺循环阻力增加、肺动脉高压，右心负荷增加，右心室肥厚扩大，最终发展为肺心病。其中，肺动脉高压是慢性肺心病的一个重要的病理生理阶段。本病发展缓慢，病人除原有肺疾病的临床症状和体征外，逐渐出现的呼吸功能不全（呼吸困难，气急，发绀）和右心衰竭（心悸、心率增快、全身淤血、肝脾肿大、下肢浮肿）为其主要临床表现。病情严重者，由于缺氧和二氧化碳潴留，呼吸性酸中毒等可导致脑水肿而并发肺性脑病，出现头痛、烦躁不安、抽搐、嗜睡甚至昏迷等症状。

【诊断】

一、病名诊断

（1）有慢性肺系疾患病史多年，反复发作。病程缠绵，时轻时重，经久难愈。多见于中老年人。

（2）临床表现为咳逆上气，痰多，胸中憋闷如塞，胸部膨满，喘息，动则加剧，甚则鼻煽气促，张口抬肩，目胀如脱，烦躁不安。病情轻重不一，每因感受外邪而致伴有寒热表证。其他如劳倦过度、情志刺激等也可诱发。

二、证候特征

咳、喘、痰、虚、瘀并见为本病的主要证候特征，此外还可见唇甲发绀、浮肿、胁下癥积，舌质多为暗紫、紫绛，舌下脉络瘀暗增粗等体征。本病早期除咳嗽、咯痰外，仅有疲劳或活动后有心悸气短；随着病程的进展，肺气壅塞胀满逐渐加重，叩之嘭嘭作响，自觉憋闷如塞，心悸、气急加重或颜面爪甲发绀；进一步发展可出现颈脉动甚，右胁下癥积，下肢浮肿甚至有腹水；病变后期，喘咳上气进一步加重，倚息不能平卧，白黏痰增多或咯黄绿色脓痰，发绀明显，头痛，有时烦躁不安，有时神志模糊，或嗜睡或谵语，或有肉瞤，震颤，抽搐，甚或出现咯血、吐血、便血等。

三、相关检查

西医学中肺功能测定指标是诊断 COPD 的金标准，凡具有吸烟史及（或）环境职业污染接触史及（或）咳嗽、咳痰或呼吸困难史者均应进行肺功能检查。胸部 X 线、心电图或超声心电图显示有肺动脉高压、右心室及/或右心房增大表现。血气分析、血液流变学检查、肝功、肾功以及血清电解质等测定亦有助于诊断。

【鉴别诊断】

1. 肺胀与哮证鉴别

鉴别要点	哮 证	肺 胀
共同点	咳嗽、喘促	
不同点	反复发作的一个独立性疾病，以喉中哮鸣有声为特征	多种慢性肺系疾病日久积渐而成，除咳喘外，尚有心悸，唇甲发绀，胸腹胀满，肢体浮肿等症状

2. 肺胀与喘证鉴别

鉴别要点	喘 证	肺 胀
共同点	咳嗽、喘促	
不同点	多种肺系急慢性疾病的一个症状，以呼吸气促困难为主要表现	多种慢性肺系疾病日久积渐而成，除咳喘外，尚有心悸，唇甲发绀，胸腹胀满，肢体浮肿等症状

【治疗】

一、辨证论治

（一）辨证要点

1. 辨标本虚实

标 实	一般感邪发作时偏于标实，标实为痰浊、瘀血。早期痰浊为主，渐而痰瘀并重，并可兼见气滞、水饮错杂为患，后期痰瘀壅盛，正气虚衰，本虚与标实并重
本 虚	平时偏于本虚。早期以气虚为主，或为气阴两虚，病在肺、脾、肾；后期气虚及阳，甚则可见阴阳两虚，病变以肺、肾、心为主

2. 辨脏腑阴阳

早　　期	肺胀早期以气虚或气阴两虚为主，病位在肺、脾、肾
后　　期	肺胀后期气虚及阳，或阴阳两虚，病位以肺、肾、心为主

（二）治疗原则

治疗原则：祛邪扶正。

急性发作期（邪实）：治标——祛邪利气
辅以健脾和胃
- 祛邪宣肺
- 降气化痰
- 温阳利水
- 开窍、熄风、止血（重者）

缓解期（本虚）：治本——培补摄纳
- 补养心肺
- 益肾健脾
- 气阴兼调
- 阴阳两顾

正气欲脱：扶正固脱，求阴回阳

（三）分证论治

1. 痰浊壅肺

证　　候	胸膺满闷，短气喘息，稍劳即著，咳嗽痰多，色白黏腻或呈泡沫，畏风易汗，脘痞纳少，倦怠乏力，舌暗，苔薄腻或浊腻，脉小滑
辨证要点	胸膺满闷，短气喘息，稍劳即著，咳嗽痰多，脘痞纳少，舌暗，苔腻，脉滑
病　　机	肺虚脾弱，痰浊内蕴，肺失宣降
治　　法	化痰降气，健脾益肺
主　　方	苏子降气汤合三子养亲汤
组　　成	苏子、前胡、白芥子化痰降逆平喘；半夏、厚朴、陈皮燥湿化痰，行气降逆；白术、茯苓、甘草运脾和中
加　　减	痰多，胸满不能平卧，加葶苈子、莱菔子泻肺祛痰平喘；肺脾气虚，易出汗，短气乏力，痰量不多，酌加党参、黄芪、防风健脾益气，补肺固表；若属外感风寒诱发，痰从寒化为饮，喘咳，痰多黏白泡沫，见表寒里饮证者，宗小青龙汤意加麻黄、桂枝、细辛、干姜散寒化饮；饮郁化热，烦躁而喘，脉浮，用小青龙加石膏汤兼清郁热；痰浊夹瘀，唇甲紫暗，舌苔浊腻者，可用涤痰汤加丹参、地龙、桃仁、红花、赤芍、水蛭等

2. 痰热郁肺

证　　候	咳逆，喘息气粗，胸满，烦躁，目胀睛突，痰黄或白，黏稠难咯，或伴身热，微恶寒，有汗不多，口渴欲饮，溲赤，便干，舌边尖红，苔黄或黄腻，脉数或滑数
辨证要点	咳嗽喘急，胸满气粗，痰黄黏稠难咯，舌红，苔黄腻，脉滑数
病　　机	痰热壅肺，清肃失司，肺气上逆
治　　法	清肺化痰，降逆平喘
主　　方	越婢加半夏汤或桑白皮汤
组　　成	麻黄宣肺平喘；黄芩、石膏、桑白皮清泻肺中郁热；杏仁、半夏、苏子化痰降气平喘
加　　减	痰热内盛，胸满气逆，痰质黏稠不易咯吐者，加鱼腥草、金荞麦、瓜蒌皮、海蛤粉、大贝母、风化硝清热滑痰利肺；痰鸣喘息，不得平卧，加射干、葶苈子泻肺平喘；痰热伤津，口干舌燥，加天花粉、知母、芦根以生津润燥；痰热壅肺，腑气不通，胸满喘逆，大便秘结者，加大黄、芒硝通腑泄热以降肺平喘；阴伤而痰量已少者，酌减苦寒之味，加沙参、麦冬等养阴

3. 痰蒙神窍

证　　候	神志恍惚，表情淡漠，谵妄，烦躁不安，撮空理线，嗜睡，甚则昏迷，或伴肢体抽搐，咳逆喘促，咯痰不爽，苔白腻或黄腻，舌质暗红或淡紫，脉细滑数
辨证要点	神志恍惚，烦躁不安，嗜睡，舌暗，苔腻，脉滑
病　　机	痰蒙神窍，引动肝风
治　　法	涤痰，开窍，熄风
主　　方	涤痰汤
组　　成	半夏、茯苓、橘红、胆星涤痰熄风；竹茹、枳实清热化痰利膈；菖蒲、远志、郁金开窍化痰降浊
加　　减	若痰热内盛，身热，烦躁，谵语，神昏，苔黄舌红者，加葶苈子、天竺黄、竹沥；肝风内动，抽搐，加钩藤、全蝎，另服羚羊角粉；血瘀明显，唇甲发绀，加丹参、红花、桃仁活血通脉；如皮肤黏膜出血，咯血，便血色鲜者，配清热凉血止血药，如水牛角、生地、丹皮、紫珠草等 另可配服至宝丹或安宫牛黄丸以清心开窍

4. 阳虚水泛

证　　候	心悸，喘咳，咯痰清稀，面浮，下肢浮肿，甚则一身悉肿，腹部胀满有水，脘痞，纳差，尿少，怕冷，面唇青紫，苔白滑，舌胖质黯，脉沉细
辨证要点	喘咳，咯痰清稀，下肢浮肿，腹满尿少，心悸怕冷，舌淡胖，苔白滑，脉沉细
病　　机	心肾阳虚，水饮内停
治　　法	温肾健脾，化饮利水
主　　方	真武汤合五苓散
组　　成	附子、桂枝温肾通阳；茯苓、白术、猪苓、泽泻、生姜健脾利水；白芍敛阴和阳
加　　减	若水肿势剧，上凌心肺，心悸喘满，倚息不得卧者，加沉香、黑白丑、川椒目、葶苈子、万年青根行气逐水；血瘀甚，发绀明显，加泽兰、红花、丹参、益母草、北五加皮化瘀行水 待水饮消除后，可参照肺肾气虚证论治

5. 肺肾气虚

证　　候	呼吸浅短难续，声低气怯，甚则张口抬肩，倚息不能平卧，咳嗽，痰白如沫，咯吐不利，胸闷心慌，形寒汗出，或腰膝酸软，小便清长，或尿有余沥，舌淡或黯紫，脉沉细数无力，或有结代
辨证要点	呼吸浅短难续，声低气怯，舌淡，脉沉细无力，或结代
病　　机	肺肾两虚，气失摄纳
治　　法	补肺纳肾，降气平喘
主　　方	平喘固本汤合补肺汤
组　　成	党参（人参）、黄芪、炙甘草补肺；冬虫夏草、熟地、胡桃肉、脐带益肾；五味子收敛肺气；灵磁石、沉香纳气归原；紫菀、款冬、苏子、法半夏、橘红化痰降气
加　　减	肺虚有寒，怕冷，舌质淡，加肉桂、干姜、钟乳石温肺散寒；兼有阴伤，低热，舌红苔少，加麦冬、玉竹、生地养阴清热；气虚瘀阻，颈脉动甚，面唇发绀明显，加当归、丹参、苏木活血通脉 如见喘脱危象者，急用参附汤送服蚧蛤粉或黑锡丹补气纳肾，回阳固脱。病情稳定阶段，可常服皱肺丸

二、西医治疗

（一）慢性阻塞性肺疾病

　　分急性加重期和稳定期，急性加重期的治疗在明确诱发原因的基础上，可分别给予控制感染、支气管扩张剂和糖皮质激素等药物，关键在于控制症状，减少因急性发作导致的危害。稳定期的治疗更为有意义，目的在于减少急性发作，控制肺功能的持续下降，提高生活质量，视病情程度可给予糖皮质激素和长效 β 受体激动剂吸入、茶碱类及 M 受体阻滞剂等。

（二）慢性肺源性心脏病

由于绝大多数肺心病是慢性支气管炎、支气管哮喘并发肺气肿的后果，因此积极防治这些疾病是避免肺心病发生的根本措施。应讲究卫生、戒烟和增强体质，提高全身抵抗力，减少感冒和各种呼吸道疾病的发生。对已发生肺心病的病人，应针对缓解期和急性期分别加以处理。呼吸道感染是发生呼吸衰竭的常见诱因，故需要积极予以控制。

【临证备要】

1. 临床辨证应分清标本虚实　以邪实为主者，病史相对较短，吸气深长，呼出为快，气粗声高，可伴有痰鸣咳喘，脉象有力，病势多急骤；以正虚为主者，病史较久，呼吸浅短，吸气困难，气怯声低，喉中少有痰鸣，脉弱，病势较徐缓，遇劳症状加重。

2. 掌握证候的相互联系　本病常见的五个证候可互相兼夹转化，夹杂出现，临证既需掌握其辨证常规，又要根据其错杂表现灵活施治，其中以痰蒙神窍、肺肾气虚、阳虚水泛尤为危重，如不及时控制则预后不良。

3. 防止经常感冒、内伤咳嗽迁延发展成为慢性咳嗽，是预防形成本病的关键　既病之后，更应注意保暖。秋冬季节气候变化之际，尤需避免感受外邪。一经发病，立即治疗，以免加重。平时常服扶正固本方药增强正气，加强体育锻炼，增强体质，提高抗病能力。

4. 综合观察病情　注意病人气喘发作的时间、程度和面色、神志、出汗、二便、体温、舌象、脉象等的变化；气喘者，取半卧位或端坐位，尽量避免活动或情绪激动，汤剂应在发病前1~2小时服。痰多者，可让病员健侧卧位，经常更换体位以利排痰。对痰多无力咳嗽者，要注意防止呼吸道堵塞而发生窒息，随时准备好吸痰器，以备急用。

【结语】

肺胀是多种慢性肺系疾病后期转归而成。临床以喘咳上气，胸闷胀满，心慌等为主症。病久可见面唇发绀，身肿，甚或昏迷、抽搐以至喘脱等危重证候。根据其症状表现肺胀与咳喘、痰饮、心悸、水肿、喘厥等证有关。其病因以久病肺虚为主，由于反复感邪，而使病情进行性加重。病位在肺，继则影响脾、肾，后期及心。病理性质多由气虚、气阴两虚发展为阳虚，在病程中可形成痰、饮、瘀等病理产物，标本虚实常相兼夹或互为影响，最后因邪盛正虚，而致发生气不摄血，痰蒙神窍，或喘脱等严重变端。治疗当根据感邪时偏于邪实，平时偏于正虚的不同，有侧重地分别选用扶正与祛邪的不同治法。

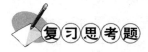

复习思考题

（1）何为肺胀，如何理解肺胀的标本虚实？

（2）肺胀的主要病理因素有哪些，它们之间的关系如何？

（3）肺胀的治疗原则是什么，如何具体运用？

【文献选录】

《素问·大奇论》："肺之壅，喘而两胁满。"

扫码"练一练"

《诸病源候论·上气鸣息候》:"肺主于气,邪乘于肺则肺胀,胀则肺管不利,不利则气道涩,故上气喘逆,鸣息不通。"

《证治汇补·咳嗽》:"肺胀者,动则喘满,气急息重,或左或右,不得眠者是也。如痰夹瘀血碍气,宜养血以流动乎气,降火以清利其痰,用四物汤加桃仁、枳壳、陈皮、瓜蒌、竹沥。又风寒郁于肺中,不得发越,喘嗽胀闷者,宜发汗以祛邪,利肺以顺气,用麻黄越婢加半夏汤。有停水不化,肺气不得下降者,其症水入即吐,宜四苓散加葶苈、桔梗、桑皮、石膏。有肾虚水枯,肺金不敢下降而胀者,其症干咳烦冤,宜六味丸加麦冬、五味。"

扫码"学一学"

第八节 肺 痿

肺痿是由于久病损肺和误治伤津导致肺虚津气失于濡养,肺叶痿弱不用,以咳吐浊唾涎沫为主症的肺脏慢性虚损性疾患。《金匮要略心典·肺痿肺痈咳嗽上气病》说:"痿者萎也,如草木之萎而不荣。"用形象比喻的方法以释其义。

肺痿之病名始见于张仲景的《金匮要略》,该书对肺痿之义及其病因、病机、症状、治疗以及鉴别等,列为专篇进行论述。《金匮要略·肺痿肺痈咳嗽上气病脉证治》中将肺痿分虚热和虚寒两种类型。"热在上焦者,因咳为肺痿。肺痿之病,从何得之?师曰:或从汗出,或从呕吐,或从消渴,小便利数……被快药下利,重亡津液,故得之。"肺为娇脏,若上焦有热,肺为热灼则咳,咳久不已,肺气受损,微弱不振,而成肺痿,而导致上焦有热的病因有很多,或误汗、误下,或呕吐频作,或因消渴小便频数量多等种种原因反复损伤津液,阴津亏虚则肺失津濡,肺燥津枯,致肺之清肃宣降失司而成虚热肺痿。肺气虚冷者因内伤久咳,虚喘日久,阳气暗耗,或虚热肺痿,经久不愈,阴损及阳,而致肺气虚冷,气不化津,为浊唾涎沫,终成虚寒肺痿。正如尤在泾在《金匮要略心典》中所说:"肺为娇脏,热则气烁,故不用而痿;冷则气阻,故亦不用而痿。"《金匮要略》还指出肺痿症状表现特点,"寸口脉数,其人咳,口中反有浊唾涎沫者……"。并制定了麦门冬汤、甘草干姜汤等有效方剂,开创后世治疗肺痿之先河。唐·孙思邈《千金要方·肺痿门》将肺痿分为热在上焦及肺中虚冷二类,认为:"肺痿虽有寒热之分,从无实热之例。"由此可见,肺痿是多种肺系疾病慢性迁延的结果,故常与相关疾病合并描述,如肺痈、肺痨、久嗽、哮病等损耗肺气,均可转化为肺痿。隋·巢元方《诸病源候论·咳嗽病》曰:"肺主气,为五脏上盖。其主皮毛,故易伤于风邪。风邪伤于五脏,而气血虚弱,又因劳役大汗后、或因大下而亡津液,津液竭绝,肺气壅滞,不能宣通诸脏之气,因成肺痿。"明确指出外邪伤肺是其主要的致病因素,正气不足是其内因,而肺系疾病久治不愈、失治误治是本病的继发因素。清·张璐在《张氏医通·肺痿》将其治疗要点概括为:"缓而图之,生胃津,润肺燥,下逆气,开痰积,止浊唾,补真气……散火热"七个方面,旨在"以通肺之小管","以复肺之清肃。"理义精深,非常切合实用。

历代医家对此见解颇多,均认识到本病难治,预后不良。如明《普济方》说道:"药不奏效,而证候日深",清·周学海《读医随笔》说:"初起可治",柳宝诒认为"此属肺痿沉疴",林佩琴《类证治裁》则明确指出此属"难治之证。"

西医学中慢性肺实质性病变如肺间质纤维化、肺硬变、肺不张等,出现肺痿的临床表现者，均可参照本节内容辨证论治。

肺间质纤维化又可分为特发性肺间质纤维化和继发性肺间质纤维化，以限制性通气功能障碍、低氧血症、慢性进行性弥漫性肺间质纤维化改变为特征。特发性肺纤维化多表现为进行性呼吸困难伴有刺激性干咳，双肺闻及 Velcro 啰音，常有杵状指（趾）。近年来，随着工业化发展速度加快，环境污染日益严重，吸烟人数增多，老龄化社会的到来，导致该病发病率逐步增加，成为全球性的疾病，给个人、社会造成了沉重的经济负担，并已成为一个严重的世界公共卫生问题。而且此病预后极差，病情呈进行性发展，病人最终因右心衰竭、呼吸衰竭而死亡。

【病因病理】

一、中医学认识

本病病因主要在于久病损肺和误治伤津两方面，以久病损肺为主。病机主要是肺虚津气失于濡养。

1. 久病损肺 如痰热久咳，热灼阴伤，或肺痨久咳，虚热内灼，耗伤阴精，或肺痈余毒未清，灼伤肺阴，或消渴津液耗伤，或热病之后，邪热伤津，津液大亏，以致热壅上焦，消灼肺津，变生涎沫，肺燥阴竭，肺失濡养，日渐枯萎。若大病久病之后，耗伤阳气，或内伤久咳，冷哮不愈，肺虚久喘等，肺气日耗，渐而伤阳，或虚热肺痿日久，阴伤及阳，亦可致肺虚有寒，气不化津，津液失于温摄，反为涎沫，肺失濡养，肺叶渐萎不用。此即《金匮要略》所谓"肺中冷"之类。

2. 误治津伤 因医者误治，滥用汗、吐、下等治法，重亡津液，肺津大亏，肺失濡养，发为肺痿。如《金匮要略·肺痿肺痈咳嗽上气病脉证并治》说："热在上焦者，因咳为肺痿。肺痿之病，从何得之？师曰：或从汗出，或从呕吐，或从消渴，小便利数……又被快药下利，重亡津液，故得之。"

由此本病总缘肺脏虚损，津气严重耗伤，以致肺叶枯萎。因津伤则燥，燥盛则干，肺叶弱而不用则萎。清·俞嘉言《医学法律·肺痿肺痈门》云："肺痿者，肺气萎而不振也""总由肾中津液不输于肺，肺失所养，转枯成燥，然后成之""于是肺火日炽，肺热日深，肺中小管日窒"，均指出肺脏虚损，津液亡失，则肺叶枯萎而不用。

病理性质有肺燥津伤、肺气虚冷之分。尤在泾在《金匮要略心典》中所说："肺为娇脏，热则气烁，故不用而痿；冷则气沮，故亦不用而痿。"是以其病理表现有虚热、虚寒两类：①虚热肺痿：一为本脏自病所转归，一由失治误治或他脏之病导致。因热在上焦，消亡津液，阴虚生内热，津枯则肺燥，肺燥且热，清肃之令不行，脾胃上输之津液转从热化，煎熬而成涎沫；或因脾阴胃液耗伤，不能上输于肺，肺失濡养，遂致肺叶枯萎。火逆上气则喘咳气促，虚火灼津炼液而成浊唾涎沫。②虚寒肺痿：肺气虚冷，不能温化、固摄津液，由气虚导致津亏；或阴伤及阳，气不化津，以致肺失濡养，渐致肺叶枯萎不用。肺气虚冷，不能温化、布散脾胃上输之津液则反而聚为涎沫；肺气失于治节，"上虚不能制下"，膀胱失于约束，则小便频数，或遗尿失禁。

本病有虚热、虚寒之分，而以虚热肺痿为多。初病多为燥热及痰热壅于上焦，肺失清肃，津伤气耗，日久气伤及脾，阴虚及肾，痰热壅阻肺络，而成气阴两虚，瘀痰阻络之本虚标实证，或因气虚及阳，转成肺肾阳虚之虚寒肺痿，终则阴阳俱虚，寒热错杂，成上盛下虚之势。

综上，本病总由肺虚，津气大伤，失于濡养引起，以致肺叶枯萎。其病位在肺，但与脾、胃、肾等脏密切相关。脾虚气弱，无以生化、布散津液，或胃阴耗伤，胃津不能上输养肺，土不生金，均可致肺燥津枯，肺失濡养；久病及肾，肾气不足，气不化津，或因肾阴亏耗，肺失濡养，亦可发为肺痿。

总之，肺痿属内伤虚证，病情较重而且迁延难愈，如治疗正确，调理适宜，病情稳定改善，可带病延年，或可获愈。如治疗不当，或不注意调摄，则使病情恶化，以致不治。若见张口短气，喉哑声嘶，咯血，皮肤干枯，脉沉涩而急或细数无神者，预后多不良。

久病肺虚 ＼　　　　　　　　　　　　　　　　　　 ／ 肺燥津伤，肺失濡养——虚热肺痿
　　　　　＞ 肺脏虚损，津气耗伤，肺叶枯痿 ＜
误治津伤 ／　　　　　　　　　　　　　　　　　　 ＼ 肺气虚冷，不能温化——虚寒肺痿

二、西医学认识

（一）特发性肺间质纤维化

特发性肺间质纤维化是指原因不明并以普通型间质性肺炎为特征性病理改变的一种慢性炎症性间质性肺疾病，主要表现为弥漫性肺泡炎、肺泡单位结构紊乱和肺纤维化。最初的特发性肺间质纤维化只是美国学者提出的一个临床名称，其诊断需除外已知病因导致的弥漫性肺间质疾病。其病理基础是慢性炎症，发病可概括为肺泡的免疫和炎症反应、肺实质损伤和受损肺泡修复（纤维化）三个环节。

（二）继发性肺间质纤维化

继发性大致可分为感染性、药物性、放射性、气管及支气管病变演变、结缔组织疾病的肺损伤、职业性肺损伤等。不同病种的肺间质纤维化的始动因素与遗传易感性及免疫功能异常等有关。

【诊断】

一、病名诊断

（1）本病以咳吐浊唾涎沫或干咳、气短喘息胸闷为主要证候特征。

（2）发病年龄多在中年以上，男女之比为2∶1，儿童罕见。本病起病缓慢，病程较长。多慢性起病，常继发于肺痈、久嗽、哮病、肺胀、喘证等病之后，反复发作，缠绵难愈。

（3）有多种慢性肺系疾病史，久病体虚。发病和加重常与起居不慎、过劳、感受外邪等诱因有关。

二、证候特征

咳吐浊唾涎沫，唾呈细沫、稠黏，或白如雪，或带白丝，咳嗽，或不咳，气息短，或动则气喘。常伴有面色发白或青苍，形体瘦削，神疲，头晕，或时有寒热等全身症状。

三、相关检查

X线检查是最可靠的诊断方法，可观察病变程度、范围，明确病因。

肺功能检查、血气分析可反映肺功能的状况。肺功能异常可出现在临床症状及X线改变出现以前，故有一定的诊断价值。如动态观察肺功能，对疗效评价、病情进展和判断预后有一定参考价值。

肺核素扫描、支气管肺泡灌洗、CT、磁共振成像（MRI）等检查有助于原发病的鉴别诊断。

【鉴别诊断】

1. 肺痿与肺痈鉴别

鉴别要点	肺　痿	肺　痈
共同点	咳吐痰涎	
不同点	以咳吐浊唾涎沫为主症。病理性质多属虚	以咳则胸痛，吐痰腥臭，甚则咳吐脓血为主症。病理性质多属实

2. 肺痿与肺痨鉴别

鉴别要点	肺　痿	肺　痨
共同点	咳嗽	
不同点	以咳吐浊唾涎沫为主症，有多种慢性肺系疾病史，久病体虚。无传染性	是因痨虫入侵所致的具有传染性的慢性消耗性疾病，以咳嗽、咯血、潮热、盗汗及身体逐渐消瘦为主症

【治疗】

一、中医论治

（一）辨证要点

辨虚寒虚热

虚寒证	常见上不制下，小便频数或遗尿
虚热证	易火逆上气，常伴咳逆喘息

（二）治疗原则

治疗原则：补肺生津。

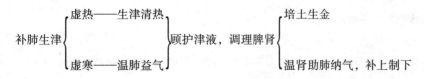

（三）分证论治

1. 虚热

证　　候	咳吐浊唾涎沫或干咳无痰，痰质黏稠，或咯痰带血，气急喘息。咳声不扬，甚则音哑，形体消瘦，皮毛干枯，午后潮热，口渴咽燥，舌红而干，脉象虚弱
辨证要点	咳吐浊唾涎沫或干咳无痰，痰质黏稠，舌红而干，脉象虚弱
病　　机	肺阴亏耗，虚火内炽，灼津液成痰
治　　法	滋阴清热，润肺生津
主　　方	麦门冬汤合清燥救肺汤
组　　成	太子参、甘草、大枣、粳米益气生津，甘缓补中；桑叶、石膏清泄肺经燥热；阿胶、麦冬、胡麻仁滋肺养阴；杏仁、枇杷叶、半夏化痰止咳，下气降逆
加　　减	如火盛，出现虚烦、咳呛、呕逆者，去大枣，加竹茹、竹叶清热和胃降逆；咳吐浊黏痰，口干欲饮，可加天花粉、知母、川贝母清热化痰；津伤甚者加沙参、玉竹以养肺津；潮热加银柴胡、地骨皮以清虚热退蒸

2. 虚寒

证　　候	咯吐涎沫，其质清稀量多，不渴，短气不足以息。头眩，神疲乏力，食少，形寒，小便数，或遗尿，舌质淡，脉弱。
辨证要点	咯吐涎沫，其质清稀量多，不渴，短气不足以息。舌质淡，脉弱
病　　机	肺气虚寒，气不化津，津反为涎
治　　法	温肺益气
主　　方	甘草干姜汤或生姜甘草汤
组　　成	甘草、干姜温肺脾；人参、大枣、白术、茯苓甘温补脾，益气生津
加　　减	肺虚失约，唾沫多而尿频者加煨益智；肾虚不能纳气，喘息、短气者可配钟乳石、五味子，另吞蛤蚧

3. 气阴两虚，瘀痰阻络

证　　候	气短喘促，咳吐浊唾稠黏痰，或带血，面唇紫暗。形瘦乏力，口干盗汗，胸闷腹胀，舌淡暗，苔少或薄黄，脉细涩
辨证要点	气短喘促，咳吐浊唾稠黏痰，或带血，面唇紫暗。舌下脉络瘀阻，舌淡暗，苔少或薄黄，脉细涩
病　　机	肺肾气阴两虚，痰瘀阻络
治　　法	益气养阴，化瘀祛痰
主　　方	紫菀散加丹参
组　　成	紫菀辛散苦泄，化痰之力较强；贝母、桔梗润肺化痰；茯苓健脾利湿；人参、甘草补养肺气；知母坚阴清热；阿胶、丹参养血活血；五味子敛肺止咳
加　　减	肾虚喘重，加蛤蚧、山萸肉；血瘀重加川芎；痰多加半夏；阴虚络伤，烦热咯血，可用《局方》人参清肺汤加减

4. 阴阳两虚，寒热错杂

证　　候	咳吐浊唾涎沫，痰质黏稠或清稀量多，动则气短喘憋，呼多吸少，咳唾脓血，兼见下利肢冷等。咽干而燥，手足心热，心悸形寒，腰酸水肿，舌淡红，苔薄而少，脉细弱
辨证要点	咳吐浊唾涎沫，痰质黏稠或清稀量多，动则气短喘憋。舌淡红苔黄而少，脉细弱
病　　机	阴阳俱损，寒热夹杂
治　　法	寒热平调，清补结合
主　　方	麻黄升麻汤
组　　成	麻黄、升麻宣肺退热；桂枝、干姜温阳散寒；石膏、知母、黄芩清泻肺热；白术、茯苓健脾益气；白芍、当归敛降逆气；玉竹、麦冬、甘草润肺除燥
加　　减	阳虚水气凌心见心悸喘憋发绀水肿者，可加党参、附子、泽兰、猪苓健脾温阳、活血利水；肾不纳气呼多吸少者，加冬虫夏草、沉香以补肾纳气；阴虚咽燥痰稠者，加川贝、玄参、百合以滋阴润肺化痰

二、西医治疗

西医关于肺间质纤维化的治疗尚无特效方法和药物，习惯上采用糖皮质激素或联合细胞毒药物治疗，使用剂量和疗程视病人的具体病情而定。目前推荐的治疗方案是糖皮质激素联合环磷酰胺或硫唑嘌呤。治疗至少持续 6 个月，治疗过程中需要监测和预防药物的副作用，尤其是骨髓抑制和粒细胞减少甚至缺乏。当肺功能严重不全、低氧血症迅速恶化，但不伴严重心、肝、肾病变，年龄小于 60 岁者，可考虑肺移植。

【临证备要】

1. 辨虚实、辨标本 肺痿病易产生痰饮、瘀血等标实，一般咳吐痰涎量多，胸膈满闷，喘憋心悸者为痰饮阻肺；面色晦暗，咯痰带血，唇甲发绀，杵状指，舌质紫暗为瘀血阻络，均可酌加活血化瘀的中药，如丹参、川芎、郁金、山楂等。然本病实为虚证，津气大伤，失于濡养，以致肺叶枯萎。

2. 辨阴阳 本病初期多为燥热及痰热壅于上焦，肺失清肃，津伤气耗，日久气伤及脾，阴虚及肾，痰热壅阻肺络，而成气阴两虚，瘀痰阻络之本虚标实证，或因气虚及阳，转成肺肾阳虚之虚寒肺痿，终则阴阳俱虚，寒热错杂，成上盛下虚之势。

3. 重视调补脾胃 脾胃为后天之本，肺金之母，培土有助于生金。阴虚者宜补胃津以润燥，使胃津能上输以养肺；气虚者宜补脾气以温养肺体，使脾能转输精气以上承。肾为气之根，司摄纳，补肾可以助肺纳气。

4. 不可妄投燥热，亦忌苦寒滋腻 肺痿病属津枯，故应时刻注意保护其津，无论寒热，皆不宜妄用温燥之药，消灼肺津，即使虚寒肺痿，亦必须掌握辛甘合用的原则。

5. 慎用祛痰峻剂 肺痿属虚，故一般忌用峻剂攻逐痰涎，犯虚虚实实之戒，而宜缓图取效。

【结语】

肺痿是指肺叶痿弱不用的病证，为肺部慢性虚损性疾患。临床以咳吐浊唾涎沫为主症。本病为多种慢性肺系疾病后期发展而成。发病机制主要为热在上焦，肺燥津伤，或肺气虚冷，气不化津，以致津气亏损，肺失濡养，肺叶枯萎。其病位在肺，但与脾、胃、肾等脏密切相关。辨证有肺脏虚热和肺气虚寒两大类，以虚热证较多见。其共同症为咳吐浊唾涎沫；不同症状为虚热证易火逆上气，常伴咳逆喘息，虚寒证常见上不制下，小便频数或遗尿。治疗总以补肺生津为原则：虚热证，润肺生津，清金降火；虚寒证，温肺益气。但虚热久延伤气，亦可转为虚寒证，治疗上也要法随证转。

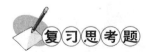

复习思考题

1. 肺痿的主症是什么，其病因病机如何，常见病机转化有哪些？

2. 试述肺痿常见证型的症状、治法及方药。

3. 肺痿的预防与调护应注意什么？

扫码"练一练"

【文献选录】

《临证指南医案·肺痿门》："肺痿一症，概属津枯液燥，多由汗下伤正所致。夫痿者，萎也，如草木之萎而不荣，为津亡而气竭也。然致痿之因，非止一端。金匮云：或从汗出……故令肺热干痿也。肺热干痿，则清肃之令不行，水精四布失度。脾气虽散津液上归于肺，而肺不但不能自滋其干，亦不能内洒陈于六腑，外输精于皮毛也。其津液留贮胸中，得热煎熬，变为涎沫，侵肺作咳，唾之不已。故干者自干，唾者自唾，愈唾愈干，痿病成矣。金匮治法，贵得其精意。大意生胃津，润肺燥，补真气，以通肺之小管，清火热，以复肺之清肃。故外台用炙甘草汤，在于益肺气之虚，润肺金之燥。千金用甘草汤及生姜甘草汤，用参甘以生津化热，姜枣以宣上焦之气，使胸中之阳不滞，而阴火自熄也。及观先生之治肺痿，每用甘缓理虚，或宗仲景甘药理胃，虚则补其母之义，可谓得仲景心法矣。"

《医门法律·肺痿肺痈门》："肺痿者，其积渐已非一日，其寒热不止一端，总由肾中津液不输于肺，肺失所养，转枯转燥，然后成之。……《金匮》治法，非不彰明，然混在肺痈一门，况难解其精义。大要缓而图之，生胃津，润肺燥，下逆气，开积痰，止浊唾，补真气以通肺之小管，散火热以复肺之清肃。"

《张氏医通·卷四》："肺痿……咳嗽有痰，午后热，并声嘶者，……紫菀散加丹皮、姜、枣，心火尅肺，传为肺痿，咳嗽喘呕，痰涎壅盛，胸膈痞满，咽喉不利者……紫菀散加葳蕤、橘红、姜、枣。肺痿咳嗽不已，往来寒热，自汗烦渴者……紫菀散加知母、银州柴胡、姜、枣。盖咳嗽音嘶，咽喉不利，皆是火郁痰滞，必用生姜之辛以散之，然须密制，借甘以润之，此标本兼顾之义也。刘默生云：痿本虚燥，总不离壮水清金，滋补气血津液，消痰止嗽。宜天冬、麦冬、生地、熟地、知母、人参、葳蕤、紫菀为主，痞结去天冬、生地，加橘红、苏子；泄泻去天冬、生地、知母，加山药、茯苓。"

第三章　心系病证

第一节　心　悸

扫码"学一学"

心悸是指由气血阴阳亏虚，或痰饮瘀血阻滞而致的以心中急剧跳动，惊惕不安，甚则不能自主为主要临床表现的一种病证。其中因骤遇惊恐，忧思恼怒，悲哀过极或过度紧张而作称为惊悸；不因情志波动亦可发生，终日悸动不安，稍劳即甚者称为怔忡。

《内经》无心悸或惊悸、怔忡之病名，但有"惊""惕""惊骇""惊惑""惊躁"等名称及类似症状记载，如《素问·举痛论》曰："惊则心无所倚，神无所归，虑无所定，故气乱矣。"汉·张仲景在《伤寒论》《金匮要略》中以惊悸、心动悸、心下悸等为病名，认为其主要病因有惊扰、水饮、虚损及汗后受邪等，并创立了炙甘草汤、苓桂术甘汤、小半夏加茯苓汤等方对心悸进行辨证论治。元·朱丹溪《丹溪心法·惊悸怔忡》中提出心悸当"责之虚与痰"的理论。明·虞抟《医学正传·惊悸怔忡健忘证》对惊悸、怔忡的区别与联系有详尽的描述。明·张介宾《景岳全书·怔忡惊恐》认为怔忡由阴虚劳损所致，治疗与护理上主张"速宜节欲节劳，切戒酒色"，"速宜养气养精，滋培根本"等。清·王清任《医林改错》认为心悸怔忡多为瘀血内阻导致，治疗主张用活血化瘀之法。

西医学中的各种心律失常（心动过速、心动过缓、期前收缩、心房颤动或扑动、房室传导阻滞、病态窦房结综合征、预激综合征等）、冠心病、风湿性心脏病、高血压性心脏病、肺源性心脏病、贫血、低钾血症、心脏神经官能症等出现心悸的临床表现者，均可参照本节内容进行辨证论治。

心律失常是指心脏冲动的频率、节律、起源部位、传导速度与激动顺序的异常，临床轻者一般无特殊症状，在心率过缓或过速时可引起心悸、眩晕甚至昏厥等。该病无明确的流行病学资料，其预后常与心律失常的原因、诱因、演变趋势和是否导致严重的血流动力学障碍有关。发生于器质性心脏疾病基础上的心律失常包括期前收缩、室上性心动过速和心房颤动，大多预后良好；但低血钾、长Q-T间期综合征病人发生室性期前收缩，易演变为多形性室性心动过速或心室颤动，预后不佳；预激综合征病人发生心房扑动或心房颤动且心室率过速时除易引起严重血流动力学改变外，还有演变为心室颤动的可能，但大多可经直流电复律和药物治疗控制发作，并可应用导管消融术根治，因而预后尚好。室性快速性心律失常和心率极度缓慢的完全性房室传导阻滞、心室自主节律、重度病态窦房结综合征等，可迅速导致循环功能障碍而立即威胁病人的生命。房室结内阻滞与三分支阻滞所致的房室传导阻滞的预后有明显差别，前者预后较好而后者预后很差。发生在器质性心脏病基础上的心律失常，如本身不引起明显血流动力学障碍，又不易演变为严重心律失常的，预后一般尚好，但如基础心脏疾病严重，尤其是伴有心功能不全或急性心肌缺血者，预后一般较差。

扫码"看一看"

【病因病理】

一、中医学认识

心悸的常见病因有素体虚弱、劳倦内伤、久病、七情所伤、感受外邪、药食不当等。气血阴阳亏虚导致心神失养或气滞、痰浊、瘀血、水饮等内邪扰神为基本病机。

1. 素体虚弱　素体虚弱，脏腑功能低下，气血阴阳亏虚，心神失养而发心悸。

2. 劳倦内伤　体劳过度伤脾，脾失健运，化源不足，气血不足，心神失养而发心悸；房劳过度，肾阴亏耗，不能上制心火，心神被扰而发心悸，伤及肾阳，真阳失煦，心神失主亦可悸动不安；久病内耗人体气血，心神失养亦发心悸。

3. 七情内伤　平素心虚胆怯，突遇惊恐，心神动摇，不能自主而发心悸；思虑过度，或脾气郁结，生痰化火，内扰心神而发心悸，或暗耗心脾之血，心神失养亦发心悸；情志不遂，或郁怒伤肝，气郁化火，上扰心神而发心悸，或暴怒伤肝，气火冲逆扰乱心神亦发心悸；悲忧过度，肺气耗伤，肺失治节，心脉逆乱而发心悸；惊恐伤肾，精却于下，火逆于上，心神被扰而发心悸。

4. 药食不当　嗜食肥甘厚味，蕴热化火生痰，痰火上扰心神而发心悸；药物过量或毒性较烈，损耗心之阴阳而发心悸，常见药物有附子、乌头、洋金花、麻黄、雄黄、蟾酥等中药，洋地黄、奎尼丁、阿托品、肾上腺素、锑剂等西药。

5. 感受外邪　风、寒、湿三气杂至，合而为痹，痹证日久不愈，复感外邪，内舍心脉，心脉痹阻，神失主而发心悸；风寒湿热之邪，由血脉内侵于心，耗伤心气心阴，亦可引起心悸；温病、疫毒之邪灼伤营阴，心失所养而发心悸，或邪毒内扰心神而发心悸。

综上，心悸是由上述诸因导致气血阴阳亏虚，心神失养，或气火、痰浊、瘀血、水饮内邪扰神而致。其病位在心，与肝、胆、脾、肾、肺功能失调密切相关。

本病病理性质主要包括虚实两方面，而以虚者居多。所谓虚者，指气、血、阴、阳亏虚，使心神失养而致心悸；所谓实者多为气火扰心、痰火扰心、水饮凌心、瘀阻心脉而致心神不宁而发病。虚实又可相互转化，如脾虚日久可致痰浊内生，脾肾阳虚可致水饮内停，气虚血行不畅致瘀而成虚中夹实；气火内盛可耗气伤津而成实中兼虚之证。此外，老年人心悸多病程日久，往往阴损及阳，阳损及阴，而成阴阳俱虚之证候。

总之，本病为本虚标实之证，其预后转归主要取决于本虚标实的程度、脏损的多少及治疗的情况。如脏损轻微，邪实不重，治疗及时得当，多能痊愈；反之，邪气久羁，反复发作，病程日久，脏损严重，预后较差；甚至可出现喘促、水肿、胸痹心痛、失眠、厥脱等症。

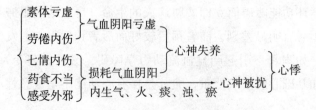

二、西医学认识

心律失常

心律失常的原因分为遗传性和后天获得性。遗传性心律失常多为基因突变导致的离子通道病；后天获得性心律失常中，病因可分为心脏本身的因素、全身性因素及其他器官的因素。心脏本身的因素主要为各种器质性心脏病，其中以冠心病、心肌病、心肌炎和风心病、高血压性心脏病为多见，尤其在发生心力衰竭或心肌梗死时；全身性因素包括各种感染、中毒、电解质紊乱（高血钾症、低血钾症）、酸碱平衡失调、内分泌失调、自主神经功能紊乱、药物影响及焦虑等；心脏以外的器官在发生功能性或结构性改变时也可诱发心律失常。其他诱发心律失常的病因尚有麻醉、低温、胸腔或心脏手术等。发生在基本健康人群中的心律失常也不少见。部分原因不明。

目前临床尚不能判断大多数心律失常的确切电生理机制。其主要机制包括冲动起源异常、冲动传导异常及二者联合存在。

（一）冲动起源异常

可分为自律性机制和触发活动。

1. 自律性机制　自律性是指心肌细胞自发产生动作电位的能力。在正常的情况下，心脏窦房结的自律性最高，控制着整个心脏跳动的节律，其他部位为潜在起搏点，均被抑制，并不能发挥起搏作用。当窦房结细胞的兴奋频率降低或者潜在起搏点兴奋性增高时，窦房结对其他起搏点的抑制作用被解除，潜在起搏点发挥起搏功能，产生异位心律。

2. 触发活动　触发活动是指心脏的局部出现儿茶酚胺浓度增高、低血钾、高血钙与中毒时，心房、心室与希氏束、浦氏组织在动作电位后产生除极活动，称为后除极。若后除极的振幅增高并达阈值，便可引起反复激动。可分为早期后除极和延迟后除极。早期后除极引起的第二次超射可产生与前一激动联律间期相对固定的早搏及阵发性心动过速。延迟后除极是在动作电位复极完成后发生的短暂、振荡性除极活动。中毒、儿茶酚胺、高血钙等均能使延迟后除极增强，从而诱发快速性心律失常。

（二）冲动传导异常

1. 传导障碍　心脏传导系统本身的病变或外来因素的影响，例如某些药物、神经、体液、电解质等均可引起传导障碍。其中包括传导减慢、传导阻滞、递减性传导、单向阻滞、单向传导和不均匀传导。冲动传导异常在临床上常表现为各种传导阻滞，分为窦房结性、房性、房室性及室内性阻滞。其中以房室和室内阻滞较为多见。

传导减慢是指局部的心肌轻度抑制，使窦房结的冲动在下传过程中传导速度减慢，但激动仍能下传。最常见的类型有心动过缓。

当冲动传至处于生理不应期的传导组织或心肌时，表现为应激性差和传导障碍（传导延缓或传导中断），形成生理性传导阻滞或干扰现象。生理性传导阻滞主要发生在房室交界区和心室内，常为暂时性，有时能对心脏起到保护作用，使心室免于过度频繁无效的收缩。当传导组织或心肌固有的不应期异常延长或传导途径损害甚至中断时，传导能力降低或丧失，激动下传受阻，为病理性传导阻滞。另外动作电位的幅度降低、除极速度减慢或频率减低，均可引起传导延缓和阻滞。

递减性传导是指在激动的传导过程中，动作电位不断减小，传导速度不断减慢，直至小到不能引起附近细胞除极而使传导中断。在正常情况下，仅见于房室交界区；但在病理情况下，可发生于心脏的任何部位。

在正常生理情况下，心肌可呈双向传导，但在病理情况下，激动只能沿一个方向传导，相反方向的激动不能通过，称为单向传导阻滞。

2. 折返激动 折返激动是所有的快速性心律失常最常见的发生机制。在正常心脏，一次窦性激动经心房、房室结和心室传导后消失。当心脏在解剖或功能上存在双重的传导途径时，激动可沿一条途径下传，又从另一途径返回，使在心脏内传导的激动持续存在，并在心脏组织不应期结束后再次兴奋，这种现象称为折返激动。单向阻滞和传导减慢是折返形成的必要条件。一般认为，环形运动和纵向分离是折返形成的方式。根据环形运动发生的部位可表现为各种阵发性心动过速、扑动及颤动。

【诊断】

一、病名诊断

（1）以自觉心慌不安、心跳剧烈、不能自主为主症。

（2）常呈阵发性、一过性发作，一日发作数次或数日发作一次，或持续不解。

（3）常有情志刺激，如惊恐、紧张，劳倦过度，饮酒饱食等诱因。

二、证候特征

自觉心慌不安，神情紧张，不能自主，心搏异常（快速、缓慢、心跳过重或忽跳忽止），呈阵发性或持续性。脉象可有数、疾、促、结、代、沉、迟等变化。常伴有胸闷不舒，易激动，心烦，少寐多汗，颤动，头晕乏力等。中老年发作频繁者，可伴有心胸疼痛，甚则喘促，肢冷汗出，或见晕厥。

三、相关检查

常规心电图，24小时动态心电图，X线胸部摄片，测血压等检查有助于明确诊断。

【鉴别诊断】

1. 心悸与胸痹心痛鉴别

鉴别要点	心 悸	胸痹心痛
共同点	都有心慌不安，发作时常因劳累、感寒、饱餐或情绪波动而诱发	
不同点	无心前区或胸骨后疼痛	必以心痛为主症，多呈心前区或胸骨后刺痛、闷痛

2. 心悸与奔豚鉴别

鉴别要点	心 悸	奔 豚
共同点	心中躁动不安，诱因皆有惊恐	
不同点	心慌不安，无上下冲逆感	上下冲逆，发自少腹

【治疗】

一、中医治疗

（一）辨证要点

1. 辨虚实

虚 证	辨气、血、阴、阳亏虚
实 证	辨痰饮、瘀血、气火

2. 辨脉象变化

脉率快速型心悸	数脉（一息六至）；疾脉（一息七至）；极脉（一息八至）；脱脉（一息九至）；浮合脉（一息十至以上）
脉率过缓型心悸	缓脉（一息四至）；迟脉（一息三至）；损脉（一息二至）；败脉（一息一至）；奇精脉（二息一至）
脉率不整型心悸	促脉（数时一止，止无定数）；结脉（缓时一止，止无定数）；代脉（脉来结代，几至一止，止有定数）

3. 辨病与辨证相结合

功能性心律失常致心悸	为心率快速性心悸，多为心虚胆怯、心神动摇
冠心病致心悸	多为阳虚血瘀，或痰瘀交阻
风心病致心悸	多由风湿热邪杂至，合而为痹，痹阻心脉
病毒性心肌炎致心悸	多由毒邪外侵，内舍于心致气阴两虚，瘀阻络脉
病态窦房结综合征致心悸	多为心阳不振，心搏无力
慢性肺源性心脏病致心悸	为虚实兼交，多心肾阳虚为本，水饮内停为标

4. 辨惊悸怔忡

惊 悸	多与情绪因素有关，常由突遇惊恐、忧思恼怒、悲忧过极、过度紧张等诱发，呈阵发性，时作时止，实证居多，病情较轻
怔 忡	多由久病体虚，心脏受损所致，一般在无精神诱因下亦可发作，持续心悸，心中惕惕不安，不能自控，虚证居多，或虚中挟实，病情较重

（二）治疗原则

治疗原则：虚证以补益气血阴阳，养心安神为主；实证以祛邪安神为主；虚实错杂应扶正祛邪兼顾。

$$
\begin{array}{l}
虚证——补益气血阴阳\left\{\begin{array}{l}心虚胆怯——镇惊定志\\心脾两虚——益气补血\\阴虚火旺——滋阴降火\\心阳不振——温补心阳\end{array}\right\}养心安神\\
\\
实证——祛邪\left\{\begin{array}{l}水饮凌心——温阳利水\\血瘀气滞——活血祛瘀\\痰火扰心——清热化痰\end{array}\right\}重镇安神
\end{array}
$$

（三）分证论治

1. 心虚胆怯

证　候	心悸不宁，坐卧不宁，少寐多梦，善惊易恐，易惊醒，恶闻声响，食少纳呆，苔薄白，脉弦细
辨证要点	心悸不宁，坐卧不宁，善惊易恐
病　机	气血亏损，胆失决断，心神失养
治　法	镇惊定志，养心安神
主　方	安神定志丹
组　成	龙齿重镇安神；远志、石菖蒲、茯神安神定志；人参、茯苓健脾补气
加　减	心阳不振加桂枝、附子温通心阳；心血不足加阿胶、首乌、龙眼肉滋养心血；心气郁结、心悸烦闷、精神抑郁加柴胡、郁金、合欢皮疏肝解郁；气虚夹湿加泽泻，重用白术、茯苓健脾祛湿；自汗加麻黄根、浮小麦、山萸肉、乌梅收敛止汗

2. 心脾两虚

证　候	心悸气短，头晕目眩，少寐多梦，健忘，神疲乏力，纳呆食少，腹胀便溏，面色无华，舌淡红，脉细弱
辨证要点	心悸气短，头晕目眩，少寐多梦，健忘，神疲乏力、脉细弱
病　机	心血亏耗，心失所养，心神不宁
治　法	补血养心，益气安神
主　方	归脾汤
组　成	人参、黄芪、白术、炙甘草、茯苓益气健脾；当归、龙眼肉、酸枣仁、远志滋阴养血安神；木香理气健脾；生姜、大枣调和脾胃
加　减	阳虚汗出肢冷加附子、煅龙牡、浮小麦、山萸肉收敛止汗；阴虚加沙参、玉竹、石斛滋阴；纳呆腹胀加陈皮、谷麦芽、神曲、山楂、鸡内金消食理气；失眠多梦加合欢皮、夜交藤安神定志；热病后期损及心阴加生脉散益气养阴

3. 阴虚火旺

证　候	心悸易惊，心烦失眠，五心烦热，潮热盗汗，头晕目眩，耳鸣腰酸，目眩，口干舌燥，便干，舌红，少苔，脉细数
辨证要点	心悸，心烦失眠，五心烦热，潮热盗汗，口干舌燥，舌红，少苔，脉细数
病　机	肝肾阴虚，水不济火，心火内动，扰动心神
治　法	滋阴清火，养心安神
主　方	黄连阿胶汤
组　成	黄连、黄芩清心火；阿胶、芍药滋阴养血；鸡子黄交通心肾
加　减	阴虚甚者加龟板、熟地或天王补心丹加强滋阴；虚火甚者加知母、黄柏、丹皮清虚火；瘀热者加丹参、赤芍、丹皮清热凉血

4. 心阳不振

证　候	心悸不宁，胸闷气短，动则尤甚，形寒怕冷，面色苍白，舌淡苔白，脉虚弱或沉细无力
辨证要点	胸闷气短，动则尤甚，形寒怕冷，脉虚弱或沉细无力
病　机	心阳虚衰，心神失煦
治　法	温补心阳，安神定悸
主　方	桂枝甘草龙骨牡蛎汤
组　成	桂枝、甘草温通心阳；龙骨、牡蛎重镇安神定悸
加　减	形寒肢冷重加附子、肉桂、细辛温阳通脉；大汗出加黄芪、煅龙牡、山萸肉、五味子、浮小麦益气固表敛汗；水饮内停加葶苈子、五加皮、车前子、泽泻利水定悸；瘀血甚者加桃仁、红花、川芎活血行气

5. 水饮凌心

证　　候	心悸，胸闷痞满，渴不欲饮，浮肿，尿少，眩晕，呕恶流涎，形寒肢冷，舌淡苔滑，脉弦滑或沉细而滑
辨证要点	心悸，胸闷痞满，渴不欲饮，浮肿，尿少，脉弦滑或沉细而滑
病　　机	脾肾阳虚，水饮内停，上凌于心，扰乱心神
治　　法	振奋心阳，化气利水
主　　方	苓桂术甘汤
组　　成	茯苓、白术健脾利水；桂枝、炙甘草通阳化气
加　　减	可根据病情需要，加泽泻、猪苓、车前子淡渗利水，加人参、黄芪健脾益气助阳，加远志、茯神、酸枣仁养心安神；恶心呕吐加半夏、陈皮、生姜理气降逆和胃兼行气利水；咳喘，胸闷加杏仁、前胡、桔梗、葶苈子泻肺宽胸；兼瘀血者加当归、川芎、刘寄奴、泽兰、益母草活血利水；心悸，喘咳，不能平卧，尿少浮肿者用真武汤加猪苓、泽泻、五加皮、葶苈子、防己以温阳利水

6. 血瘀气滞

证　　候	心悸，胸闷，心痛时作，痛如针刺，口唇青紫，脉涩或见结代，舌质瘀斑紫暗
辨证要点	心悸，胸闷，心痛时作，痛如针刺，唇舌紫暗，脉涩或见结代
病　　机	血瘀气滞，血脉失序，心神失主
治　　法	活血化瘀，理气通络
主　　方	桃仁红花煎
组　　成	桃仁、红花、丹参、赤芍、川芎活血行气；香附、延胡索、青皮行气活血，通脉止痛；当归、生地养血滋阴，濡润血脉
加　　减	气滞血瘀重者加柴胡、枳壳加强行气活血；因气虚致瘀者加黄芪、党参、黄精行气活血，因血虚致瘀者加何首乌、枸杞子、熟地黄养血活血，阴虚致瘀者加麦冬、玉竹、女贞子滋阴濡脉，阳虚致瘀者加附子、肉桂、淫羊藿温阳行气活血；胸部窒闷者加沉香、檀香、降香行气宽胸；胸痛甚加乳香、没药、蒲黄、五灵脂、三七粉破血消瘀止痛；胸满闷痛、苔浊腻者加栝楼、薤白、半夏、陈皮行气化痰

7. 痰火扰心

证　　候	心悸，夜寐不安，噩梦纷纭，时受惊扰，烦躁不安，胸闷胀满，大便秘结，舌红，苔黄腻，脉弦滑
辨证要点	心悸，夜寐不安，时受惊扰，烦躁不安，胸闷胀满，苔黄腻，脉弦滑
病　　机	痰火扰心，心神不安
治　　法	清热化痰，宁心安神
主　　方	黄连温胆汤
组　　成	黄连泻火清心除烦；半夏和胃降逆，燥湿化痰；陈皮理气和胃，化湿除痰；竹茹化痰清热；枳实下气行痰；甘草、大枣调和脾胃
加　　减	痰热互结，大便秘结者加大黄通腑泻浊；火郁伤阴者加天麦冬、玉竹、天花粉、生地黄养阴清热；兼脾虚者加党参、白术、谷麦芽、砂仁；噩梦纷纭，时受惊扰者加远志、石菖蒲、酸枣仁、生龙牡、珍珠母、石决明宁心安神定志

二、西医治疗

心律失常是否需要治疗取决于病人的症状、心律失常的程度及对病人的血流动力学影响情况等。心律失常的治疗包括病因治疗、去除病灶，发作时心律失常的控制和预防复发等。

病因治疗包括纠正心脏的病理改变，调整异常病理生理功能（如冠状动脉狭窄、泵功能不全、自主神经张力失衡等），以及去除导致心律失常发作的其他诱因（如电解质失调、药物不良反应等）。

1. 药物治疗 传统上，心律失常的治疗采用药物治疗。药物治疗缓慢性心律失常一般选用增强心肌自律性和（或）加速传导的药物，如拟交感神经药物（异丙肾上腺素）和迷走神经抑制药（阿托品）等。终止和预防快速性心律失常发作可根据不同类型各自的发病机制选用抗心律失常药物。

2. 非药物治疗 包括发射性兴奋迷走神经（压迫眼球、按摩颈动脉窦、捏鼻用力呼气和屏气等）、电学治疗（电复律、电除颤、心脏起搏器植入和消融术）及外科手术等。

【临证备要】

1. 临证注意辨别虚证中的气、血、阴、阳亏虚 心气不足者常有不同程度的心功能减退，可重用人参、黄芪等药。心血不足证多因思虑劳倦过度，脾虚气血生化乏源以及心血暗耗所致，临床要起居有节，劳逸有度，睡前避免不良刺激。阴虚火旺证临床多以滋阴降火、养心安神、交通心肾为法，但应据阴虚与火旺之轻重，选择以滋阴为主还是清心降火为主，但朱砂为汞制剂，不宜用量过大及长期服用，滋阴药物大量使用容易碍胃，注意配合理气药物。心阳不振证，常桂枝、炙甘草同用，能复心阳，对心动过缓有效，桂枝一般可从 10 g 开始，逐步加量，常用至 20 g，最多用 30 g，直至心率接近正常，若见有口干舌燥时再减量。

2. 注重危重病情治疗 水饮凌心证见于各种原因引起的心功能不全，临床常伴有浮肿、尿少、夜间阵发性咳嗽或端坐呼吸等，治宜温阳利水。对病情危重者，应用独参注射液、生脉注射液，并辨证施治适当加大剂量。重症心悸应卧床休息，及早发现变证、坏病先兆症状，做好急救准备。

【结语】

心悸由体虚久病，饮食劳倦，情志所伤，感受外邪，药物中毒等原因导致脏腑功能失调，气血阴阳不足，心神失养，或气滞、痰浊、血瘀、水饮扰动心神而发病。其病位在心，与脾、肾、肝、胆、肺有关。既可由心之本脏自病引起，也可是他脏病及于心而成。多为虚实夹杂之证。虚证主要是气、血、阴、阳亏损，心神失养；实证主要有气滞、血瘀、痰浊、水饮扰动心神，心神不宁。虚者治以补气血，调阴阳，并以养心安神之品，使心神得养则安；实者，或行气化瘀，或化痰逐饮，或清热泻火，并配以重镇安神之品，使邪去正安，心神得宁。病人应积极配合治疗，保持情绪稳定乐观，饮食有节，养成良好的有规律的生活习惯，这些都有助于康复。心悸的预后转归主要取决于本虚标实的程度及治疗是否及时、恰当。若出现喘促、水肿、胸痹心痛、厥证、脱证等变证、坏病，不及时抢救治疗，预后极差，甚至猝死。

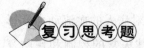

复习思考题

1. 何谓心悸，如何区别惊悸与怔忡？
2. 心悸的病因病机是什么，其证候特征有哪些？
3. 心悸分几个常见证型？

【文献选录】

《丹溪心法·惊悸怔忡》："惊悸者血虚，惊悸有时，以朱砂安神丸。痰迷心膈者，痰药皆可，定志丸加琥珀、郁金。怔忡者血虚，怔忡无时，血少者多。有思虑便动，属虚。时作时止者，痰因火动。瘦人多因是血少，肥人属痰。寻常者多是痰。自觉心跳者是血少，四物、朱砂安神之类。"

《景岳全书·怔忡惊恐》："怔忡之病，心胸筑筑振动，惶惶惕惕，无时得宁者也。……此证惟阴虚劳损之人乃有之，盖阴虚于下，则宗气无根，而气不归源，所以在上则浮撼于胸臆，在下则振动于脐旁，虚微者动亦微，虚甚者动亦甚。凡患此者，速宜节欲，节劳，切忌酒色。"

《证治汇补·惊悸怔忡》："惊悸者，忽然若有所惊，惕惕然心中不宁，其动也有时。怔忡者，心中惕惕然，动摇不静，其作也无时。"

第二节　胸　痹

扫码"学一学"

胸痹是由于正气亏虚、痰浊、瘀血、气滞、寒凝等所致心脉痹阻不畅，以膻中或左胸部发作性憋闷、疼痛为主要表现的一种病证。轻者仅感胸闷如窒，呼吸欠畅，重者则有胸痛，严重者心痛彻背，背痛彻心。

有关胸痹临床表现的记载最早见于《内经》。正式病名见于汉·张仲景《金匮要略·胸痹心痛短气病脉证并治》，该书认为胸痹的基本病机为"阳微阴弦"，即胸中阳气不足，阴寒内盛，胸阳痹阻不通，并创立栝楼薤白半夏汤、栝楼薤白白酒汤等名方对该病进行辨证施治。至明清时期，对胸痹的认识有了进一步的提高，如元明·徐彦纯《玉机微义·心痛》对心痛与胃脘痛进行了明确的鉴别。此期，尤其重视活血化瘀疗法的应用，如明·王肯堂《证治准绳·诸痛门》提出用大剂量桃仁、红花、降香、失笑散等治疗瘀血心痛；清·陈修园《时方歌括》载以丹参饮治疗心腹诸痛；清·王清任《医林改错》中用血府逐瘀汤治疗胸痹，对后世治疗该病影响深远。

西医学中的冠状动脉粥样硬化性心脏病、心包炎、病毒性心肌炎、心肌病、胸膜炎、肋软骨炎、急性肺栓塞、慢性阻塞性肺气肿等出现胸闷、短气、心痛彻背、喘不得卧者，均可参照本章节进行辨证施治。

冠状动脉粥样硬化性心脏病是指冠状动脉粥样硬化使管腔狭窄或阻塞，导致心肌缺血、缺氧而引起的心脏病，它和冠状动脉功能性改变即冠状动脉痉挛，被统称为冠状动脉心脏病，简称冠心病，亦称缺血性心脏病。冠心病也是严重危害人类健康的常见病。本病发病年龄平均在40岁以上，男性多于女性，且以脑力劳动者居多，女性常在绝经期后表现症状。本病发病率有很大的地域差异，在欧美发达国家本病常见，我国发病率不如欧美多，但近30年来发病率和死亡率正迅速增高。1984～1988年，我国城市冠心病实际死亡率达41.88/10万，农村达19.17/10万；而到了1996年，城市冠心病死亡率增至64.25/10万，8年内增长了53.8%，农村则增加至26.92/10万，增长了40.4%。而1998年至2008年间，中国男性冠心病发病率较前同期增加26%，女性增加19%。

【病因病理】

一、中医学认识

该病的常见病因有寒邪内侵、饮食失调、情志失调、劳倦内伤、年迈体虚等。寒邪、瘀血、气滞、痰浊痹阻胸阳，阻滞心脉；或气血阴阳亏虚导致心脉失养，血脉失畅为其基本的病机。

1. 寒邪内侵 素体阳衰，胸阳不足，阴寒之邪乘虚侵袭，寒凝气滞，痹阻胸阳，而成胸痹。故《素问·调经论》曰："寒气积郁胸中而不泻，不泻则温气去，寒独留，则血凝泣，凝则脉不通。"

2. 饮食失调 饮食不节，或过食肥甘厚味，或嗜烟酒而成癖，致脾胃损伤，运化失健，聚湿生痰，遏阻心阳，胸阳失展，气机不畅，心脉痹阻，而成胸痹。

3. 情志失节 忧思伤脾，脾失健运，津液不布，遂聚为痰。郁怒伤肝，肝郁气滞，气郁化火，灼津成痰。气滞、痰阻均可使血行失畅，脉络不利，而致气血瘀滞，或痰瘀交阻，胸阳不运，心脉痹阻，不通则痛，而发胸痹。

4. 劳倦内伤 劳倦伤脾，脾虚转输失能，气血生化乏源，无以濡养心脉，拘急而痛。积劳伤阳，心肾阳微，鼓动无力，胸阳失展，阴寒内侵，血行涩滞，而发胸痹。

5. 年迈体虚 年过半百，肾气自半，精血渐衰。如肾阳虚衰，不能鼓舞五脏之阳，可致心气不足或心阳不振，血脉失于温运，痹阻不畅，发为胸痹；肾阴亏虚，则不能濡养五脏之阴，不能上济于心，心阴耗伤，心脉失于濡养，而致胸痹；心阴不足，心火燔炽，下汲肾水，进一步耗伤肾阴；心肾阳虚，阴寒痰饮乘于阳位，阻滞心脉。故此病多发于中老年人。

综上，本病证的发生多与寒邪内侵、饮食失调、情志失节、劳倦内伤、年迈体虚等因素有关。其病机有虚实两方面，实为寒凝、血瘀、气滞、痰浊，痹阻胸阳，阻滞心脉；虚为气虚、血亏、阴伤、阳衰，心脉失养，血脉失畅。胸痹病位在心，但与肝、脾、肾三脏功能的失调有密切的关系。发作期以标实表现为主，血瘀、痰浊突出，缓解期主要有心、脾、肾气血阴阳之亏虚，其中又以心气虚、心阳虚最为常见。本病或因失治误治，或因调摄不慎，常可虚实夹杂，反复发作，稍遇诱因则可心胸猝然剧痛，出现真心痛候，病情进一步发展常可痛、喘、肿并见，而成痼疾。

```
        ┌ 年迈体虚 ┐
        │          ├ 气血阴阳亏虚 ──→ 心脉失养   ┐
        │ 劳倦内伤 ┘                   血行不畅   │
        │                                         ├ 胸痹
        │ 情志失节 ┐                              │
        │ 饮食失调 ├ 气滞、痰浊、 ──→ 痹阻胸阳   │
        └ 寒邪内侵 ┘ 瘀血、寒凝      心脉不畅   ┘
```

二、西医学认识

冠状动脉粥样硬化性心脏病

本病病因尚不完全清楚。流行病学研究发现其常见的危险因素有血脂异常和脂蛋白异常、高血压、糖尿病、吸烟、肥胖、血同型半胱氨酸增高、体力活动少、高龄和男性等。

在上述诸多危险因素的参与下，导致动脉壁细胞、细胞外基质、血液成分（特别是单核细胞、血小板及低密度脂蛋白）、局部血流动力学等的改变，使冠状动脉内膜平滑肌细胞、各种巨噬细胞及 T 淋巴细胞局部迁移、堆积和增殖；增殖的平滑肌细胞在各种因素的作用下合成较多的细胞外基质，包括弹力蛋白、胶原、蛋白聚糖等；脂质在巨噬细胞和平滑肌细胞以及细胞外基质中堆积，最终内膜增厚、脂质沉积形成动脉粥样硬化病变。在此基础上由于血栓、内膜下出血或粥样硬化斑块破裂造成阻塞，冠状动脉血流中断或减少，部分心肌坏死，导致心肌梗死；或由于冠状动脉痉挛，供血不足，心肌急剧的、暂时的缺血与缺氧导致心绞痛。当冠状动脉的供血与心肌的需血之间发生矛盾，冠状动脉血流量不能满足心肌代谢的需要，引起心肌急剧的、暂时的缺血缺氧时，即可发生心绞痛。在冠状动脉病变的基础上，发生冠状动脉血供急剧减少或中断，使相应的心肌严重而持久地缺血，导致心肌坏死。

【诊断】

一、病名诊断

（1）典型的临床表现以胸骨体中段或上段后发作性疼痛为主，可放射至左肩、左臂内侧，疼痛性质可为压榨样，针刺样，也可有烧灼感。

（2）起病急，疼痛出现后常逐步加重，可数天或数星期发作一次，也可一日多次发作。

（3）常有体力劳动、情绪激动、饱餐、寒冷、便秘等诱因。

二、证候特征

胸部闷痛，甚则胸痛彻背，气短喘息不得卧，轻者偶发短暂轻微的胸部隐痛，或为发作性膻中或左胸含糊不清的不适感，一般持续几秒到十几分钟，休息或服药可缓解；重者疼痛剧烈，或呈压榨样绞痛，持续不解；甚则喘促，惊恐不安，心跳加快，面色苍白，冷汗，或猝死。

三、相关检查

心电图及动态心电图检查，心电图负荷试验，冠状动脉造影，心肌酶谱检查，放射性核素检查，超声检查，血脂、血糖检查有助于该病的诊断及鉴别诊断。

【鉴别诊断】

1. 胸痹与悬饮鉴别

鉴别要点	胸　痹	悬　饮
共同点		均有胸痛表现
不同点	胸闷痛，向左肩或左臂内侧放射，历时短暂，休息或用药后得以缓解	胸胁胀痛，转侧、呼吸、咳唾时疼痛加剧，持续不解

2. 胸痹与胃脘痛鉴别

鉴别要点	胸 痹	胃脘痛
共同点	上腹疼痛，不当饮食可诱发	
不同点	胸闷痛，历时短暂，休息或用药后得以缓解，伴心悸、气短、自汗	胃脘胀痛，持续时间长，伴泛酸、嘈杂、嗳气、呃逆

【治疗】

一、中医治疗

（一）辨证要点

1. 辨标实

气 滞	闷重而痛轻，胸胁胀满，善太息，憋气，苔薄白，脉弦
痰 浊	窒闷而痛，伴唾吐痰涎，苔腻，脉弦滑
血 瘀	刺痛不移，痛有定处，舌紫暗或有瘀斑，脉结代或涩
寒 凝	胸痛如绞，遇寒则发，伴畏寒肢冷，舌淡苔白，脉细

2. 辨本虚

气 虚	隐痛而闷，心慌，气短，乏力，舌淡胖，脉沉细
阳 虚	绞痛，胸闷气短，四肢厥冷，脉沉细

3. 辨病情轻重顺危

轻 症	疼痛时间短暂，一般持续几秒到十几分钟，或瞬息即逝，常因劳累发作。休息服药即缓解者，一般为轻症、顺症
重 症	持续时间长，可持续数小时甚至数日不休。服药难以缓解者，多为重症、危症

（二）治疗原则

治疗原则：实证以祛邪通脉，宣痹止痛为主；虚证以扶正活血，畅行血脉为主；虚实夹杂，攻补兼施。

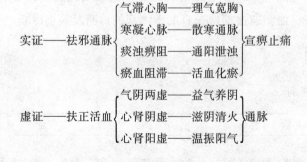

实证——祛邪通脉 ⎧ 气滞心胸——理气宽胸
　　　　　　　　 ⎪ 寒凝心脉——散寒通脉
　　　　　　　　 ⎨ 　　　　　　　　　　　　宣痹止痛
　　　　　　　　 ⎪ 痰浊痹阻——通阳泄浊
　　　　　　　　 ⎩ 瘀血阻滞——活血化瘀

虚证——扶正活血 ⎧ 气阴两虚——益气养阴
　　　　　　　　 ⎨ 心肾阴虚——滋阴清火　通脉
　　　　　　　　 ⎩ 心肾阳虚——温振阳气

（三）分证论治

1. 气滞心胸

证　　候	心胸满闷不适，隐痛阵发，痛无定处，时欲太息，遇情志不遂时容易诱发或加重，或兼有脘腹胀闷，得嗳气或矢气则舒，苔薄或薄腻，脉细弦	
辨证要点	心胸满闷不适，痛无定处，时欲太息，情志不遂加重，脉弦	
病　　机	肝失疏泄，气机郁滞，心脉不和	
治　　法	疏肝理气，活血通络	
主　　方	柴胡疏肝散	
组　　成	柴胡、枳壳、香附、陈皮疏肝理气；川芎行气活血；白芍、甘草缓急舒脉止痛	
加　　减	可根据病情需要，选用木香、沉香、降香、檀香、延胡索、厚朴、枳实等芳香理气及破气之品，但不宜久用，以免耗散正气；兼有脘胀、嗳气、纳少者，加白术、枳实健脾理气；若气郁日久化热，心烦易怒，舌红苔黄，脉数者，用丹皮、栀子清泻肝热，便秘严重者再加芦荟、大黄、黄芩等通腑泻火；胸闷心痛明显者，可合失笑散，以增强活血行瘀、散结止痛之作用；苔腻者为气滞湿阻，合丹参饮，以砂仁芳香化湿；如气滞兼见阴虚者可选用佛手、香橼等理气而不伤阴之品	

2. 心血瘀阻

证　　候	心胸刺痛或绞痛，痛有定处，心悸气短，胸腹闷胀，可因暴怒、劳累加重，舌质紫暗或有瘀斑，苔薄，脉弦涩	
辨证要点	心胸刺痛或绞痛，痛有定处，舌质紫暗或有瘀斑，苔薄，脉弦涩	
病　　机	血行瘀滞，胸阳不展，心脉痹阻	
治　　法	活血化瘀，通脉止痛	
主　　方	血府逐瘀汤	
组　　成	当归、川芎、桃仁、红花、赤芍活血祛瘀；柴胡、桔梗、枳壳、牛膝调畅气机，行气血；生地凉血消瘀，养阴润燥	
加　　减	瘀血重，胸痛剧者加三七、五灵脂、蒲黄、乳香、没药、元胡活血止痛；气滞重者加沉香、荜茇、檀香、元胡行气活血；寒凝血瘀者加桂枝、肉桂、高良姜、细辛散寒通脉；痰瘀相兼者加山楂、瓜蒌、石菖蒲祛瘀豁痰	

3. 痰浊闭阻

证　　候	胸闷痛，心悸气促，夜寐欠佳，肢体沉重，形体肥胖，阴雨天易发作或加重，伴倦怠乏力，呕吐痰涎，舌体胖大且边有齿痕，苔白滑或白腻	
辨证要点	胸闷痛，心悸气促，肢体沉重，形体肥胖，舌体胖大且边有齿痕	
病　　机	痰浊盘踞，胸阳失展，气机痹阻，脉络阻滞	
治　　法	通阳泄浊，涤痰化瘀	
主　　方	栝楼薤白半夏汤	
组　　成	栝楼、半夏豁痰行气；薤白、白酒温通阳气	
加　　减	气滞重者加厚朴、枳实行气破结；寒邪重者加桂枝、干姜、细辛温通血脉；痰浊化热改用黄连温胆汤，化痰清热；合阴虚者加生地、麦冬、沙参滋阴；兼有瘀血者合桃红四物汤加强活血化瘀	

4. 阴寒凝滞

证　　候	猝然心痛如绞，心痛彻背，喘不得卧，多因气候骤冷或外感风寒而发病，伴形寒肢冷，手足不温，面色苍白，苔薄白，脉沉紧或沉细	
辨证要点	猝然心痛，心痛彻背，形寒肢冷，手足不温，苔薄白，脉沉紧或沉细	
病　　机	寒凝血脉，心阳痹阻	
治　　法	辛温散寒，温通心阳	
主　　方	乌头赤石脂丸	
组　　成	蜀椒、乌头、附子、干姜温阳逐寒止痛；赤石脂收敛阳气	
加　　减	瘀血重者加丹参饮活血通络；病情危急者合苏合香丸或冠心苏合丸	

5. 气阴两虚

证　　候	心胸隐痛，心悸气短，动则益甚，时作时休，伴倦怠乏力，声息低微，头晕，纳食不佳，舌质淡红，苔少，脉沉细或结代
辨证要点	心胸隐痛，心悸气短，动则益甚，伴倦怠乏力，脉沉细或结代
病　　机	气血亏虚，血行瘀滞
治　　法	益气养阴，活血化瘀
主　　方	生脉散合人参养荣汤
组　　成	人参、麦冬、五味子益气养阴；黄芪、白术、茯苓、甘草健脾益气；当归、白芍、熟地养血滋阴；肉桂大补元气；远志安神养心；陈皮防诸药之壅；大枣、生姜调和脾胃
加　　减	因虚致瘀，见胸胁胀痛者加川芎、郁金以活血行气；阴虚甚者加地骨皮、生地滋阴润燥

6. 心肾阴虚

证　　候	胸闷痛或灼痛，心悸心烦，不寐，盗汗，腰膝酸软，耳鸣，或头晕目眩，或面部烘热，汗多，舌红少津，苔薄或剥，脉细数或促
辨证要点	胸闷痛或灼痛，心悸心烦，舌红少津，苔薄或剥，脉细数或促
病　　机	虚火内灼，心失所养，血脉不畅
治　　法	滋阴益肾，养心安神
主　　方	左归饮
组　　成	熟地、山萸肉、枸杞子滋养肝肾；茯苓、山药、甘草健脾益气
加　　减	阴虚致瘀，胸闷且疼者加丹参、郁金、当归活血行气；心阴亏虚见心悸、心烦不寐、盗汗者加麦冬、五味子、酸枣仁、夜交藤养心安神

7. 阳气虚衰

证　　候	胸闷气短，甚则胸痛彻背，心悸，汗出，畏寒，肢冷，腰酸，乏力，面色苍白，唇甲淡白或青紫，舌淡白或紫暗，脉沉细或沉微欲脱
辨证要点	胸闷气短，甚则胸痛彻背，畏寒，肢冷，唇舌紫暗，脉沉细或沉微欲脱
病　　机	阳气虚衰，胸阳不振，气机痹阻，血行瘀滞
治　　法	益气温阳，活血通络
主　　方	参附汤合桂枝甘草汤
组　　成	人参、附子大补元气，温补心阳；桂枝、甘草温阳化气，振奋心阳；生姜、大枣调和脾胃
加　　减	心肾阳虚者合右归饮温阳补肾；阳虚水泛，上凌心肺者改用真武汤温阳利水；虚阳欲脱者参附龙牡汤加山萸肉回阳救逆固脱；兼寒凝血瘀者加川椒、细辛、良姜、川芎温阳通脉

二、西医治疗

（一）一般治疗

急性发作时应立即停止活动，一般病人在休息后症状即可消除。平时应尽量避免各种诱发因素，如过度的体力活动、情绪激动、饱餐等，冬天应注意保暖。饮食清淡，戒烟限酒。缓解后可进行适度活动，以不出现心绞痛症状为度。治疗高血压、糖尿病、高血脂、贫血、甲状腺功能亢进等相关疾病。

（二）药物治疗

1. 改善预后的药物治疗　包括抗血小板药物，调血脂药物，β受体阻滞剂，血管紧张素转换酶抑制剂和血管紧张素Ⅱ受体拮抗剂等。

2. 改善症状、减少缺血发作的治疗　包括硝酸酯类制剂，β受体阻滞剂，钙拮抗剂，代谢类药物，窦房结抑制剂等。

（三）再灌注治疗

溶栓疗法，经皮冠状动脉介入治疗（PCI），外科手术治疗等。

（四）体育运动锻炼

适当的体育运动锻炼有助于促进侧支循环的建立，增加运动耐量，降低血压、血脂水平及提高胰岛素敏感性等。

【临证备要】

1. 治疗应以通为补，通补结合　该病病机为本虚标实，临床治疗应以通为补，其"通"法包括芳香温通法，如苏合香丸、冠心苏合丸、速效救心丸等；宣痹通阳法，如瓜蒌薤白半夏汤、瓜蒌薤白桂枝汤等；活血化瘀法，如血府逐瘀汤、复方丹参滴丸、地奥心血康、香丹等。在"通"的同时还要注意扶正，如在祛痰的同时，适时应用健脾益气以化痰，痰化气行，则血亦行。

2. 平时应注意防护调摄　该病发作常有诱因，平时要注意调摄情志、避免情绪波动，起居有常，寒温适宜，饮食有节，保持大便通畅，劳逸结合、适量运动等。

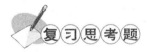**复习思考题**

1. 胸痹的发病基础和病理因素是什么，两者之间的关系如何？

2. 怎样辨别瘀血、寒凝、痰浊、气滞等证候的不同？

3. 胸痹的治标、治本的常用治法及代表方是什么？

【文献选录】

《素问·脏气法时论》："心痛者，胸中痛，胁下痛，膺背肩甲间痛，两臂内痛。"

《素问·调经论》："厥气上逆，寒气积于胸中而不泻，不泻则温气去，寒独留，则血凝泣，凝则脉不通，其脉盛大以涩，故中寒。"

《诸病源候论·久心痛候》："心为诸脏会，其正经不可伤，伤之而痛者，则朝发夕死，夕发朝死，不暇展治。其久心痛者，是心之支别络，为风邪冷热所乘痛也，故成疹，不死，发作有时，经久不瘥也。"《诸病源候论·心病诸候》："心为诸脏主而藏神，其正经不可伤，伤之而痛为真心痛。"

第三节　不　寐

不寐是由于情志内伤、饮食失调、病后及年迈、禀赋不足等导致心神失养或心神不安，以经常不能获得正常睡眠为临床表现的一类病证。轻者入睡困难，或寐而不酣，时寐时醒，或醒后不能再寐；重则彻夜不寐。

"不寐"病名最早见于《难经》，《难经·四十六难》认为老年人不寐的病机为"血气衰,肌肉不滑,荣卫之道涩,故昼日不能精,夜不得瞑也"。《内经》中无"不寐"的病证名称,却有关于"目不瞑""不得眠""不得卧"的论述,并认为造成不寐的原因主要有两种,一是他证影响,如咳嗽、呕吐、腹满等,如《素问·病能论》云:"人之不得偃卧者何也? 岐伯曰:肺者,脏之盖也,肺气盛则脉大,脉大则不得偃卧。"二是因气血阴阳失和而不得寐。汉·张仲景在《伤寒论》、《金匮要略》中记载用黄连阿胶汤及酸枣仁汤治疗不寐,并提出"虚劳虚烦不得眠"的经典论述。明·张景岳《景岳全书·不寐》较全面地归纳和总结了不寐的病因病机及其辨证施治方法,将其病因归结为有邪、无邪两个方面。明·李中梓《医宗必读·不得卧》中提出了气虚、阴虚、痰滞、水停、胃不和五个方面的病因,并给出了卓有成效的药物。

西医学中的失眠、神经官能症、围绝经期综合征、心绞痛、高血压、甲亢、精神分裂症等表现为失眠症状者,均可参照本病进行辨证论治。

失眠通常指病人对睡眠时间和(或)质量不满足并影响白天社会功能的一种主观体验,临床分原发性失眠与继发性失眠。病人通常表现为上床睡觉时难以入睡、夜间容易醒来、夜间醒来后难以再入睡以及清早醒得太早。失眠虽不属于危重疾病,但长期失眠会严重影响病人白天的社会功能,且能加重或诱发心血管系统、消化系统疾病的发病率,而其最大的影响是精神方面的:长期的失眠会导致抑郁症、焦虑症、自主神经功能紊乱甚至精神分裂症的发病。长期失眠病人会对安眠药物形成依赖,而长期服用安眠类药物又可引起新的医源性疾病。失眠严重妨碍人们的正常生活、工作和学习,故在临床中越来越受到重视。据统计,约有20%的美国人(4000万~7000万)受到慢性或间断性失眠的困扰,而发展中国家的失眠病人占普通人群的30%~35%。2006年中国部分城市的失眠调查资料显示,成年人失眠病人约为57%(44%~68%)。

【病因病理】

一、中医学认识

不寐多因情志失调,饮食不节,劳逸失度,久病年迈等引起阴阳气血失调而发病。

1. 情志失调 情志不遂,肝郁气结,肝郁化火,邪火扰动心神,心神不安而不寐;或五志过极,心火内炽,心神被扰而不寐;或因思虑太过,损伤心脾,营血亏虚,心血暗耗,不能奉养心神而不寐;暴受惊恐,心虚胆怯,神魂不安,以致夜不能寐。

2. 饮食失节 饮食不节,宿食停滞,壅遏于中,胃气失和,阳气浮越于外而卧寐不安;过食肥甘厚味,酿生痰热,扰动心神而不寐;饮食不节,脾胃受伤,脾失健运,气血生化乏源,心失所养而不寐。

3. 久病年迈 病后、久病、年迈血虚,产后失血等,均会引起心血不足,心失所养,心神不安而不寐;若素体阴虚,兼因房劳过度,肾阴耗伤,不能上奉于心,水火不济,心火独亢,心肾失交而不寐;或因素体禀赋不足,肝肾阴虚,肝阳偏亢,火盛神动而神志不宁。

4. 劳逸失度 劳倦太过则伤脾,运化失健,气血生化乏源,不能上奉于心,心神失养而不寐;过逸少动,气机不畅,津液内停,酿成痰浊,内扰心神而发不寐。

综上,失眠的病因虽多,但以情志、饮食、气血亏虚等内伤病因居多,由这些病因引起心、肝、胆、脾、胃、肾的气血失和，阴阳失调。不寐病位在心，但与肝、胆、脾、胃、肾关系密切。心主神明，神安则寐，神不安则不寐；脾主运化，阴阳气血之来源，皆由水谷精微所化，上奉于心，则心神得养；肝主疏泄而调畅气机，肝疏泄正常，气机条达，则精神畅悦，疏泄失常则引起神志失调而致不寐；肾藏精，肾精上承于心，心气下交于肾，则神志安宁。故不寐的基本病机为阴阳失调，气血失和。本病辨证有虚实之分，虚证多由心脾两虚、心虚胆怯、阴虚火旺引起心神失养所致；实证则多由心火炽盛、肝郁化火、痰热内扰引起心神不安所致。但不寐久病可表现为虚实兼夹，或为瘀血所致，故清代王清任用血府逐瘀汤治疗该病。

不寐是现代社会中发病率甚高的一种疾病。不寐的预后一般较好，但因病情不一，预后也各异。病程短，病情单纯者，预后较好；病程长，病情复杂者，预后较差。病因不除或治疗失当，易使病情复杂化。故治疗时当消除病因，防止情志传变，避免病情复杂化。

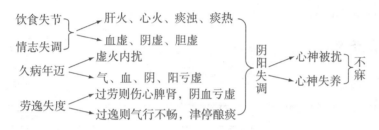

二、西医学认识

（一）原发性失眠

原发性失眠症病人大多有失眠家族史。睡眠障碍几乎是唯一的症状，其他症状均继发于失眠。病人通常在青年或中年起病，此后长期或终生出现频发的睡眠中断、短睡眠伴日间疲劳和困倦等症状。目前其发病机制尚不明。有研究利用正电子发射体层扫描原发性失眠症病人整个大脑的糖代谢，发现在清醒和睡眠时均比正常睡眠者有增加；相关的研究还发现，与正常睡眠者相比，原发性失眠病人的睡眠脑电图的 β 波活动增强，δ 波和 θ 波活动减弱，24 小时机体代谢率增加，促肾上腺皮质激素及皮质醇分泌水平较高，据此推测原发性失眠症可能是一种过度觉醒状态。

（二）继发性失眠

临床上继发于其他原因的失眠比原发性失眠更为常见，引起失眠的原因主要有：①躯体不适：疼痛、瘙痒、咳嗽、喘息、夜尿、吐泻等。②环境改变：住所更换、声音嘈杂、光线刺激等。③生物药剂因素：饮咖啡或浓茶，服用中枢兴奋药物，某些药物的戒断反应等。④其他神经、精神类疾病或其他内科疾病所引起。

【诊断】

一、病名诊断

（1）典型的临床表现为经常入睡困难，或睡而易醒，或睡而不实，或时睡时醒，甚至彻夜难眠。

（2）一般发病较缓，因突受惊扰或情志不遂肝火上炎者也可急性发病。

（3）常有饮食不节，情志失常，劳逸失度，久病体虚等诱因。

二、证候特征

经常入睡困难，或睡而易醒，或睡而不实，或时睡时醒，甚至彻夜难眠。轻者入睡困难，或睡而易醒，或睡而不实，或时睡时醒，重者彻夜难眠。整体上睡眠时间不够、睡眠深度不足，不能消除疲劳、恢复体力与精力，日间疲劳、困倦，影响正常的工作和学习。

三、相关检查

临床采用多导睡眠图来判断平均睡眠潜伏时间，实际睡眠时间，觉醒时间。怀疑继发性睡眠障碍可做相关的检查。

【鉴别诊断】

1. 不寐与一时性不寐鉴别

鉴别要点	不 寐	一时性不寐
共同点	不寐	
不同点	单纯以不寐为主症，表现为持续的、严重的睡眠困难	一时性生活环境或情志影响改变引起

2. 不寐与生理性少寐鉴别

鉴别要点	不 寐	生理性少寐
共同点	睡眠时间短，少寐早醒	
不同点	持续的、严重的睡眠困难，醒后不能消除疲劳，常伴头晕、头痛、神疲乏力、心悸、健忘等症状，严重影响日常生活及健康	属生理状态，醒后不会影响日常生活及健康

【治疗】

一、中医治疗

（一）辨证要点

1. 辨虚实

虚 证	多属阴血不足，心失所养。临床特点为体质瘦弱，面色无华，神疲懒言，心悸健忘，多因脾失运化，肝失藏血，肾失藏精致心失所养所致
实 证	多为邪热或痰热扰心。临床特点为心烦易怒，口苦咽干，胸闷痰多，便秘溲赤，多因心火亢盛或肝郁化火，痰热阻滞所致

2. 辨病位

心	心烦易怒，躁动不安，咽干，小便短赤，口舌生疮，舌尖红，多为心火亢盛
肝	急躁易怒而失眠，多为肝火内扰
胆	遇事易惊，多梦易醒，多为心胆气虚
脾	神疲乏力，面色少华而失眠，多为脾虚不运，心神失养
胃	嗳腐吞酸，脘腹胀满而失眠，多为胃腑宿食，心神被扰
肾	心烦心悸，头晕健忘而失眠，多为阴虚火旺，心肾不交

（二）治疗原则

治疗原则：补虚泻实，调和阴阳，安神定志。

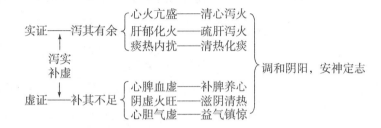

（三）分证论治

1. 心脾两虚

证　　候	多梦易醒、心悸健忘、头晕目眩、神疲食少、面色少华、舌淡苔薄、脉细无力
辨证要点	多梦易醒，神疲食少，面色少华，舌淡苔薄，脉细无力
病　　机	脾虚血亏，心神失养
治　　法	补益心脾，养心安神
主　　方	归脾汤
组　　成	人参、白术、黄芪、甘草益气健脾；当归补血；远志、枣仁、茯神、龙眼肉健脾安神；木香行气健脾
加　　减	血虚甚者加熟地、芍药、阿胶滋养阴血；失眠较重者加五味子、夜交藤、合欢皮、柏子仁养心安神；脘闷、纳呆、苔腻者加半夏、陈皮、茯苓、厚朴行气化痰

2. 阴虚火旺

证　　候	心烦不寐，心悸不安，腰酸足软，伴头晕，耳鸣，健忘，遗精，口干津少，五心烦热，舌红少苔，脉细而数
辨证要点	心烦不寐，腰酸足软，耳鸣，健忘，遗精，舌红少苔，脉细而数
病　　机	肾水亏虚，不能上济于心，心火炽盛，不能下交于肾
治　　法	滋阴降火，清心安神
主　　方	黄连阿胶汤
组　　成	黄连、黄芩除热坚阴，直折心火；芍药、阿胶滋养阴血安神；鸡子黄交通心肾
加　　减	阴虚甚加生地、山萸肉、女贞子滋养肝肾；面热微红，眩晕耳鸣加牡蛎、龟板、磁石重镇潜阳；腰膝酸软加杜仲、牛膝补肾壮腰

3. 心火偏亢

证　　候	心烦不寐，躁扰不宁，怔忡，口干舌燥，小便短赤，口舌生疮，舌尖红，苔薄黄，脉细数
辨证要点	心烦不寐，口舌生疮，舌尖红，苔薄黄，脉细数
病　　机	心火内炽，扰动心神
治　　法	清心泻火，宁心安神
主　　方	朱砂安神丸
组　　成	朱砂重镇安神；黄连清心泻火除烦；生地、当归滋阴制阳
加　　减	胸中懊侬，胸闷泛恶，加豆豉、栀子清膈上热；便秘者加大黄通腑泻火；溲赤加淡竹叶、通草、甘草梢引心火下行

4. 肝郁化火

证　　候	急躁易怒，不寐多梦，甚至彻夜不眠，伴有头晕头胀，目赤耳鸣，口干咽苦，便秘溲赤，舌红苔黄，脉弦而数
辨证要点	急躁易怒，不寐多梦，伴有头晕头胀，口干而苦，舌红苔黄，脉弦而数
病　　机	肝郁化火，上扰心神
治　　法	清肝泻火，镇心安神
主　　方	龙胆泻肝汤
组　　成	龙胆草、黄芩、栀子清肝泻火；泽泻、木通、车前子通利小便，导热下行；当归、生地滋阴柔肝；柴胡疏肝解郁；甘草调和诸药
加　　减	胸胁胀闷，善太息者，加香附、郁金疏肝解郁；头痛甚，不寐欲狂，大便秘结者，可用当归龙荟丸泻火通腑

5. 痰热内扰

证　　候	不寐，胸闷心烦，泛恶欲吐，伴有头重目眩，口苦，舌红苔黄腻，脉滑数
辨证要点	不寐，头重目眩，泛恶欲吐，舌红苔黄腻，脉滑数
病　　机	痰热内盛，心神被扰
治　　法	清热化痰，镇心安神
主　　方	黄连温胆汤
组　　成	半夏、陈皮、竹茹化痰降逆；茯苓健脾化痰；枳实理气和胃降逆；黄连清心泻火；生姜、甘草调和脾胃
加　　减	心悸动甚者，加珍珠母、琥珀安神定悸；经久不寐，便秘者，用礞石滚痰丸豁痰通腑；伴嗳气、腹胀者，加用保和丸消食和胃

6. 心胆气虚

证　　候	心烦不寐，多梦易醒，胆怯心悸，触事易惊，伴有气短自汗，倦怠乏力，舌淡，脉弦细
辨证要点	心烦不寐，胆怯心悸，触事易惊，舌淡，脉弦细
病　　机	心虚胆怯，胆失决断，心神缭乱
治　　法	益气镇惊，安神定志
主　　方	安神定志丸合酸枣仁汤
组　　成	人参益心胆之气；龙齿、朱砂镇惊宁神；茯苓、茯神、远志、石菖蒲化痰宁神；酸枣仁宁心安神；川芎活血行气；知母养阴气、清虚火；甘草调和诸药
加　　减	心悸甚，惊惕不安者，加生龙骨、生牡蛎重镇安神；心肝血虚，惊悸汗出者加白芍、当归、五味子养血敛汗

二、西医治疗

西医学治疗失眠的原则有病因治疗，睡眠卫生和认知行为指导，药物治疗三个方面。

1. 病因治疗　治疗失眠应从非药物疗法开始，首先应消除导致失眠的各种因素。如消除紧张心理，有效治疗各种神经、精神及内科原发疾病等。

2. 睡眠卫生和认知行为指导　①建立规律的作息制度，进行适当体育锻炼，促进身心健康。②养成良好的睡眠习惯，晚餐清淡，忌浓茶、咖啡及烟酒。睡前避免从事紧张和兴奋的活动，养成定时就寝的习惯。③注意睡眠环境的安宁，床铺要舒适，卧室光线要柔和，并减少噪声，消除各种影响睡眠的外在因素。

3. 药物治疗　药物治疗的病人从安全性角度考虑，提倡"按需治疗"和"小剂量间断"使用催眠药物的治疗原则。目前常用药物为苯二氮䓬类和非苯二氮䓬类催眠药物。苯二氮䓬类药物具有镇静、肌松和抗惊厥的三重作用，通过改变睡眠结构，缩短睡眠潜伏期，从而延长总睡眠时间。而非苯二氮䓬类药物仅有催眠而无镇静、肌松和抗惊厥作用。

【临证备要】

1. 注意区分一时性不寐和不寐病　不寐病是指经常性不能获得正常睡眠以致影响日常生活及健康的一类病证。"经常性"是指病程大于3周方可诊断。而因一时性的环境改变或情志改变造成的不寐不在此列。临床表现除了考虑睡眠时间、深度不足外，还要以醒后是否消除疲劳，是否影响病人白天的社会功能为依据。

2. 临床治疗要辨病位、虚实而治，并要注意心理疏导疗法　不寐主要病位在心，但与肝、胆、脾、胃、肾的阴阳气血失调密切相关，病变牵涉的脏腑不同，所采用的理法方药也不同。不寐虚证，多属阴血不足，心失所养所致；实证多为邪热扰心，心神不安，虚实不同，治疗原则各不同。还要重视心理疏导、移情易性在不寐治疗中的应用。

【结语】

不寐是指经常性不能获得正常睡眠以致影响日常生活及健康的一类病证。临床症状主要表现为睡眠时间、深度的不足，轻者入睡困难，或寐而不酣，时寐时醒，或醒后不能再寐，重则彻夜不寐。其多为情志所伤，久病体虚，饮食不节，劳逸失度等原因引起阴阳气血失调而发病。病位主要在心，涉及肝、胆、脾、胃、肾。病性有虚实之分，且虚多实少。其实证者，多因心火偏亢，肝郁化火，痰热内扰，胃气失和，引起心神不安所致，治当清心泻火，清肝泻火，清化痰热，和中导滞，佐以安神宁心。其虚证者，多由阴虚火旺，心脾两虚，心胆气虚引起心神失养所致，治当滋阴降火，补益心脾，益气镇惊，佐以养心安神。

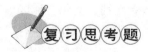

复习思考题

1. 何谓不寐，其常见病因是什么？

2. 诊断不寐的主要依据是哪些？

3. 试述不寐的辨证要点。

【文献选录】

《症因脉治·不得卧》："心血虚不得卧之症，心烦躁乱，夜卧惊起，口燥舌干，五心烦热。此心血不足，心火太旺之证也。"

《诸病源候论·虚劳病诸候》："大病之后，脏腑尚虚，营卫未和，故生于冷热，阴气虚，卫气独行于阳，不得入于阴，故不得眠。若心烦不得眠者，心热也。若但虚烦，而不得眠者，胆冷也。"

《医学心悟·不得卧》："有胃不和卧不安者，胃中胀闷疼痛，此食积也，保和汤主之；有心血空虚卧不安者，皆由思虑太过，神不藏也，归脾汤主之；有风寒邪热传心，或暑热乘心，以致躁扰不安者，清之而神自定；有寒气在内而神不安者，温之而神自藏；有惊恐不安卧者，其人梦中惊跳怵惕是也，安神定志丸主之；有痰湿壅遏神不安者，其证呕恶气闷，胸膈不利，用二陈汤导去其痰，其卧立至。"

扫码"学一学"

第四节 癫 狂

癫狂是指由于情志所伤，或先天遗传所致机体阴阳失调，神机逆乱，以精神失常为主要临床表现的一类病证。其中癫病以精神抑郁，表情淡漠，沉默痴呆，语无伦次，静而多喜为特征；狂病以精神亢奋，狂躁不安，喧扰不宁，骂詈毁物，动而多怒为特征。二者在临床症状上不能截然分开，又能相互转化，故"癫狂"并称。

"癫狂"病名首见于《内经》，并且《内经》对该病的临床表现、病因病机及治疗方法均有重要论述。如《素问·癫狂》中的"癫疾始生，先不乐，头重痛，视举，目赤，甚作极，已而心烦"即是对癫病临床表现的确切描述，《素问·至真要大论》中的"诸躁狂越，皆属于火"指出了其病机是火邪扰心，《素问·病能论》中的"夺其食即已……使之服以生铁落为饮"提出了该病的治疗方法，《素问·癫狂》中同时还首创了"治癫疾者常与之居"的护理方法，至今也有实际意义。《难经·二十难》提出"重阴者癫""重阳者狂"，对癫病狂病二者进行了鉴别。元·朱丹溪《丹溪心法·癫狂》说："癫属阴，狂属阳……大率多因痰结于心胸间。"指出该病与"痰"的关系，对后世该病的治疗具有重要指导意义。清·王清任《医林改错·癫狂梦醒汤》认识到瘀血可致癫狂，开创从瘀治疗癫狂之先河。近代张锡纯在《医学衷中参西录·医方》治癫狂方中说："人之神明，原在心脑两处……心与脑，原彻上彻下，共为神明之府，一处神明伤，则两处神俱伤。脑中之神明伤，可累及脑气筋，且脑气筋伤可使神明颠倒狂乱。心有所伤，亦可使神明颠倒狂乱也。"主要从神藏来论述癫狂病机。

西医学中的精神分裂症、抑郁症等有癫病或狂病临床表现者，均可参照本节内容进行辨证论治。

精神分裂症是一种常见的精神症状，是至今未明确其病理基础的重性精神障碍，多起病于青年或者成年早期，具有知觉、思维、情感、认知、行为及社会功能等多方面的障碍和精神活动的不协调。本病是精神病中患病率最高的一种，其发病不受性别、文化、地区、种族之影响，多发于青壮年。世界范围内本病的终生患病率为1%，年发病率0.1‰左右。根据1993年七省市流行病学资料显示，精神分裂症的终生患病率为6.55‰。患病率以35岁组及55岁组两组人群最高，性别以35岁以上年龄组较明显，男女比例为1∶1.60。城市患病率高于农村，且与家庭经济水平呈负相关：经济水平高的为4.75‰，经济水平低的为10.16‰。据WHO（2000年）伤残调整生命指标计算，目前精神分裂症及其相关精神障碍在疾病的总负担中占所有疾病的1%。

【病因病理】

一、中医学认识

癫狂的病因有七情内伤、饮食失节、禀赋不足等。气滞、痰浊、火邪、瘀血等蒙蔽扰乱心神、元神，神明逆乱是其基本病机。

1. 情志所伤，神机不安　情志过激，暴怒伤肝，气火逆上，冲心犯脑，神明失其主宰而发癫狂；郁怒伤肝，肝失疏泄，气机不畅，血行凝滞，瘀血内生，瘀阻心神、元神，神明逆乱而发癫狂；突遭惊恐，肾精却下，心火逆上，髓海空虚，元神被扰，神明无主，神志逆乱而发本病；所愿不遂，思虑太过，或思则气结，心气受抑，或气阻津停血瘀，痰瘀互结，蒙蔽心神，神志逆乱而发癫狂；亦可思虑太过，暗耗心脾之血，心神失养，神明逆乱而发本病。

2. 饮食不节，痰气郁结　嗜食肥甘厚味，损伤脾胃，运化失司，聚湿成痰，痰浊蒙蔽心神，或痰蕴化火，痰火扰神，或痰阻日久，瘀血内停，痰瘀互结，上扰清窍而发癫狂；或药物所伤，中州受损，中阳虚衰，神明失养而成。

3. 胎婴受惊，先天不足　胎儿在母腹中有所大惊，胎气被扰，升降失司，阴阳失平，致使先天不足，脑神虚损，生后一有所触，则气机逆乱，神机错乱引发本病。

综上，癫狂总因七情内伤、饮食失节、禀赋不足等导致脏腑功能失调，进而产生气滞、火郁、痰浊、瘀血等病理因素，蒙蔽扰乱心神、元神，导致神明逆乱而发病。气、痰、火、瘀四者之间常相互因果兼夹，而以气郁为先。区别言之，癫与狂的病机特点各有不同。癫多为痰气郁结，蒙蔽神机，狂多为痰火上扰，神明失主。但癫证痰气郁久可以化火，而成狂证；狂证郁火得以宣泄而痰气独留，又可转化癫证，故两者不能截然分开。该病主要部位在心脑，与肝、脾胃、肾均密切相关。

本病初起多属实证，久则虚实夹杂。癫证多由痰气郁结，蒙蔽心窍，久则心脾耗伤，气血不足。狂证多因痰火上扰，心神不安，久则火盛伤阴，心肾失调。一般而言，本病的转归预后，关键在于早期诊断，及时治疗，重视精神调护，避免精神刺激。若失治、误治，或多次复发，则病情往往加重，形神俱坏，难以逆转。

$$\left.\begin{array}{r}\text{七情内伤}\\\text{饮食不节}\\\text{禀赋不足}\end{array}\right\}\text{脏腑功能失调}\rightarrow\left.\begin{array}{c}\text{气滞、痰浊、}\\\text{郁火、瘀血}\end{array}\right.\rightarrow\text{蒙蔽扰乱心神}\left\{\begin{array}{l}\text{痰气郁结蒙蔽神机——癫病}\\\quad\text{痰气郁久}\quad\updownarrow\text{郁火得宣}\\\quad\text{化火上逆}\quad\updownarrow\text{痰气独留}\\\text{痰火上逆扰乱神机——狂病}\end{array}\right.$$

二、西医学认识

精神分裂症

由于精神分裂症症状的复杂多样性，至今未能找出单一的、决定性的致病因素，因而推测可能是一组综合征，具有异质性。目前业已发现许多因素与本病的病因和发病机制有关。

1. 遗传因素　临床遗传学研究证明遗传因素在本病的发生中起一定的作用。根据调查，发现本病病人近亲中的患病率比一般居民高数倍。与病人血缘关系越近，精神分裂症的发病率越高。有关孪生子的研究结果表明，本病单卵孪生的发病率一般比双卵孪生高 4~6 倍，寄养子也是如此。关于遗传途径，目前多处于假设阶段，许多学者倾向于多基因遗传，即疾病是由于几对致病基因和环境因素共同作用而起病。

2. 内分泌因素 本病大多在青春期前后性成熟期发病，部分病人在分娩后急性起病。此外，本病发病率在绝经阶段也较高。甲状腺、性腺、肾上腺皮质和垂体功能障碍，也曾被不少学者疑为本病的病因。

3. 病前个性特征 由孤僻、敏感、害羞、好幻想、逻辑性思维差等特殊的病前个性特征导致精神分裂症的病人占精神分裂症病人的50%～60%。国内资料分析发现，病前具有胆小、犹豫、主动性差、依赖性强等性格的病人占40%，比对照组高7倍。

4. 环境因素 在母孕期受到病毒感染的胎儿，其成年后发生精神分裂的概率明显高于对照组，孕期及围产期的某些合并症，也使本病的发病率提高。

5. 社会心理因素 本病的发生多是由于在幼年至成年生活中的困难遭遇而造成的，其中与精神分裂症亲属的接触是致病的主要因素。国内12个地区的精神疾病流行病学调查资料显示，经济水平高与经济水平低的人群患病率不同，差别有显著性，在业人群与不在业人群的患病率也有显著性差异，这可能与生活的物质环境差、经济贫困所造成的心理压力大、社会心理应激多有关。

【诊断】

一、病名诊断

（1）典型的癫病临床表现为精神抑郁，表情淡漠，静而少动，沉默痴呆，或喃喃独语，语无伦次；狂病临床表现为突然狂乱无知，躁扰不宁，骂詈叫嚎，打人毁物，不避亲疏及水火。

（2）癫病发病较缓，狂病发病较急。

（3）常有情志不遂等诱因。

二、证候特征

癫病临床以精神抑郁，表情淡漠，沉默痴呆，语无伦次，静而少动，喃喃自喜，不知秽洁，不知羞耻为特征。狂病以精神亢奋，狂躁不安，喧扰不宁，骂詈毁物，动而多怒为特征。

三、相关检查

癫狂病目前还没有肯定的实验室诊断方法，主要根据病史及临床症状。头颅CT、MRI、周围血白细胞计数、脑脊液等检查可排除其他相关疾病。

【鉴别诊断】

1. 癫证与郁病鉴别

鉴别要点	癫　证	郁　病
共同点	精神抑郁	
不同点	精神状态一般已失去自我控制力，神明逆乱，神志不清	常伴有情绪不宁，胸胁胀闷，急躁易怒，心悸失眠，喉中如有异物等自我感觉异常

2. 癫证与痴呆鉴别

鉴别要点	癫证	痴呆
共同点	都出现神情呆滞，愚笨迟钝等临床表现	
不同点	以沉默寡言，情感淡漠，语无伦次，静而多抑为特征。成年人多见	以神情呆滞，愚笨迟钝为主要临床表现的神志异常疾病。老年多见，且部分症状可自制，治疗后有不同程度的恢复

3. 狂证与蓄血发狂鉴别

鉴别要点	狂证	蓄血发狂
共同点	躁动狂乱而多怒	
不同点	以突然喜怒无常，狂乱奔走特征	常伴有具有少腹硬满，小便自利，大便黑亮如漆等特征

【治疗】

一、中医治疗

（一）辨证要点

1. 辨癫与狂

癫证	以静而多喜为主，表现为沉静独处，言语支离，或哭或笑，声低气怯，抑郁性精神失常为特征
狂证	以动而多怒为主，表现为躁动狂乱，气力倍常，呼号詈骂，声音高亢，兴奋性精神失常为特征

2. 辨病性虚实

实证	初病多实，以气滞、郁火、痰浊、瘀血邪盛明显
虚证	久病多虚，或虚实夹杂，以心脾血虚、心肾阴虚多见

（二）治疗原则

治疗原则：初期祛邪解郁，畅达神机；病久兼以扶正。

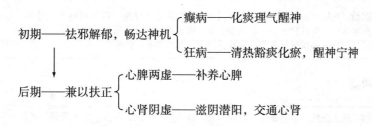

```
初期——祛邪解郁，畅达神机 ┌ 癫病——化痰理气醒神
                          └ 狂病——清热豁痰化瘀，醒神宁神
        ↓
后期——兼以扶正 ┌ 心脾两虚——补养心脾
              └ 心肾阴虚——滋阴潜阳，交通心肾
```

（三）分证论治

1. 癫证

（1）痰气郁结

证　候	精神抑郁，表情淡漠，沉默痴呆，时时太息，言语无序，或喃喃自语，多疑多虑，喜怒无常，秽洁不分，不思饮食，舌红苔腻而白，脉弦滑
辨证要点	精神抑郁，表情淡漠，沉默痴呆，言语无序
病　机	肝气郁滞，脾失健运，痰郁气结，蒙蔽神窍

治 法	理气解郁，化痰醒神
主 方	逍遥散合顺气导痰汤
组 成	柴胡、白芍、当归疏肝养血；茯苓、白术、甘草健脾益气；枳实、木香、香附理气解郁；半夏、陈皮、胆星理气化痰；郁金、菖蒲解郁醒神
加 减	若神思迷惘，表情呆钝，言语错乱，目瞪不瞬，舌苔白腻，为痰迷心窍，宜理气豁痰，散结宣窍，先以苏合香丸，芳香开窍，继以四七汤加胆星、郁金、菖蒲之类，以行气化痰；病久痰瘀互结，面黯，舌紫，脉沉涩，酌加桃仁、红花、赤芍、泽兰等活血化瘀；若不寐易惊，烦躁不安，舌红苔黄，脉滑数者，为痰郁化热，痰热交蒸，干扰心神所致，宜清热化痰，可用温胆汤加黄连合白金丸，取黄连清心火，白金丸为手少阴药，白矾酸咸能软顽痰，郁金苦辛，能去恶血，痰血去则心窍开；若神昏志乱，动手毁物，为火盛欲狂之征，当以狂病论治

（2）心脾两虚

证 候	神思恍惚，魂梦颠倒，心悸易惊，善悲欲哭，肢体困乏，饮食锐减，言语无序，舌淡，苔薄白，脉沉细无力
辨证要点	神思恍惚，心悸易惊，饮食锐减，舌淡，苔薄白，脉沉细无力
病 机	癫证日久，脾失健运，生化乏源，气血俱衰，心神失养
治 法	健脾益气，养心安神
主 方	养心汤合越鞠丸
组 成	人参、黄芪、甘草补心气；川芎、当归养心血；茯苓、茯神、远志、柏子仁、酸枣仁宁心神；五味子敛神气；半夏去扰心之痰涎；肉桂引药以入心经，润以滋之，温以补之，酸以敛之，香以舒之，则心得其养。又香附开气郁；苍术燥湿郁；川芎调血郁；栀子解火郁；神曲消食郁
加 减	心气耗伤，营血内亏，悲伤欲哭，加浮小麦、大枣清心润燥安神；气阴两虚加太子参、麦冬益气养阴；神思恍惚，心悸易惊，加龙齿、磁石重镇安神；病久脾肾阳虚，反应及动作迟钝，嗜卧，四肢欠温，面色苍白，舌淡，脉沉细，酌加肉桂、附子、巴戟天、仙茅、仙灵脾等温补肾阳

（3）肝郁气滞

证 候	精神抑郁，情绪不宁，沉默不语，善怒易哭，时时太息，胸胁胀闷，舌质淡，舌苔薄白，脉弦
辨证要点	精神抑郁，时时太息，胸胁胀闷，舌质淡，舌苔薄白，脉弦
病 机	肝郁气滞，神气受困，神机不展
治 法	疏肝解郁，行气导滞
主 方	柴胡疏肝散
组 成	柴胡、枳壳、香附疏肝理气解郁；川芎开肝经血郁；白芍、甘草柔肝缓急；陈皮理气健脾
加 减	若肝失疏泄，气滞血瘀，出现胁下胀痛明显，舌有瘀点、瘀斑，可加川楝子、姜黄、丹参行气活血止痛；若兼有肝木太旺，克伐脾土，出现纳差食少，腹胀等症状时，当加用党参、白术、山药、茯苓等以健脾益气；若肝气犯胃，出现嗳气频作，胸脘满闷者，加旋覆花、代赭石、苏梗以平肝和胃降逆

（4）气阴两虚

证 候	久治不愈，神志恍惚，多言善惊，心烦易怒，躁扰不寐，面红形瘦，口干舌燥，舌红少苔或无苔，脉沉细而数
辨证要点	久治不愈，神志恍惚，心烦易怒，躁扰不寐，舌红少苔或无苔，脉沉细而数
病 机	病久正气耗损，阴液亏乏，虚火扰心，神机不安
治 法	益气养阴
主 方	四君子汤送服大补阴丸
组 成	四君子汤中人参、白术、茯苓、甘草补中健脾益气；大补阴丸中盐黄柏、盐知母、酒蒸熟地、龟板、猪脊髓滋阴以降火，壮水之主以制阳光。两方相合益气养阴
加 减	阴虚火旺明显者可加地骨皮、丹皮滋阴凉血清热

2. 狂证

（1）痰火扰神

证　　候	起病先有性情急躁，头痛失眠，两目怒视，面红目赤，突发狂乱无知，骂詈号叫，不避亲疏，逾垣上屋，或毁物伤人，气力逾常，不食不眠，舌质红绛，苔多黄腻或黄燥而垢，脉弦大滑数
辨证要点	突发狂乱无知，骂詈号叫，不避亲疏，逾垣上屋，或毁物伤人，气力逾常，苔多黄腻或黄燥而垢，脉弦大滑数
病　　机	五志化火，痰随火升，痰热上扰清窍，神明昏乱
治　　法	清心泻火，涤痰醒神
主　　方	生铁落饮
组　　成	玄参、天冬、麦冬、连翘养阴凉血清热；胆星、贝母、橘红清涤痰浊；菖蒲、远志、茯神、钩藤宣窍安神；生铁落、朱砂镇心宁神；丹参养心血活血
加　　减	痰火壅盛而舌苔黄垢腻者，同时用礞石滚痰丸逐痰泻火，再用安宫牛黄丸清心开窍；若阳明腑热，大便燥结，舌苔黄燥，脉实大者，可暂用小承气汤，以荡涤秽浊，清泄胃肠实火；烦热渴饮加生石膏、知母、天花粉、生地清热生津；久病面色晦滞，狂躁不安，行为乖异，舌质青紫有瘀斑，脉沉弦者，此为痰热阻窍，可酌加丹皮、赤芍、大黄、桃仁、水蛭破血清热；若神志较清，痰热未尽，心烦不寐者，可用温胆汤合朱砂安神丸主之，以化痰安神

（2）痰热瘀结

证　　候	癫狂日久不愈，面色晦滞而秽，情绪躁扰不安，多言无序，恼怒不休，甚至登高而歌，弃衣而走，妄见妄闻，妄思离奇，头痛，心悸而烦，舌质紫暗，有瘀斑，少苔或薄黄苔干，脉弦细或细涩
辨证要点	癫狂日久不愈，面色晦滞而秽，情绪躁扰不安，舌质紫暗，有瘀斑，少苔或薄黄苔干，脉弦细或细涩
病　　机	气郁日久，痰结日深，血气凝滞，痰瘀互结，清窍被扰
治　　法	豁痰化瘀，调畅气血
主　　方	癫狂梦醒汤
组　　成	半夏、苏子、陈皮理气豁痰；柴胡、香附、青皮、大腹皮疏肝理气；桃仁、赤芍活血化瘀；桑皮、通草泻热利水；甘草调和诸药
加　　减	蕴热者，加黄连、黄芩以清之；有蓄血内结者，加服大黄䗪虫丸，每服6g，日服3次，以祛瘀生新，攻逐蓄血；不饥不食者，加白金丸，以化顽痰，祛恶血

（3）火盛阴伤

证　　候	癫狂久延不愈，时作时止，其势较缓，呼之能自制，但有疲惫之象，面红而垢，形瘦，口干便难，舌尖红无苔、有剥裂，脉细数
辨证要点	癫狂久延，时作时止，势已较缓，但有疲惫之象，舌红无苔、有剥裂，脉细数
病　　机	心肝郁火，或阳明腑热久羁，耗津伤液，心肾失调，阴虚火旺，神明受扰
治　　法	育阴潜阳，交通心肾
主　　方	二阴煎合琥珀养心丹
组　　成	黄连、牛黄、生地黄清心泻火凉血；麦冬、玄参、当归、生白芍滋阴养血，共奏泻南补北之用；人参、茯神、酸枣仁、柏子仁、远志、石菖蒲、木通交通心肾，安神定志；生龙齿、琥珀、朱砂镇心安神；甘草调和诸药
加　　减	痰火未平，舌质红，苔黄腻者，加胆南星、天竺黄清热涤痰；心火亢盛者，加朱砂安神丸清泻心火；睡不安稳者，加孔圣枕中丹安神定志

二、西医治疗

（一）药物治疗

1. 狂躁型　主要控制狂躁，可用锂盐、氯丙嗪、诺氟沙星。

2. 抑郁型　主要抗抑郁治疗，可选三环类抗抑郁药，如丙咪嗪、阿米替林等。亦可用电抽搐疗法。

（二）心理精神治疗

1. 抑郁状态时 应主动关心、解释和劝慰，使病人树立战胜疾病的信心。对有自杀行为的病人，必须提高警惕，严加防范，预防自杀。

2. 躁狂状态时 应尽快控制症状，减少和避免各种激惹因素。

【临证备要】

1. 注意发现癫狂先兆症状 癫狂病病人在发病前，往往有精神异常的先兆出现，要早发现，早治疗。

2. 重视精神疗法 移情易性等精神疗法是预防和治疗癫狂的有效方法。防止环境的恶性刺激，保持光线明亮，这对保持病人智力，活跃情绪，增加社会接触感和消除被隔离感有益。组织病人参加娱乐活动，对病人治疗和恢复也十分有益。

3. 掌握吐下逐痰法的应用 癫狂的基本病理因素为痰，或痰凝气滞，或痰郁化火。故初病体实，饮食不衰者，可用吐下劫夺，荡涤痰浊之法，可加大黄、礞石、芒硝、芫花之类；若痰浊壅盛，胸膈督闷，口多痰涎，脉滑大有力，形体壮实者，可用三圣散取吐，劫夺痰涎；倘吐后形神俱乏，宜及时饮食调养，必要时可用验方龙虎丸（牛黄、巴豆霜、辰砂、白矾、米粉），使痰涎吐下而出，临床有经吐下而神清志定者，此法现虽罕用，但不可不知。

【结语】

癫狂是一种常见的精神失常疾病，系由七情内伤，饮食失节，禀赋不足，致痰气郁结，或痰火暴亢，使脏气不平，阴阳失调，闭塞心窍，神机逆乱而成。其病位在心，与肝、胆、脾、肾关系密切。癫证表现以精神抑郁，表情淡漠，喃喃自语，语无伦次，静而多喜少动为特征，治宜理气解郁，畅达气机为大法；狂证表现以精神亢奋，狂躁不安，骂詈毁物，甚至持刀杀人，动而多怒少静为其特征，治宜降（泻）火豁痰以治其标，调整阴阳，安神定志恢复神机以治其本为大法。同时，移情易性不但是防病治病的需要，也是防止病情反复或发生意外的措施。

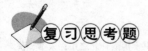

复习思考题

1. 试述癫狂的主要病机是什么？
2. 癫证与狂证的区别是什么？
3. 试述癫狂的辨证要点、治疗原则及其代表方剂？

【文献选录】

《丹溪心法·癫狂》："癫属阴，狂属阳，癫多喜而狂多怒，脉虚者可治，实则死。大率多因痰结于心胸间，治当镇心神，开痰结。"

《灵枢·癫狂》："狂始生，先自悲也，喜忘、苦怒、善恐者得之忧饥……狂始发，少卧不饥，自高贤也，自辩智也，自尊贵也，善骂詈，日夜不休……狂言、惊、善笑、好歌乐，妄行不休者，得之大恐……狂，目妄见，耳妄闻。善呼者，少气之所生也……狂者多食，善见鬼神，善笑而不发于外者，得之有所大喜。"

《张氏医通·神志门》："狂之为病，皆由阻物过极……非力所能，病反能也""上焦实者，从高抑之，生铁落饮；阳明实则脉浮，大承气汤去厚朴加当归、铁落饮，以大利为度；在上者，因而越之，来苏膏或戴人三圣散涌吐，其病立安，后用洗心散、凉膈散调之。"

第五节　痫　病

扫码"学一学"

痫病是由先天或后天因素，使脏腑受伤，神机受损，元神失控所导致的一种反复发作性神志异常的病证，亦称"癫痫"，俗称"羊痫风"。临床以突然意识丧失，甚则仆倒，不省人事，强直抽搐，口吐涎沫，两目上视或口中怪叫，移时苏醒，一如常人为特征。发作前可伴眩晕、胸闷等先兆，发作后常有疲倦乏力等症状。

"痫病"首见于《内经》，属"胎病""癫疾"类，《素问·奇病论》曰："人生而有病癫疾者……病名为胎病，此得之在母腹中时，其母有所大惊，气上而不下，精气并居，故令子发为癫疾也。"指出发病与先天因素有关。隋·巢元方对于本病的临床表现有确切的描述，《诸病源候论·癫狂候》指出：夫"癫者，猝发仆地，吐涎沫，口㖞，目急，手足缭戾，无所觉知，良久乃苏。"巢氏还论述了不同病因所引起的痫病，并将其分为风痫、惊痫、食痫、痰痫等。《诸病源候论·痫》又说："痫病……醒后又复发，有连日发者，有一日三五发者。"宋金时代，对本病的病因的阐述更为深刻，陈无择《三因极一病证方论·癫痫叙论》指出："夫癫痫病，皆由惊动，使脏气不平，郁而生涎，闭塞诸经，厥而乃成。或在母胎中受惊，或少小感风寒暑湿，或饮食不节，逆于脏气。"指出多种因素导致脏气不平，阴阳失调，神乱而病。朱丹溪在《丹溪心法·痫》云："无非痰涎壅塞，迷闷心窍。"强调痰迷心窍引发，对后世影响深远。明代对癫狂与痫加以区别，是痫证认识上的一个大的飞跃。如《证治准绳·癫狂痫总论》："要之癫痫狂，大相径庭，非名殊而实一之谓也。"明·龚信《古今医鉴·五痫》："发则猝然倒仆，口眼相引，手足搐搦，背脊强直，口吐涎沫，声类畜叫，食顷乃苏。"指出了痫病发作的特点。对于本病的治疗，《临证指南医案·癫痫》龚商年按语说："痫之实者，用五痫丸以攻风，控痫丸以劫痰，龙荟丸以泻火；虚者，当补助气血，调摄阴阳，养营汤、河车丸之类主之。"王清任则认为痫病的发生与元气虚，"不能上转入脑髓"，和脑髓瘀血有关，并创龙马自来丹、黄芪赤风汤治疗气虚血瘀之痫，为本病的治疗开辟了新的途径。

西医学的癫痫，包括原发性癫痫和继发性癫痫，临床出现大发作、小发作、局限性发作、精神运动性发作等不同类型，出现痫症的临床表现者，均可参考本节内容进行辨证论治。

癫痫是一组由神经元突然异常放电所引起的短暂大脑机能失调的慢性综合征。根据异常神经元放电所涉及的部位，以及异常放电扩散的范围不同，临床上可有短暂的运动、感觉、意识、自主神经等不同的障碍。一般而言，无严重或进行性脑部病因的癫痫病人，工作成绩、平均寿命并不比一般人差。但发作时的突然意识丧失可能造成意外，持续状态可致生命危险。若及早、正规、长期治疗，约60%病人可获得发作完全控制。婴儿痉挛症、复杂部分性发作的治疗效果相对较差。

癫痫的发病率各国统计资料不一，据有关统计资料提示，发病率约为每年（20～50）/10万人口，累计患病率（包括发热惊厥）为2%～6%。我国的癫痫患病率为3‰～6‰，男性略多于女性，约（1.15～1.7）∶1；发作类型以强直－阵挛型最为多见，可占癫痫的70%左右。

【病因病理】

一、中医学认识

痫病的发生，大多由于先天因素和后天因素，造成脏腑失调，痰浊阻滞，气机逆乱，风阳内动所致，而尤以痰邪作祟最为重要。

（一）先天因素

痫病之始于幼年者多见，与先天因素有密切关系，所谓"病从胎气而得之"。《内经》认为多因"在母腹中时，其母有所大惊"所致。若母体突受惊恐，一则导致气机逆乱，一则导致精伤而肾亏，所谓"恐则精却"。母体精气之耗伤，必使胎儿发育异常，脏气不能平衡协调，出生后，遂易发生痫病。而妊娠期间，母体多病，服药不当，损及胎儿，尤易成为发病的潜在因素。若父母患痫证则因其脏气不平，影响小儿先天禀赋而易患痫证。

（二）后天因素

1. 七情失调　主要责之于惊恐。《素问·举痛论》说："恐则气下""惊则气乱"。由于突受大惊大恐，造成气机逆乱，进而损伤脏腑，肝肾受损，则易致阴不敛阳而生热生风。脾胃受损，则易致精微不布，痰浊内聚，经久失调，一遇诱因，痰浊或随气逆，或随火炎，或随风动，蒙蔽心神清窍，是以痫病作矣。

小儿脏腑娇嫩，元气未充，神气怯弱，或素蕴风痰，更易因惊恐而发生本病，正如《景岳全书·癫狂痴呆》云："盖小儿神气尚弱，惊则肝胆夺气而神不守舍，舍空则正气不能主，而痰邪足以乱之。"

2. 外感六淫　外感六淫之邪干扰脏腑之气的平衡，轻者邪退而脏气渐平，重者素来脏腑之气偏颇者，则邪虽退而气机不能和顺。肝失条达，脾失健运，痰浊遂生，肝郁则化火、生风，风火痰相结侵犯心脑而成本病。

3. 饮食失调　饮食失调，脾气素虚则痰浊内聚，适逢七情失调，尤以骤然大惊、大恐、大怒为甚。惊则气乱，肝失条达而横逆，或痰随气升，上冲于元神之府或蒙蔽心窍均可使神明丧失。恐则气下，精血不能随气上承，心神及元神之府失养而导致神明不用，神机失灵，水不涵木则导致肝风内动。大怒伤肝，怒则气上，肝气不舒，五志过极化火，若兼脾虚生痰，则痰火互结，火扰心，痰闭窍，痰火随气上冲于脑而抽搐神昏。

4. 脑部外伤　由于跌仆撞击，或出生时难产，均能导致脑窍受损，瘀血阻络，经脉不畅，脑神失养，使神志逆乱，昏不知人，遂发痫病。正如清·周学海《读医随笔·证治类》指出："癫痫之病，其伤在血……杂然凝滞于血脉，血脉通心，故发昏闷，而又有抽掣叫呼者，皆心肝气为血困之象。"

综上，痫症的病因为先天遗传、后天所伤，基本病机是顽痰闭阻心窍，肝经风火内动，气机逆乱，元神失控。其病理因素总以痰为主，每由风、火触动，痰瘀内阻，蒙蔽清窍而发病。以心脑神机失用为本，风、火、痰、瘀致病为标。其病位在心、脑，与肝、脾、肾密切相关。

痫病之痰，具有随风气而聚散和胶固难化两大特点，因而此胶固于心胸的"顽痰"正是痫病久发难愈，反复不止的原因所在。若痰聚气逆，闭阻清窍，则痫证发作；若痰降气顺，则发作休止；若风阳痰火逆而不降，则见痫证大发作。而发作时间的久暂、间歇期的长短，与气机顺逆和痰浊内聚程度密切相关。

痫病的病机转化决定于正气的盛衰及痰邪的深浅。发病初期，痰瘀阻窍，肝郁化火生风，风痰闭阻，或痰火炽盛等以实证为主，因正气尚足，痰浊尚浅，易于康复；若日久不愈，损伤正气，首伤心脾，继损肝肾，可致心肾亏虚；或气血不足，而见心脾两虚。加之痰瘀凝结胶固，表现为虚实夹杂，则治愈较难，甚至神情呆滞，智力减退。

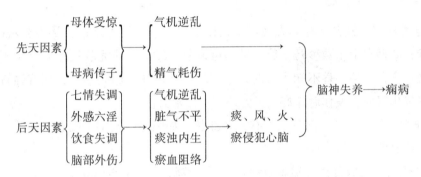

二、西医学认识

引起癫痫病因很多，可分成特发性癫痫和继发性（症状性）癫痫两大类。

（一）特发性癫痫

指到目前为止尚未找到引起癫痫的原因者。这组癫痫的发生可能与遗传因素有关。

（二）继发性癫痫

任何局灶性或弥漫性脑部疾病，以及某些全身性疾病或系统疾病均可引起癫痫，如先天性脑积水、脑穿通畸形、小头畸形、颅脑外伤、产伤、中枢神经系统炎症、脑血管病、颅内肿瘤、缺氧、高热、子痫、中毒等。

癫痫的产生与神经元异常放电相关。人体休息时，一个大脑皮质锥体细胞的放电频率一般保持在 $1\sim10$ 次/秒之间，而在癫痫病灶中，一组病态神经元的放电频率可高达每秒数百次。痫灶细胞群高频重复放电，使其轴突所直接联系的神经元产生较大的突触后电位，从而产生连续传播，直至抑制作用（包括痫灶周围抑制性神经细胞的活动，胶质细胞对兴奋性物质的回收，以及病灶外抑制机制的参与）使发作终止。由于传播途径及范围不同而引起各种形式发作。痫性活动可能仅牵涉一个区域的大脑皮质而不再扩散，引起单纯部分性发作；若兴奋在前中央回或后中央回通过放电后细胞外钾离子的增多而传导到邻近神经元，则造成杰克逊（Jackson）癫痫；若痫性电活动由大脑皮质通过下行投射纤维传播到丘脑和中脑网状结构，引起意识丧失，再由弥散性丘脑投射系统传布到整个大脑皮质，则产生继发的全面性强直－阵挛发作，这种发作类型最为常见。

【诊断】

一、病名诊断

（1）典型发作时突然昏倒，不省人事，强直抽搐，口吐涎沫，两目上视或口中怪叫，移时苏醒，一如常人；或仅有突然呆木，两眼瞪视，呼之不应；或头部下垂，肢软无力，面色苍白。

（2）任何年龄、性别均可发病，但多在儿童期、青春期或青年期发病。反复发作，可自行缓解。

（3）可有家族史，每因惊恐、劳累、情志过极等诱发。

二、证候诊断

1. 特定性症状　轻者常有的表现：①动作中断，手中物件落地；②头突然向前倾下，后迅速抬起；③两目上吊数秒乃至数分钟即可恢复；④对上述症状发作后全然不知。重者常有的表现：突然仆倒，昏不知人，两目上视，口吐涎沫，四肢抽搐，项背强直，甚则二便失禁，或发出怪叫。发作后除疲乏无力外，一如常人。

2. 发作性　发病突然，部分病人有先兆症状，如眩晕、胸闷、叹息、烦躁、心神不宁等，先兆症状时间很短暂。

3. 短暂性　一般数分钟（短者数秒，长者持续状态），移时苏醒。

4. 反复性　频者一日数发；稀疏者，数天、数月一发。

5. 间歇期　一如常人。

三、相关检查

包括全身检查和神经系统检查、脑电图、颅骨 X 线片、CT、MRI，必要时做血、尿的生化检查，脑脊液检查或脑血管造影等。

【鉴别诊断】

1. 痫病与中风鉴别

鉴别要点	痫　病	中　风
共同点	都以突然仆倒，昏不知人为临床表现	
不同点	痫病有反复发作史，发时口吐涎沫，两目上视，四肢抽搐，或作怪叫声，可自行苏醒。无半身不遂，口眼㖞斜等后遗症	中风病发作则仆地无声，昏迷持续时间长，醒后常有半身不遂等后遗症

2. 痫病与厥证鉴别

鉴别要点	痫　病	厥　证
共同点	都以突然仆倒，昏不知人为临床表现	
不同点	痫病有反复发作史，发时口吐涎沫，两目上视，四肢抽搐，或作怪叫声，可自行苏醒	厥证除见突然仆倒，昏不知人之主症外，还有面色苍白，四肢厥冷，或见口噤，握拳，手指拘急等症，而无口吐涎沫，两目上视，四肢抽搐和病作怪叫之见症

3. 痫病与痉证鉴别

鉴别要点	痫　病	痉　证
共同点	都以四肢抽搐等为临床表现	
不同点	痫病之四肢抽搐仅见于发作之时，兼有口吐涎沫，病作怪叫，醒后如常人	痉证之四肢抽搐多见持续发作，伴有角弓反张，身体强直，经治疗恢复后，或仍有原发疾病的存在

【治疗】

一、中医治疗

（一）辨证要点

1. 辨病因

风	来势急骤，神昏猝倒，不省人事，口噤牙紧，颈项强直，四肢抽搐
痰	发作时口吐涎沫，气粗痰鸣，呆木无知，发作后或有情志错乱，幻听，错觉，或有梦游
热	猝倒啼叫，面赤身热，口流血沫，平素或发作后有大便秘结，口臭苔黄
瘀	发作时面色潮红、紫红，继则青紫，口唇发绀，或有颅脑外伤、产伤等病史

2. 辨轻重

轻	持续时间短，间隔时间长久
重	持续时间长，间隔时间短暂

（二）治疗原则

治疗原则：发时治标，平时治本。

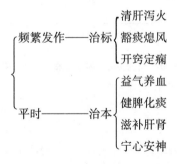

（三）分证论治

1. 风痰闭阻

证　　候	发病前常有眩晕，头昏，胸闷，乏力，痰多，心情不悦。发作呈多样性，或见突然跌倒，神志不清，抽搐吐涎，或伴尖叫与二便失禁，或短暂神志不清，双目发呆，茫然所失，谈话中断，持物落地，或精神恍惚而无抽搐，舌质红，苔白腻，脉多弦滑有力
辨证要点	突然跌倒，神志不清，抽搐吐涎，或伴尖叫与二便失禁，或短暂神志不清，双目发呆，茫然所失，谈话中断，持物落地，或精神恍惚而无抽搐，舌质红，苔白腻，脉多弦滑有力
病　　机	痰浊素盛，肝阳化风，痰随风动，风痰闭阻，上干清窍
治　　法	涤痰熄风，开窍定痫
主　　方	定痫丸

续表

组	成	天麻、全蝎、僵蚕平肝熄风镇痉；川贝母、胆南星、姜半夏、竹沥、石菖蒲涤痰开窍而降逆；琥珀、茯神、远志、辰砂镇心安神定痫；茯苓、陈皮健脾益气化痰；丹参理血化瘀通络
加	减	眩晕、目斜视者，加生龙骨、生牡蛎、磁石、珍珠母重镇安神

2. 痰火扰神

证	候	发作时昏仆抽搐，吐涎，或有吼叫，平时急躁易怒，心烦失眠，咯痰不爽，口苦咽干，便秘溲黄。病发后，症情加重，彻夜难眠，目赤，舌红，苔黄腻，脉弦滑而数
辨证要点		昏仆抽搐，吐涎，或有吼叫，目赤，舌红，苔黄腻，脉弦滑而数
病	机	痰浊蕴结，气郁化火，痰火内盛，上扰脑神
治	法	清热泻火，化痰开窍
主	方	龙胆泻肝汤合涤痰汤
组	成	龙胆草、青黛、芦荟直入肝经而泻肝火；大黄、黄芩、栀子通泻上中下三焦之火；姜半夏、胆南星、木香、枳实理气涤痰；茯苓、橘红、人参健脾益气化痰；石菖蒲、麝香走窜，清心开窍；当归和血养肝
加	减	有肝火动风之势者，加天麻、石决明、钩藤、地龙、全蝎以平肝熄风

3. 瘀阻脑络

证	候	平素头晕头痛，痛有定处，常伴单侧肢体抽搐，或一侧面部抽动，颜面口唇青紫，舌质暗红或有瘀斑，舌苔薄白，脉涩弦。多继发于颅脑外伤、产伤、颅内感染性疾患后，或先天脑发育不全
辨证要点		平素头晕头痛，痛有定处，舌质暗红或有瘀斑，舌苔薄白，脉涩弦
病	机	瘀血阻窍，脑络闭塞，脑神失养而风动
治	法	活血化瘀，熄风通络
主	方	通窍活血汤
组	成	赤芍、川芎、桃仁、红花活血化瘀；麝香、老葱通阳开窍，活血通络；地龙、僵蚕、全蝎熄风定痫
加	减	痰涎偏盛者，加半夏、胆南星、竹茹涤痰开窍

4. 心脾两虚

证	候	反复发痫，神疲乏力，心悸气短，失眠多梦，面色苍白，体瘦纳呆，大便溏薄，舌质淡，苔白腻，脉沉细而弱
辨证要点		神疲乏力，心悸气短，失眠多梦，面色苍白，体瘦纳呆，大便溏薄，舌质淡，苔白腻，脉沉细而弱
病	机	痫发日久，耗伤气血，心脾两伤，心神失养
治	法	补益气血，健脾宁心
主	方	六君子汤合归脾汤
组	成	人参、茯苓、白术、炙甘草健脾益气助运；陈皮、姜半夏理气化痰降逆；当归、丹参、熟地养血和血；酸枣仁养心安神；远志、五味子敛心气，宁心神
加	减	痰浊盛而恶心呕吐痰涎者，加胆南星、姜竹茹、瓜蒌、石菖蒲、旋覆花化痰降浊；便溏者，加炒苡仁、炒扁豆、炮姜等健脾止泻；夜游者，加生龙骨、生牡蛎、生铁落等镇心安神

5. 心肾亏虚

证	候	痫病频发，神思恍惚，心悸，健忘失眠，头晕目眩，两目干涩，面色晦暗，耳轮焦枯不泽，腰膝酸软，大便干燥，舌质淡红，脉沉细而数
辨证要点		神思恍惚，心悸，健忘失眠，头晕目眩，两目干涩，面色晦暗，耳轮焦枯不泽，腰膝酸软，舌质淡红，脉沉细而数
病	机	痫病日久，心肾精血亏虚，髓海不足，脑失所养
治	法	补益心肾，潜阳安神
主	方	左归丸合天王补心丹

续表

组 成	熟地黄、山药、山黄肉、菟丝子、枸杞子补益肝肾；鹿角胶、龟板胶峻补精血；川牛膝补肾强腰；生牡蛎、鳖甲滋阴潜阳
加 减	神思恍惚，持续时间长者，加阿胶补益心血；心中烦热者，加焦山栀、莲子心清心除烦；大便干燥者，加玄参、天花粉、当归、火麻仁以养阴润肠通便

二、西医治疗

本病除一小部分病人能针对病因进行治疗外，大多数均需长期药物治疗。

（一）发作时的处理

1. 一般原则　对全身性强直 - 阵挛发作病人，注意防止跌倒和碰伤；立即让病人侧卧，松解衣领，尽量让唾液和呕吐物流出口外，避免吸入气道；注意避免舌部咬伤。发作时不可用力按压病人肢体，以免骨折。

2. 癫痫持续状态的处理　癫痫持续状态是一种严重而紧急的状况，应在最短时间内终止发作，并保持持续 24 小时无发作。保持气道通畅和正常换气，可用镇静药物，如地西泮、氯硝西泮、苯妥英钠等静脉注射治疗，但要注意观察呼吸循环功能。

（二）发作间歇期药物治疗

应遵循下列原则：①有 2 次发作以上开始用药。②单药，小剂量开始。③服药后不能随意更换或停药；换药应逐步进行；有良好控制曾持续 3～5 年没有发作者才可逐步停药。④药物选择必须依发作类型而异。选择不当不仅不能控制病情，反而会增加发作。

各类癫痫药物的选择

癫痫类型	药　物
强直 - 阵挛型发作	苯妥英钠、卡马西平、丙戊酸钠、苯巴比妥、扑痫酮
失神发作	丙戊酸（钠）、氯硝西泮
不典型失神发作	丙戊酸、氯硝西泮、硝西泮
肌阵挛发作	丙戊酸、氯硝西泮
婴儿痉挛	促肾上腺皮质激素、皮质固醇类激素、硝西泮、氯硝西泮

（三）神经外科治疗

手术治疗的适应证包括：①难治性癫痫：患病时间较长，并经正规抗菌药物治疗 2 年以上无效或痫性发作严重而频繁。②痫病灶不在脑的主要功能区，且手术易于到达，术后不会造成严重肢体功能残废者。③脑器质性病变所致的癫痫，可经手术切除病变者。

【临证备要】

1. 痫病的轻重与正气的盛衰、痰浊的轻重有关　本病的发展多与"痰浊闭阻，气机逆乱"相关。一般初起正气未衰，痰浊不重，发作持续时间短，间歇时间长。如反复发作，则正气渐衰，痰浊日重，愈发频作，使正气更衰。治疗多以涤痰、行痰、豁痰为大法。然痫病之痰异于一般痰邪，具有胶固难化，随风气而聚散之特征，非一般祛痰与化痰药物所能涤除。

2. 治疗主要在"风""痰""火""虚"四字　痫病初发治以熄风涤痰泻火为主。病久者多属正虚，以补益气血，调理阴阳为大法。肝虚者养其血，肾虚者补其精，脾虚者助其运，心气不足者安其神，总以补虚为本。治痫当重行痰，而行痰又当顺气。顽痰胶固，需辛温开导。

3. 重视虫类药在痫病中的应用 因虫类药物入络搜风，止痉化痰，非草木药所能代替，具有良好的减轻和控制发作的效果，对各类证候均可辨证加用。药如全蝎、蜈蚣、地龙、僵蚕、蝉衣等。如另取研粉吞服效果尤佳。

【结语】

痫病是一种短暂性、反复发作性神志异常的疾病，多因骤受惊恐，先天禀赋不足，脑部外伤及感受外邪，饮食所伤等，致使脏腑功能失调，风痰闭阻，痰火内盛，心脾两亏，心肾亏虚，造成清窍被蒙，神机受累，元神失控而引发。病位在心脑，与肝、脾、肾相关。治疗时当急则开窍醒神以治其标，控制其发作；缓则祛邪补虚以治其本。多以调气豁痰、平肝熄风、清泻肝火、补益心脾、滋养肝肾、通络镇惊、宁心安神等法治之。突然发作以针刺及外治法开窍醒神以促苏醒，再投以煎剂。平日当根据疾病证状辨证论治，调其脏腑气血阴阳。加强平时生活的调理及发作时的护理，以免发生意外，这是至关重要的。

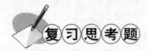

复习思考题

1. 何谓痫病，其常见病因是什么？
2. 诊断痫病的主要依据是哪些？
3. 试述痫病的辨证要点。

【文献选录】

《证治准绳·癫狂痫总论》："痫病发作则昏不知人，眩仆倒地，不省高下，甚则抽搐，目上视，或口眼㖞斜，或口作六畜之声。"

《寿世保元·痫证》："盖痫疾之原，得之惊，或在母腹之时，或在有生之后，必因惊恐而致疾。盖恐则气下，惊则气乱，恐气归肾，惊气归心，并于心肾，则肝脾独虚，肝虚则生风，脾虚则生痰，蓄极而通，其发也暴，故令风痰上涌而痫作矣。"

《古今医鉴·五痫》："夫痫者有五等，而类五畜，以应五脏，发则猝然倒仆，口眼相引，手足搐搦，背脊强直，口吐涎沫，声类畜叫，食倾乃苏。原其所由，或因七情之气郁结，或为六淫之邪所干，或因受大惊恐，神气不守，或自幼受惊，感触而成，皆由痰迷心窍，如疾如愚。治之不需分五，俱宜豁痰顺气，清火平肝。"

扫码"学一学"

第六节 痴 呆

痴呆是由髓减脑消，神机失用所导致的一种神志异常的疾病，以呆傻愚笨，智能低下，善忘等为主要临床表现。其轻者可见神情淡漠，寡言少语，反应迟钝，善忘；重则表现为终日不语，或闭门独居，或口中喃喃，言辞颠倒，行为失常，忽笑忽哭，或不欲食，不知饥饿等。

中医古籍中有关痴呆的专论较少，《景岳全书·杂证谟》有"癫狂痴呆"专论，指出了本病由郁结、情志不遂、思虑、惊恐等多种病因积渐而成，临床表现具有"千奇百怪""变易不常"的特点，并指出本病病位在心以及肝胆二经，关于预后则认为，本病"有可愈者，有不可愈者，亦在乎胃气元气之强弱"。陈士铎《辨证奇闻》立有"呆"门，对呆病症状描述甚详，认为其主要病机在于肝郁乘脾，胃衰痰生，积于胸中，弥漫心窍，使神明不清而成。陈氏还提出本病治疗以开郁逐痰，健胃通气为主要方法，立有洗心汤、转呆丹、启心救胃汤等，至今仍十分常用。

西医学中老年性痴呆、脑血管性痴呆及混合性痴呆、脑叶萎缩症、正压性脑积水、脑淀粉样血管病、代谢性脑病、中毒性脑病等成年人疾病出现痴呆症状的临床表现者，可参本节内容辨证治疗。小儿先天性痴呆不在本节讨论之列。

阿尔茨海默病（Alzheimer disease，AD）是一种原因未明的神经系统退行性病变，以记忆障碍、智力减退和行为人格退化为主要临床表现，一般 5～10 年后死亡。

血管性痴呆（vascular dementia，VD）是与脑血管因素有关的痴呆，一般在 50～60 岁发病，发病年龄趋于中年化，男性多于女性。病程短则 2 个月，长达 20 多年，平均5.2 年。

痴呆好发于老年人，其患病率随年龄增高而增高，但性别差异不显著，男性与女性经年龄校正的患病率相等。保守估计我国 AD 病人已经超过 600 万人，VD 在痴呆中占 10%～50%，随着人口老龄化，本病的发病和患病人数将急剧增加。在西方国家，AD 是继心脏病、肿瘤、脑卒中之后的第 4 位致死原因，已成为严峻的健康问题和严重的社会问题。

【病因病理】

一、中医学认识

本病的形成以内因为主，多由于年迈体虚、七情内伤、久病耗损等原因导致气血不足，肾精亏耗，脑髓失养，或气滞、痰阻、血瘀于脑而成。

1. 年迈体虚　脑为髓海，元神之府，神机之用。人至老年，脏腑功能减退，年高阴气自半，肝肾阴虚，或肾中精气不足，不能生髓，髓海空虚，髓减脑消，则神机失用而成痴呆。正如《医林改错》所说："年高无记性者，脑髓渐空"。此外，年高气血运行迟缓，血脉瘀滞，脑络瘀阻，亦可使神机失用，而发生痴呆。

2. 情志所伤　所欲不遂，或郁怒伤肝，肝失疏泄，可致肝气郁结，肝气乘脾，脾失健运，则聚湿生痰，蒙蔽清窍，使神明被扰，神机失用而形成痴呆；或日久生热化火，神明被扰，则性情烦乱，忽哭忽笑，变化无常；或久思积虑，耗伤心脾，心阴心血暗耗，脾虚气血生化无源，气血不足，脑失所养，神明失用；或脾虚失运，痰湿内生，清窍受蒙；或惊恐伤肾，肾虚精亏，髓海失充，脑失所养，皆可导致神明失用，神情失常，发为痴呆。

3. 久病耗损　中风、眩晕等疾病日久，或失治误治，积损正伤，一是可使肾、心、肝、脾之阴、阳、精、气、血亏损不足，脑髓失养；二是久病入络，脑脉痹阻，脑气与脏气不得相接而发病。

本病为一种全身性疾病，其基本病机为髓海不足，神机失用。由精、气、血亏损不足，髓海失充，脑失所养，或气、火、痰、瘀诸邪内阻，上扰清窍所致。痴呆病位主要在脑，与心、肝、脾、肾功能失调密切相关。病理性质多属本虚标实之候，本虚为阴精、气血亏虚，标实为气、火、痰、瘀内阻于脑。

本病在病机上常发生转化。一是气滞、痰浊、血瘀之间可以相互转化，或相兼为病，终致痰瘀交结，使病情缠绵难愈。二是气滞、痰浊、血瘀可以化热，而形成肝火、痰热、瘀热，上扰清窍。进一步发展，可耗伤肝肾之阴，肝肾阴虚，水不涵木，阴不制阳，肝阳上亢，化火生风，风阳上扰清窍，而使痴呆加重。三是虚实之间可以相互转化。实证的痰浊、瘀血日久，若损及心脾，则气血不足；或耗伤心阴，神明失养；或伤及肝肾，则阴精不足，脑髓失养，可转化为痴呆的虚证。而虚证病久，气血亏乏，脏腑功能受累，气血运行失畅，或积湿为痰，或留滞为瘀，则可见虚中夹实之证。故本病临床以虚实夹杂证为多见。

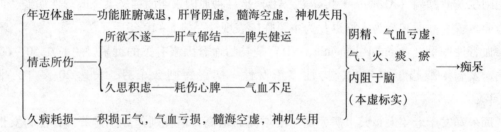

二、西医学认识

（一）阿尔茨海默病（AD）

AD 是一种原因未明的神经系统退行性病变，多发病于老年期，起病隐匿，以脑皮质弥漫性萎缩、广泛神经细胞脱落、神经细胞外老年斑（SP）沉积和胞内神经原纤维缠结（NFF）以及脑皮层和海马区神经细胞的减少为主要病理改变。AD 病人脑部乙酰胆碱明显缺乏，乙酰胆碱酯酶和乙酰胆碱转移酶活性降低，特别是海马和颞叶皮质部位。此外，AD 病人脑中亦有其他神经递质的减少，包括去甲肾上腺素、5－羟色胺、谷氨酸等。目前发现本病与遗传也有关系。

（二）血管性痴呆（VD）

VD 是因脑内血管病变，即颈动脉与椎基底动脉两大系统病变，导致脑梗死造成的痴呆，可发生于多次短暂性脑缺血发作或连续的急性脑血管意外之后，个别人也可发生在一次严重中风后。梗死灶一般较小，但效应可累加。脑内血管病变导致脑内供血不足，致脑组织局灶性缺血性损害、白质病变等缺血缺氧性改变，最终使大脑功能全面衰退。

【诊断】

一、病名诊断

（1）以记忆力减退，记忆近事及远事的能力减弱，判定认知人物、物品、时间、地点能力减退，计算力与识别空间位置结构的能力减退，理解别人语言和有条理地回答问题的能力障碍等为主症。

（2）起病隐匿，发病缓慢，渐进加重，病程一般较长。但也有少数病例（外伤、中毒者）起病较急者。

（3）病人可有中风、头晕、外伤等病史。

二、证候特征

本病的临床表现纷繁多样，但关键是神志异常中以智能低下突出，即表现为记忆、理解、判断、计算、定向及逻辑思维能力减退，伴有情志缺陷、始动力缺乏，病情渐进性加重为其共有特征。

1. 善忘（记忆）　①往往是最早出现的症状，并渐进加重。②初期可见病人对近事遗忘；平时经过的事情，似是而非，记忆不全，常不自觉地进行虚构而被认为"说谎"。③进而发展为近事及远事记忆能力均减退，甚至不能记起自己的年龄、出生年份及子女姓名等。

2. 呆傻愚笨　①表现为表情贫乏，对周围事物漠不关心。②思维迟钝，注意力集中困难，渐至计算力明显下降，不能进行简单的数字计算。③动作笨拙，时常发生错穿衣服、系错纽扣等现象，重者不能自理日常生活。

3. 性情改变　情绪变化无常，不能自控，不修边幅，自私多疑。或表现抑郁，闭门独处，寡言少语；或表现亢奋，忽哭忽笑，言辞颠倒（《临证指南医案》曰："神呆脉沉，语言不甚明了"）。重者表现为攻击行为，妄想，幻听幻视等。

三、相关检查

本病诊断常常配合影像学检查、电生理学检查、实验室检查以及神经心理学检查（智商测定）。在神经影像学检查中，对于发现引起痴呆的结构性损害的病变，电子计算机断层扫描（CT）及MRI非常重要。对于测量痴呆病人的脑血流，氧、糖等能量代谢的变化，单光子发射断层摄影术（SPET）及正电子发射断层摄影术（PET）具有重要意义。电生理学检查方面常用脑电图（EEG）、躯体感觉诱发电位（SEPS）。实验室检查中，血脂测定、血液流变学检查、免疫学检查、血糖测定、脑血流量测定等均有助于鉴别诊断。

【鉴别诊断】

1. 痴呆与郁证鉴别

鉴别要点	痴　呆	郁　证
共同点	表情淡漠，精神抑郁等	
不同点	痴呆多见于老年人，男女发病无明显差别，且病程迁延，其心神失常症状不能自行缓解，并伴有明显的记忆力、计算力甚至人格情感的变化	郁证中的脏躁多发于青中年女性，多在精神因素的刺激下呈间歇性发作，不发作时可如常人，且无智能、人格、情感方面的变化

2. 痴呆与癫证鉴别

鉴别要点	痴呆	癫证
共同点	都出现神情呆滞、愚笨迟钝等临床表现	
不同点	痴呆属智能活动障碍，是以神情呆滞、愚笨迟钝为主要临床表现的神志异常疾病，以老年人多见，并且部分症状可自制，治疗后有不同程度的恢复	癫证属于精神失常的疾患，以沉默寡言、情感淡漠、语无伦次、静而多抑为特征，以成年人多见

3. 痴呆与健忘鉴别

鉴别要点	痴呆	健忘
共同点	健忘可以是痴呆的早期临床表现	
不同点	痴呆以神情呆滞，或神志恍惚，告知不晓为主要表现，其不知前事或问事不知等表现，与健忘之"善忘前事"有根本区别，痴呆根本不晓前事	健忘是以记忆力减退，遇事善忘为主症的一种病证，健忘晓其事却易忘，且不伴有智能减退、神情呆钝

【治疗】

一、中医治疗

（一）辨证要点

实 证	外伤、中风后引起者，多痰阻血瘀为实；病程短者多实，体质较壮，形体不衰者多实；苔厚腻，脉有力者多实。有痰浊、瘀血、风火等实邪引起的相应实证证候
虚 证	年老发病多虚，病程长者多虚，形体薄弱者属虚，脉象无力者属虚。有精、气、血亏虚的相应虚证证候

（二）治疗原则

治疗原则：虚则补之，实则泻之。

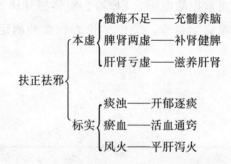

扶正祛邪
- 本虚
  - 髓海不足——充髓养脑
  - 脾肾两虚——补肾健脾
  - 肝肾亏虚——滋养肝肾
- 标实
  - 痰浊——开郁逐痰
  - 瘀血——活血通窍
  - 风火——平肝泻火

（三）分证论治

1. 髓海不足

证　　候	智能减退，记忆力、计算力、定向力、判断力明显减退，神情呆钝，词不达意，头晕耳鸣，懈惰思卧，齿枯发焦，腰酸骨软，步履艰难，舌瘦色淡，苔薄白，脉沉细弱
辨证要点	齿枯发焦，腰酸骨软，步履艰难，舌瘦色淡，苔薄白，脉沉细弱
病　　机	肾精亏虚，髓海失养
治　　法	补肾益髓，填精养神

续表

主　　方	七福饮
组　　成	熟地滋阴补肾；鹿角胶、龟板胶、阿胶、紫河车、猪骨髓补髓填精；当归养血补肝；人参、白术、炙甘草益气健脾；石菖蒲、远志、杏仁宣窍化痰
加　　减	肝肾阴虚，年老智能减退，腰膝酸软，头晕耳鸣者，可去人参、白术、紫河车、鹿角胶，加怀牛膝、生地、枸杞子、女贞子、制首乌；兼肾阳亏虚，症见面白无华，形寒肢冷，口中流涎，舌淡者，加熟附片、巴戟天、益智仁、仙灵脾、肉苁蓉等；兼言行不经，心烦溲赤，舌红少苔，脉细而弦数，是肾阴不足，水不制火而心火妄亢，可用知柏地黄丸加丹参、莲子心、菖蒲等清心宣窍 本型以虚为主，但不可峻补，一般多以本方为主加减制蜜丸或膏剂以图缓治，也可用参茸地黄丸或河车大造丸补肾益精

2. 脾肾两虚

证　　候	表情呆滞，沉默寡言，记忆减退，失认失算，口齿含糊，词不达意，伴腰膝酸软，肌肉萎缩，食少纳呆，气短懒言，口涎外溢，或四肢不温，腹痛喜按，鸡鸣泄泻，舌质淡白，舌体胖大，苔白，或舌红，苔少或无苔，脉沉细弱，双尺尤甚
辨证要点	食少纳呆，气短懒言，口涎外溢，或四肢不温，腹痛喜按，鸡鸣泄泻，舌质淡白，舌体胖大，苔白，或舌红，苔少或无苔，脉沉细弱，双尺尤甚
病　　机	气血亏虚，肾精不足，髓海失养
治　　法	补肾健脾，益气生精
主　　方	还少丹
组　　成	熟地、枸杞子、山茱萸滋阴补肾；肉苁蓉、巴戟天、小茴香助火，补肾气；杜仲、怀牛膝、楮实子补益肝肾；党参、白术、茯苓、山药、大枣益气健脾；石菖蒲、远志、五味子宣窍安神
加　　减	肌肉萎缩，气短乏力较甚者，可加紫河车、阿胶、续断、首乌、黄芪等益气补肾；食少纳呆，头重如裹，时吐痰涎，头晕时作，舌苔腻者，酌减滋肾之品，加陈皮、半夏、生薏仁、白蔻仁健脾化湿和胃，也可配伍藿香、佩兰芳香化湿；纳食减少，脘痞，舌红少苔者，可去肉苁蓉、巴戟天、小茴香，加天花粉、玉竹、麦冬、石斛、生谷芽、生麦芽养阴生津；伴有腰膝酸软，颧红盗汗，耳鸣如蝉，舌瘦质红，少苔，脉沉弦细数者，是为肝肾阴虚，阴虚火旺之证，当改用知柏地黄丸，佐以潜阳熄风之品；脾肾阳虚者，用金匮肾气丸加干姜、黄芪、白豆蔻等

3. 痰浊蒙窍

证　　候	表情呆钝，智力衰退，或哭笑无常，喃喃自语，或终日无语，呆若木鸡，伴不思饮食，脘腹胀痛，痞满不适，口多涎沫，头重如裹，舌质淡，苔白腻，脉滑
辨证要点	脘腹胀痛，痞满不适，口多涎沫，头重如裹，舌质淡，苔白腻，脉滑
病　　机	痰浊上蒙，清窍被阻
治　　法	豁痰开窍，健脾化浊
主　　方	涤痰汤
组　　成	半夏、陈皮、茯苓、枳实、竹茹理气化痰，和胃降逆；制南星去胶结之顽痰；石菖蒲、远志、郁金开窍化浊；甘草、生姜补中和胃
加　　减	脾虚明显者，加党参、白术、麦芽、砂仁等；头重如裹，哭笑无常，喃喃自语，口多涎沫者，重用陈皮、半夏、制南星并加用莱菔子、全瓜蒌、浙贝母等化痰祛痰之品；痰浊化热，干扰清窍，舌质红，苔黄腻，脉滑数者，将制南星改用胆南星，并加瓜蒌、栀子、黄芩、天竺黄、竹沥；伴有肝郁化火，灼伤肝血心液，症见心烦躁动，言语颠倒，歌笑不休，甚至反喜污秽，或喜食炭灰，宜用转呆汤加味；属风痰瘀阻，症见眩晕或头痛，失眠或嗜睡，或肢体麻木阵作，肢体无力或肢体僵直，脉弦滑，可用半夏白术天麻汤

4. 瘀血内阻

证　　候	表情迟钝，言语不利，善忘，易惊恐，或思维异常，行为古怪，伴肌肤甲错，口干不欲饮，双目暗晦，舌质暗或有瘀点瘀斑，脉细涩
辨证要点	口干不欲饮，双目暗晦，舌质暗或有瘀点瘀斑，脉细涩
病　　机	瘀血阻滞，脑脉痹阻
治　　法	活血化瘀，开窍醒脑
主　　方	通窍活血汤

组　成	麝香芳香开窍，并活血散结通络；当归、桃仁、红花、赤芍、川芎、丹参活血化瘀；葱白、生姜合菖蒲、郁金以通阳宣窍
加　减	久病伴气血不足，加熟地、党参、黄芪；气虚血瘀为主者，宜补阳还五汤加减，药用黄芪、当归、党参、赤芍、地龙、川芎、桃仁、红花、水蛭、郁金、菖蒲、远志；气滞血瘀为主者，宜用血府逐瘀汤加减；瘀血日久，阴血亏虚明显者，加熟地、阿胶、鳖甲、制首乌、女贞子；久病血瘀化热，致肝胃火逆，症见头痛、呕恶等，应加钩藤、菊花、夏枯草、丹皮、栀子、生地、竹茹等；痰瘀交阻，兼头痛，口流黏沫，舌质紫暗有瘀斑，苔厚腻者，可加半夏、橘红、枳实、杏仁、胆南星；病久入络者，宜加蜈蚣、僵蚕、全蝎、水蛭、地龙等虫类药以疏通经络，同时加用天麻、葛根等；兼见肾虚者，症见口中流涎，舌淡紫胖，苔腻或滑者，可加益智仁、补骨脂、山药

二、西医治疗

（一）阿尔茨海默病（AD）

由于对本病的发病机制不甚明了，因此目前临床上没有特效药物，主要是针对其某一特定病理环节进行干预和对症治疗。

1. 胆碱酯酶抑制剂　具有增强胆碱能作用的药物目前是治疗 AD 的一线用药，包括他克林、安理申、艾斯能、加兰他敏等。

2. 改善脑血液循环和脑细胞代谢的药物　包括脑复康、都可喜、喜得镇、己酮可可碱、脑通等。

3. 钙拮抗剂　此类药物易于通过血脑屏障，选择性扩张脑血管，减少因钙离子内流造成的神经细胞损伤或死亡，从而改善记忆和认知功能。

4. 激素类药物　使用雌激素治疗老年痴呆症可以缓解女性病人的症状，并可以延缓或防止病人病情发展。男性睾丸素可以用来治疗包括老年痴呆症在内的多神经退化性疾病。

5. 非甾体抗炎药物　经常服用阿司匹林或消炎镇痛药物的老年人患老年痴呆和认知障碍的危险性明显降低。

6. 自由基清除剂和抗氧剂　包括银杏叶提取物、褪黑素、姜黄素等。

（二）血管性痴呆（VD）

VD 的治疗主要针对脑血管病。治疗原则是增加脑血流，改善脑供血，预防脑梗死、促进脑代谢，达到改善及缓解症状、阻止恶化的目的。

1. 一般治疗　注意劳逸结合，避免精神刺激和情绪激动，给予高蛋白、高维生素、低脂肪、低盐饮食。加强瘫痪肢体的功能锻炼及理疗等。

2. 药物治疗　包括促脑代谢药物、血管扩张药物、非甾体抗炎药物和针对精神障碍的治疗药物等。

【临证备要】

1. 注意证型的多样性　本病临床上除常见以上四种证型外，还可见到气阴两虚、气血亏虚、心肾不交、阴阳两虚四种证型，临证需注意仔细辨证。

2. 虚者不可峻补　本病虚实夹杂，但以虚为主者不可峻补，因病人多有脾胃的亏虚，峻补则有碍脾胃，使脾失健运，"虚不受补"。临证一般以膏剂或丸剂为主以图缓治，或酌加健脾助运之品，如山药、白术、山楂、神曲等，以助吸收。本病病程多长，虚证病人更需长期服药。补益精血非草木之品所能，需重视血肉有情之品，如用制首乌、龙眼肉、紫河车等以填精补血。

3. 常用中药　补益药，如人参、黄芪、山药、灵芝、何首乌、当归、白芍、熟地黄、山萸肉、女贞子、黄精、枸杞子、鹿角胶、龟板、胡桃仁、海马、淫羊藿、肉苁蓉、桑椹子、五味子、刺五加、益智仁、鹿茸、冬虫夏草等；利湿药，如茯苓、薏苡仁等；开窍药，如远志、石菖蒲、郁金、麝香等；活血化瘀药，如赤芍、丹参、红花、大黄、桃仁、川芎、三七、葛根、水蛭、土鳖虫等；化痰药，如浙贝母、胆南星、天竺黄、陈皮、茯苓、半夏、竹沥、僵蚕等；平肝熄风通络药，如天麻、地龙、全蝎等。临床可据证选药。

4. 精神调摄、智能训练、调节饮食起居　日常护理及训练既是预防措施，又是治疗的重要环节。病人应养成有规律的生活习惯，饮食宜清淡，少食肥甘厚味，多食具有补肾益精作用的食疗之品，如核桃、黑芝麻、山药等，并戒烟酒。医护人员应帮助病人正确认识和对待疾病，解除思想顾虑；对轻症病人应进行耐心细致的智能训练，使之逐渐掌握一定的生活及工作技能，多参加社会活动，或练习气功、太极拳等，避免过逸恶劳；对重症病人则应注意生活照顾，防止因大小便自遗及长期卧床引发褥疮、感染等。要防止病人自伤或伤人。

【结语】

痴呆属老年常见病。其病因以情志所伤，年迈体虚，久病不复为主。病位在脑，与心、肝、脾、肾相关，基本病机为髓减脑消，神机失用，病性则以虚为本，以实为标，临床多见虚实夹杂证。因而痴呆的治疗首当分清虚实。实证以痰浊蒙窍及瘀血内阻为多，治疗当化痰开窍，活血祛瘀；而痰瘀内结日久，生热化火者，又当清热泻火。虚证以精、气、血、阴、阳亏虚为多，当根据不同病情分别采用补肾填精，滋阴温阳，补益气血等法。由于肾与髓密切相关，因而补肾是治疗虚证痴呆不可忽视的方面。至于虚实夹杂证，当分清主次，或先祛邪，后扶正，或标本同治，虚实兼顾。另外在用药治疗的同时，又当重视精神调摄和智能训练。

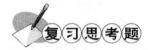

复习思考题

1. 何谓痴呆，其常见病因是什么？
2. 诊断痴呆的主要依据是哪些？
3. 试述痴呆的辨证要点。

【文献选录】

《灵枢·海论》："髓海不足，则脑转耳鸣，胫酸眩冒，目无所见，懈怠安卧。"

《辨证奇闻》："呆病……然其始，起于肝郁；其成，由于胃衰。肝郁则木克土，痰不化，胃衰则土不制水，痰不消，于是痰积胸中，盘踞心外，使神明不清，呆成。"

《石室秘录·呆病》："呆病如痴，而默默不言也，如饥而悠悠如失也，……实亦胸腹之中，无非痰气。故治呆无奇法，治痰即治呆也。"

扫码"学一学"

第七节　厥　证

厥证是以多种原因引起的，以气机逆乱、阴阳失调、气血阴阳不相顺接为基本病机，以突然昏倒，不省人事，或伴有四肢逆冷为主要临床表现的一种急性病证。病情轻者，一般在短时内苏醒，醒后无偏瘫、失语及口眼㖞斜等后遗症；病情重者，昏厥时间较长，严重者甚至一厥不复而导致死亡。

《内经》论厥甚多，含义、范围广泛，有以暴死为厥，有以四末逆冷为厥，有以气血逆乱病机为厥，有以病情严重为厥。概括起来可分为两类表现：一种是指突然昏倒，不知人事，如《素问·大奇论》说："暴厥者，不知与人言。"另一种是指肢体和手足逆冷，如《素问·厥论》说："寒厥之为寒也，必从五指而上于膝"。《伤寒论》《金匮要略》论厥，继承《内经》中手足逆冷为厥的论点，而且重在以感受外邪所致的发厥。《诸病源候论》对尸厥的表现进行描述，"其状如死，犹微有息而不恒，脉尚动而形无知也"，并认为其病机是"阴阳离居，营卫不通，真气厥乱，客邪乘之"。元·张子和《儒门事亲》将昏厥分为尸厥、痰厥、酒厥、气厥、风厥等证。至明·李梴《医学入门·外感寒暑》首先明确区分外感发厥与内伤杂病厥证。《景岳全书·厥逆》总结明代以前对厥证的认识，提出以虚实论治厥证，符合临床实际。此后医家对厥证的认识与理论不断充实，提出了气、血、痰、食、暑、尸、酒、蛔等厥，并以此作为辨证的重要依据，指导临床治疗。

西医学中各种原因所致之晕厥（如癔症、高血压脑病、脑血管痉挛、低血糖、出血性或心源性休克等）、中暑等出现厥证的临床表现者，均可参考本节进行辨证论治。

晕厥（syncope）是临床常见的综合征，是一时性的全大脑半球及脑干供血不足引起发作性短暂意识丧失伴肌张力消失而倒地的现象，表现为突然发生的肌肉无力，姿势性肌张力丧失，不能直立及意识丧失。本病发作多呈间断性，具有致残甚至致死的危险。晕厥有一定的发病率，30~62岁的人群中，男性的发病率为3%，女性的发病率为3.5%；在75岁以上的老年病人中，可达住院监护病人的6%；甚至在正常人也可能出现。

【病因病理】

一、中医学认识

厥证的病因有情志内伤、体虚劳倦、亡血伤津、饮食不节等，基本病机是气机突然逆乱，升降乖戾，气血运行失常，导致清窍壅塞或神明失养而昏仆发厥。

1. 情志内伤　《素问·举痛论》曰："怒则气上……恐则气下……惊则气乱……"七情刺激，气逆为患，以恼怒致厥为多。若所愿不遂，肝气郁结，郁久化火，肝火上炎，或因大怒而气血并走于上等，以致阴阳不相顺接而发为厥证。此外，其人若平素体弱胆怯，加上突如其来的外界影响，如见死尸，或见鲜血喷涌，或闻巨响等，亦可使气血逆乱而致厥。

2. 体虚劳倦　元气素虚，复加空腹劳累，以致中气不足，脑海失养，或睡眠长期不足，阴阳气血亏耗，亦会成为厥证的发病原因。

3. 亡血失津　因大汗吐下，气随液耗，或因创伤失血，或血证失血过多，以致气随血脱，阳随阴耗，神明失主而致厥。

4. 饮食不节　嗜食酒酪肥甘，脾胃受伤，运化失常，以致聚湿生痰，痰浊阻滞，气机不畅，日积月累，痰愈多则气愈阻，气愈滞则痰更盛，如痰浊一时上壅，清阳被阻，则可发为昏厥。

综上，厥证盖因情志内伤、体虚劳倦、亡血失精、饮食不节等致心、肝二脏气机突然逆乱，升降乖戾，进而涉及脾、肾气血阴阳不相顺接，正如《景岳全书·厥逆》所说："厥者尽也，逆者乱也，即气血败乱之谓也。"情志变动，最易影响气机运行，轻则气郁，重则气逆，逆而不顺则气厥。气盛有余之人，骤遇恼怒惊骇，气机上冲逆乱，清窍壅塞而发为气厥实证；素来元气虚弱之人，陡遇恐吓，清阳不升，神明失养，而发为气厥虚证。气与血阴阳相随，互为资生，互为依从，气血的病变也是互相影响的。素有肝阳偏亢，遇暴怒伤肝，肝阳上亢，肝气上逆，血随气升，气血逆乱于上，发为血厥实证；大量失血，血脱则气无以附，气血不能上达清窍，神明失养，昏不知人，则发为血厥虚证，由于情志过极、饮食不节以致气机升降失调运行逆乱，或痰随气升，阻滞神明，则发为痰厥。

由于体质和病机转化的不同，病理性质有虚实之别。大凡气盛有余，气逆上冲，血随气逆，或夹痰浊壅滞于上，以致清窍闭塞，不知人事，为厥之实证；气虚不足，清阳不升，气陷于下，或大量出血，气随血脱，血不上达，气血一时不相顺接，以致神明失养，不知人事，为厥之虚证。

本病病位在心、肝而涉及脾、肾。心为精神活动之主，肝主疏泄条达，心病则神明失用，肝病则气郁气逆，乃至昏厥。但脾为气机升降之枢，肾为元气之根，脾病清阳不升，肾虚精气不能上注，亦可与心肝同病而致厥。

厥证之病理转归主要有三：一是阴阳气血相失，进而阴阳离绝，发展为一厥不复之死证；二是阴阳气血失常，或为气血上逆，或为中气下陷，或气血痰浊内闭，气机逆乱而阴阳尚未离绝，此类厥证之生死，取决于正气来复与否及治疗措施是否及时、得当。若正气来复，治疗得当，则气复返而生，反之，气不复返而死；三是表现为各种证候之间的转化，如气厥和血厥之实证，常转化为气滞血瘀之证；失血致厥的血厥虚证，严重者转化为气随血脱之脱证等。

厥证的预后，主要取决于正气的强弱，病情的轻重，以及抢救治疗是否及时、得当。发病之后，若呼吸比较平稳，脉象有根，表示正气尚强，预后良好。反之，若气息微弱，或见昏愦不语，或手冷过肘，足冷过膝，或脉象沉伏如一线游丝，或如屋漏，或散乱无根，或人迎、寸口、趺阳之脉全无，多属危候，预后不良。

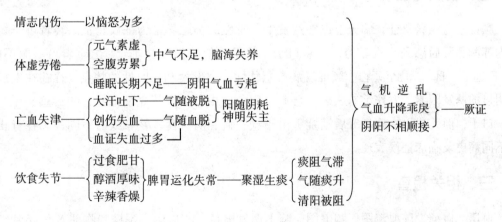

二、西医学认识

晕厥常分为心源性、脑源性和血管舒缩障碍三类。主要病因有：血管舒缩障碍，主要是血管抑制性晕厥以及直立性低血压所致的晕厥；此外心脏病、血管疾病、血液成分异常等均可引起晕厥。其中以血管抑制性晕厥最为常见，而心律失常所致的晕厥最为严重。其发病主要是由于血容量大幅度下降或心输出量急骤降低，使内脏和皮肤小血管收缩作用不能及时发生，导致血压下降，血容量再分配得不到保证，脑得不到最低限度供应以致发生意识障碍。

（一）血管迷走性晕厥

又称血管抑制性晕厥、普通晕厥或单纯性晕厥，可能是由于各种刺激（疲劳、疼痛、情绪紧张等）作用于大脑皮层，影响下视丘，通过迷走神经反射引起周围血管阻力降低，血管扩张，回心血量减少，心输出量减少，动脉血压降低，导致暂时性广泛性脑血流量减少所致。

（二）心源性晕厥

是由于心脏病心输出量突然减少或心脏停搏，引起脑缺血缺氧而诱发的晕厥。最严重的是阿斯综合征，可导致猝死。

（三）脑源性晕厥

由于脑部血管或主要供应脑部血液的血管（如颈内动脉、椎动脉）发生循环障碍，导致一时性广泛的脑供血不足所致，除有一过性意识障碍外，常伴有其他脑部受损体征。

【诊断】

一、病名诊断

（1）发作时昏仆，不知人事，或伴有四肢逆冷。
（2）急骤发病，突然昏倒，移时苏醒。
（3）发病前常有明显的诱发因素，如精神刺激、情绪激动、惊恐、惊吓等因素，或有大失血病史，或有暴饮暴食史，或有痰盛宿疾。

二、证候特征

厥证乃为内科急证，临床上以突然发生一时性的神志异常为证候特征。轻者可于短时间内苏醒，醒后感到头昏乏力，倦怠口干，并无其他明显后遗症。厥之重者可一厥不醒，"半日远至一日"，乃至死亡。厥证发病有急骤性、突发性和一时性的特点。往往在发病前有明显的诱发因素，发作前有头晕、恶心、面色苍白、出汗等先期症状，醒后感头晕、疲乏、口干，但无失语、瘫痪等后遗症。由于气、血、痰、食、暑等厥的不同，又各有相应的不同病史及临床证候表现。

三、相关检查

血压、血糖、脑血流图、脑电图、脑干诱发电位、心电图、颈椎和胸部 X 线摄片、颅脑 CT、MRI、心脏 B 超、脑血管造影、脑脊液检查等检查有助于明确诊断。

【鉴别诊断】

1. 厥证与眩晕鉴别

鉴别要点	厥　证	眩　晕
共同点	都以头晕，视物模糊，面色苍白，出汗为临床表现	
不同点	突然昏倒，不省人事	头晕目眩，视物旋转不定，甚则不能站立，耳鸣

2. 厥证与中风鉴别

鉴别要点	厥　证	中　风
共同点	都以突然昏倒，不省人事为临床表现	
不同点	厥证可发生于任何年龄，昏倒时间较短，醒后无后遗症	中风以中老年人为多见，素体常有肝阳亢盛。中脏腑者，突然昏仆，并伴有口眼㖞斜、偏瘫等症，神昏时间较长，苏醒后有偏瘫、口眼㖞斜及失语等后遗症

3. 厥证与痫病鉴别

鉴别要点	厥　证	痫　病
共同点	都以突然昏倒，不省人事且发作时间短暂为主要临床表现	
不同点	厥证之昏倒，仅表现为四肢厥冷，无叫吼、吐沫、抽搐等症状	痫证常有先天因素，以青少年为多见。其病情重者，亦为突然昏仆，不省人事，但发作时间短暂，且发作时常伴有号叫、抽搐、口吐涎沫、两目上视、小便失禁等，常反复发作，每次症状均相类似，苏醒后可如常人

4. 厥证与昏迷鉴别

鉴别要点	厥　证	昏　迷
共同点	都有突然昏倒，不省人事的临床表现	
不同点	厥证常为突然发生，昏倒时间较短，常因情志刺激、饮食不节、劳倦过度、亡血失津等导致发病	昏迷为多种疾病发展到一定阶段时出现的危重证候。一般来说发生较为缓慢，有一个昏迷前的临床过程，先轻后重，由烦躁、嗜睡、谵语渐次发展，一旦昏迷后，持续时间一般较长，恢复较难，苏醒后原发病仍然存在

【治疗】

一、中医治疗

（一）辨证要点

1. 辨病因

气　厥	虚证多发于平素体质虚弱者，厥前有过度疲劳，睡眠不足，饥饿受寒等诱因；实证多发生于形体壮实者，发作多与急躁恼怒、情志过激密切相关	
血　厥	虚证与失血有关，常继发于大出血之后；实证多发生于形体壮实者	
痰　厥	好发于恣食肥甘，体丰湿盛之人，恼怒及剧烈咳嗽常为其诱因	

2. 辨虚实

实　证	突然昏仆，面红气粗，声高息促，口噤握拳，或夹痰涎壅盛，舌红苔黄腻，脉洪大有力
虚　证	眩晕昏厥，面色苍白，声低息微，口开手撒，或汗出肢冷，舌胖淡，脉细弱无力

3. 辨气血实证

气　厥	气厥实者，乃肝气升发太过所致，体质壮实之人，肝气上逆，由惊恐而发，表现为突然昏仆，呼吸气粗，口噤握拳，头晕头痛，舌红苔黄，脉沉而弦
血　厥	血厥实者，乃肝阳上亢，阳气暴涨，血随气升，气血并走于上，表现为突然昏仆，牙关紧闭，四肢厥冷，面赤唇紫，或鼻衄，舌质暗红，脉弦有力

（二）治疗原则

治疗原则：醒神回厥。

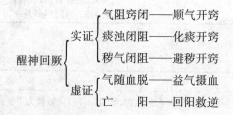

（三）分证论治

1. 气厥

（1）实证

证　候	由情志异常、精神刺激而发作，突然昏倒，不知人事，或四肢厥冷，呼吸气粗，口噤握拳，舌苔薄白，脉伏或沉弦
辨证要点	精神刺激诱发，突然昏倒，或四肢厥冷，呼吸气粗，舌苔薄白，脉伏或沉弦
病　机	肝郁不舒，气机上逆，壅阻心胸，内闭神机
治　法	开窍，顺气，解郁
主　方	通关散合五磨饮子
组　成	通关散：皂角辛温开窍；细辛走窜宣散；合用以通诸窍 五磨饮子：沉香、乌药降气调肝；槟榔、枳实、木香行气破滞；檀香、丁香、藿香理气宽胸
加　减	若肝阳偏亢，头晕而痛，面赤燥热者，可加钩藤、石决明、磁石等平肝潜阳；若兼有痰热，症见喉中痰鸣，痰涌气塞者，可加胆南星、浙贝母、橘红、竹沥等涤痰清热；若醒后哭笑无常，睡眠不宁者，可加茯神、远志、酸枣仁等安神宁志 由于本证的发作常由明显的情志精神因素诱发，且部分病人有类似既往病史，因此平时可服用柴胡疏肝散、逍遥散、越鞠丸之类，理气解郁，调和肝脾 本证因气机逆乱而厥，"急则治其标"，可先用通关散开窍，急救催醒

（2）虚证

证　候	发病前有明显的情绪紧张、恐惧、疼痛或站立过久等诱发因素，发作时眩晕昏仆，面色苍白，呼吸微弱，汗出肢冷，舌淡，脉沉细微。本证临床较为多见，尤以体弱的年轻女性易于发生
辨证要点	发作前诱因明显，发作时眩晕昏仆，面色苍白，呼吸微弱，汗出肢冷，舌淡，脉沉细微
病　机	元气素虚，清阳不升，神明失养
治　法	补气，回阳，醒神
主　方	生脉注射液，参附注射液，四味回阳饮
组　成	生脉注射液益气生津；参附注射液益气回阳；四味回阳饮补气温阳，药用人参大补元气，附子、炮姜温里回阳，甘草调中缓急

续表

加　　减	首先急用生脉注射液或参附注射液静脉推注或滴注，补气摄津醒神，苏醒后可用四味回阳饮加味补气温阳。汗出多者，加黄芪、白术、煅龙牡，加强益气功效，更能固涩止汗；心悸不宁者，加远志、柏子仁、酸枣仁等养心安神；纳谷不香，食欲不振者，加白术、茯苓、陈皮健脾和胃。本证亦有反复发作的倾向，平时可服用香砂六君子丸、归脾丸等药物，健脾和中益气养血

2. 血厥

（1）实证

证　　候	多因急躁恼怒而发，突然昏倒，不知人事，牙关紧闭，面赤唇紫，舌黯红，脉弦有力
辨证要点	急躁恼怒诱发，突然昏倒，不知人事，牙关紧闭，面赤唇紫，舌黯红，脉弦有力
病　　机	怒而气上，血随气升，菀阳清窍
治　　法	平肝潜阳，理气通瘀
主　　方	羚角钩藤汤或通瘀煎
组　　成	羚角钩藤汤：以平肝熄风为主，适用于肝阳上亢之肝厥、头痛、眩晕，方中羚羊角粉、钩藤、桑叶、菊花、泽泻、生石决明平肝熄风，乌药、青皮、香附、当归理气逐瘀。 通瘀煎：活血顺气，适用于气滞血瘀，经脉不利之血逆、血厥等症，方中蒲黄、五灵脂、桃仁、赤芍、琥珀破瘀血通经络，枳实消胀满，白术健脾气，郁金调气开郁结，泽泻分清阳
加　　减	若急躁易怒，肝热甚者，加菊花、丹皮、龙胆草；若兼见阴虚不足，眩晕头痛者，加生地、枸杞、珍珠母

（2）虚证

证　　候	常因失血过多而发，突然昏厥，面色苍白，口唇无华，四肢震颤，自汗肢冷，目陷口张，呼吸微弱，舌质淡，脉芤或细数无力
辨证要点	常因失血过多诱发，突然昏厥，面色苍白，呼吸微弱，舌质淡，脉芤或细数无力
病　　机	血出过多，气随血脱，神明失养
治　　法	补养气血
主　　方	急用独参汤灌服，继服人参养营汤
组　　成	独参汤即重用一味人参，大补元气，所谓"有形之血不能速生，无形之气所当急固"。亦可用人参注射液、生脉注射液静脉推注或滴注。同时对急性失血过多者，应及时止血，并采取输血措施。缓解后继用人参养营汤补养气血，药用人参、黄芪益气，当归、熟地养血；白芍、五味子敛阴；白术、茯苓、远志、甘草健脾安神；肉桂温阳气血；生姜、大枣和中补益，陈皮行气
加　　减	若自汗肢冷，呼吸微弱者，加附子、干姜温阳；若口干少津者，加麦冬、玉竹、沙参养阴；心悸少寐者，加龙眼肉、酸枣仁养心安神

3. 痰厥

证　　候	素有咳喘宿痰，多湿多痰，恼怒或剧烈咳嗽后突然昏厥，喉有痰声，或呕吐涎沫，呼吸气粗，舌苔白腻，脉沉滑
辨证要点	素有宿痰，恼怒或剧烈咳嗽后突然昏厥，喉有痰声，或呕吐涎沫，舌苔白腻，脉沉滑
病　　机	肝郁肺痹，痰随气升，上闭清窍
治　　法	行气豁痰
主　　方	导痰汤
组　　成	陈皮、枳实理气降逆；半夏、胆南星、茯苓燥湿祛痰；苏子、白芥子化痰降气
加　　减	若痰湿化热，口干便秘，舌苔黄腻，脉滑数者，加黄芩、栀子、竹茹、瓜蒌仁清热降火

二、西医治疗

1. 保护脑功能　一旦病人发生晕厥，应该立即将病人置于平卧位，并保持病人所在的场所通风，最大限度地保持大脑的血液和氧的供应，避免脑组织缺血缺氧过度而产生脑功能损伤。

2. 处理原发病 突然发生晕厥后，应尽可能地识别和处理原发病。首先要及时诊断是否为严重的心血管疾病，如果诊断确立，应及时采取相应措施，如完全性房室传导阻滞所致的晕厥应及时进行人工心脏起搏治疗，避免发生心源性猝死。

3. 防治并发症 有些晕厥病人可发生严重并发症，如外伤等，应注意防治。

【临证备要】

1. 循因辨病 引起本病的病因主要为情志刺激、饮食不节、体虚劳倦等。病机是由于气机突然逆乱，升降失常，阴阳气血不相顺接所致。病位主要在心、肝，与脾、肾有关。本病严重者，则会一厥不醒而致死亡。

2. 积极救治 针对厥证的治疗，首先应分虚实，进行急救。实证气厥，送服苏合香丸；血厥，吞服羚羊角粉；痰厥，频服竹沥水，另服猴枣散。虚证急用参附汤、独参汤益气回阳救逆。此外，还可结合针刺疗法促醒。醒后再辨证论治。

3. 兼顾并治 气厥多与痰厥相兼见，气厥易夹痰浊，痰厥多兼气郁。所以气厥夹痰浊者治疗，以理气解郁为主，佐以化痰。痰厥兼有气郁者，治疗以化痰为主，佐以理气。

【结语】

厥证是一种急性病证，临床上以突然发生一时性昏倒，不知人事，或伴有四肢逆冷为主要症状。轻者短时间内即可苏醒，重者一厥不醒，预后不良。引起厥证的病因主要有情志内伤、体虚劳倦、亡血失津、饮食不节等。而其病理性质主要是气机逆乱，升降乖戾，气血阴阳不相顺接。厥证常见气、血、痰厥，由于病理性质有虚实之分，临证时应根据不同类型区别虚实而辨治。厥证属危急重症，当及时救治为要，醒神回厥是主要的治疗原则，在此原则指导下，实证宜开窍、化痰、辟秽而醒神；虚证宜益气、回阳、救逆而醒神。苏醒之后，按病情的不同辨证治疗。

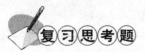 复习思考题

1. 何谓厥证，其常见病因是什么？
2. 诊断厥证的主要依据是哪些？
3. 试述厥证的辨证要点。

【文献选录】

《灵枢·五乱》："乱于臂胫，则为四厥；乱于头，则为厥逆，头重眩仆。"

《丹溪心法·厥》："厥逆也，手足因气血逆而冷也。""尸厥……忽然手足逆冷……精神不守或错言妄语，牙紧口噤或昏不知人，头旋晕倒。""痰厥者，乃寒痰迷闷，四肢逆冷。"

《卫生宝鉴·厥逆》："病人寒热而厥，面色不泽，冒昧，两手忽无脉，或一手无脉，此是将有好汗。""杂病厥冷，手足冷或身微热，脉皆沉细微弱而烦躁者，治用四逆汤加葱白。"

扫码"练一练"

第四章　脾胃系病证

第一节　胃　痛

扫码"学一学"

　　胃痛，又称胃脘痛，是由于外感内伤所致胃气阻滞，胃失和降，以上腹胃脘部近心窝处疼痛为主症的病证。常伴恶心呕吐，食欲不振，嘈杂泛酸，嗳腐吞酸等症状。

　　"胃脘痛"之名最早记载于《内经》，如《灵枢·邪气脏腑病形》指出："胃病者，腹䐜胀，胃脘当心而痛。"并首先认识到胃痛的发生与肝、脾有关，如《素问·六元正纪大论》说："木郁之发，民病胃脘当心而痛。"《灵枢·经脉》说："脾，足太阴之脉……入腹属脾络胃……是动则病舌本强，食则呕，胃脘痛，腹胀善噫，得后与气则快然如衰。"认为其病因与外邪及饮食有关，如《素问·举痛论》说："寒气客于肠胃，厥逆上出，故痛而呕也。"《素问·痹论》说："饮食自倍，肠胃乃伤。"《内经》对胃痛病因病机的论述，为后世医家研究和治疗胃痛奠定了基础。唐宋以前文献多称胃脘痛为心痛，与属于心经本身病变的心痛相混。如《伤寒论·辨太阳病脉证并治》说："伤寒六七日，结胸热实，脉沉而紧，心下痛，按之石硬，大陷胸汤主之。"这里的心下痛实是胃脘痛。宋代之后医家逐渐对胃痛与心痛的混谈提出质疑，如《三因极一病证方论·九痛叙论》曰："夫心痛者，在《方论》有九痛，《内经》则曰举痛，一曰卒痛，种种不同，以其痛在中脘，故总而言曰心痛，其实非心痛也。"《济生方·心腹痛门》更进一步指出九种心痛"名虽不同，而其所致皆因外感，内沮七情，或饮啖生冷果实之类，使邪气搏于正气，邪正交击，气道闭塞，郁于中焦，遂成心痛。"直至金元时代，《兰室秘藏》首立"胃脘痛"一门，将胃脘痛的证候、病因病机和治法明确区分于心痛，使胃痛成为独立的病证。此后，明清时代进一步澄清了心痛与胃痛相互混淆之论，提出了胃痛的治疗大法，丰富了胃痛的内容。如《证治准绳·心痛胃脘痛》曰："或问丹溪言痛即胃脘痛乎？曰：心与胃各一脏，其病形不同，因胃脘痛处在心下，故有当心而痛之名，岂胃脘痛即心痛者哉？"《医学正传·胃脘痛》说："古方九种心痛，……详其所由，皆在胃脘，而实不在于心也。"治疗上提出"气在上者涌之，清气在下者提之，寒者温之，热者寒之，虚者培之，实者泻之，结者散之，留者行之。"《医学真传·心腹痛》还指出了应从辨证去理解和运用"通则不痛"之法，书中说："夫通者不痛，理也。但通之之法，各有不同。调气以和血，调血以和气，通也；下逆者使之上行，中结者使之旁达，亦通也；虚者助之使通，寒者温之使通，无非通之之法也，若必以下泄为通，则妄矣。"为后世辨治胃痛奠定了基础。《临证指南医案·胃脘痛》的"久痛入络"之说，《医林改错》《血证论》对瘀血滞于中焦，胀满刺痛者，采用血府逐瘀汤治疗，丰富和发展了胃痛的辨证论治。

　　西医学中急慢性胃炎、消化性溃疡、功能性消化不良、胃黏膜脱垂等以上腹部疼痛为主要症状者，均可参考本节进行辨证论治。

　　慢性胃炎是指不同病因引起的胃黏膜慢性炎症或萎缩病变，临床上十分常见，约占接受检查病人的 80%~90%，随着年龄增长，萎缩性病变的发生率逐渐增高。慢性胃炎缺乏特异性症状，症状的轻重与胃黏膜的病变程度并非一致。大多数病人常无症状或有程度不同的消化不良症状，如上腹隐痛、食欲减退、餐后饱胀、反酸等。萎缩性胃炎病人可有贫血、消瘦、舌炎、腹泻等，个别伴黏膜糜烂者上腹痛较明显，并可有出血。我国人群中的幽门螺杆菌（HP）感染率为 50%~70%，感染率随年龄增加而升高，因此估计人群中成人慢性胃炎患病率在 50% 以上。

消化性溃疡是指胃肠道黏膜在某种情况下被胃酸／胃蛋白酶消化而造成的溃疡，可发生于食管、胃或十二指肠，也可发生于胃－空肠吻合口附近或含有胃黏膜的 Meckel 憩室内。胃溃疡（gastric ulcer，GU）和十二指肠溃疡（duodenal ulcer，DU）是最常见的消化性溃疡。多数消化性溃疡病人具有典型临床表现，以慢性、周期性、节律性上腹痛为主要症状，其他胃肠道症状及全身症状如嗳气、反酸、胸骨后烧灼感、流涎、恶心、呕吐、便秘等可单独或伴疼痛出现。部分病人（约 10%~15%）平时缺乏典型临床表现，而以大出血、急性穿孔为其首发症状。少数特殊类型溃疡的临床表现又各有特点。消化性溃疡是全球性多发病，但在不同国家、不同地区，其患病率存在很大差异。国内资料显示男女发病率之比 DU 为 4.4~6.8：1，GU 为 3.6~4.7：1。DU 比 GU 多见，为 1.5~5.6：1，但在胃癌高发区则 GU 可能多于 DU。溃疡病可发生在不同的年龄，但 DU 多见于青壮年，而 GU 则多见于中老年，前者的发病高峰一般比后者早 10 年。根除 HP 可明显降低溃疡病的复发率。

【病因病理】

一、中医学认识

胃痛的发生，主要由外邪犯胃、饮食伤胃、情志不畅和脾胃素虚等，导致胃气郁滞，胃失和降，不通则痛。

1. 外邪犯胃　外感寒、热、湿诸邪，内客于胃，皆可致胃脘气机阻滞，不通则痛。其中尤以寒邪为多，寒主收引，致胃气不和而痛。如《素问·举痛论》说："寒气客于肠胃之间，膜原之下，血不能散，小络急引，故痛。"

2. 饮食伤胃　饮食不节，或过饥过饱，损伤脾胃，胃气壅滞，致胃失和降，不通则痛。五味过极，辛辣无度，肥甘厚腻，饮酒如浆，则蕴湿生热，伤脾碍胃，气机壅滞。如《医学正传·胃脘痛》说："致病之由，多由纵恣口腹，喜好辛酸，恣饮热酒……复餐寒凉生冷，朝伤暮损，日积月深，……故胃脘疼痛。"

3. 情志不畅　肝为刚脏，性喜条达而主疏泄，若忧思恼怒，则气郁而伤肝，肝失疏泄，横逆犯胃，脾失健运，胃气阻滞，均致胃失和降，而发胃痛。如《沈氏尊生书·胃痛》所说："胃痛，邪干胃脘病也。……惟肝气相乘为尤甚，以木性暴，且正克也。"气滞日久或久痛入络，可致胃络血瘀。如《临证指南医案·胃脘痛》说："胃痛久而屡发，必有凝痰聚瘀。"

4. 脾胃虚弱　脾胃为仓廪之官，主受纳及运化水谷，若素体脾胃虚弱，运化失职，气机不畅，或饥饱失常，或劳倦过度，或久病脾胃受伤等引起脾阳不足，中焦虚寒，或胃阴受损，失其濡养而发生疼痛。

　　胃为五脏六腑之大源，主受纳、腐熟水谷，其气以和降为顺。上述各种原因皆可伤及胃腑，致胃气失和，气机郁滞，胃脘作痛，正所谓"不通则痛"。胃痛的病变部位在胃，与肝、脾关系最为密切，胆、肾也与之相关。脾与胃互为表里，共主升降，二者同为后天之本，仓廪之官，在生理上相互配合，在病机上相互影响。若饥饱失常，劳倦过度，以及久病正虚不复，均能引起脾胃虚弱，运化失职，气机阻滞而为胃痛。脾阳不足，则寒自内生，致胃失温养，而成虚寒胃痛；如脾润不及，或胃燥太过，致胃失濡养，而成阴虚胃痛；阳虚无力，血行不畅，涩而成瘀，可致血瘀胃痛。同时脾胃的受纳运化，中焦气机的升降，有赖于肝的疏泄。若忧思恼怒，气郁伤肝，肝气横逆，势必克脾犯胃，致气机阻滞，胃失和降而痛。如肝气久郁，既可以化火伤阴，又能致瘀血内结，病情至此，则胃痛加重，每每缠绵难愈。胆之通降，有助于脾之运化，胃之和降。胆病失于疏泄，可致肝胃气滞。若胆腑通降失常，胆气不降，逆行入胃，胃气失和，气机不利，则脘腹作痛。《灵枢·四时气》曰："邪在胆，逆在胃。"肾为胃之关，脾胃之运化腐熟，全赖肾阳之温煦，所以肾阳不足，可致脾阳不振，脾肾阳虚。若肾阴亏耗，肾水不足，不能上济于胃，或胃阴亏损，久则耗伤肾阴，而成胃肾阴亏，阴虚作痛。

　　胃痛早期由外邪、饮食、情志所伤者，多为实证；若久痛不愈，或反复发作，脾胃受损，可由实转虚。后期常为脾胃虚弱，但往往虚实夹杂，如脾胃虚弱夹湿、夹瘀等。胃痛的病理因素主要有气滞、寒凝、热郁、湿阻、血瘀。其基本病机是胃气阻滞，胃失和降，不通则痛。

　　胃痛初起，多在气分，预后一般较好。但胃痛的病理变化比较复杂，可以衍生变证，如胃热炽盛，迫血妄行，或瘀血阻滞，血不循经，或脾气虚弱，不能统血，而致便血、呕血之症。若大量出血，可致气随血脱，如不及时救治，可危及生命。若脾胃运化失职，湿浊内生，郁而化热，火热内结，腑气不通，腹痛剧烈拒按，导致大汗淋漓，四肢厥逆的厥脱危证。或日久成瘀，气机壅塞，胃失和降，胃气上逆，致呕吐反胃。若胃痛日久，久病入络，痰瘀互结，可形成噎膈，或瘀结胃脘，形成癥积，其预后较差，亦属危重之证。

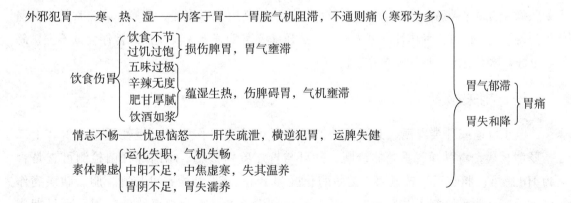

二、西医学认识

（一）慢性胃炎

幽门螺杆菌（H. pylori，HP）感染是慢性胃炎的主要病因（80%～95%），多数是胃窦为主的全胃炎，病理表现为胃黏膜层以淋巴细胞和浆细胞浸润为主，部分病人在后期可出现胃黏膜固有腺体萎缩和化生。此外，急性胃炎后遗症、长期服用对胃黏膜有强烈刺激的饮食及药物、十二指肠液反流、自身免疫功能改变以及鼻腔、口腔、咽喉等部位慢性感染灶累及胃黏膜发生慢性炎症改变均可引起本病的发生。

（二）消化性溃疡

本病的病因和发病机制目前尚未完全阐明。目前认为其发生是一种或多种有害因素对黏膜破坏超过黏膜抵御损伤和自身修复的能力所引起的综合结果，溃疡的黏膜坏死缺损超过黏膜肌层，但有别于糜烂。近年来的实验与临床研究表明，胃酸分泌过多、幽门螺杆菌感染和胃黏膜保护作用减弱等因素是引起消化性溃疡的主要环节。胃排空延缓和胆汁反流、胃肠肽的作用、遗传因素、药物因素、环境因素和精神因素等，都和消化性溃疡的发生有关。

【诊断】

一、病名诊断

（1）以上腹胃脘部近心窝处发生疼痛为特征。

（2）发病以中青年居多，多有反复发作病史。

（3）常与情志不遂、饮食不节、劳累、受寒或服用有损脾胃的药物等因素有关。

二、证候特征

胃痛的部位在心下胃脘，可分为上脘、中脘、下脘，疼痛性质常因病因病机不同而异，如胀痛、刺痛、钝痛、隐痛、灼痛、绞痛、闷痛，其中尤以胀痛、刺痛、隐痛常见，其痛可为持续性，也可为发作性，可无压痛，或压痛不甚明显，无反跳痛。常伴食欲不振，恶心呕吐，嘈杂泛酸，嗳气吐腐等症状。

三、相关检查

电子胃镜或纤维胃镜、上消化道钡餐造影等检查可作为急、慢性胃炎，胃、十二指肠溃疡病，胃黏膜脱垂等的诊断，并可与胃癌鉴别诊断；幽门螺杆菌检测可查是否为HP感染；胆红素、转氨酶、淀粉酶化验和B超、CT等检查可与肝、胆、胰疾病作鉴别诊断；腹部透视可与肠梗阻、肠穿孔作鉴别诊断；血常规可协助与阑尾炎早期作鉴别；心肌酶谱、肌钙蛋白、心电图检查可与冠心病、心绞痛、心肌梗死作鉴别诊断。

【鉴别诊断】

胃痛与真心痛、胁痛、腹痛的鉴别

鉴别要点	胃痛	真心痛	胁痛	腹痛
共同点	腹部疼痛			
不同点	疼痛部位在上腹胃脘部近心窝处；性质为胀痛、刺痛、隐痛、剧痛等；多伴见食欲不振，恶心呕吐，嘈杂泛酸，嗳气吞腐等；好发于中青年	当胸而痛，痛引肩背；发作时猝然大痛，多为刺痛，动辄加重；常伴见心悸气短、汗出肢冷等；好发于老年人	疼痛以胁肋部为主；多为刺痛、胀痛、灼痛、隐痛、钝痛等；常伴见发热恶寒，或目黄肤黄，或胸闷太息；各年龄均可发生	疼痛部位在胃脘以下，耻骨毛际以上；多为剧痛、刺痛、胀痛、绵绵作痛等；常伴见腹泻或便秘，或睾丸疼痛，或嘈杂吐涎等；各年龄均可发生

【治疗】

一、中医治疗

（一）辨证要点

1. 辨虚实

实	痛剧，固定不移，拒按，脉盛
虚	痛势徐缓，痛处不定，喜按，脉虚

2. 辨寒热

寒	遇寒则痛甚，得温则痛减
热	胃脘灼痛，痛势急迫，遇热则痛甚，得寒则痛减

3. 辨气血

气	气滞	胀痛，或涉及两胁，或兼见恶心呕吐，嗳气频频，疼痛与情志因素相关
	气虚	胃脘疼痛或空腹痛，兼见饮食减少，食后腹胀，大便溏薄，面色少华，舌淡脉弱
血瘀		疼痛部位固定不移，痛如针刺，舌质紫黯或有瘀斑，脉涩，或兼见呕血、便血

（二）治疗原则

治疗原则：灵活运用"通之大法"理气和胃止痛。

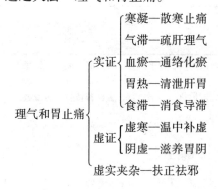

理气和胃止痛：
- 实证
  - 寒凝—散寒止痛
  - 气滞—疏肝理气
  - 血瘀—通络化瘀
  - 胃热—清泄肝胃
  - 食滞—消食导滞
- 虚证
  - 虚寒—温中补虚
  - 阴虚—滋养胃阴
- 虚实夹杂—扶正祛邪

（三）分证论治

1. 寒邪客胃

证　　候	胃痛暴作，恶寒喜暖，得温痛减，遇寒加重，口淡不渴，或喜热饮，舌淡苔薄白，脉弦紧
辨证要点	胃痛暴作，恶寒喜暖，得温痛减，遇寒加重，舌淡苔薄白，脉弦紧
病　　机	寒凝胃脘，阳气被遏，气机阻滞
治　　法	温胃散寒，行气止痛
主　　方	香苏散合良附丸
组　　成	高良姜散寒止痛；香附行气和血；陈皮理气和胃降逆；紫苏辛温解表散寒；甘草和中
加　　减	如兼见恶寒、头痛等风寒表证者，可加藿香等以疏散风寒，或内服生姜汤、胡椒汤以散寒止痛；若兼见胸脘痞闷，胃纳呆滞，嗳气或呕吐者，是为寒夹食滞，可加枳实、神曲、鸡内金、制半夏、生姜等以消食导滞，降逆止呕；若寒邪郁久化热，寒热错杂，可用半夏泻心汤辛开苦降，寒热并调

2. 饮食伤胃

证　　候	胃脘疼痛，胀满拒按，嗳腐吞酸，或呕吐不消化食物，其味腐臭，吐后痛减，不思饮食，大便不爽，得矢气或便后稍舒，舌苔厚腻，脉滑
辨证要点	胃脘疼痛，胀满拒按，嗳腐吞酸，舌苔厚腻，脉滑
病　　机	饮食积滞，阻塞胃气
治　　法	消食导滞，和胃止痛
主　　方	保和丸
组　　成	神曲、山楂、莱菔子消食导滞；茯苓、制半夏、陈皮理气和胃，降逆除湿；连翘散结清热
加　　减	脘腹胀甚者，加枳实、砂仁、槟榔等以行气消滞；胃脘胀痛而便秘者，合小承气汤或改用枳实导滞丸以通腑行气；胃痛急剧而拒按，伴见苔黄燥，便秘者，为食积化热成燥，则合用大承气汤以泄热解燥，通腑荡积

3. 肝气犯胃

证　　候	胃脘胀痛，连及两胁，遇恼则痛作或痛甚，嗳气、矢气则稍舒，胸闷嗳气，喜长叹息，大便不畅，舌苔多薄白，脉弦
辨证要点	胃脘胀痛，连及两胁，胸闷嗳气，喜长叹息，舌苔多薄白，脉弦
病　　机	肝气郁结，横逆犯胃，胃气阻滞
治　　法	疏肝解郁，理气止痛
主　　方	柴胡疏肝散
组　　成	柴胡、香附疏肝理气止痛；枳壳、陈皮理气和胃；川芎调理气血；白芍、甘草缓急止痛
加　　减	胃痛较甚者，加川楝子、延胡索以加强理气止痛；嗳气较频者，加沉香、旋覆花以顺气降逆；泛酸者加乌贼骨、煅瓦楞子中和胃酸。痛势急迫，嘈杂吐酸，口干口苦，舌红苔黄，脉弦或数，乃肝胃郁热之证，改用化肝煎或丹栀逍遥散加黄连、吴茱萸以疏肝泄热和胃

4. 湿热中阻

证　　候	胃脘疼痛，痛势急迫，脘闷灼热，口干口苦，口渴而不欲饮，纳呆恶心，小便色黄，大便不畅，舌红，苔黄腻，脉滑数
辨证要点	胃脘疼痛，痛势急迫，脘闷灼热，口干口苦，舌红苔黄腻，脉滑数
病　　机	湿热蕴结，胃气痞阻
治　　法	清化湿热，理气和胃
主　　方	清中汤
组　　成	黄连、栀子清热燥湿；制半夏、茯苓、草豆蔻祛湿健脾；陈皮、甘草理气和中

续表

加 减	湿偏重者加苍术、藿香燥湿健脾；热偏重者加蒲公英、黄芩清胃泄热；伴恶心呕吐者，加竹茹以清胃降逆；大便秘结不通者，可加大黄（后下）通下导滞；气滞腹胀者加厚朴、枳实以理气消胀；纳呆少食，加神曲、谷芽、麦芽以消食导滞

5. 瘀血停胃

证 候	胃脘疼痛，如针刺，似刀割，痛有定处，按之痛甚，痛时持久，食后加剧，入夜尤甚，或见吐血黑便，舌质紫黯或有瘀斑，脉涩
辨证要点	胃脘疼痛，如针刺，似刀割，痛有定处，舌质紫黯或有瘀斑，脉涩
病 机	瘀停胃络，脉络壅滞
治 法	化瘀通络，理气和胃
主 方	失笑散合丹参饮
组 成	蒲黄、五灵脂、丹参活血散瘀止痛；檀香、砂仁行气和胃
加 减	若胃痛甚者，加延胡索、木香、郁金、枳壳以加强活血行气止痛之功；若四肢不温，舌淡脉弱者，当为气虚无以行血，加党参、黄芪等以益气活血；便黑可加三七、白及化瘀止血，出血不止应参考血证有关内容辨证论治；若口干咽燥，舌光无苔，脉细，为阴虚无以濡养，加生地、麦冬以滋阴润燥

6. 胃阴亏耗

证 候	胃脘隐隐灼痛，似饥而不欲食，咽干口燥，五心烦热，消瘦乏力，口渴思饮，大便干结，舌红少津，脉细数
辨证要点	胃脘隐隐灼痛，似饥而不欲食，五心烦热，舌红少津，脉细数
病 机	胃阴亏耗，胃失濡养
治 法	养阴益胃，和中止痛
主 方	一贯煎合芍药甘草汤
组 成	沙参、麦冬养阴益胃；生地、枸杞子滋养肝肾；当归养肝和血；川楝子理气止痛；芍药、甘草缓急止痛
加 减	若胃脘灼痛、嘈杂泛酸者，可加珍珠粉、牡蛎、海螵蛸或配用左金丸以制酸；胃脘胀痛较剧，兼气滞，加厚朴花、玫瑰花、佛手等行气止痛；大便干燥难解，宜加火麻仁、瓜蒌仁等润肠通便；阴虚胃热加石斛、知母、黄连养阴清胃

7. 脾胃虚寒

证 候	胃痛隐隐，喜温喜按，空腹痛甚，得食则缓，劳累或受凉后发作或加重，泛吐清水，神疲纳呆，四肢倦怠，手足不温，大便溏薄，舌淡苔白，脉虚弱或迟缓
辨证要点	胃痛隐隐，喜温喜按，泛吐清水，舌淡苔白，脉虚弱或迟缓
病 机	脾胃虚寒，失于温养
治 法	温中健脾，和胃止痛
主 方	黄芪建中汤
组 成	黄芪补中益气；桂枝、生姜温脾散寒；白芍、炙甘草、饴糖、大枣缓急止痛
加 减	泛吐清水较多，宜加干姜、制半夏、陈皮、茯苓以温胃化饮；泛酸者，去饴糖，加黄连、炒吴茱萸、乌贼骨、煅瓦楞子等以制酸和胃；胃脘冷痛，里寒较甚，呕吐，肢冷，可加理中丸以温中散寒；若兼形寒肢冷，腰膝酸软，可用附子理中汤温肾暖脾，和胃止痛

二、西医治疗

（一）慢性胃炎

1. 消除病因 祛除各种可能致病的因素，如避免进食对胃黏膜有强刺激的饮食及药品，戒烟忌酒。注意饮食卫生，防止暴饮暴食。积极治疗口、鼻、咽部的慢性疾患。加强锻炼，提高身体素质。

2. 药物治疗　使用根除幽门螺杆菌的药物可改善胃黏膜组织学、预防消化性溃疡及可能降低胃癌发生的危险性，少部分病人消化不良症状也可取得改善。此外根据症状可选择抑酸或抗酸药、促胃肠动力药、胃黏膜保护药等。对肯定的重度异型增生则宜予预防性手术，目前多采用内镜下胃黏膜切除术。

（二）消化性溃疡

1. 一般治疗　生活要有规律，避免过度劳累和精神紧张。注意饮食规律，戒烟、酒。服用非甾体抗炎药（NSAID）者尽可能停用，即使未用亦要告诫病人今后慎用。

2. 药物治疗　治疗消化性溃疡的药物可分为抑制胃酸分泌和保护胃黏膜两大类，主要起缓解症状和促进溃疡愈合的作用，常与根除幽门螺杆菌治疗配合使用。

3. 其他治疗　对服用 NSAID 后出现的溃疡，如情况允许应立即停用 NSAID，如病情不允许可换用对黏膜损伤少的 NSAID，少数溃疡有并发症者，可采取外科手术治疗。

【临证备要】

1. 调肝理气——遣方的通用之法　肝气疏泄失常，影响脾胃主要有两种情况：一为疏泄不及，土失木疏，气壅而滞；二为疏泄太过，横逆脾胃，肝脾（胃）不和。一般来说，治疗前者以疏肝为主，后者以敛肝为主。从肝论治胃痛应调肝之用，可以疏肝解郁与抑肝缓急两法先后或同时运用，疏敛并用的组方原则体现了调肝之法在病态下的双向性调节作用。肝疏泄功能正常，气顺则通，胃自安和。素体脾胃虚弱，或饮食、劳累损伤脾胃，中焦运化失职，气机壅滞，也会影响肝之疏泄功能，即"土壅木郁"，此时又当培土泄木。而调肝之品多属于辛散理气药。理气药亦可和胃行气止痛，或顺气消胀，最适用于胃病之胃痛脘痞，嗳气恶心。故有"治胃病不理气非其治也"之说。

2. 活血祛瘀——遣方的要着之法　慢性胃痛多兼有血瘀，即"久病入络"、"胃病久发，必有聚瘀"，临床可见胃痛固定，持续，时而刺痛，或有包块，舌质暗红或有瘀斑瘀点等瘀象。治疗应重视活血祛瘀药物的应用，常用郁金、延胡索、田七、莪术、红花、赤芍等，同时根据伴随症状分别配伍凉血、解毒、益气、养阴等药。

3. 清解郁热——遣方的变通之法　慢性胃痛中以溃疡病和慢性胃炎占绝大多数。慢性胃痛者多迁延日久，或反复发作，致脾胃受损，出现面色萎黄，胃胀纳呆，腹胀便溏，体倦乏力，舌淡脉弱等脾胃气虚症状，而且即使消化性溃疡或慢性胃炎在活动期，也不一定表现出中医的热象。但是，当病人出现口干口苦，舌苔变黄之时，虽未必热象悉俱，但已显示郁热。治疗可适当选用清热药，如蒲公英、黄芩、黄连、柴胡等。注意不能一概用清热之品，且要适可而止。

4. 健脾养胃——遣方的固本之法　慢性胃痛病程长，病情缠绵。从起病原因看，本病多在脾胃虚弱的基础上而发，且虚证贯穿于全过程。所以，治疗本病要补虚以固本，或健脾益气，或养阴益胃，如有气阴两虚者，可两法并举。根据《内经》"虚则补之"原则，常用李东垣的升阳益气法以健脾益气，方用补中益气汤加减，重用黄芪、党参；用叶天士的甘凉润燥法以养阴益胃，方用沙参麦冬汤加减，常用沙参、麦冬、石斛等养阴而又不过于滋腻、有碍脾胃之品。

【结语】

胃痛多由外感寒邪、饮食所伤、情志不畅和脾胃虚弱等病因而引发。起病之初多为单一病因，病变比较单纯。日久常多种病因相互作用，病情复杂。胃是主要病变脏腑，常与肝、脾等脏有密切关系。发生胃痛的病因较多，病机演变亦较复杂，但胃气壅滞、失于和降是胃痛的主要病机。胃痛初期，病变脏腑单一，久则累及多个脏腑。寒凝、食停、气滞、热郁、湿阻、血瘀等多属实证；脾胃虚寒、胃阴不足多为虚证。且虚实之间，可相互转化，由实转虚，或因虚致实，虚实夹杂；可由寒化热，寒热错杂；可因气滞而血瘀，或瘀血阻遏气机而气滞。胃痛日久可发生吐血、便血、呕吐、反胃、噎膈等变证。治疗以理气和胃为大法，根据不同证候，采取相应治法。实证者应区别寒凝、气滞、食积、热郁、血瘀，分别给予散寒止痛、疏肝解郁、消食导滞、清泄肝胃、通络化瘀治法；虚证者当辨虚寒与阴虚，分别给予温胃健中或滋阴养胃治法。

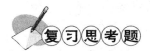

复习思考题

1. 何谓胃痛，其常见病因是什么？
2. 诊断胃痛的主要依据是哪些？
3. 试述胃痛的辨证要点。

【文献选录】

《寿世保元·心胃痛》："胃脘痛者，多是纵恣口腹，喜好辛酸，恣饮热酒煎煿，复食寒凉生冷，朝伤暮损，日积月深，自郁成积，自积成痰，痰火煎熬，血亦妄行，痰血相杂，妨碍升降，故胃脘疼痛。"

《景岳全书·心腹痛》："胃脘痛证，多有因食、因寒、因气不顺者……因虫、因火、因痰、因血者，……惟食滞、寒滞、气滞者最多，因虫、因火、因痰、因血者，皆能作痛，大多暴痛者多由前三证，渐痛者多由后四证。""因寒者常居八九，因热者十惟一二。……盖寒则凝滞，凝滞则气逆，气逆则痛胀由生。""痛有虚实……辨之之法，但当察其可按者为虚，拒按者为实；久痛者多虚，暴痛者多实；得食稍可者为虚，胀满畏食者为实；痛徐而缓，莫得其处者多虚；痛剧而坚，一定不移者为实；痛在肠脏中，有物有滞者多实；痛在腔胁经络，不干中脏而牵连腰背，无胀无滞者多虚。"

《临证指南医案·胃脘痛》："夫痛而不通，通字须究气血阴阳，便是看诊要旨意。""初病在经，久痛入络，以经主气，络主血，则可知其治气治血之当然也。凡气既久阻，血亦应病，循行之脉络自痹，而辛香理气，辛柔和血之法，实为对待必然之理。"

第二节　痞　满

痞满是由于外感内伤所致中焦气机不利，脾胃升降失职，以自觉心下痞塞，胸膈胀满，触之无形，按之柔软，压之无痛为主要症状的病证。本病按部位可分为胸痞、心下痞等。心下痞即胃脘部痞满。本节主要讨论胃脘部出现上述症状的痞满，又可称胃痞。

扫码"练一练"

扫码"学一学"

痞满在《内经》中称为"痞""痞塞"和"痞隔"等，如《素问·五常政大论》说："备化之纪……其病痞""卑监之纪……其病留满痞塞。"认为其病因是饮食不节、起居不适和寒气为患等，如《素问·太阴阳明论》说："饮食不节，起居不时者，阴受之。阴受之则入五脏，入五脏则䐜满闭塞。"《素问·异法方宜论》说："脏寒生满病。"痞满病名首见于《伤寒论》，书中明确指出："满而不痛者，此为痞。""若心下满而硬痛者，此为结胸也，大陷胸汤主之。但满而不痛者，此为痞，柴胡不中与之，半夏泻心汤主之。"将痞满与结胸作了鉴别，提出了寒热并用，辛开苦降的治疗大法，其创诸泻心汤治疗，一直为后世医家所效法。金元时代，朱震亨《丹溪心法·痞》则简明云："痞者与否同，不通泰也。"且与胀满作了鉴别："胀满内胀而外亦有形；痞者内觉痞闷，而外无胀急之形也。"至明清时期，张介宾在《景岳全书·痞满》中更明确地指出："痞者，痞塞不开之谓；满者，胀满不行之谓。盖满则近胀，而痞则不必胀也。"并指出："凡有邪有滞而痞者，实痞也；无物无滞而痞者，虚痞也。有胀有痛而满者，实满也；无胀无痛而满者，虚满也。实痞实满者，可消可散，虚痞虚满者，非大加温补不可。"这种虚实辨证对后世痞满诊治颇有指导意义。

西医学的功能性消化不良、慢性胃炎、胃下垂等疾病，若以上腹胀满不舒为主症时，均可参考本节内容辨证论治。

功能性消化不良（functional dyspepsia，FD）是指具有上腹痛，上腹胀，早饱，嗳气，食欲不振，恶心，呕吐等不适症状，经检查排除引起这些症状的器质疾病的一组临床综合征，症状可持续或反复发作，病程一般规定为超过 1 个月或在 12 个月中累计超过 12 周。FD 是临床上最常见的一种功能性胃肠病，欧美国家人群患病率达 19%～41%，我国为 18%～45%，占消化门诊的 20%～50%。FD 不仅影响病人的生活质量，而且产生相当高的医疗费用，因此已逐渐成为现代社会中一个主要的医疗保健问题。

【病因病理】

一、中医学认识

感受外邪、内伤饮食、情志失调等可引起中焦气机不利，脾胃升降失职而发生痞满。

1. 感受外邪 外感六淫，表邪入里，或误下伤中，邪气乘虚内陷，结于胃脘，阻塞中焦气机，升降失司，遂成痞满。如《伤寒论》曰："脉浮而紧，而复下之，紧反入里，则作痞，按之自濡，但气痞耳。"

2. 内伤饮食 暴饮暴食，或恣食生冷，或过食肥甘，或嗜酒无度，损伤脾胃，纳运无力，食滞内停，痰湿阻中，气机被阻，而生痞满。

3. 情志失调 抑郁恼怒，情志不遂，肝气郁滞，失于疏泄，横逆乘脾犯胃，脾胃升降失常，或忧思伤脾，脾气受损，运化不力，胃腑失和，气机不畅，发为痞满。

总之，痞满的基本病位在胃，与肝、脾的关系密切，外感内伤各种病因影响到胃，并涉及肝、脾，使中焦气机不利，脾胃升降失职，则发为本病。

初发痞满以实邪内阻为主，多因湿热蕴郁，食滞气郁，痰湿中阻，肝郁犯胃等原因滞胃碍脾，中焦气机壅阻所致，病属实痞。久发痞满以脾胃亏虚，邪气留滞为主，多由脾胃气虚，升降失常，邪气留滞，或胃阴不足，失于润降，胃气逆滞所致，病属虚痞。实痞日久，损伤脾胃，可转为实中兼虚，或由实转虚。病转虚者，脾气损伤多转为脾胃虚弱；胃津损伤多转为胃阴不足。此外，在胃气虚弱的条件下感受湿热，或食滞、肝郁，滞郁化热，或屡用寒凉攻伐胃阳，可表现为寒热夹杂的证候。

实痞与虚痞转归有所不同，实痞邪盛病轻，治疗及时病可痊愈。若治不及时，或治不彻底，转归有二：其一易由实转实，转为胃痛、嘈杂、呃逆，或与胃痛、嘈杂、呃逆相兼；其二由实转虚，变为虚痞，由实转虚阶段，往往经历虚实夹杂，寒热并见的复杂证候，或虚痞复发也可见虚实夹杂、寒热并见。进入虚痞，其以虚为本，本虚多兼标实，本虚有气虚、阴虚或气阴两虚，标实有气滞、湿阻、食积等。虚痞治不及时，或治不得法，可转为虚劳。若本虚久久不复，气滞、毒蕴、瘀血久结不散，可酿成积聚、噎膈等变证，其病重难愈。

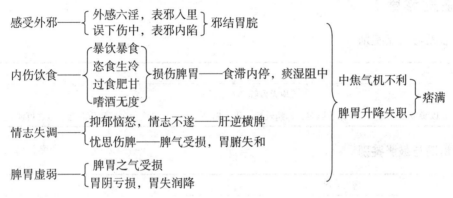

二、西医学认识

功能性消化不良的病因和发病机制至今尚未清楚，可能与多种因素有关。一般认为，胃肠动力障碍是 FD 的主要病理生理学基础。近年研究还发现胃肠动力障碍常与胃电活动异常并存，促胃肠动力学药治疗可使大部分病人的症状得到不同程度的改善。精神因素和应激因素一直被认为与 FD 的发病有密切关系。调查表明，FD 病人存在个性异常，焦虑、抑郁积分显著高于正常人，但精神因素的确切致病机制则尚未阐明。此外，胃镜检查结果提示约半数 FD 病人有幽门螺杆菌感染及由此而引起的慢性胃炎，但研究至今未发现幽门螺杆菌感染及慢性胃炎与 FD 症状有明确的相关性。

【诊断】

一、病名诊断

（1）以胃脘痞塞，满闷不舒为主症，并有按之柔软，压之无痛，望无胀形的特点。

（2）发病缓慢，时轻时重，反复发作，病程漫长。

（3）多由饮食、情志、起居、寒温等因素诱发。

二、证候特征

1. 部位及症状 胃痞部位在心下胃脘，以自觉痞满不舒，闷塞不痛为主症，常伴有胸膈满闷，得食则胀，嗳气则舒的症状。

2. 临床有实痞和虚痞之分 痞满不减，按之则甚，食后加重则为实；脘闷时减，按之稍舒，不欲进食则为虚。

三、相关检查

电子胃镜或纤维胃镜可诊断慢性胃炎并排除溃疡病、胃肿瘤等，病理组织活检可确定慢性胃炎的类型以及是否有肠上皮化生、异型增生，X 线钡餐检查也可以协助诊断慢性胃炎、胃下垂等，胃肠动力检测（如胃肠测压、胃排空试验、胃电图等）可协助诊断胃动力障碍、紊乱等，幽门螺杆菌相关检测可查是否为 HP 感染，B 超、CT 检查可鉴别肝胆疾病及腹水等。

【鉴别诊断】

1. 痞满与胃痛鉴别

鉴别要点	痞满	胃痛
共同点	均为胃脘部不适	
不同点	以满闷不适为主，可累及胸膈；起病较缓，压无痛感	以疼痛为主；病势多急，压之可痛

2. 痞满与鼓胀鉴别

鉴别要点	痞满	鼓胀
共同点	自觉腹部胀满	
不同点	自觉满闷不舒，外无胀形；病位在胃脘；按之柔软	腹部胀大如鼓，皮色苍黄，脉络暴露；发于大腹；按之腹皮绷急

【治疗】

一、中医治疗

（一）辨证要点

1. 辨虚实

实	痞满较甚，饱胀、嗳气明显，口苦，苔腻，脉实有力
虚	痞满不甚，乏力、食少或口干、饥不欲食，舌淡或舌红少津，脉虚

2. 辨寒热

寒	遇寒则满甚，时感胃凉，舌淡苔白，脉迟缓
热	口苦泛酸，胃脘灼热，舌红苔黄，脉数
寒热错杂	时感胃脘凉，遇冷则满甚，泛酸、嘈杂，口苦，舌淡苔黄

（二）治疗原则

治疗原则：调理脾胃升降，行气除痞消满。

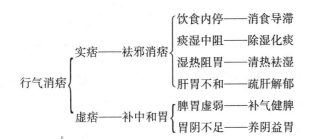

$$
行气消痞
\begin{cases}
实痞——祛邪消痞
\begin{cases}
饮食内停——消食导滞 \\
痰湿中阻——除湿化痰 \\
湿热阻胃——清热祛湿 \\
肝胃不和——疏肝解郁
\end{cases} \\
虚痞——补中和胃
\begin{cases}
脾胃虚弱——补气健脾 \\
胃阴不足——养阴益胃
\end{cases}
\end{cases}
$$

（三）分证论治

1. 实痞

（1）饮食内停

证　候	脘腹痞闷而胀，进食尤甚，拒按，嗳腐吞酸，恶食呕吐，或大便不调，矢气频作，臭如败卵，舌苔厚腻，脉滑
辨证要点	脘腹痞闷而胀，进食尤甚，拒按，嗳腐吞酸，舌苔厚腻，脉滑
病　机	饮食停滞，胃腑失和，气机壅塞
治　法	消食和胃，行气消痞
主　方	保和丸
组　成	山楂、神曲、莱菔子消食导滞，行气除胀；制半夏、陈皮和胃化湿，行气消痞；茯苓健脾渗湿，和中止泻；连翘清热散结
加　减	食积较重者，可加鸡内金、谷芽、麦芽以消食；脘腹胀满者，可加枳实、厚朴、槟榔等理气除满；食积化热，大便秘结者，加大黄、枳实通腑消胀，或用枳实导滞丸推荡积滞，清利湿热；兼脾虚便溏者，加白术、扁豆等健脾助运，化湿和中，或用枳实消痞丸消除痞满，健脾和胃

（2）痰湿中阻

证　候	脘腹痞塞不舒，胸膈满闷，头晕目眩，身重困倦，呕恶纳呆，口淡不渴，小便不利，舌苔白厚腻，脉沉滑
辨证要点	脘腹痞塞不舒，身重困倦，呕恶纳呆，舌苔白厚腻，脉沉滑
病　机	痰浊阻滞，脾失健运，气机不利
治　法	除湿化痰，理气和中
主　方	二陈平胃汤
组　成	制半夏、苍术燥湿化痰；陈皮、厚朴理气消胀；茯苓、甘草健脾和胃
加　减	痰湿盛而胀满甚者，可加枳实、紫苏梗、桔梗等，或合用半夏厚朴汤以加强化痰理气；气逆不降，嗳气不止者，加旋覆花、代赭石、枳实、沉香等；痰湿郁久化热见口苦、苔黄改用黄连温胆汤；兼脾胃虚弱者加用党参、白术、砂仁健脾和中

（3）湿热阻胃

证　候	脘腹痞闷，或嘈杂不舒，恶心呕吐，口干不欲饮，口苦，纳少，舌红苔黄腻，脉滑数
辨证要点	脘腹痞闷，嘈杂不舒，恶心呕吐，舌红苔黄腻，脉滑数
病　机	湿热内蕴，困阻脾胃，气机不利
治　法	清热化湿，和胃消痞
主　方	泻心汤合连朴饮
组　成	大黄泻热散痞，和胃开结；黄连、黄芩苦降泻热和阳；厚朴理气祛湿；石菖蒲芳香化湿，醒脾开胃；制半夏和胃燥湿；芦根清热和胃，止呕除烦；豆豉、栀子清热除烦
加　减	恶心呕吐明显，加竹茹、生姜、旋覆花以止呕；纳呆不食，加鸡内金、谷芽、麦芽以开胃导滞；嘈杂不舒，合用左金丸；便溏，去大黄，加扁豆、陈皮以化湿和胃。如寒热错杂，用半夏泻心汤苦辛通降

（4）肝胃不和

证　　候	脘腹痞闷，胸胁胀满，心烦易怒，善太息，呕恶嗳气，或吐苦水，大便不爽，舌质淡红，苔薄白，脉弦
辨证要点	脘腹痞闷，胸胁胀满，心烦易怒，善太息，舌质淡红，苔薄白，脉弦

病　　机	肝气犯胃，胃气郁滞
治　　法	疏肝解郁，和胃消痞
主　　方	越鞠丸合枳术丸
组　　成	香附、川芎疏肝解郁，行气活血；苍术、神曲燥湿健脾，消食化滞；栀子泻火解郁；枳实行气消痞；白术健脾益胃；荷叶升养胃气
加　　减	气郁明显，胀满较甚，加柴胡、郁金、厚朴等，或用五磨饮子加减以理气导滞消胀；郁而化火，口苦而干，加黄连、黄芩泻火解郁；呕恶明显，加制半夏、生姜和胃止呕；嗳气甚者，加竹茹、沉香和胃降气

2. 虚痞

（1）脾胃虚弱

证　　候	脘腹满闷，时轻时重，喜温喜按，纳呆便溏，神疲乏力，少气懒言，语声低微，舌质淡，苔薄白，脉细弱
辨证要点	脘腹满闷，时轻时重，喜温喜按，纳呆便溏，舌质淡苔薄白，脉细弱
病　　机	脾胃虚弱，健运失职，升降失司
治　　法	补气健脾，升清降浊
主　　方	补中益气汤
组　　成	黄芪、党参、白术、炙甘草益气健脾，鼓舞脾胃清阳之气；升麻、柴胡协同升举清阳；当归养血和营以助脾；陈皮理气消痞
加　　减	胀闷较重加枳壳、木香、厚朴以理气运脾；四肢不温，阳虚明显者，加制附子、干姜温胃助阳，或合理中丸以温胃健脾；纳呆厌食者，加砂仁、神曲等理气开胃；舌苔厚腻，湿浊内蕴，加制半夏、茯苓，或改用香砂六君子汤加减以健脾祛湿，理气除胀

（2）胃阴不足

证　　候	脘腹痞闷，嘈杂，饥不欲食，恶心嗳气，口燥咽干，大便秘结，舌红少苔，脉细数
辨证要点	脘腹痞闷，嘈杂，饥不欲食，口燥咽干，舌红少苔，脉细数
病　　机	胃阴亏虚，胃失濡养，和降失司
治　　法	养阴益胃，调中消痞
主　　方	益胃汤
组　　成	生地、麦冬、沙参、玉竹滋阴养胃
加　　减	津伤较重，加石斛、花粉等加强生津；腹胀较盛，加香橼、枳壳、厚朴花理气消胀；食滞加谷芽、麦芽等消食导滞；便秘者，加火麻仁、玄参润肠通便

二、西医治疗

1. 一般治疗　建立良好的生活习惯，避免烟、酒、非甾体抗炎药。避免个人生活经历中会诱发症状的食物。注意根据病人不同特点进行精神心理治疗。失眠、焦虑者可适当予以镇静药。

2. 药物治疗　包括抑制胃酸分泌药、促胃肠动力药、根除幽门螺杆菌治疗、助消化药等。

【临证备要】

1. 治痞应重视醒脾健脾，调畅气机　痞满虽病在胃，但与脾密切相关。临床治胃痞应在和胃降气的同时，重视健脾益气法的运用，宜用黄芪、党参、升麻、柴胡、白术等以升清降浊，脾胃虚寒者可加干姜、吴茱萸等温中祛寒。此外还当注意与醒脾运脾法配合使用。

2. 久痞虚实夹杂，寒热并见者，治宜温清并用，辛开苦降　胃痛日久，病人常出现胃脘痞满、疲倦纳呆、口苦而干、舌质淡而苔微黄腻等寒热错杂、虚实互见等证候。对此，应效法仲景诸泻心汤法，加用黄芩、黄连等温清并用，辛开苦降，虚实兼顾。

3. 治痞宜顾及胃阴　在治疗实痞时，常用辛温燥湿之品，用量太过则易伤胃阴；湿热蕴结或肝气郁久均易化火伤阴，故在用砂仁、厚朴、陈皮、法半夏等辛燥药治疗时，谨防用药太过，伤及胃阴；对于胃阴亏虚者，选用理气消痞的药物时，宜予轻清为原则，可适当选用枳壳、佛手、竹茹、川朴花等理气消痞；但是滋养胃阴用药不可过于滋腻，以防阻滞气机。

【结语】

痞满是临床上常见的病证，以胃脘痞塞，满闷不痛，按之软而无物，外无胀形为主要表现。发于胃脘，责之肝、脾，形成原因有食、气、痰、湿、热、虚等方面，病机为中焦气机不利，脾胃升降失常。初病多为实证，久病不愈则耗气伤阴而为虚证，但临床上常表现为本虚标实，寒热夹杂之证。临证治疗以调和脾胃，行气消痞为基本法则，遵照"虚者补之，实者泻之"的原则，祛邪扶正，平调寒热。尽管本病病情迁延反复，但只要坚持治疗，注意饮食、情志的调摄以及体育锻炼，一般预后较好。

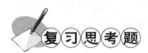

复习思考题

1. 试述痞满与胃痛的区别。
2. 试述痞满的发病机制。
3. 痞满的治疗原则是什么，为什么？

【文献选录】

《素问·病机气宜保命集》："脾不能行气于肺胃，结而不散，则为痞。"

《兰室秘藏·中满腹胀》："或多食寒凉，及脾胃久虚之人，胃中寒则胀满，或脏寒生满病。""亦有膏粱之人，湿热郁于内而成胀满者。""风寒有余之邪，自表传里，寒变热，而作胃实腹满。"

《类证治裁·痞满》："伤寒之痞，从外之内，故宜苦泄；杂病之痞，从内之外，故宜辛散。……痞虽虚邪，然表气入里，热郁于心胸之分，必用苦寒为泻，辛甘为散，诸泻心汤所以寒热互用也。杂病痞满，亦有寒热虚实之不同。""饮食寒凉，伤脾致痞者，温中化滞。""有湿热太甚，土来心下为痞，分消上下，与湿同治。""脾虚失运，食少虚痞者，温补脾元；胃虚气滞而痞者，行气散满。""寒热往来，胸胁痞满者，和解半表半里；热郁心

扫码"练一练"

胸之分，必用苦寒为泻，辛甘为散。"

第三节 呕 吐

呕吐是由于多种原因影响于胃，导致胃失和降，气逆于上，迫使胃中之物从口中吐出的一种病证。前人以有物有声谓之"呕"，有物无声谓之"吐"，无物有声谓之"干呕"，临床呕与吐常同时发生，很难截然分开，故一般并称为"呕吐"。

呕吐的病名最早见于《内经》，并对其发生的原因论述甚详。如《素问·举痛论》曰："寒气客于肠胃，厥逆上出，故痛而呕也。"《素问·至真要大论》曰："诸呕吐酸……皆属于热。""少阳之胜，热客于胃，呕酸善饥。""燥湿所胜，民病喜呕，呕有苦。""太阴之复，湿变乃举，体重中满，食饮不化；阴气上厥，……呕而密默，唾吐清液。"《素问·脉解》谓："所谓食则呕者，物盛满而上逆，故呕也。"《灵枢·四时气》谓："邪在胆，逆在胃，胆液泄则口苦，胃气逆则呕苦"，认为呕吐可由寒气、火热、湿浊、饮食以及胆气犯胃等引起。汉·张仲景在《金匮要略》中，对呕吐的脉证治疗阐述详尽，制定了行之有效的方剂，如小半夏汤、大半夏汤、生姜半夏汤、吴茱萸汤、半夏泻心汤、小柴胡汤等，并且认识到呕吐有时是人体排出胃中有害物质的保护性反应。治疗不应单纯止呕，当因势利导，驱邪外出。如《金匮要略·呕吐哕下利病脉证并治》说："夫呕家有痈脓，不可治呕，脓尽自愈。"《金匮要略·黄疸病脉证并治》说："酒疸，心中热，欲吐者，吐之愈。"隋·巢元方《诸病源候论·呕吐候》指出："呕吐之病者，由脾胃有邪，谷气不治所为也，胃受邪，气逆则呕。"明确指出呕吐的发生是由于胃气上逆所致。唐·孙思邈《备急千金要方·呕吐哕逆》指出："凡呕者，多食生姜，此是呕家圣药。"龚廷贤《寿世保元·呕吐》则认为外感、内伤、寒、热、痰、饮、虚等多种因素可致呕，并提出了相应治疗方法，曰："有外感寒邪者，有内伤饮食者，有气逆者，三者皆从藿香正气散加减治之；有胃热者，清胃保中汤；有胃寒者，附子理中汤；有呕哕痰涎者，加减二陈汤；有水寒停胃者，茯苓半夏汤；有久病胃虚者，比和饮。医者宜审而治之也。"

西医学的急性胃炎、神经性呕吐、胃黏膜脱垂症、幽门痉挛、幽门梗阻、贲门痉挛、十二指肠壅积症、肠梗阻、急性胰腺炎、急性胆囊炎、尿毒症、心源性呕吐、颅脑疾病，当以呕吐为主要表现时，均可参考本节辨证论治，同时结合辨病处理。

急性胃炎是由多种病因引起的急性胃黏膜炎症。按照病理改变不同，急性胃炎通常分为急性单纯性胃炎、急性糜烂出血性胃炎、特殊病因引起的急性胃炎。临床上细菌及其毒素引起的急性单纯性胃炎最为常见。通常由于饮食不节所致，症状轻者仅有腹痛、恶心、呕吐、消化不良；严重者可有呕血、黑便，甚至脱水、中毒及休克等。

【病因病理】

一、中医学认识

呕吐病因是多方面的，外感六淫、内伤饮食、情志不调、禀赋不足均可影响于胃，使胃失和降，胃气上逆，发生呕吐。

1. 外邪犯胃 感受风、寒、暑、湿、燥、火六淫之邪，或秽浊之气，侵犯胃腑，胃失和降，水谷随逆气上出，发生呕吐。正如《古今医统大全·呕吐哕》所言："无病之人卒然而呕吐，定是邪客胃府，在长夏暑邪所干，在秋冬风寒所犯。"由于季节的不同，感受的病邪亦会不同，但一般以受寒者居多。

2. 饮食不节　饮食过量，暴饮暴食，多食生冷、醇酒辛辣、甘肥及不洁之食物，皆可伤胃滞脾，而致食滞不化，胃气不降，上逆而为呕吐。如《重订严氏济生方·呕吐论治》所曰："饮食失节，温凉失调，或喜餐腥脍乳酪，或贪食生冷肥腻，露卧湿处，当风取凉，动扰于胃，胃既病矣，则脾气停滞，清浊不分，中焦为之痞塞，遂成呕吐之患焉。"

3. 情志失调　恼怒伤肝，肝失条达，横逆犯胃，胃气上逆；忧思伤脾，脾失健运，食停难化，胃失和降，均可发生呕吐。《景岳全书·呕吐》云："气逆作呕者，多因郁怒致动肝气，胃受肝邪，所以作呕。"亦可因脾胃素虚，运化无力，水谷易于停留，偶因气恼，食随气逆，导致呕吐。

4. 病后体虚　脾胃素虚，或病后虚弱，劳倦过度，耗伤中气，胃虚不能盛受水谷，脾虚不能化生精微，食滞胃中，上逆成呕。《古今医统大全·呕吐哕》谓："久病吐者，胃气虚不纳谷也。"若脾阳不振，不能腐熟水谷，以致寒浊内生，气逆而呕；或热病伤阴，或久呕不愈，以致胃阴不足，胃失濡养，不得润降，而成呕吐。如《证治汇补·呕吐》所谓："阴虚成呕，不独胃家为病，所谓无阴则呕也。"

另外，饮食所伤，脾胃运化失常，水谷不能化生精微，反成痰饮，停积胃中，当饮邪随胃气上逆之时，也常发生呕吐。正如《症因脉治·呕吐》所说："痰饮呕吐之因，脾气不足，不能运化水谷，停痰留饮，积于中脘，得热则上炎而呕吐，遇寒则凝塞而呕吐矣。"

总之，外感六淫，内伤七情，以及饮食不节，劳倦过度等，导致胃失和降，胃气上逆，都可发生呕吐。呕吐的病变脏腑主要在胃，与肝、脾有密切的关系。胃气之和降，有赖于脾气的升清运化以及肝气的疏泄条达，若脾失健运，则胃气失和，升降失职；肝失疏泄，则气机逆乱，胃失和降，均可致呕。

呕吐的病机无外乎虚实两大类，实者由外邪、饮食、痰饮、肝气等邪气犯胃，致胃失和降，气逆而发；虚者由气虚、阳虚、阴虚等正气不足，使胃失温养、濡润，胃虚不降所致。一般来说，初病多实，呕吐日久，损伤脾胃，中气不足，由实转虚；或脾胃素虚，复为饮食所伤，或成痰生饮，因虚致实，出现虚实夹杂的复杂病机。但无论邪气犯胃，或脾胃虚弱，发生呕吐的基本病机在于胃失和降，胃气上逆。

一般来说，实证呕吐病程短，病情轻，易治愈；虚证及虚实夹杂者，则病程长，病情重，反复发作，时作时止，较为难治。若失治误治，亦可由实转虚，虚实夹杂，由轻转重，久病久吐，脾胃衰败，化源不足，易生变证。所以，呕吐亦应及时诊治，防止后天之本受损。呕吐在其他各种病证过程中出现时也应重视。

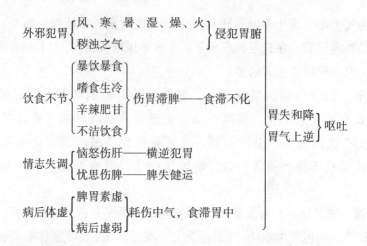

二、西医学认识

急性胃炎

急性胃炎的发病因素很多，有化学或物理的刺激，也有细菌及其毒素引起。化学刺激主要来自烈酒、浓茶、咖啡、香料及药物（如水杨酸盐制剂、吲哚美辛、保泰松、糖皮质激素等），其中急性腐蚀性胃炎多是由吞服强酸、强碱及其他腐蚀剂所致。物理刺激如过热、过冷、过于粗糙的食物及 X 线照射，均会损伤胃黏膜，引起炎症性改变。而进食细菌或其毒素污染的食物，是导致急性胃炎最常见的一个病因。内镜检查可见胃黏膜充血、水肿、糜烂（可伴有浅表溃疡）等一过性病变。病理组织学特征为胃黏膜固有层见到以中性粒细胞为主的炎症细胞浸润。

【诊断】

一、病名诊断

（1）呕吐食物、痰涎、水液诸物，或干呕无物，一日数次不等，持续或反复发作。
（2）常有饮食不节，过食生冷，恼怒气郁，或久病不愈等病史。

二、证候特征

呕吐临床证候特征不尽一致：或干呕，或无声而呕吐，或声高而呕吐，甚或呕吐如喷；或食后即吐，或良久复出，或不食干呕；或呕吐新入之食，或呕吐不化之宿食，或呕吐涎沫；呕吐之物或多或少。呕吐常有诱因，如闻及特殊气味，饮食不节，情志不遂，以及寒暖失宜等因素，皆可诱发呕吐，或使呕吐加重。本病常伴有脘腹满闷不舒、厌食、反酸嘈杂等，呕吐多偶然发生，但亦有反复发作者。其证候特征尚由于寒热虚实之异，而有不同的表现。新病常伴恶寒、发热、脉实有力，久病正虚，呕吐无力，常伴精神萎靡，倦怠，面色萎黄，脉弱无力等症。

三、相关检查

胃镜、上消化道钡餐透视可了解胃黏膜情况，贲门、幽门口关闭情况及十二指肠黏膜的改变。腹部透视及腹部 B 超可了解有无肠梗阻及胰腺、胆囊的情况。肾功能检查以排除肾衰竭、尿毒症所致呕吐。头部 CT 或 MRI 可排除颅脑占位性病变。电解质检查可了解有无电解质紊乱。育龄期妇女应查妊娠试验。

【鉴别诊断】

1. 呕吐与反胃的鉴别

鉴别要点	呕　吐	反　胃
共同点	同属胃部的病变，其病机均为胃失和降，气逆于上，皆有呕吐的临床表现	
不同点	多由外感、饮食、情志、脾胃虚弱等病因所引起，以有物有声，吐无定时为主症	多由脾胃虚寒，胃中无火，难以腐熟食入之谷物等病因引起，以朝食暮吐，暮食朝吐，不食也吐，终至完谷尽吐出而始感舒畅

2. 呕吐与噎膈的鉴别

鉴别要点	呕　吐	噎　膈
共同点	皆有呕吐的症状	
不同点	病位在胃，以进食顺畅，吐无定时为主症，病情较轻，病程较短	病位在食管，进食哽噎不顺或食不得入，或食入即吐，甚则因噎废食

【治疗】

一、中医治疗

（一）辨证要点

辨实虚

实	外邪、饮食、七情因素，病邪犯胃所致，发病急骤，病程较短，呕吐量多，呕吐物多酸腐臭秽，或伴有表证，脉实有力
虚	脾胃虚寒，胃阴不足而成，起病缓慢，病程较长，呕而无力，时作时止，吐物不多，酸臭不甚，常伴有精神萎靡，倦怠乏力，脉弱无力

（二）治疗原则

治疗原则：和胃降逆。

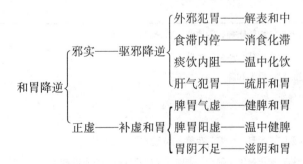

（三）分证论治

1. 实证

（1）外邪犯胃

证　　候	突然呕吐，胸脘满闷，发热恶寒，头身疼痛，舌苔白腻，脉濡缓	
辨证要点	突然呕吐，发热恶寒，舌苔白腻，脉濡缓	
病　　机	外邪犯胃，中焦气滞，浊气上逆	
治　　法	疏邪解表，化浊和中	
主　　方	藿香正气散	
组　　成	藿香、苏叶、白芷芳香化浊，散寒疏表；大腹皮、厚朴理气除满；半夏曲、陈皮和胃降逆止呕；白术、茯苓化湿健脾；桔梗宣肺利膈；生姜、大枣和胃止呕；甘草调和诸药	
加　　减	伴见脘痞嗳腐，饮食停滞者，可去白术，加鸡内金、神曲以消食导滞；如风寒偏重，身热无汗，头痛身楚，加荆芥、防风、羌活祛风寒，解表邪；兼气机阻滞，脘闷腹胀者，可酌加木香、枳壳行气消胀	

（2）食滞内停

证　　候	呕吐酸腐，脘腹胀满，嗳气厌食，大便或溏或结，舌苔厚腻，脉滑实
辨证要点	呕吐酸腐，嗳气厌食，舌苔厚腻，脉滑实
病　　机	食积内停，气机受阻，浊气上逆
治　　法	消食化滞，和胃降逆
主　　方	保和丸
组　　成	山楂、神曲、莱菔子消食和胃；半夏、陈皮、茯苓理气降逆，和中止呕；连翘散结清热
加　　减	若因肉食而吐者，重用山楂；因米食而吐者，加谷芽；因面食而吐者，重用莱菔子，加麦芽；因酒食而吐者，加蔻仁、葛花，重用神曲；因食鱼、蟹而吐者，加苏叶、生姜；因豆制品而吐者，加生萝卜汁；若食物中毒呕吐者，用烧盐方探吐，防止腐败毒物被吸收

（3）痰饮内阻

证　　候	呕吐清水痰涎，脘闷不食，头眩心悸，舌苔白腻，脉滑
辨证要点	呕吐清水痰涎，头眩心悸，舌苔白腻，脉滑
病　　机	痰饮内停，中阳不振，胃气上逆
治　　法	温中化饮，和胃降逆
主　　方	小半夏汤合苓桂术甘汤
组　　成	半夏化痰饮和胃止呕；生姜温胃散寒而止呕；茯苓、白术、甘草健脾化湿；桂枝温化痰饮
加　　减	脘腹胀满，舌苔厚腻者，可去白术，加苍术、厚朴以行气除满；脘闷不食者加白蔻仁、砂仁化浊开胃；胸膈烦闷，口苦，失眠，恶心呕吐者，可去桂枝，加黄连、陈皮化痰泄热，和胃止呕

（4）肝气犯胃

证　　候	呕吐吞酸，嗳气频繁，胸胁胀痛，舌质红，苔薄腻，脉弦
辨证要点	呕吐吞酸，嗳气频繁，舌红苔薄腻，脉弦
病　　机	肝气不疏，横逆犯胃，胃失和降
治　　法	疏肝理气，和胃降逆
主　　方	四七汤
组　　成	苏叶、厚朴理气宽中；半夏、生姜、茯苓、大枣和胃降逆止呕
加　　减	胸胁胀满疼痛较甚，加川楝子、郁金、香附、柴胡疏肝解郁；呕吐酸水，心烦口渴，宜清肝和胃，辛开苦降，可酌加左金丸及山栀、黄芩等；若兼见胸胁刺痛，或呕吐不止，诸药无效，舌有瘀斑者，可酌加桃仁、红花等活血化瘀

2. 虚证

（1）脾胃气虚

证　候	食欲不振，食入难化，恶心呕吐，脘部痞闷，大便不畅，舌苔白滑，脉虚弦
辨证要点	食欲不振，食入难化，恶心呕吐，舌苔白滑，脉虚弦
病　机	脾胃气虚，纳运无力，胃虚气逆
治　法	健脾益气，和胃降逆
主　方	香砂六君子汤
组　成	党参、茯苓、白术、甘草健脾益气；半夏祛痰降逆，和胃止呕；陈皮、木香、砂仁理气降逆
加　减	呕吐频作，噫气脘痞，可酌加旋覆花、代赭石以镇逆止呕；呕吐清水较多，脘冷肢凉，加附子、肉桂、吴茱萸以温中降逆止呕

（2）脾胃阳虚

证　候	饮食稍多即吐，时作时止，面色㿠白，倦怠乏力，喜暖恶寒，四肢不温，口干而不欲饮，大便溏薄，舌质淡，脉濡弱
辨证要点	饮食稍多即吐，面色㿠白，喜暖恶寒，舌质淡，脉濡弱
病　机	脾胃虚寒，失于温煦，运化失职
治　法	温中健脾，和胃降逆
主　方	理中汤
组　成	人参、白术健脾和胃；干姜、甘草甘温和中
加　减	呕吐甚者，加砂仁、半夏等理气降逆止呕；若呕吐清水不止，可加吴茱萸、生姜以温中降逆止呕；若久呕不止，呕吐之物完谷不化，汗出肢冷，腰膝酸软，舌质淡胖，脉沉细，加制附子、肉桂等温补脾肾之阳

（3）胃阴不足

证　候	呕吐反复发作，或时作干呕，似饥而不欲食，口燥咽干，舌红少津，脉象细数
辨证要点	呕吐反复发作，似饥而不欲食，口燥咽干，舌红少津，脉象细数
病　机	胃阴不足，胃失濡养，和降失司
治　法	滋养胃阴，降逆止呕
主　方	麦门冬汤
组　成	人参、麦冬、粳米、甘草滋养胃阴；半夏降逆止呕；大枣益气和中
加　减	呕吐较剧者，加竹茹、枇杷叶以和降胃气；若口干，舌红，热甚者，加黄连清热止呕；大便干结，加瓜蒌仁、火麻仁、白蜜以润肠通便；伴倦怠乏力，纳差舌淡，加太子参、山药益气健脾

二、西医治疗

去除病因，卧床休息，清淡流质饮食，必要时禁食 1~2 餐。呕吐、腹泻严重者注意水与电解质补充，保持酸碱平衡，必要时应用甲氧氯普胺、多潘立酮、莨菪碱等药物进行对症处理；细菌感染引起者选用抗生素治疗；胃黏膜糜烂、出血者，可用抑制胃酸分泌的 H_2 - 受体拮抗剂或质子泵抑制剂，或具有胃黏膜保护作用的硫糖铝等。一旦发生大出血则应采取综合措施进行抢救。

【临证备要】

1. 注意原发病因，不可见吐止吐　由于呕吐可涉及西医学多种疾病，故临床上在辨证施治的同时，应结合辨病治疗。同时，由于呕吐既是病态，又是祛除胃中病邪的一种反应。如遇伤食，停饮积痰，或误吞毒物时，当因势利导，给予探吐，以祛除病邪，故对因这些原因所致的欲吐不能吐或吐而未净者，不能一味止吐。

2. 针灸止呕效果佳 治疗呕吐可配合针灸及穴位封闭，效果更好。体针多选用具有止呕作用的内关、足三里、中脘、公孙。耳针应配选胃、肝、交感、皮质下、神门。每天取 2～3穴，强刺激，留针30分钟，每日或隔日一次，用于神经性呕吐。

3. 注意呕吐日久发生变证 顽固性呕吐日久，多伤津损液耗气，引起气随津脱等变证。结合临床实际，可进行补充液体，或静脉推注生脉注射液，口服淡盐水等治疗。

【结语】

呕吐是以胃失和降，气逆于上所致的一种病证，可出现在许多疾病的过程中。临床辨证以虚实为纲。实证多见于外邪犯胃，饮食停滞，肝气犯胃，痰饮内阻。前两种证型多表现为突然发病，后两者则反复发作。虚证多见于脾胃气虚，脾胃阳虚及胃阴不足，多见呕吐时作时止，伴有恶寒怕冷，或口舌干燥，或倦怠乏力等不同症状。虚实之间常可相互转化或相互兼夹。治疗呕吐，当以和胃降逆为原则，但须根据虚实不同情况分别处理。一般暴病呕吐多属邪实，治宜祛邪为主。久病呕吐多属正虚，治宜扶正为主。一般来说，实证易治，虚证及虚实夹杂者，病程长，且易反复发作，较为难治。

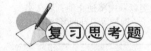

1. 结合呕吐的发病机制，谈谈其发病主要与哪些脏腑有关？
2. 试述呕吐与反胃鉴别要点。
3. 试述呕吐的治疗原则。

【文献选录】

《景岳全书·呕吐》："呕吐一证，最当详辨虚实，实者有邪，去其邪则愈；虚者无邪，则全由胃气之虚也。所谓邪者，或暴伤寒凉，或暴伤饮食，或因胃火上冲，或因肝气内逆，或以痰饮水气聚于胸中，或以表邪传里，聚于少阳、阳明之间，皆有呕证，此皆呕之实邪也。所谓虚者，或其本无内伤，又无外感，而常为呕吐者，此即无邪，必胃虚也。或遇微寒，或遇微劳，或遇饮食少有不调，或肝气微逆，即为呕吐者，总胃虚也。"

《三因极一病证方论·呕吐叙论》："呕吐虽本于胃，然所因亦多端，故有饮食寒热气血之不同，皆使人呕吐。"

《金匮要略·呕吐哕下利病脉证并治》："呕而胸满者，茱萸汤主之。""呕而肠鸣，心下痞者，半夏泻心汤主之。""诸呕吐，谷不得下者，小半夏汤主之。""呕而发热者，小柴胡汤主之。""胃反呕吐者，大半夏汤主之。""胃反，吐而渴欲水者，茯苓泽泻汤主之。"

扫码"练一练"

扫码"学一学"

第四节 噎 膈

噎膈是由于多种原因所致气、痰、瘀交阻，津气耗伤，胃失通降，以咽下食物梗塞不顺，其则食物不能下咽到胃，食入即吐为主要临床表现的一类病证。噎即梗塞，指吞咽食物时梗塞不顺；膈即格拒，指食管阻塞，食物不能下咽到胃，食入即吐。噎属噎膈之轻证，可以单独为病，亦可为膈的前驱表现，故临床统称为"噎膈"。

"膈"的病名首见于《内经》。《素问·阴阳别论》曰："三阳结谓之膈。"《素问·通评虚实论》载："膈塞闭绝，上下不通，则暴忧之病也。"认为情志失调对本病影响甚大。隋·巢元方将噎膈分为气、忧、食、劳、思五噎，忧、恚、气、寒、热五膈。唐宋以后"噎膈"并称。明·张景岳对本病的病因进行了确切的描述，如《景岳全书·噎膈》曰："噎膈一证，必以忧愁思虑，积劳积郁，或酒色过度，损伤而成。"关于其病机历代医家多有论述，如《医学心悟·噎膈》认为"凡噎膈症，不出胃脘干槁四字"，《景岳全书·噎膈》认为"惟中衰耗伤者多有之"。在治疗上，朱丹溪在《脉因证治》中提出了"滋养津血，降火散结"的治疗大法，《景岳全书》注重从脾胃进行治疗，清·李用粹《证治汇补·噎膈》提出"化痰行瘀"的治法。均对后世有指导意义。

西医学中的食管癌、贲门癌，以及食管炎、贲门痉挛、食管憩室、弥漫性食管痉挛等疾病出现吞咽困难等噎膈表现时，均可参考本节内容进行辨证论治。

食道癌又叫食管癌，是主要起源于食管鳞状上皮和柱状上皮的恶性肿瘤，本病分早、中、晚三期。临床常出现器官转移、交感神经节受压、吸入性肺炎、声带麻痹、声音嘶哑、膈肌麻痹、上腔静脉综合征、呕血等并发症，晚期常并发恶病质、贫血、食管穿孔、水电解质紊乱，预后极差。本病是一些国家和地区常见的恶性肿瘤。中国是世界上食道癌的高发区，有明显的地域聚集现象，北方发病多于南方，男性多于女性，以40岁以上者居多，其发病率在河北、河南、江苏、山西、陕西、安徽、湖北尤高。中国也是世界上食道癌高死亡率的国家之一，年平均死亡率可达90.9/10万，个别地区的年死亡率最高达303.37/10万人。

【病因病理】

一、中医学认识

噎膈的病因主要与七情内伤，饮食不节，年老肾虚，脾胃肝肾功能失调等有关。气、痰、瘀交阻，津气耗伤，胃失通降是本病的基本病机。

1. 七情失调 以忧思恼怒多见。忧思伤脾则气结，脾伤则水湿失运，滋生痰浊，痰气相搏；恼怒伤肝则气郁，气结气郁则津行不畅，瘀血内停，已结之气，与后生之痰、瘀交阻于食管、贲门，使食管不畅，而成噎膈。如《医宗必读·反胃噎塞》说："大抵气血亏损，复因悲思忧恚，则脾胃受伤，血液渐耗，郁气生痰，痰则塞而不通，气则上而不下，妨碍道路，饮食难进，噎塞所由成也。"

2. 饮食不节 嗜酒无度，过食肥甘，恣食辛辣，助湿生热，酿成痰浊，阻于食管、贲门，或津伤血燥，失于濡润，使食管干涩，均可引起进食噎塞，而成噎膈。此外，饮食过热，食物粗糙发霉，既可损伤食管脉络，又可损伤胃气，气滞血瘀阻于食管、贲门，也可成噎膈。

3. 年老肾虚 年老肾虚，精血渐枯，食管失养，干涩枯槁，发为此病。若阴损及阳，命门火衰，脾胃失于温煦，脾胃阳虚，运化无力，痰瘀互结，阻于食管，也可形成噎膈。

综上，噎膈的病因主要为内伤饮食、情志、年老肾虚，致脏腑功能失调，终至气、痰、瘀交阻，津气耗伤，胃失通降，发为本病。病因之间常相互影响，互为因果，共同致病，形成本虚标实的病理变化。

本病病位在食道，属胃所主，与肝、脾、肾三脏有关。基本病机是脾胃肝肾功能失调，导致津枯血燥，气郁、痰阻、血瘀互结，而致食管干涩，食管、贲门狭窄。七情、饮食、年老等病因均可导致肝、脾、肾三脏功能失常。脾失健运则水停聚为痰，肝失疏泄则气滞血瘀或气郁化火，肾阴亏虚则不能濡养咽嗌，肾阳亏虚则不能温运脾土，以致气、痰、瘀交阻于食道、贲门，使食道狭窄，胃失通降，津气耗伤而致噎膈。

本病病性为本虚标实，初起以邪实为主，痰气交阻于食道和胃，故吞咽梗塞不顺；随着病情发展，气结、痰阻、血瘀愈显，食管、贲门狭窄更甚，邪实有加，上下不通，故饮食难下，食而复出；久则郁而化火，耗伤阴津，病由实转虚，由轻转重。又因胃津亏耗，进而损及肾阴，以致精血虚衰，虚者愈虚，而气、痰、瘀互结愈甚，虚实夹杂，而成噎膈重证。本病若停留在噎证阶段，则预后良好；如病情继续发展成膈证，阴津枯竭，由阴损及阳，中气衰败，则肾之精气并耗，脾之化源告竭，以致正气不支，终成不救。

七情内伤
饮食不节 } 气滞、血瘀、痰阻、火郁
年老肾虚——咽嗌失润 } 气、血、痰、火、虚交阻于食管——噎膈

实证 { 迁延不愈
失治误治 } ——虚证——肾精亏耗，中气衰败——关格

二、西医学认识

食道癌

食道癌是发生于食道上皮的恶性肿瘤，主要病因是不良的饮食习惯（如长期吸烟、饮烈性酒、长期吃热烫食物、食物过硬而咀嚼不细等）、进食致癌物质（如亚硝胺、霉菌等），其发病也与遗传因素有关，常有显著的家族聚集现象，这与人群的易感性和环境条件有关。另外，慢性食管炎症、食管上皮增生、食管黏膜损伤、Plummer–Vinton 综合征、食管憩室、食管溃疡、食管白斑、食管瘢痕狭窄、裂孔疝、贲门失弛缓症等均被认为是食管癌的癌前病变或癌前疾病。而膳食中一些营养物质（如蛋白质、维生素、必需脂肪酸等）和微量元素（如铁、钼、锌等）的缺乏，也和食管癌发生有关。早期食管癌可分为隐伏型（肉眼不易察觉，显微镜下证实）、糜烂型（黏膜轻度糜烂缺损）、斑块型（黏膜面有大小不等的斑块，癌变处黏膜明显增厚）、乳头型（肿瘤呈结节状、乳头状或息肉状隆起，边缘与周围黏膜分界清楚），中、晚期食管癌可分为髓质型、蕈伞型、溃疡型、缩窄型、腔内型和未定型。按组织学分型以鳞状细胞癌最为多见，而腺癌和未分化癌较少见。

食管损伤及某些食管疾病可以促发食道癌，这可能与食道黏膜上皮长期受炎症、溃疡及酸性、碱性反流物的刺激导致食道上皮增生及癌变有关。亚硝胺类化合物和真菌可诱发食道癌，维生素 A、E、C 缺乏也有类似作用。遗传和居住环境等因素对食道癌发病的影响可能是分子水平上的变化，在某些癌症高发家族中常有抑癌基因的突变或丢失，在这类人群中，如有后天因素引起另一条等位基因的突变，则会造成癌基因的异常表达而形成肿瘤。

【诊断】

一、病名诊断

（1）主要临床表现为咽下饮食梗塞不顺，食物在食管内有停滞感，甚则不能下咽到胃，或食入即吐。

（2）起病缓慢，常表现为由噎至膈的病变过程，常多发于中老年男性，特别是在高发区。

（3）多由饮食、情志等因素诱发。

二、证候特征

本病开始多为噎，初起为咽下饮食时胸膈部梗塞不顺，食毕则消失，此阶段食物尚可下咽，只是进食固体食物时发生困难。久则渐发展成膈而噎膈并见。随着梗塞症状的日渐加重，进食流质类饮食亦发生困难，以致不能进食，或食后随即吐出。随着饮食渐废，病邪日深，正气耗损，病人表现为消瘦，乏力，面容憔悴，精神萎靡，终致大肉尽脱，形消骨立而危殆难医。本病常伴有疼痛，其出现时间可早可晚，开始为进食时胸膈疼痛，粗糙食物更明显，严重者可持续疼痛。

三、相关检查

食管、胃的 X 线检查、内窥镜及病理组织学检查、食管脱落细胞检查以及 CT 检查等有助于早期诊断。

【鉴别诊断】

1. 噎膈与反胃鉴别

鉴别要点	噎　膈	反　胃
共同点	均有食入复出的症状	
不同点	为食管、贲门狭窄，贲门不纳。症状特点是饮食咽下过程中梗塞不顺，初起并无呕吐，后期格拒时出现呕吐，系饮食不下或食入即吐，呕吐与进食时间关系密切，食停食管并未入胃，吐出量较小，多伴胸膈疼痛	为胃之下口障碍，幽门不放，食停胃中，多系阳虚有寒。症状特点是饮食能顺利下咽入胃，食停胃中，经久复出，朝食暮吐，暮食朝吐，宿谷不化，食后或吐前胃脘胀满，吐后转舒，吐出物量较多，常伴胃脘疼痛

2. 噎膈与梅核气鉴别

鉴别要点	噎　膈	梅核气
共同点	都有咽中梗塞不舒的症状	
不同点	梗塞部位在食管，梗塞出现在进食过程中，多呈进行性加重，甚则饮食不下或食入即吐，多发于老年男性	梗塞感多出现在情志不舒或注意力集中于咽部时，进食顺利而无梗塞感，多发于年轻女性

【治疗】

一、中医治疗

（一）辨证要点

1. 辨标本虚实

标　实	因忧思恼怒，饮食所伤，寒温失宜，引起气滞、痰结、血瘀阻于食管，食管狭窄所致者为实；症见胸膈胀痛、刺痛，痛处不移，胸膈满闷，泛吐痰涎者多实；新病多实，或实多虚少。邪实为标，当辨气结、痰阻、血瘀
本　虚	因热饮伤津，房劳伤肾，年老肾虚，引起津枯血燥，气虚阳微，食管干涩所致者为虚；症见形体消瘦，皮肤干枯，舌红少津，或面色苍白，形寒气短，面浮足肿者多虚；久病多虚，或虚实并重。正虚为本，责之阴津枯槁，气微阳虚

2. 辨病情轻重

轻	早期仅有吞咽时哽噎不顺，全身症状不明显
重	吞咽困难呈进行性加重，食常复出，甚则胸膈疼痛，滴水难入

（二）治疗原则

治疗原则：初期以理气开郁，化痰散瘀为主，兼以扶正；后期扶正为主，兼以祛邪。

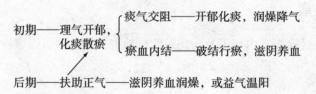

初期——理气开郁，化痰散瘀
- 痰气交阻——开郁化痰，润燥降气
- 瘀血内结——破结行瘀，滋阴养血

后期——扶助正气——滋阴养血润燥，或益气温阳

（三）分证论治

1. 痰气交阻

证　候	进食梗阻，脘膈痞满，甚则疼痛，情志舒畅则减轻，精神抑郁则加重，嗳气呃逆，呕吐痰涎，口干咽燥，大便艰涩，舌质红，苔薄腻，脉弦滑
辨证要点	进食梗阻，情志舒畅则减轻，精神抑郁则加重，舌质红，苔薄腻，脉弦滑
病　机	肝气郁结，痰湿交阻，胃气上逆
治　法	开郁化痰，润燥降气
主　方	启膈散
组　成	丹参、郁金、砂仁理气化痰解郁；沙参、贝母、茯苓润燥化痰；杵头糠和胃降逆
加　减	可加瓜蒌、半夏、天南星以助化痰之力；加麦冬、玄参、天花粉以增润燥之效。若郁久化热，心烦口苦者，可加栀子、黄连、山豆根以清热；若津伤便秘，可加增液汤和白蜜，以助生津润燥之力；若胃失和降，泛吐痰涎者，加半夏、陈皮、旋覆花以和胃降逆

2. 津亏热结

证　　候	进食时梗涩而痛，水饮可下，食物难进，食后复出，胸背灼痛，形体消瘦，肌肤枯燥，五心烦热，口燥咽干，渴欲饮冷，大便干结，舌红而干，或有裂纹，脉弦细数
辨证要点	进食时梗涩而痛，水饮可下，胸背灼痛，五心烦热，口燥咽干，舌红而干，或有裂纹，脉弦细数
病　　机	气郁化火，阴津枯竭，虚火上逆，胃失润降
治　　法	养阴生津，泻热散结
主　　方	沙参麦冬汤
组　　成	沙参、麦冬、玉竹滋养津液；桑叶、天花粉养阴泄热；扁豆、甘草安中和胃
加　　减	可加玄参、生地、石斛以助养阴之力；加栀子、黄连、黄芩以清肺胃之热。若肠燥失润，大便干结，可加火麻仁、瓜蒌仁、何首乌润肠通便；若腹中胀满，大便不通，胃肠热盛，可用大黄甘草汤泻热存阴，但应中病即止，以免重伤津液；若食管干涩，口燥咽干，可饮五汁安中饮以生津养胃

3. 瘀血内结

证　　候	进食梗阻，胸膈疼痛，食不得下，甚则滴水难进，食入即吐，面色暗黑，肌肤枯燥，形体消瘦，大便坚如羊屎，或吐下物如赤豆汁，或便血，舌质紫暗，或舌红少津，脉细涩
辨证要点	进食梗阻，胸膈疼痛，食不得下，面色暗黑，肌肤枯燥，舌质紫暗，或舌红少津，脉细涩
病　　机	蓄血留着，阻滞食道，通降失司，肌肤失养
治　　法	破结行瘀，滋阴养血
主　　方	通幽汤
组　　成	桃仁、红花活血化瘀，破结行血用以为君药；当归、生地、熟地滋阴养血润燥；槟榔下行而破气滞，升麻升清而降浊阴，一升一降，其气乃通，噎膈得开
加　　减	可加乳香、没药、丹参、赤芍、三七、三棱、莪术破结行瘀；加海藻、昆布、瓜蒌、贝母、玄参化痰软坚；加沙参、麦冬、白芍滋阴养血。若气滞血瘀，胸膈胀痛者，可用血府逐瘀汤；若服药即吐，难于下咽，可先服玉枢丹（用烟斗盛该药，点燃吸入），以开膈降逆，其后再服汤剂

4. 气微阳虚

证　　候	进食梗阻不断加重，饮食不下，面色苍白，精神衰惫，形寒气短，面浮足肿，泛吐清涎，腹胀便溏，舌淡苔白，脉细弱
辨证要点	进食梗阻不断加重，饮食不下，精神衰惫，形寒气短，舌淡苔白，脉细弱
病　　机	脾肾阳虚，中阳衰微，温煦失职，气不化津
治　　法	温补脾肾，益气回阳
主　　方	温脾用补气运脾汤，温肾用右归丸
组　　成	前方以人参、黄芪、白术、茯苓、甘草补脾益气，砂仁、陈皮、半夏和胃降逆；后方用附子、肉桂、鹿角胶、杜仲、菟丝子补肾助阳，熟地、山茱萸、山药、枸杞子、当归补肾滋阴
加　　减	可加旋覆花、代赭石降逆止呕，脾阳虚加附子、干姜温补脾阳；若气阴两虚加石斛、麦冬、沙参以滋阴生津；若中气下陷，少气懒言，可用补中益气汤；若脾虚血亏，心悸气短，可用十全大补汤加减

二、西医治疗

食管癌早期的治疗应采用手术、放化疗、中医药治疗相结合的综合治疗方式，中晚期采用中医保守治疗。

1. 手术治疗　外科手术是治疗早期食道癌的首选方法。食管癌病人一经确诊，身体条件允许即应采取手术治疗，根据病情可分姑息手术和根治手术两种。

2. 放射治疗　食管癌放射治疗的适应证较宽，除了食管穿孔形成食管瘘，远处转移，明显恶病质，严重的心、肺、肝等疾病外，均可行放射治疗，包括根治性放疗和姑息放疗。

3. 化疗　目前对中晚期食管癌主张同步放化疗，药物以 DDP、5 - FU 为主。化疗期间注意多饮水，多吃富含维生素 C 的食物。

4. 生物治疗　食道癌生物治疗的基本原理是通过调动机体固有能力去抵御肿瘤，即给予病人一定的生物免疫因子或生物免疫刺激因子，以激活或增强机体免疫细胞对肿瘤细胞的杀伤，从而达到治疗肿瘤或防止肿瘤转移的目的。肿瘤的生物治疗最适用于通过外科手术或药物治疗肿瘤已缩至最小的病人。

【临证备要】

1. 首辨虚实　实者为气、血、痰互结于食道，虚者为津血日渐枯竭。而随着病情的迁延，往往由实转虚，由气及血，形成本虚标实之证。故治疗上应权衡虚实的程度，以及气、血、痰的微甚而适当加以处理。

2. 治疗需加滋阴养血润燥之品　本病初期虽然以标实为主，要根据气结、痰阻、血瘀的不同分别进行治疗，但均需加入滋阴养血润燥的药物，如沙参、麦冬、玉竹、黄精等药物，以"安未受邪之地"。后期以本虚为主，津血枯竭更甚，而阳虚甚者滋阴可助养阳，故滋阴养血润燥之品也必不可少，但要根据津血枯竭和阳虚的程度而酌选药物和剂量。

3. 时时顾护胃气　脾胃乃后天之本，胃为阳土，忌温燥之品以劫胃阴，又忌苦寒之属以伤胃阳，若胃气衰竭，则诸药无效，病人势必无救。故投药应以清润和降为顺，步步以顾胃气为主。所以辛散香燥之品不可过用，以防劫阴；养阴不可选生地、熟地等过滋腻之辈，以防碍胃。治疗时可配合白术、山药、木香、砂仁等药健脾益气，芳香开胃。

4. 及早检查，确定病性　噎膈的病变范围较广，及早检查可以及早明确病性。如食道痉挛是功能性疾病，治以理气和胃降逆；食道炎属炎症性疾病，治以清热解毒，理气和胃；食道癌、贲门癌为恶性肿瘤，早期应积极采用手术治疗，配合中药辨证施治。

【结语】

噎膈是以进食梗塞不顺，甚则食物不能下咽到胃，食入即吐为主要表现的一类病证。病因主要为七情内伤，饮食所伤，年老肾虚等。病位在食管，属胃气所主，与肝、脾、肾也有密切关系。基本病机是脾胃肝肾功能失调，导致津枯血燥，气郁、痰阻、血瘀互结，而致食管干涩，食管、贲门狭窄。辨证要点为辨标本虚实。治疗原则为理气开郁，化痰消瘀，滋阴养血润燥，益气温阳，分清标本虚实而治。初起以标实为主，重在治标，以理气开郁，化痰消瘀为法；后期以正虚为主，或虚实并重，治疗重在扶正，以滋阴养血润燥，益气温阳为法。由于本病与饮食情志有关，还要注意精神安慰和饮食调摄。噎膈属难治之病证，一经发现，应尽快结合西医学检查手段，查明原因，争取早期诊断，早期治疗。

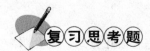

复习思考题

1. 何谓噎膈，其主要病因病机是什么？
2. 简述噎膈的证候特点。
3. 噎膈与反胃、梅核气如何鉴别？

【文献选录】

《景岳全书·噎膈》："凡治噎膈之法，当以脾肾为主。盖脾主运化，而脾之大络布于

扫码"练一练"

胸膈；肾主津液，而肾之气化主乎二阴。故上焦之噎膈，其责在脾；下焦之闭结，其责在肾。治脾者宜从温养，治肾者宜从滋润，舍此二法，他无捷径矣。"

《临证指南医案·噎膈反胃》："酒湿厚味，酿痰阻气，遂令胃失下行为顺之旨，脘窄不能纳物。"

《类证治裁·噎膈反胃》："噎者咽下梗塞，水饮可行，食物难入，由痰气阻于上也。膈者胃脘窄隘，食下拒痛，由血液之槁于中也。"

第五节　呃　逆

扫码"学一学"

呃逆是由于饮食不当、情志不遂和体虚病后等致胃气上逆动膈，以气逆上冲咽喉而致喉间呃呃连声，声短而频不能自制为主要表现的病证。古称"哕"，又称"哕逆"。

早在《内经》中就有了关于"哕"的记载。《素问·宝命全形论》曰："病深者，其声哕。"书中指出该病的病机与胃、肺相关，并在《灵枢·杂病》中首先记载了以草刺鼻取嚏的简易疗法。《金匮要略》将其分为虚、实、寒三证进行辨证施治，为后世该病的辨证论治奠定了基础。"呃"的病名首见于朱丹溪《格致余论·呃逆论》。张景岳进一步把呃逆的病名确定下来，并作了类证鉴别，《景岳全书·呃逆》说："哕者，呃逆也，非咳逆也；咳逆者，咳嗽之甚者也，非呃逆也；干呕者，无物之吐，即呕也；噫者，饱食之息，即嗳气也，非咳逆也。"清·李中梓系统地提出了本病的治疗法则，如在《证治汇补·呃逆》有"治当降气化痰和胃为主，随其所感而用药。气逆者，疏导之；食停者，消化之；痰滞者，涌吐之；热郁者，清下之；血瘀者，破导之；若汗吐下后，服凉药过多者，当温补；阴火上冲者，当平补；虚而夹热者，当凉补"，对后世有重要的指导意义。

西医学中的单纯性膈肌痉挛、胃肠神经官能症、胃炎、胃扩张、胃癌、肝硬化晚期、脑卒中、尿毒症及胃、食道手术后等疾病出现呃逆的临床表现者，均可参考本节内容进行辨证论治。

膈肌痉挛属膈肌功能障碍性疾病，是吸气时声门突然闭合产生一种呃声，这种膈肌异常的收缩运动是由于迷走神经和膈神经受到刺激所引起。膈肌痉挛目前没有确切的流行病学资料，但临床上可出现于多种疾病过程中，一般分为轻型和重型两类，轻者偶发呃逆，多有自限性，重者可频发呃逆数小时、数天或更长时间，迁延难愈，更甚者会并发呕逆、腹胀、腹痛、小便失禁，并可诱发心脑血管疾病的发生，严重影响正常的生活、工作和学习。

【病因病理】

一、中医学认识

呃逆多由饮食不当、情志不遂、体虚病后等原因导致。胃气失和、气逆动膈是本病的主要病机。

1. 饮食不当　如进食太快太饱，或过食生冷寒凉，致寒气蕴蓄于中焦，使胃失和降，胃气上逆，并循手太阴之脉上动于膈，使膈间气机不利，气逆上冲于喉，发生呃逆。若过食辛热煎炒厚味之品，或过用温补之剂，致燥热内生，阳明腑实，腑气不行，胃气上逆动膈，也可发为呃逆。

2. 情志不遂 恼怒抑郁，气机不利，横逆犯胃，致胃失和降，胃气上逆动膈；或木乘脾土，或忧思伤脾，脾失健运，痰浊内生，或素有痰饮，复因恼怒气逆，亦能挟痰动膈，发为呃逆。

3. 体虚病后 年高体弱，重病久病后，或吐下太过，虚损误攻，损伤中气，使脾胃虚弱致胃失和降，胃气上逆动膈，而发生呃逆。若病深及肾，肾失摄纳，冲气上乘，挟胃气上逆动膈，也可导致呃逆。

综上，呃逆总由胃失和降、胃气上逆动膈而致。引起胃失和降的原因有饮食不当、情志不和、正气亏虚等。

呃逆的病位在膈，病变关键脏腑为胃，并与肺、肝、肾有关。寒气蕴蓄、燥热内盛、气郁痰阻、气血亏虚等病理因素均可引起胃失和降，膈间气机不利，逆气上冲喉间，发为呃逆。胃居膈下，其气以降为顺，肺居膈上，主肃降，肺胃均由经脉与膈相连，二气均以降为顺，二者生理上相互关联，病理上相互影响，肺之宣肃可影响胃气的和降，且膈居肺胃之间，当各种致病因素乘袭肺胃时，使肺胃气逆，皆可使膈间气机不畅，逆气上出于喉间，则呃逆作。肝失疏泄，气机不利，进而津液失布，痰浊内生，影响肺胃，使气机上逆动膈，亦成呃逆。肺的肃降和胃的和降功能正常，还与肾的摄纳功能密切相关，若肾气不足，肾失摄纳，则肺胃之气失降，浊气反升，挟胃气上逆动膈，亦可致呃逆。因此，产生呃逆的主要病机为胃气上逆动膈。本病的病理性质有虚有实，实者责之寒凝、火郁、气滞、痰阻，致胃失和降；虚者责之脾肾阳虚、胃阴亏虚，致正虚气逆，亦有虚实夹杂者。本病的轻重预后差别较大。单纯性呃逆，为偶发，病轻，预后良好；若并发于他病过程中，则属病重；而在其他重病后期出现呃逆不止，呃声低微，脉沉细，多为胃气将绝、元气欲脱的危候。

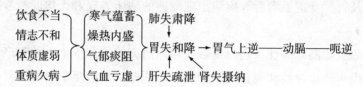

二、西医学认识

膈肌痉挛

膈肌痉挛是在多种原因诱导下产生的膈肌不随本人意识为转移的持续性、阵发性和规律性的收缩。中枢神经、膈神经和膈等任何一个部位受到一定程度的刺激后均可引起膈肌痉挛。诱发因素有吸入冷空气、吞咽过猛、各种原因引起的胃扩张、消化道出血、饮酒吸烟过多、术中刺激、精神刺激、中枢神经系统的病变、各种原因的中毒等；对膈反射传入、传出神经及感受器产生刺激的因素等；颈胸部疾病或手术对膈神经及迷走神经相伴的内脏传入神经的直接刺激；腹部手术或疾病对膈肌腹面、膈神经的感觉传入神经及迷走神经的刺激；膈神经的脱髓鞘病变等。这些都可以引起膈肌阵发的、规律性的、非周期性的痉挛，少数几乎可伴随终生。

【诊断】

一、病名诊断

（1）主要表现为喉间呃呃连声，声短而频，不能自制。

（2）本病多见于青壮年，女性多于男性；常有诱因可循。偶发者，病程较短，常可自愈；频发者，病程较长，迁延难愈。

（3）常有饮食不当、情志郁怒、受凉等诱因。

二、证候特征

以偶发者居多，为时短暂，多在不知不觉中自愈；有的则屡屡发生，持续时间较长。发时呃声有高有低，间隔有疏有密，声出有缓有急。可伴胸膈痞闷、胃脘嘈杂灼热、呕吐、情绪紧张、胸膈脘腹间疼痛、嗳气、纳呆、甚则厌食或拒食、不寐等症。

三、相关检查

单纯性膈肌痉挛无须做理化检查。胃肠钡餐 X 线检查或内窥镜检查可用来鉴别诊断胃肠神经官能症、胃炎、胃扩张、胃癌等。肝、肾功能及 B 超、CT 等检查可用来鉴别诊断肝硬化、尿毒症、脑血管病以及胸腹腔肿瘤等。

【鉴别诊断】

1. 呃逆与干呕鉴别

鉴别要点	呃　逆	干　呕
共同点	同有胃气上逆的病机和有声无物的临床表现	
不同点	气从膈间上逆，气冲喉间，呃呃连声，其声短而频，不能自制	胃气上逆，冲咽而出，其声长而浊，多伴恶心

2. 呃逆与嗳气鉴别

鉴别要点	呃　逆	嗳　气
共同点	同有胃气上逆的病机和有声无物的临床表现	
不同点	气从膈间上逆，气冲喉间，呃呃连声，声短而频，不能自制	胃气郁阻，气逆于上，冲咽而出，声长而沉缓，常伴酸腐气味，食后多发，多可自控

【治疗】

一、中医治疗

（一）辨证要点

1. 辨虚实

实	呃声洪亮，气涌有力，连续发作，脉实
虚	呃逆时断时续，气怯声低乏力，脉虚弱

2. 辨寒热

寒	呃声沉缓有力，得寒则甚，得热则减，面青肢冷，舌苔白滑
热	呃声洪亮，冲逆而出，声高短促，胃脘灼热，口臭烦渴，面色红赤，便秘溲赤，舌苔黄厚

3. 辨轻重

轻	一时性气逆而作，无反复发作史，无明显兼证者，属轻者，无须治疗
重	呃逆反复发作，持续时间较长，兼证明显，或出现在其他急慢性疾病过程中，则属较重者，需要治疗

（二）治疗原则

治疗原则：理气和胃，降逆止呃。

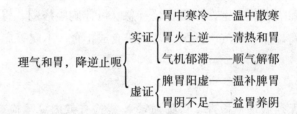

理气和胃，降逆止呃
- 实证
  - 胃中寒冷——温中散寒
  - 胃火上逆——清热和胃
  - 气机郁滞——顺气解郁
- 虚证
  - 脾胃阳虚——温补脾胃
  - 胃阴不足——益胃养阴

（三）分证论治

1. 实证

（1）胃中寒冷

证 候	呃声沉缓有力，胸膈及胃脘不舒，得热则减，遇寒则甚，进食减少，口淡不渴，舌苔白，脉迟缓
辨证要点	呃声沉缓有力，胃脘得热则减，遇寒则甚，舌苔白，脉迟缓
病 机	寒蓄中焦，胃气上逆动膈
治 法	温中散寒，降逆止呃
主 方	丁香散
组 成	丁香、柿蒂降逆止呃；高良姜、甘草温中散寒
加 减	若寒气较重，胸脘胀痛者，加吴茱萸、肉桂、乌药散寒降逆；若寒凝食滞，脘闷嗳腐者，加莱菔子、槟榔消食导滞；若寒凝气滞，脘腹痞满者，加枳壳、厚朴、陈皮；若气逆较甚，呃逆频作者，加半夏、刀豆子、旋覆花、代赭石以理气降逆；若外寒致呃者，可加紫苏、生姜散寒解表

（2）胃火上逆

证 候	呃声洪亮有力，冲逆而出，口臭烦渴，多喜饮冷，脘腹满闷，大便秘结，小便短赤，苔黄燥，脉滑数
辨证要点	呃声洪亮有力，口臭烦渴，便秘，苔黄燥，脉滑数
病 机	热积肠胃，胃火上冲动膈
治 法	清热和胃，降逆止呃
主 方	竹叶石膏汤
组 成	竹叶、生石膏清泻胃火；人参、麦冬养胃生津；半夏和胃降逆；粳米、甘草调养胃气
加 减	可加竹茹、柿蒂以助降逆止呃之力。若腑气不通，痞满便秘者，可用小承气汤通腑泻热，亦可再加丁香、柿蒂使腑气通，胃气降，呃逆自止；若胸膈烦热，大便秘结，可用凉膈散上清膈热，下通热浊

（3）气机郁滞

证　　候	呃逆连声，常因情志不畅而诱发或加重，胸胁满闷，脘腹胀满，纳减嗳气，肠鸣矢气，苔薄白，脉弦
辨证要点	常因情志而诱发或加重，胸胁满闷，脘腹胀满，苔薄白，脉弦
病　　机	肝气郁滞，横逆犯胃，胃气上逆动膈
治　　法	顺气解郁，降逆止呃
主　　方	五磨饮子
组　　成	木香、乌药解郁顺气；枳壳、沉香、槟榔宽中行气
加　　减	可加丁香、代赭石降逆止呃，川楝子、郁金疏肝解郁；若心烦口苦，气郁化热者，加栀子、黄连泻火和胃；若气逆痰阻，昏眩恶心者，可用旋覆代赭汤降逆化痰；若痰涎壅盛，胸胁满闷，便秘，苔浊腻者，可用礞石滚痰丸泻火逐痰；若瘀血内结，胸胁刺痛，久呃不止者，可用血府逐瘀汤活血化瘀

2. 虚证

（1）脾胃阳虚

证　　候	呃声低长无力，气不得续，泛吐清水，脘腹不舒，喜温喜按，面色㿠白，手足不温，食少乏力，大便溏薄，舌质淡，苔薄白，脉细弱
辨证要点	呃声低长无力，脘腹喜温喜按，食少乏力，舌质淡，苔薄白，脉细弱
病　　机	中阳不足，胃失和降，虚气上逆
治　　法	温补脾胃，和中降逆
主　　方	理中汤
组　　成	人参、白术、甘草甘温益气；干姜温中散寒
加　　减	可加吴茱萸、丁香温胃平呃。内寒重者，可加附子、肉桂温中理气；若嗳腐吞酸，夹有食滞者，可加神曲、麦芽；若脘腹胀满，脾虚气滞者，可加香附、木香行气健脾；若呃声难续，气短乏力，中气大亏者，可用补中益气汤；若病久及肾，肾失摄纳，腰膝酸软，呃声难续者，可分肾阳虚、肾阴虚而分别用金匮肾气丸、七味都气丸

（2）胃阴不足

证　　候	呃声短促而不得续，口干咽燥，烦躁不安，不思饮食，或食后饱胀，大便干结，舌质红，苔少而干，脉细数
辨证要点	呃声短促而不得续，口干咽燥，大便干结，舌质红，苔少而干，脉细数
病　　机	阴液不足，胃失濡养，气失和降
治　　法	益胃养阴，和胃止呃
主　　方	益胃汤
组　　成	沙参、麦冬、玉竹、生地甘寒生津，滋养胃阴
加　　减	可加炙枇杷叶、柿蒂、刀豆子以助降逆止呃之力。若神疲乏力，气阴两虚者，可加人参、白术、山药滋养气阴；若咽喉不利，胃火上炎者，可用麦门冬汤滋阴降火利咽；若日久及肾，腰膝酸软，五心烦热，肝肾阴虚，相火挟冲气上逆者，可以大补阴丸加减以补益肝肾

二、西医治疗

正常人发生呃逆多数不需特殊治疗可自行停止，对持续时间长不缓解的病人可试行以下方法。

（一）非药物疗法

1. 一般治疗　对呃逆持续时间长不能自行缓解的病人可试行屏气、饮温开水或深呼吸等方法，多可停止呃逆。

2. 体外膈肌起搏治疗方法　以中等量刺激 9 次/分钟，每次治疗 30～50 分钟直至呃逆停止。亦有病人需连续数天治疗。

（二）药物治疗

利多卡因静脉注射，东莨菪碱、甲氧氯普胺、地西泮等药物肌内注射均可有效缓解呃逆。

（三）病因治疗

对于继发于其他器质性疾病的呃逆，则应针对器质性疾病进行病因治疗。

【临证备要】

1. 辨病与辨证相结合　胃气上逆动膈是呃逆的主要病机，因此理气和胃，降逆止呕是治疗的基本大法，常选用丁香、柿蒂、制半夏、竹茹、旋覆花等药物。宣通肺气可助胃气和降，故可加桔梗、杏仁、枇杷叶等宣肺降气。临证还要注意根据不同病因辨证施治。因于寒者，温中散寒；因于热者，清其燥热；因于气郁痰阻者，理气解郁化痰；因于脾虚者，补其脾胃；因于食者，调其饮食，以清淡易消化为宜，忌辛辣、生冷之品，避免饥饱失常或暴饮暴食；因于外邪者，避其邪侵；因于不遂者，调其情志；因于久病体虚者，扶正补虚，并治疗原发病。

2. 久病理气活血为要　久患呃逆不愈，属顽固性呃逆，多有气机不畅日久，久病入络，气滞血瘀。故治疗上除用理气和胃，降逆止呕的大法外，加入理气活血之药也很重要，使气行则血行，血行气顺，膈间快利，呃逆自止，如枳壳、青皮、桃仁、红花等药物。

3. 多法并治，不拘内服　呃逆除药物治疗外，尚有多种方法，如针刺穴位疗法、手法按摩、穴位按压、穴位注射、取嚏、拔火罐等，临证确有良效，故治疗不必拘泥于内服药物。

【结语】

呃逆以喉间呃呃连声，声短而频，令人不能自制为主要表现。病因主要是饮食不当，情志不遂，脾胃虚弱等，病位在膈，病变关键脏腑为胃，与肺、肝、肾有关。主要病机为胃气上逆动膈。治疗原则为理气和胃，降逆止呃，并在分清寒热虚实的基础上，分别施以祛寒、清热、补虚、泻实之法。若慢性危重病证后期出现呃逆者，多为病情恶化，胃气将绝，元气欲脱的危候，当救护胃气。

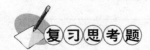

1. 呃逆的病因病机是什么？
2. 呃逆的辨证要点是什么？
3. 简述呃逆的辨证施治。

【文献选录】

《金匮要略·呕吐哕下利病脉证并治》："干呕、哕，若手足厥者，橘皮汤主之。"

扫码"练一练"

《景岳全书·呃逆》："然致呃之由，总由气逆，气逆于下，则直冲于上，无气则无呃，无阳亦无呃，此病呃之源所以必由气也。"

《证治汇补·呃逆》："治当降气化痰和胃为主，随其所感而用药。气逆者，疏导之；食停者，消化之；痰滞者，涌吐之；热郁者，清下之；血瘀者，破导之；若吐若下后，服凉药过多者，当温补；阴火上冲者，当平补；虚而挟热者，当凉补。"

第六节　腹　痛

腹痛是指由于多种原因导致脏腑气机阻滞，气血运行不畅，经脉痹阻或脏腑经脉失养，气机不利，阻滞不通，或气血阴阳亏虚，经络失养而以胃脘以下，耻骨毛际以上部位发生疼痛为主症的一种病证。

"腹痛"病名首见于《内经》，《素问·气交变大论》曰："岁土太过，雨湿流行，肾水受邪，民病腹痛。"《金匮要略·腹满寒疝宿食病脉证并治》对腹痛进行了详细的辨证论治，并创立了许多有效的治法方剂。如对脾胃虚寒、水湿内停证提出用附子粳米汤，寒邪攻冲证用大建中汤，热结、气滞证分别用大柴胡汤、厚朴三物汤等。隋·巢元方《诸病源候论》对腹痛专立单独病候，将其分为急腹痛与久腹痛。金元·李东垣《医学发明》中强调了"通则不痛"的思想。清·叶天士《临证指南医案》中对该病治法强调以"通"为主，书中用吴茱萸汤、四逆汤为通阳泄浊法；左金丸、金铃子散为清火泄郁法；四七汤、五磨饮为开通气分法；芍药甘草汤为缓急和中法。清代王清任、唐容川均重视因瘀致痛，因此治疗慢性腹痛常用活血化瘀之法，对后世腹痛的治疗具有重要指导意义。

西医学中的消化不良、急慢性胃炎、胆囊炎、肠道蛔虫症、胰腺炎、腹膜炎、阑尾炎、不完全性肠梗阻等出现以腹痛为临床表现，并能排除妇科、外科腹痛者，均可参考本节内容进行辨证论治。

急性胰腺炎（acute pancreatitis，AP）是一种常见病，是由于多种病因导致胰腺内胰酶被激活后引起胰腺组织自身消化、水肿、出血甚至坏死的炎症反应。临床以急性上腹痛和血清淀粉酶、脂肪酶增高等为特点。病变程度轻重不等，轻者以胰腺水肿为主，病情常呈自限性，预后良好。少数重者胰腺出血坏死，常继发感染、腹膜炎、休克，甚至多脏器功能障碍，病死率高。

【病因病理】

一、中医学认识

腹痛是由外感时邪、饮食不当、情志失调、瘀阻脉络、素体阳虚等导致脏腑气机阻滞，气血运行不畅，经脉痹阻，"不通则痛"；或脏腑经脉失养，"不荣则痛"而引起。

1. 外感时邪　外感风寒，入侵腹中，寒凝经脉，阻滞不通，不通则痛。伤于暑邪湿热，或寒邪不解郁而化热，蕴蓄腹中，腑气不通，气机阻滞，而发腹痛。

2. 饮食不节　过食生冷，寒湿内停，或恣食肥甘厚味，酿生湿热，或暴饮暴食，饮食停滞，或误食腐馊不洁之物，均可损伤脾胃，导致气机阻滞，腑气不通，而发腹痛。

扫码"学一学"

扫码"看一看"

3. 情志失调 情志不遂，或抑郁恼怒伤肝，或忧思伤脾，均可导致脏腑经络气机失畅，不通则痛，引起腹痛。

4. 瘀阻脉络 因跌仆损伤、手术或疾病迁延不愈，均可导致瘀血内停，气机不畅，不通则痛，而发腹痛。

5. 素体阳虚 素体脾阳虚弱，或肾阳素虚，或久病体虚而致气血生成不足，脏腑经络失养，不荣则痛，而发腹痛。

综上，外感时邪、饮食不节、情志失调、素体阳虚、外伤等均可致脏腑气机阻滞，气血运行不畅，经脉痹阻，"不通则痛"；或脏腑经脉失养，"不荣则痛"而引起腹痛。腹腔内有肝、胆、脾、肾、大小肠、膀胱等脏腑，并为足三阴、足少阳、手足阳明及冲、任、带等经脉循行而过，因此，腹痛病位在腹，病变脏腑涉及肝、胆、脾、肾、膀胱、大小肠等。

腹痛的病理因素主要有寒、热、虚、实、气、血六端。但临床上，腹痛多发病复杂，或虚实夹杂，常往往互相掺杂，互为因果，互相转化。如虚痛绵绵，又复感外邪，常成虚中夹实；或热痛日久，失治误治，过用苦寒，常能转寒或寒热错杂之证。本病若急性发作，失治延时，常可气机受阻，气血逆乱，或成厥脱。若湿热蕴结肠胃日久，或蛔虫长久内扰，或术后瘀血久不消散，均可造成久病入络，气滞血瘀，变生积聚。

```
外感时邪 ┐
饮食不节 │
情志失调 ├ 气机阻滞，腑气不通——不通则痛 ┐
瘀阻脉络 ┘                              ├ 腹痛
正气虚弱——脏腑经络失养——不荣则痛      ┘
```

二、西医学认识

急性胰腺炎

引起急性胰腺炎的病因有胆道疾病、酗酒和暴饮暴食、胰管阻塞与十二指肠等疾病、内分泌与代谢障碍、感染及药物等。虽病因不同，但却具有共同的发病机制，即各种致病因素导致胰管内高压，胰泡细胞内 Ca^{2+} 水平显著上升，溶酶自右腺泡细胞内提前激活酶原，大量活化的胰酶消化胰腺自身，①损伤胰泡细胞，激活炎症反应的枢纽分子核因子 - KB，它的下游系列炎症介质如肿瘤因子 - α，白介素 - 1，花生四烯酸代谢产物（前列腺素、血小板活化因素），活性氧等均可增加血管通透性，导致大量炎性渗出。②胰腺微循环障碍使胰腺出血、坏死。炎症过程中参与的众多因素可以正反馈方式相互作用，促炎症逐渐放大，当超过机体抗炎能力时，炎症向全身扩展出现多器官炎症性损伤及功能障碍。

【诊断】

一、病名诊断

（1）以胃脘以下，耻骨毛际以上部位发生的疼痛为主要表现。

（2）若感外邪，突然发病；若因内伤，起病缓慢，病程久者。

（3）常与外感、饮食、情志、劳累等诱因有关。

二、证候特征

本病疼痛范围既可以较广，也可局限在大腹、胁腹、少腹，或小腹；疼痛可固定，亦可走窜。起病或缓或急，亦可时缓时急，时作时止，或反复发生，或持续性疼痛，或间歇性疼痛。可表现为隐痛、胀痛、冷痛、灼痛、绞痛、刺痛等。腹诊时腹部外无胀大之形，腹壁按之柔软，可无压痛，可有压痛，但无反跳痛。常伴有腹胀、嗳气、矢气，以及饮食、大便异常等脾胃症状。

三、相关检查

腹痛病人可行血、尿、粪的常规检查，血液生化检查既可对病情进行鉴别诊断，也可辅助临床进行治疗。腹部 X 线平片检查有助于相关疾病的鉴别。实时超声与 CT 检查对肝、胆、胰疾病的鉴别诊断有重要作用。内镜检查可用于胃肠道疾病的鉴别诊断。

【鉴别诊断】

1. 腹痛与胃痛鉴别

鉴别要点	腹 痛	胃 痛
共同点	胃处于腹中，均有腹部疼痛	
不同点	腹痛部位在胃脘以下，少恶心、呕吐等症	胃痛部位在心下胃脘处，多伴有恶心、嗳气

2. 内科腹痛与妇科腹痛鉴别

鉴别要点	内科腹痛	妇科腹痛
共同点	腹部疼痛不适	
不同点	多痛在胃脘以下，耻骨毛际以上，一般无明显压痛、反跳痛，与经、带、胎、产无关	多痛在小腹，部分病人有明显压痛、反跳痛，常与经、带、胎、产有关

3. 内科腹痛与外科腹痛鉴别

鉴别要点	内科腹痛	外科腹痛
共同点	腹部疼痛不适	
不同点	一般不甚剧烈，按之柔软，可有压痛，但无明显肌紧张及反跳痛	多伴发热疼痛剧烈，痛多固定，压痛明显，见腹痛拒按，腹肌紧张等

【治疗】

一、中医治疗

（一）辨证要点

1. 辨部位

胁腹、少腹部	多属于肝经病变
脐以上大腹部	多为脾胃病变
脐以下小腹部	多为肾、膀胱、胞宫病证
脐腹疼痛	多为大小肠病证

2. 辨性质

寒　痛	寒主收引，寒气所及，痛多拘急，遇冷痛剧，得热则减，实寒可兼气逆呕吐，虚寒则多痛势绵绵
热　痛	多在脐腹，时轻时重，痛处有热感，伴有便秘，喜冷饮
瘀血痛	痛处多固定，拒按，小腹刺痛，痛无休止，经常在夜间加剧，伴有面色晦暗，唇紫等
气滞痛	疼痛时轻时重，部位多不固定，伴有胸胁不舒，嗳气，腹胀，矢气后减轻
伤食痛	多因饮食不节，或食积不化，脘腹胀痛，嗳腐吞酸，伴有嗳气，痛时欲便，便后痛减
虚　痛	病程多久，多病势绵绵，喜揉喜按
实　痛	暴痛多属实，多有腹胀、呕逆、拒按等

（二）治疗原则

治疗原则：以"通"立法。实证祛邪通络，虚证扶正通络。

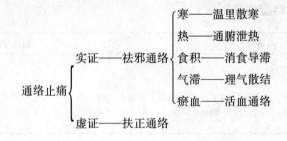

（三）分证论治

1. 寒邪内阻

证　　候	腹痛急起，遇寒尤甚，得温痛减，口淡不渴，形寒肢冷，小便清长，大便清稀，舌淡，苔白腻，脉沉紧
辨证要点	腹痛急起，遇寒尤甚，四肢不温
病　　机	寒邪凝滞，中阳被遏，脉络痹阻
治　　法	散寒温里，理气止痛
主　　方	良附丸合正气天香散
组　　成	乌药、陈皮，专入气分而理气；香附、紫苏，能入血分而行气；引以干姜，使入气分兼入血分。高良姜味辛大热，温中暖胃，散寒止痛，且用酒洗，以增强其散寒之力；香附疏肝开郁，行气止痛，且用醋洗，加强入肝行气之功。两药相配，一散寒凝，一行气滞，共奏行气疏肝，散寒止痛之功

续表

加　减	体虚而有积滞者，改用制大黄，以缓解峻下之功；若腹胀满者，加厚朴、木香以行气导滞；若腹中寒积，加附子、大黄以温阳通腑；若寒重，手足逆冷，加肉桂、附子；少腹拘急冷痛，寒凝气滞者，加小茴香、乌药等暖肝散寒

2. 湿热壅滞

证　候	腹痛拒按，得热痛增，遇冷痛减，烦渴引饮，大便秘结，或溏涩不爽，小便短黄，舌红，苔黄燥或黄腻，脉滑数
辨证要点	腹痛拒按，烦渴，舌红，苔黄燥或黄腻
病　机	湿热内结，气机壅滞，腑气不通
治　法	行气导滞，通腑泄热
主　方	大承气汤
组　成	大黄苦寒泄热；芒硝咸寒润燥，软坚散结；厚朴、枳实消痞除满，破气导滞
加　减	少阳阳明合病者，用大柴胡汤；兼食积者，加山楂、莱菔子消食导滞；湿热偏重者，加黄芩、栀子清热燥湿；火郁腹痛，疼痛时作时止，触之有热感者，用清中汤加减，或二陈汤加黄连、芍药等；热厥腹痛，时作时止者，用金铃子散加减；伤暑腹痛者，用香薷散加减

3. 饮食积滞

证　候	多有伤食史，脘腹胀满，疼痛拒按，厌食呕恶，嗳腐吞酸，痛而欲泻，泻后痛减，或大便秘结，舌苔厚腻，脉滑实
辨证要点	多有伤食史，脘腹胀满，嗳腐吞酸，舌苔厚腻，脉滑实
病　机	食滞内停，运化失司，胃肠不和
治　法	消食导滞，理气止痛
主　方	枳实导滞丸
组　成	大黄、枳实攻下破气，消除积滞；黄连、黄芩燥湿清热；泽泻、茯苓利湿下行；神曲消食，白术补脾固胃，以免芩、连、大黄苦寒伤胃。各药配合，不但能清除湿热积滞，并且可以恢复脾胃的运化功能
加　减	食滞不重，脘腹胀闷者，用保和丸；腹胀满者，则用厚朴、木香行气消胀

4. 肝郁气滞

证　候	腹痛胀满，痛无定处，时作时止，痛窜两胁，或痛引少腹，得嗳气矢气则舒，遇忧思恼怒则剧，舌红，苔薄白，脉弦
辨证要点	脘腹胀满，疼痛不定，得嗳气矢气则舒，遇忧思恼怒则剧
病　机	肝气郁结，气机不畅，疏泄失司
治　法	疏肝解郁，理气止痛
主　方	柴胡疏肝散
组　成	柴胡、枳壳、香附、陈皮疏肝理气；川芎行气活血；芍药、甘草缓急止痛
加　减	气滞重者，加郁金、川楝子疏肝理气；痛引少腹、睾丸者，用荔枝核、橘核、川楝子疏肝理气止痛；腹痛肠鸣，气滞腹泻者，用痛泻要方；肝郁日久，气郁化热者，加丹皮、栀子清肝泻火

5. 瘀血内停

证　候	腹痛痛势较剧，痛如针刺，痛处固定，经久不愈，舌质紫暗或有瘀斑，脉细涩
辨证要点	腹痛痛势较剧，痛如针刺，痛处固定，舌质紫暗或有瘀斑
病　机	瘀血内停，阻滞气机，脉络不通
治　法	活血化瘀，和络止痛
主　方	少腹逐瘀汤

续表

组 成	当归、川芎、赤芍、甘草养血活血；桃仁、红花、牛膝祛瘀活血；延胡索、蒲黄、五灵脂化瘀止痛；香附、青皮行气活血
加 减	瘀血内结化热者，加丹皮、赤芍等化瘀清热；腹痛气滞明显者，加柴胡、香附行气解郁；血瘀有寒象者，加干姜、肉桂温经止痛；下焦蓄血，可用桃仁承气汤加减；瘀血积于腹部，连及胁间刺痛者，可用小柴胡汤加桃仁、大黄、香附等

6. 中虚脏寒

证 候	腹痛绵绵，时作时止，喜温喜按，形寒肢冷，神疲乏力，气短懒言，面色不华，胃纳不佳，大便溏薄，舌淡，苔薄白，脉沉细
辨证要点	腹痛绵绵，时作时止，喜温喜按，形寒肢冷
病 机	中阳不足，气血不足，失于温养
治 法	温中补虚，缓急止痛
主 方	小建中汤
组 成	桂枝、干姜、附子温阳散寒；党参、白术益气补中；芍药、炙甘草缓急止痛；大枣、饴糖甘温补中
加 减	腹冷痛，肢冷者，可用大建中汤加减；形寒肢冷，手足不温者，可用附子理中汤温中散寒止痛；中气大虚，少气懒言者，可用补中益气汤；太阴寒痛，肠鸣腹痛，喜温喜按，大便溏泻，小便清长，手足不温者，用理中汤加减；厥阴寒痛，肢厥冷，脉细欲绝者，用当归四逆汤加减；大肠虚寒，冷积腹痛便秘者，用温脾汤加减

二、西医治疗

（一）轻型急性胰腺炎治疗

禁食；胃肠减压，必要时置鼻胃管持续吸引胃肠减压，适用于腹痛、腹胀、呕吐严重者；积极补充血容量，维持水电解质酸碱平衡，注意维持热能供应；腹痛剧烈者可予止痛药；适当使用抗生素及 H_2 受体拮抗剂或质子泵抑制剂，可抑制胰液分泌和预防应激性溃疡。

（二）重型急性胰腺炎的治疗

严密监护，维持水、电解质和酸碱平衡，保持血容量；加强全身营养支持，尽早使用抗菌药物及减少胰液分泌药物，如生长抑素。对于休克病人，应积极采取补充血容量，应用血管活性药物，改善微循环等措施；有手术指征者选择合理的手术治疗。

【临证备要】

1. 辨寒热虚实 病程中病情变化复杂，经常互为因果，互相夹杂，互相转化，所以应该以寒热虚实为辨证纲领。

2. 辨虫证腹痛 肠道寄生虫引起的腹痛，多因为寄生虫寄生在人体肠道，导致脾胃气机受阻，运化失司，出现脐腹阵痛，面部白斑，泛吐清涎。蛔虫病发作时，不宜马上驱虫，应先安蛔，再驱虫；蛔虫病久，脾胃虚弱，气血亏虚，证见面黄肌瘦，毛发枯槁，腹痛绵绵，舌淡苔薄，脉虚者，应先扶正，后祛邪，等正气恢复后，再予驱虫；出现蛔厥者，则可给予乌梅丸合四逆散加减，以温脏安蛔，缓急止痛。

【结语】

腹痛是由外感时邪、饮食不当、情志失调、素体阳虚、外伤等引起相关脏腑功能失调，导致脏腑气机阻滞，气血运行不畅，经脉痹阻"不通则痛"，或脏腑经脉失养"不荣则痛"。腹痛病位在腹，病变脏腑涉及肝、胆、脾、肾、膀胱、大小肠。治疗以"通"为大法，应根据虚实寒热进行辨证论治。实证应祛邪通络止痛，虚证应扶正补虚通络，虚实夹杂宜攻补兼施；寒证宜温散寒邪，通络止痛，热证宜清热泻火，通络止痛，寒热错杂宜寒温并用，不可拘于成方一成不变。

腹痛的预防与调护主要与饮食、情志有关。平素宜饮食有节，忌食生冷，忌食不洁，忌暴饮暴食，避免过食辛辣香燥油腻之品，饭后勿急跑或做其他剧烈活动。腹痛病人当注意休息，忌忧思焦虑，气滞者尤要保持心情舒畅。寒邪阻滞的病人要注意保暖，宜进食热食；食积的病人宜少食，必要时禁食。在护理方面，一般不须特殊护理，但对于腹痛剧烈，伴见面色苍白、恶心呕吐、冷汗、肢厥者，需加强护理，注意密切观察，谨防变证发生。

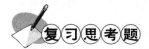

复习思考题

1. 何谓腹痛，其中医病因病机是什么？
2. 诊断腹痛的主要依据有哪些？
3. 试述腹痛的分证论治？

【文献选录】

《灵枢·邪气脏腑病形》："大肠病者，肠中切痛而鸣濯濯，冬日重感于寒即泄，当脐而痛，……小肠病者，小腹痛，腰脊控睾而痛。"

《金匮要略·血痹虚劳病脉证并治》："虚劳里急，悸，衄，腹中痛，梦失精，四肢酸疼，手足烦热，咽干口燥，小建中汤主之。"

《寿世保元·腹痛》："治之皆当辨其寒热虚实，随其所得之证施治。若外邪者散之，内积者逐之，寒者温之，热者清之，虚者补之，实者泻之，泄则调之，闭则通之，血则消之，气则顺之，虫则迫之，积则消之，加以健理脾胃，调养气血，斯治之要也。"

扫码"练一练"

第七节 泄 泻

泄泻是由于多种原因所致脾病湿盛，脾胃运化功能失调，临床以排便次数增多，粪便稀薄或完谷不化，甚至泻下如水样为主症的一类病证。古人将大便溏薄者称为"泄"，大便如水注者称为"泻"，现统称"泄泻"。

历代医家对本病论述颇详。本病首载于《内经》，称之为"泻"，多以泄泻病情和大便性质分类，而有"洞泻"、"濡泻"、"溏泻"、"鹜泻"及"泻注"等名称。《素问·金匮真言论》云："长夏善病洞泻寒中"。《难经》则从脏腑立论，《难经·五十七难》曰："泻凡有五，其名不同，有胃泄、有脾泄、有大肠泄、有小肠泄、有大瘕泄，名曰后重"。汉唐时代称泄泻为"下利"。《金匮要略》对泄泻病因病机概括为实热、虚寒、寒热错杂三大类，记载有三承气汤、泻心汤、乌梅丸等著名方剂。宋代以后统称为泄泻。《医学入门》以寒热表里辨伤寒下利；以湿、风湿、寒、暑、食、七情、痰、火及虚泻等辨杂病泄泻。《景岳全书·泄泻》提出了"泄泻之本，无不由脾胃"的著名论断，并重视元阴亏虚致泻。在泄泻

扫码"学一学"

论治中，《明医杂著》谓需看时令，分寒热新久而施治。《医宗必读·泄泻》则提出了著名的治泻九法，即淡渗、升提、清凉、疏利、甘缓、酸收、燥脾、温肾、固涩，在治疗上有了较大的发展。

西医学的急性肠炎、慢性肠炎、胃肠功能紊乱、过敏性肠炎、溃疡性结肠炎、肠易激综合征（腹泻型）、吸收不良综合征、肠结核等以泄泻为主要临床表现者，均可参考本节辨证论治。

肠易激综合征（irritable bowel syndrome，IBS）是临床上最常见的一种胃肠道功能紊乱性疾患，临床表现以腹痛、腹胀、排便习惯和大便性状异常为主要特征，持续存在或间歇发作，但又缺乏形态学和生物化学异常改变的一种功能性肠道疾病。病因尚不明确，多与胃肠动力学改变，内脏感觉异常，感染，精神因素等有关，病人以中青年居多，男女比例约为1：2。IBS分为腹泻型、便秘型、混合型和未定型，其中以腹泻型居多。本病呈良性过程，症状可反复或间歇发作，虽然不是一种威胁生命的疾病，但严重影响了人们的生活和工作，并造成医疗资源的巨大消耗。许多病人经进一步咨询、健康教育和合理用药，可在数周至数年内达到症状缓解。重症和顽固性病人的治疗，以提高生活质量为主。肠易激综合征的发病率在全球范围内呈逐渐增高趋势，地区差异较大，流行率大约10%～15%。大部分亚洲国家的流行率在5%～10%之间，日本是亚洲国家工业比较发达的地区之一，肠易激综合征的患病率为6%，在中国，肠易激综合征的成人患病率为5%～10%。

【病因病理】

一、中医学认识

泄泻的主要病变在于脾胃与大小肠。致病原因包括感受外邪、饮食失节、七情不和及脏腑虚弱等引起的脾胃功能障碍。

1. 感受外邪　六淫之邪，均可伤人导致泄泻，但以"湿"最为重要。因脾恶湿喜燥，故湿邪最易伤脾，而致泄泻。"湿多成五泄"。至于寒邪或暑热之邪，可损伤脾胃，致清浊不分，升降失常，而致泄泻。《素问·举痛论》曰："寒邪客于小肠，小肠不得成聚，故后泄腹痛矣"。

2. 饮食失节　饮食过量，致宿食内停；进食不洁，损伤脾胃；肥甘厚味，呆胃滞脾；恣食生冷，寒食交阻；脾胃损伤，阻碍中州，传导失职，升降失调，水谷停为湿滞而发生泄泻。

3. 情志失调　凡恼怒忧思，致肝气郁结，木郁不达，横逆乘脾，运化失常，而发为泄泻；或忧思伤脾，致土虚木贼而致泄泻。《医方考》曰："泻责之于脾，痛责之于肝；肝责之实，脾责之虚，脾虚肝实，故令痛泻。"

4. 脾胃虚弱　胃主受纳，脾主运化，若先天禀赋不足或后天饮食失调，劳倦内伤，久病缠绵，均可致脾胃虚弱，不能受纳水谷和运化精微，水谷停滞，清浊不分，混杂而下，遂成泄泻。

5. 肾阳虚衰　由于久病或久泻，伤及肾阳，或年老体衰，命门火衰，不能助脾胃以腐熟水谷，则水谷不化而成泄泻。《明医杂著》云："元气虚弱，饮食难化，食多则腹内不和，疼痛，泄泻……"

综上，泄泻之病因与感受外邪、情志失调、饮食失节及脏腑病变等因素有关，外因方面与湿邪关系最为明显；内因方面，则与脾虚的关系较为密切。外邪侵犯，饮食不节损伤脾胃，或肝气乘脾，肾不暖土致脾胃运化失常，湿浊内生而发为本病。脾病湿盛是导致泄泻发生的关键所在，泄泻的病变主脏是脾，与肝、肾等相关，病理因素主要是湿。本病初起以实证为主，多表现为湿浊内蕴之候，病久则由实转虚，或脾虚或肾虚，或虚实夹杂。

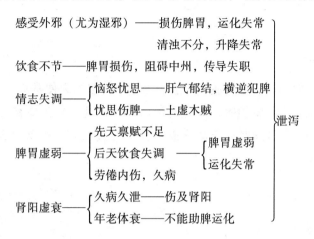

二、西医学认识

肠易激综合征

肠易激综合征是一种个体特异性、多病因的异质性疾病，其病因和发病机制复杂，至今尚未完全清楚，但已明确，精神和饮食至少是症状的诱发因素，胃肠动力异常和内脏高敏感性均参与其发病。

胃肠动力的异常包括结直肠动力的增加，小肠移行性复合运动的紊乱等。①结肠动力改变：腹泻型肠易激综合征病人的结肠运动指数增加，各段结肠推进性运动明显增多，以降乙状结肠明显，并可伴有腹痛。②小肠动力异常：肠易激综合征病人小肠消化间期移行运动复合波异常，腹泻型病人的复合波周期在白天比正常人缩短，于Ⅱ期出现更多的快速推进性收缩群。③其他部位胃肠动力异常：腹泻型病人乙状结肠、直肠壁张力降低，而直肠的节律性收缩增强。内脏高敏感性在本病症状的形成中具有重要作用，由于黏膜及黏膜下传入神经末梢兴奋域的降低或中枢不同水平对外周传入信息的感知异常，导致肠道对各种生理性和非生理性刺激的动力学反应过强，或通过对5-羟色胺等神经递质的影响而产生疼痛、腹胀等不适。

【诊断】

一、病名诊断

（1）大便次数增多，粪质清稀，甚则如水样；或次数不多，粪质清稀；或泻下完谷不化。

（2）一年四季均可发生，但以夏秋两季较为多见。起病或急或缓，有反复发作史。

（3）常由外感寒热湿邪，内伤饮食情志，劳倦，脏腑功能失调等诱发或加重。

二、证候特征

本病以大便粪质清稀为特征，可伴或不伴腹痛。急性暴泻起病突然，病程短，泻下急迫而量多，多由外感寒热、暑湿或饮食不节所致，可伴有恶寒发热等；慢性久泻起病缓慢，病程较长，反复发作，时轻时重。常兼有脘腹不适，腹胀腹痛肠鸣，食少纳呆，小便不利等症状。

三、相关检查

观察病人新鲜粪便的量、色、质。一般的理化检查包括大便常规、大便培养、血常规。慢性泄泻可行结肠镜、小肠镜检查，同时对渗出物行常规、生化检查及培养，活体组织行病理检查，还可行结肠钡剂灌肠或全消化道钡餐的 X 线检查。腹部 B 超或 CT 检查可以鉴别诊断胰腺疾病、腹腔淋巴瘤等疾病。

【鉴别诊断】

1. 泄泻与痢疾鉴别

鉴别要点	泄 泻	痢 疾
共同点	病变部位都在肠间，都有大便次数增多，粪质稀薄	
不同点	排便次数增多，粪便稀薄，甚至如水样，大便中无脓血，也无里急后重，腹痛或有或无	以腹痛，里急后重，痢下赤白脓血为主症，腹痛与里急后重同时出现，其痛便后不减

2. 泄泻与霍乱鉴别

鉴别要点	泄 泻	霍 乱
共同点	大便次数增多，粪质稀薄	
不同点	仅以排便异常为主要表现，粪质稀薄，便次频多，起病急或缓，不伴呕吐，腹痛或有或无。一般预后良好	起病急，变化快，病情凶险。呕吐与腹泻同时并作，起病时突然腹痛，继则吐泻交作，所吐之物为未消化之食物，气味酸腐热臭，所泻之物为黄色粪水，或吐下呈米泔样，常伴恶寒发热。部分病人吐泻之后，津液耗伤，迅速消瘦，或发生转筋，腹绞痛。甚则吐泻剧烈，而出现面色苍白，目眶凹陷，汗出肢冷等阴竭阳亡之危象

【治疗】

一、辨证论治

（一）辨证要点

1. 辨寒热虚实

寒	大便清稀，或完谷不化，腹痛喜温
热	大便色黄而臭，泻下急迫，肛门灼热，小便短赤，口渴喜冷饮
虚	病程较长，反复发作，腹痛不甚而喜按，小便利
实	病势急骤，腹痛拒按，泻后痛减，脘腹胀满，小便不利

2. 辨病因

外　感	多挟表证，需进一步辨其湿热、暑湿和寒湿。湿热泄泻，泻多如败酱色，舌苔黄腻脉濡数；暑湿泄泻多发生在夏季，伴胸脘痞满，舌苔白腻；寒湿泄泻，泻多鹜溏，舌苔白腻
肝　郁	嗳气食少，每因情绪因素诱发或加重
脾　虚	大便时溏时泻，或夹有水谷不化，稍食油腻之物，则大便次数增多
伤　食	大便溏垢，完谷不化，臭如败卵，泻后痛减
肾阳虚	多发生于黎明之前，以腹痛肠鸣，形寒肢冷为主要表现

3. 辨轻重缓急

轻	泄泻而饮食如常
重	泄泻而不能食，消瘦，或暴泻无度，或久泄滑脱不禁
缓	病程长，病势缓
急	急性起病，病程短

4. 辨病位

脾	稍有饮食不慎或劳倦过度泄泻即作或复发，食后脘闷不舒，面色萎黄，倦怠乏力
肝	泄泻反复不愈，每因情志因素使泄泻发作或加重，腹痛肠鸣即泻，泻后痛减，矢气频作，胸胁胀闷
肾	五更泄泻，完谷不化，小腹冷痛，腰酸肢冷

（二）治疗原则

治疗原则：运脾化湿。

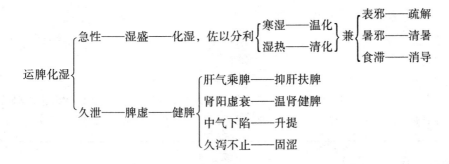

（三）分证论治

1. 湿热泄泻

证　　候	腹痛即泻，泻下急迫，或泻下不爽，泻下黄褐臭秽，肛门灼热，可伴烦热口渴，小便短赤，舌质红，苔黄腻，脉濡数
辨证要点	腹痛即泻，泻下急迫，舌质红，苔黄腻，脉濡数
病　　机	湿遏脾阳，脾失健运
治　　法	清热利湿，升清止泻
主　　方	葛根芩连汤
组　　成	葛根既能解表清热，又能升清止泻；黄芩、黄连清热燥湿
加　　减	湿重者加苍术、厚朴；热重者加马齿苋；夹食滞者加神曲、麦芽、山楂；水泻者加滑石、车前子

2. 暑湿泄泻

证　　候	夏季盛暑之时，腹痛泄泻，泻下如水，暴急量多，舌质红，苔黄厚腻，脉濡数
辨证要点	夏季盛暑之时，腹痛泄泻，舌质红，苔黄厚腻，脉濡数
病　　机	暑湿迫肠道，清浊不分
治　　法	清暑化湿
主　　方	黄连香薷饮
组　　成	黄连清热燥湿，配伍香薷、厚朴清暑化湿，行气除满
加　　减	暑湿伤气，膀胱气化不利，小便短赤者，可加六一散清暑利湿；湿阻中焦，泛恶欲吐者，加藿香、佩兰芳香化湿，理气和中；口干引饮者，加芦根、天花粉清热生津

3. 寒湿泄泻

证　　候	大便清稀，或如水样，腹痛肠鸣，脘闷食少，肢体困重，舌苔白腻，脉濡缓
辨证要点	大便清稀，舌苔白腻，脉濡缓
病　　机	寒湿内侵，困遏脾阳，清浊不分
治　　法	芳香化浊，疏表散寒
主　　方	藿香正气散
组　　成	藿香辛温散寒，芳香化湿；白术、陈皮健脾燥湿；半夏化湿和胃；茯苓淡渗利湿；厚朴、大腹皮理气消满；紫苏、白芷解表散寒
加　　减	表邪较重者，加防风、荆芥；湿邪偏重者，加苍术、蔻仁

4. 食滞肠胃

证　　候	腹痛肠鸣，泻下粪便臭如败卵，嗳腐酸臭，不思饮食，舌苔厚腻，脉滑
辨证要点	泻下粪便臭如败卵，舌苔厚腻，脉滑
病　　机	宿食内停，传化失常
治　　法	消食导滞和胃
主　　方	保和丸
组　　成	山楂、神曲、莱菔子消食导滞，下气除满；陈皮、半夏和胃祛湿；茯苓淡渗利湿；连翘消食滞郁热
加　　减	食滞化热者加黄连；食滞较重，脘腹胀满，泻下不爽者，采用"通因通用"之法，加大黄、枳实、槟榔

5. 肝气乘脾

证　　候	素有胸胁胀闷，嗳气食少，每因情志不畅或情绪紧张诱发，腹痛肠鸣泄泻，泻后痛减。舌质淡红，苔薄白，脉弦
辨证要点	腹痛肠鸣泄泻，泻后痛减。舌质淡红，苔薄白，脉弦
病　　机	肝失条达，横逆犯脾，脾失健运
治　　法	抑肝扶脾
主　　方	痛泻要方
组　　成	白术益气健脾；陈皮理气醒脾；白芍养血柔肝；防风升清止泻
加　　减	久泻不止加乌梅、石榴皮；脾虚加党参、山药、扁豆、芡实；气滞明显者加柴胡、枳壳、香附等

6. 肾阳虚衰

证 候	黎明之前，腹部作痛，肠鸣即泻，泻后则安，形寒肢冷，腰膝酸软，舌淡苔白，脉沉细
辨证要点	黎明之前，肠鸣即泻，舌淡苔白，脉沉细
病 机	肾阳虚衰，脾失温养，运化失常
治 法	温肾健脾，固涩止泻
主 方	四神丸
组 成	补骨脂温肾助阳；吴茱萸、肉豆蔻温中散寒；五味子涩肠止泻
加 减	年老久泻，虚寒甚者加附子、炮姜；中气下陷者加黄芪、党参、白术；久泻不止者加赤石脂、诃子；兼有血瘀者，可用桂枝汤加当归、川芎、赤芍等

7. 脾胃虚弱

证 候	大便时溏时泻，或夹有水谷不化，稍食油腻之物，则大便次数增多，饮食减少，伴面色萎黄，神疲乏力，舌淡苔白，脉细
辨证要点	大便时溏时泻，舌淡苔白，脉细
病 机	运化无权，水谷不化，清浊不分
治 法	健脾益气
主 方	参苓白术散
组 成	方中四君子汤益气健脾；加入扁豆、薏苡仁、莲子肉、山药益气健脾，且能渗湿止泻；砂仁醒脾和胃，行气和中；桔梗宣肺肺气，通调水道；甘草健脾和中，调和诸药
加 减	虚寒甚者，用附子理中汤加减；中气下陷者，用补中益气汤加减。若大便泻下呈黄褐色，为内杂湿热，可加黄连、厚朴等清热除湿

二、西医治疗

肠易激综合征的治疗主要是对症处理及身心的综合治疗，目的是减轻病人的症状，改善病人的功能状态。

1. 建立良好医患关系　不少肠易激综合征病人有心理障碍，对这类病人需持续关怀，有耐心，并在正确诊断的基础上给病人适当的保证，增强病人信心。

2. 饮食调整　避免过量饮食、咖啡因、大量饮酒、高脂饮食、产气食物如大豆、精加工面粉等，并尽量避免诱发胃肠不适的药物。

3. 心理和行为疗法　包括心理治疗、催眠疗法、生物反馈疗法等。

4. 药物治疗　包括精神药物、止泻药和益生菌等。

【临证备要】

1. 判断转归预后　一般泄泻，若脾胃功能不败，饮食如常，多属轻证，预后良好。若泄泻不能食，形体消瘦，泄泻无度；或久泻滑脱不禁，致津伤液竭，则有亡阴，亡阳之变，多属重证。《中藏经》曰："病洞泄不能食，脉急则死。"急性暴泻病情较轻者，多能治愈，少数病人治疗不及时或未进行彻底治疗，易由实转虚，变为慢性久泻；少数病人反复泄泻，导致脾虚中气下陷，出现纳呆、小腹坠胀，甚至脱肛等症。

2. 注意分辨兼夹证　①夹风：泄泻兼恶寒自汗，发热、头痛，脉浮等。②夹郁热：泄泻日久脾胃必虚，服药多温燥，反生内热；或久病心情抑郁，郁热化火也能助热。③夹食滞：泄泻日久，中气亏虚，不慎饮食，夹有食滞中阻，或因泄泻自感不足，强食增强营养，中焦运化不能，反而导致饮食停滞，此为虚实夹杂。泄泻的病变过程较为复杂，临床往往出现虚实夹杂，寒热互见，故辨证时应全面分析。

3. 久泄不可"利小便" 虽然有"治湿不利小便，非其治也"（元·朱震亨《平治会粹》）之说，但此话所指的是泄泻来势急暴，水湿聚于肠道，洞泻而下，惟有分流水湿，从前阴分利，即"利小便而实大便"，故适用于暴泻。久泻多为脾虚，运化失常，虽有水湿，乃渐积而成，非顷刻之变，此等湿，轻者宜芳香化之，重者宜苦温燥之，倘若利小便则易伤正气。

4. 久泄不可峻补 对于久泻，虚固宜补，但不能峻补。久泻多致脾胃功能已经衰弱，难期速效。峻补，脾胃无法耐受，反而有碍气化，故只宜平补，使脾胃渐渐恢复生机。

5. 注意辨治兼夹证 《景岳全书·泄泻》云："脾胃受伤，则水反为湿，谷反为滞。"在脾虚的同时大多存在"滞"的情况，即气滞、湿滞、食滞，所以在治疗时必须避免单纯使用党参、黄芪之类的补气药，以避免加重气滞、湿滞和食积，而应选用理气、化湿、消导等行滞之品。

【结语】

泄泻一证，临床表现为大便次数增多，粪质清稀，甚则如水样；或次数不多，粪质清稀；或泻下完谷不化。多由感受外邪，饮食失节，情志失调，脾胃虚弱和肾阳虚等因素引起，脾病湿盛是导致泄泻发生的关键所在，因此泄泻的病变主脏是脾，与肝、肾等相关，病理因素主要是湿。本病初起，以实证为主，多表现为湿浊内蕴之候；病久则由实转虚，或脾虚或肾虚，或虚实夹杂。故治疗上以运脾祛湿为主，并依情况兼顾疏表、疏肝、清暑、消导等。并应注意急性泄泻不可骤用补涩，以免闭留邪气；慢性泄泻不可分利太过，以防耗其津气；清热不可过用苦寒，以免损伤脾阳；补虚不可纯用甘温，以免助湿。

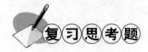

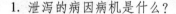

1. 泄泻的病因病机是什么？
2. 试述泄泻的辨证要点。
3. 泄泻的治疗原则是什么？

扫码"练一练"

【文献选录】

《素问·生气通天论》："因于露风，乃生寒热，是以春伤于风，邪气留连，乃为洞泄。"

《古今医鉴·泄泻》："夫泄泻者，注下之症也，盖大肠为传送之官，脾胃为水谷之海，或为饮食生冷之所伤，或为暑湿风寒之所感，脾胃停滞，以致阑门清浊不分，发注于下，而为泄泻也。"

《景岳全书·泄泻》："泄泻之病，多见小水不利，水谷分则泻自止，故曰：治泻不利小水，非其治也。"

扫码"学一学"

第八节　痢　疾

痢疾是由于外感时邪疫毒和饮食不节等原因导致邪蕴肠腑，气血壅滞，传导失职，脂络受伤，临床以腹痛腹泻，里急后重，排赤白脓血便为主症的一种肠道传染病。

《内经》称本病为"肠澼""赤沃"，对本病的病因、症状、预后等方面都有所论述，《素问·太阴阳明论》说："饮食不节，起居不时者，阴受之。……阴受之则入五脏，……入五脏则腹满闭塞，下为飧泄，久为肠澼。"指出本病病因与感受外邪和饮食不节有关。《素问·至真要大论》说："火淫所胜，……民病注泄赤白，少腹痛，溺赤，甚则血便"，指出本病的病因与气候有关。《金匮要略·呕吐哕下利病脉证并治》将本病与泄泻合称"下利"，制定了寒热不同的白头翁汤和桃花汤治疗本病，开创了痢疾的辨证论治，两方一直为后世医家所喜用。《诸病源候论·痢病候》有"赤白痢""血痢""脓血痢""热痢"等21种痢候记载，对本病的临床表现和病因、病机已有较深刻的认识。唐·《备急千金要方》称本病为"滞下"，至宋·《严氏济生方·痢疾论治》正式启用"痢疾"之病名："今之所谓痢疾者，古所谓滞下是也"，一直沿用至今。金元时期，《丹溪心法·痢疾》明确指出本病具有流行性、传染性："时疫作痢，一方一家，上下传染相似"，并论述痢疾的病因以"湿热为本"。清代，出现了痢疾专著，如《痢疾论》《痢证论》等，对痢疾理论和临床进行了系统总结，学术上也有所创新。

西医学中的细菌性痢疾、阿米巴痢疾以及似痢非痢的疾病，如非特异性溃疡性结肠炎、局限性肠炎等疾病出现痢疾的临床表现者，均可参考本节内容进行辨证论治。

细菌性痢疾（简称"菌痢"）是由痢疾杆菌引起的常见急性肠道传染病，以结肠黏膜化脓溃疡性炎症为主要病变，以发热、腹泻、腹痛、里急后重、黏液脓血便为主要临床表现，可伴发热及全身毒血症症状。本病在恢复期或急性期可偶见多发性、渗出性大关节炎。患重症菌痢的孕妇可致流产或早产。慢性菌痢有溃疡性结肠病变者可并发贫血、营养不良、维生素缺乏、神经症等。并发败血症者虽然少见，但病情凶险，病死率高。本病属于我国法定管理的乙类传染病，痢疾在世界范围内引起的发病率和死亡率居腹泻病之首位，其中主要是细菌性痢疾。发展中国家发病率较高，可达1000/10万以上，而发达国家发病率水平相对较低，可少至0.3/10万。菌痢是我国夏秋季最常见的急性肠道传染病，其流行范围广，传播快，发病率高，对人类健康危害大，特别是洪涝灾害地区，一旦水源污染，更容易发生和蔓延细菌性痢疾。

【病因病理】

一、中医学认识

痢疾的病因有外感时邪疫毒、饮食不节。病机主要是时邪疫毒积滞于肠间，壅滞气血，妨碍传导，肠道脂膜血络受伤、腐败化为脓血而成痢。

1. 时邪疫毒　时邪，主要指感受暑湿热之邪。痢疾多发于夏秋之交，气候正值热郁湿蒸之际，湿热之邪内侵人体，蕴于肠腑，乃是本病发生的重要因素。《景岳全书·痢疾》说："痢疾之病，多病于夏秋之交，古法相传，皆谓炎暑大行，相火司令，酷热之毒蓄积为痢。"疫毒，非风、非寒、非暑、非湿，"乃天地间别有一种异气"（《温疫论·序》），"此气之来，无论老少强弱，触之者即病"（《温疫论·原病》），即疫毒为一种具有强烈传染性的致病邪气，故称之为"疠气"。疫毒的传播，与岁运、地区、季节有关。时邪疫毒，混杂伤人，造成痢疾流行。

2. 饮食不节 是指平素饮食过于肥甘厚味或夏月恣食生冷瓜果，损伤脾胃，或食用馊腐不洁的食物，疫邪病毒从口而入，积滞腐败于肠间，发为痢疾。痢疾为病，发于夏秋之交，这个季节暑、湿、热三气交蒸，互结而侵袭人体，加之饮食不节和不洁，邪从口入，滞于脾胃，积于肠腑。

综上，痢疾与外感和饮食有关，其病理因素有湿、热（或寒）、毒、食等，湿热疫毒之邪为多，寒湿之邪较少。病位在肠腑，与脾胃有关，这是因邪从口而入，经胃脾而滞于肠之故。故《医碥·痢》说："不论何脏腑之湿热，皆得入肠胃，以胃为中土，主容受而传之肠也。"随着疾病的演化，疫毒太盛也可累及心、肝，病情迁延，也可穷及于肾，《景岳全书·痢疾》说："凡里急后重者，病在广肠最下之处，而其病本，则不在广肠，而在脾肾。"肠司传导之职，传送糟粕，又主津液的进一步吸收，湿、热、疫毒等病邪积滞于大肠，以致肠腑气机阻滞，津液再吸收障碍，肠道不能正常传导糟粕，因而产生腹痛、大便失常之症。邪滞于肠间，湿蒸热郁，气血凝滞腐败，肠间脂膜血络受损，化为脓血下痢，所谓"盖伤其脏腑之脂膏，动其肠胃之脉络，故或寒或热，皆有脓血"。肠腑传导失司，由于气机阻滞而不利，肠中有滞而不通，不通则痛，腹痛而欲大便则里急，大便次数增加，便又不爽则后重，这些都是由于大肠通降不利，传导功能失调之故。故痢疾的病机是时邪疫毒积滞于肠间，气血壅滞，传导失司，脂络受伤，腐败化脓血而成痢。

由于感邪有湿热、寒湿之异，体质有阴阳盛衰之不同，治疗有正确与否之区别，故临床表现各有差异。病邪以湿热为主，或为阳盛之体受邪，邪从热化则为湿热痢；病邪因疫毒太盛，则为疫毒痢；病邪以寒湿为主，或阳虚之体受邪，邪从寒化则为寒湿痢；热伤阴，寒伤阳，下痢脓血必耗伤正气，寒湿痢日久伤阳，或过用寒凉药物，或阳虚之体再感寒湿之邪，则病虚寒痢；湿热痢日久伤阴，或素体阴虚再感湿热之邪，则病阴虚痢；或体质素虚，或治疗不彻底，或收涩过早，致正虚邪恋，虚实互见，寒热错杂，使病情迁延难愈，为时发时止的休息痢；若影响胃失和降而不能进食，则为噤口痢。

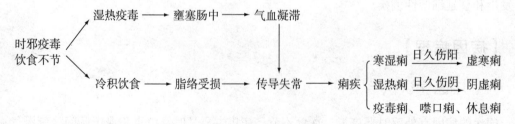

二、西医学认识

细菌性痢疾

细菌性痢疾的病因是痢疾杆菌感染。痢疾杆菌是革兰阴性菌，所有痢疾杆菌均能产生内毒素、细胞毒素、肠毒素（外毒素），志贺痢疾杆菌尚可产生神经毒素。痢疾杆菌对结肠黏膜上皮细胞有吸附和侵袭作用，能引起结肠典型病变。胃酸、肠道菌群产生的短链脂肪酸、过氧化氢以及大肠杆菌素等，对痢疾杆菌有杀灭或拮抗作用。人体肠黏膜产生的分泌型 IgA 等特异性抗体，对痢疾杆菌有重要排斥作用。某些足以降低人体全身和胃肠道局部防御功能的因素，如慢性病、过度疲劳、暴饮暴食及消化道疾患等，则有利于痢疾杆菌侵入肠黏膜而致病。

【诊断】

一、病名诊断

（1）以大便次数增多而量少，下痢赤白黏冻或脓血，腹痛，里急后重等为主要症状。

（2）一年四季均可发病，多流行于夏秋季节。

（3）发病前有不洁饮食史，或有接触疫痢病人史。

二、证候特征

本病临床症状轻重差异较大。轻者，腹痛不著，里急后重不明显，大便每日次数在 10 次以下，或被误诊为泄泻；重者，腹痛、里急后重均甚，下痢次数频繁，甚至在未出现泻痢之前即有高热、神疲、面青、肢冷以致昏迷惊厥。多数发病较急，急性起病者，以发热伴呕吐开始，继而阵发性腹痛、腹泻，里急后重，下痢赤白黏冻或脓血。急性发病者，病程较短，一般在 2 周左右；也有缓慢发病者，缓慢发病则发热不甚或无发热，只有腹痛、里急后重，下痢赤白黏冻或脓血的主症，下痢的次数与量均少于急性发病者。缓慢发病者，病程较长，多数迁延难愈，甚至病程可达数月、数年之久。痢疾可散在发生，也可在同一地区形成流行。

三、相关检查

粪便检查在菌痢的早期诊断中有主要作用，包括大便常规检查、大便培养、免疫荧光菌球法及协同凝集实验，还有特异性抗原检测和特异性基因片段检测。血常规检查可以了解有无细菌感染及贫血。钡剂灌肠 X 线检查及直肠、结肠镜检查，可提示慢性痢疾、非特异性溃疡性结肠炎或结肠癌、直肠癌等改变。儿童在夏秋季节出现高热惊厥等症，而未排大便时，应清洁灌肠，取便送常规检查和细菌培养。

【鉴别诊断】

痢疾与泄泻鉴别

鉴别要点	痢　　疾	泄　　泻
共同点	病变部位都在肠间，都有大便次数增多，粪质稀薄	
不同点	粪便少，痢下赤白脓血，必有腹痛，伴里急后重，腹痛呈持续性，时轻时重，便后痛减而不停止	排便次数增多，粪便稀薄，甚至如水样，大便中无脓血，也无里急后重，腹痛或有或无

【治疗】

一、辨证论治

（一）辨证要点

1. 辨虚实

实 痢	起病急骤，病程短，形体强壮，腹痛胀满拒按，痛时窘迫欲便，便后里急后重暂时减轻，脉实有力
虚 痢	起病缓慢，病程长，形体薄弱，腹痛绵绵喜按，便后里急后重不减，坠胀甚，脉虚弱无力

2. 辨寒热

热 痢	痢下脓血鲜红，或赤多白少，黏稠臭秽，身热面赤，口渴喜饮，舌红苔黄腻，脉滑数
寒 痢	痢下白色黏冻涕状，或赤少白多，清稀而不甚臭秽，面白肢冷形寒，口和不渴，舌淡苔白，脉沉细

3. 辨伤气伤血

伤 气	下痢白多赤少，湿邪所伤
伤 血	下痢赤多白少，或以血为主，热邪所伤

（二）治疗原则

治疗原则：祛邪导滞，调气和血。

祛邪导滞
调气和血
- 热痢——清热除湿
- 寒痢——温化寒湿
- 寒热交错——温清并用
- 初痢（实痢）——通
- 久痢（虚痢）——补
- 虚实夹杂——通涩兼施

宜："调气则后重自除，行血则便脓自愈"
忌：过早补涩、峻下攻伐、分利小便

（三）分证论治

1. 湿热痢

证 候	腹痛阵阵，痛而拒按，便后腹痛暂缓，痢下赤白脓血，黏稠如胶冻，腥臭，肛门灼热，小便短赤，舌苔黄腻，脉滑数
辨证要点	腹痛拒按，痢下赤白脓血腥臭，肛门灼热，小便短赤，舌苔黄腻，脉滑数
病 机	湿热壅滞、肠络受损、气血壅滞，传导失司
治 法	清肠化湿，解毒，调气行血
主 方	芍药汤
组 成	黄芩、黄连清热燥湿，解毒止痢；大黄、槟榔荡热去滞，通因通用；木香、槟榔调气行滞；当归、芍药、甘草行血和营，缓急止痛；肉桂辛温，反佐芩、连，与大黄之苦寒，共成辛开苦降之势，以散邪气之结滞
加 减	痢疾初起，去肉桂，加银花、穿心莲等加强清热解毒之力；有表证者，加荆芥、防风解表散邪，或用荆防败毒散，逆流挽舟；兼食滞者，加莱菔子、山楂、神曲消食导滞；痢下赤多白少，肛门灼热，口渴喜冷饮，证属热重于湿者，加白头翁、黄柏、秦皮直清里热；痢下白多赤少，舌苔白腻，证属湿重于热者，去黄芩、当归，加茯苓、苍术、厚朴、陈皮等运脾燥湿；痢下鲜红者，加地榆、丹皮、仙鹤草、侧柏叶等凉血止血

2. 疫毒痢

证　候	发病急骤，腹痛剧烈，里急后重频繁，痢下鲜紫脓血，呕吐频繁，寒战壮热，头痛烦躁，精神极其萎靡，甚至四肢厥冷，神志昏蒙，或神昏不清，惊厥抽搐，瞳仁大小不等，舌质红绛，苔黄腻或燥，脉滑数或微细欲绝
辨证要点	发病急骤，腹痛剧烈，痢下鲜紫脓血，呕吐频繁，神差或神昏，舌质红绛，苔黄腻或燥，脉滑数或微细欲绝
病　机	痰邪热毒，壅滞肠腑，燔灼气血，蒙敝清窍
治　法	清热凉血，解毒清肠
主　方	白头翁汤合芍药汤
组　成	白头翁清热解毒凉血，配黄连、黄芩、黄柏、秦皮清热解毒化湿；当归、芍药行血；木香、槟榔、大黄行气导滞
加　减	加金银花、丹皮、地榆、穿心莲、贯众等以加强清热解毒的功效；高热神昏，热毒入营血者，合犀角地黄汤，另服神犀丹或紫雪丹以清营开窍；痉厥抽搐者，加羚羊角、钩藤、石决明、生地等熄风镇痉；壮热神昏，烦躁惊厥而下痢不甚者，合大承气汤清热解毒，荡涤内闭；症见面色苍白，四肢厥冷而冷汗出，唇甲紫暗，尿少，脉细欲绝者，加用生脉（或参麦）注射液、参附注射液静脉滴注或推注，以益气固脱

3. 寒湿痢

证　候	腹痛拘急，痢下赤白黏冻，白多赤少，或纯为白冻，里急后重，脘胀腹满，头身困重，舌苔白腻，脉濡缓
辨证要点	腹痛拘急，痢下赤白黏冻，白多赤少，舌苔白腻，脉濡缓
病　机	寒湿壅滞，气血凝滞，传导失司
治　法	温中燥湿，调气和血
主　方	不换金正气散
组　成	藿香芳香化湿；苍术、厚朴、法半夏运脾燥湿；陈皮、木香、枳实行气导滞；桂枝、炮姜温中散寒；芍药、当归和血
加　减	有表证者，加荆芥、苏叶、葛根解表祛邪；挟食滞者，加山楂、神曲消食导滞；湿邪偏重，白痢如胶冻，腰膝酸软，腹胀满，里急后重甚者，改用胃苓汤加减，以温中化湿健脾

4. 阴虚痢

证　候	痢下赤白，迁延不愈，脓血黏稠，或下鲜血，腹部灼痛，虚坐努责，形体消瘦，心烦口渴，至夜加重，舌红绛少津，脉细数
辨证要点	痢下赤白，迁延不愈，脓血黏稠，形体消瘦，舌红绛少津，脉细数
病　机	营阴亏虚，湿热内郁，邪滞肠腑
治　法	养阴调营，清肠化湿
主　方	黄连阿胶汤合驻车丸
组　成	黄连、黄芩、阿胶清热养阴止痢；当归、芍药、甘草和血缓急止痛；生地黄凉血止血止痢；干姜制约芩、连之苦寒，以免戕伐正气
加　减	痢下鲜血者，加丹皮、旱莲草清热凉血止血；虚热伤津，症见口舌干渴、小便短少者，加沙参、麦冬、石斛、玉竹养阴生津，清虚热

5. 虚寒痢

证　候	久痢缠绵不已，痢下赤白清稀或白色黏冻，无腥臭，甚则滑脱不禁，腹部隐痛，喜按喜温，肛门坠胀，或虚坐努责，便后更甚，食少神疲，形寒畏冷，四肢不温，腰膝酸软，舌淡苔薄白，脉沉细而弱
辨证要点	久痢不愈，痢下赤白清稀或白色黏冻，无腥臭，腹部隐痛，喜按喜温，形寒畏冷，舌淡苔薄白，脉沉细而弱

病	机	下痢日久，脾肾阳虚，固摄无权
治	法	温补脾肾，收涩固脱
主	方	桃花汤合真人养脏汤
组	成	人参或党参、白术、粳米益气健脾；干姜、肉桂温阳散寒；当归、芍药和血缓急止痛；木香行气导滞；赤石脂、诃子、罂粟壳、肉豆蔻收涩固脱
加	减	肾阳虚衰者，加附子、破故纸温补肾阳；肛门下坠者，去木香，加黄芪、升麻益气举陷；下痢不爽者，减用收涩之品；滑脱不禁者，加芡实、莲米、龙骨、牡蛎收敛固脱

6. 休息痢

证	候	下痢时发时止，日久难愈，常因饮食不当、感受外邪或劳累而诱发。发作时，大便次数增多，便中带有赤白黏冻，腹痛，里急后重，症状一般不及初痢、暴痢程度重。休止时，常有腹胀食少，倦怠怯冷，舌质淡苔腻，脉濡软或虚数
辨证要点		时发时止，日久难愈，常因饮食、外感或劳累而诱发，发作时症状较轻，舌质淡苔腻，脉濡软或虚数
病	机	久痢伤正，脾阳不振，邪滞肠腑
治	法	温中清肠，佐以调气化滞
主	方	连理汤
组	成	人参、白术、干姜、甘草温中健脾；黄连清除肠中余邪
加	减	加木香、槟榔、枳实调气行滞；加当归和血。发作期，偏湿热者，加白头翁、黄柏清湿热；偏寒湿者，加苍术、草果温中化湿

二、西医治疗

（一）急性痢疾普通型的治疗

1. 常规疗法 卧床休息、隔离和采用消毒措施。饮食以流食或半流食为主，吐泻、腹胀重的病人可短期禁食。

2. 抗感染治疗 可选用诺氟沙星、庆大霉素、黄连素和复方新诺明等联合口服。

3. 吸附疗法 可给予思密达，加强肠道黏膜屏障作用。

4. 微生态疗法 可用含双歧杆菌制剂。

5. 补液疗法 根据脱水情况决定补液方法和补液量。

（二）慢性痢疾的治疗

1. 抗感染治疗 常用药物和剂量同急性菌痢的治疗，但疗程要长。

2. 饮食疗法 要注意改善病人的营养状态，纠正贫血。

（三）中毒痢疾的治疗

1. 改善微循环 可利用阿托品类药物解除血管痉挛，防止休克。用多巴胺、酚妥拉明、异丙肾上腺素等扩张血管。用冬眠药物如氯丙嗪镇静、降低基础代谢。用糖皮质激素、氢化可的松消炎、减轻脑水肿及中毒症状。

2. 扩充血容量及纠正酸中毒

3. 防止和纠正呼吸衰竭 吸氧，保持呼吸道通畅，使用呼吸兴奋剂，危重者给予气管插管或人工呼吸。

4. 减轻脑水肿 对脑型病例应及时使用脱水剂。

5. 控制感染 合理使用抗生素。

6. 降温

【临证备要】

1. 注意扶正与祛邪的使用　本病初起，多为实证热证，忌用收涩之品，如罂粟壳、牡蛎、龙骨、诃子等，以免"关门留寇"。而久痢虽多虚，却应扶正祛邪，若单纯补益，则滞积不去，贸然通导，恐伤正气，故应虚实兼顾，扶正祛邪。

2. 注意顾护胃气　"人以胃气为本，而治痢尤要"。在实证初期，治疗湿热痢、疫毒痢的方药中有较多的苦寒之品，若长期大量使用，则伤胃气。因此顾护胃气要贯穿于治痢的始终。

3. 内外治并举　慢性痢疾反复发作，迁延难愈，可内服中药加中药保留灌肠。对于湿热型可用黄连、黄芩、黄柏、白头翁等煎液灌肠，对于虚寒型可用附子、干姜、人参、白术等煎液灌肠。

4. 噤口痢分虚实而治　下痢不能进食，或呕而不能进食，为大虚大实的"噤口痢"。实证多由湿热、疫毒蕴结肠中，上攻于胃，胃失和降，症见下痢、胸闷、呕恶、纳呆、口臭，舌红苔黄腻，脉滑数，治以泄热和胃，方用开噤散；虚证多由脾胃素虚或久痢致胃虚气逆，症见呕恶不食，或食入即吐，口淡不渴，舌淡脉弱，治以健脾和胃，方用六君子汤加石菖蒲、生姜等。

5. 注意饮食调理　饮食的宜忌与治疗的配合至关重要，需进食清淡易消化之物，忌食荤腥油腻之品，因其能败肠胃而留邪。《千金要方·第十五卷》说："凡痢病患，所食诸食，皆须大熟烂为佳，亦不得伤饱，此将息之大经也，若将息失所，圣人不救也。"

【结语】

痢疾是临床上常见的、多发的肠道传染病，全年可发，夏秋季节多见。主要病因是外感时邪疫毒，内伤饮食不节（洁）；病位在肠，与脾胃有密切关系；病机为邪从口入，湿热疫毒蕴结肠腑，气血壅滞，脂膜血络受损，化为脓血，大肠传导失司，发为痢疾。临床以腹痛腹泻，里急后重，便赤白脓血为主要表现。辨证应分清寒热虚实，一般说来暴痢多实，久痢多虚。实证有湿热痢、寒湿痢和疫毒痢，以湿热痢为多见，疫毒痢病情凶险，宜及早救治；虚证有虚寒痢、阴虚痢和休息痢。若下痢不能进食或呕恶不能食者，为大虚大实的噤口痢。痢疾的治疗以祛邪导滞、调气和血为原则，又须随时顾护胃气，根据寒热虚实的不同，或清热化湿解毒，或温化寒湿，或辅以益气养阴，或寒热并用、攻补兼施，或通涩并举，对疫毒痢除加强清热解毒外，还应视病情配合清心开窍，熄风镇痉，救逆固脱等法治疗，对噤口痢则应分虚实开噤治疗。痢疾一般预后良好，因具传染性，故重在预防，控制传播。

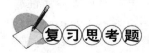

复习思考题

1. 何谓痢疾，其常见病因是什么？

2. 诊断痢疾的主要依据是哪些？

3. 试述痢疾的辨证要点。

扫码"练一练"

【文献选录】

《素问病机气宜保命集·泻痢论》："后重则宜下，腹痛则宜和，身重则除湿，脉弦则去风。血脓稠黏，以重药竭之。"

《类证治裁·痢疾》："痢多发于秋，即《内经》之肠澼也。症由胃腑湿蒸热壅，致气血凝结，挟糟粕积滞，进入大小腑，倾刮脂液，化脓血下注，或痢白，痢红，痢瘀紫，痢五色，腹痛呕吐，口干溺涩，里急后重，气陷肛坠，因其闭滞不利，故亦名滞下也。"

《寿世保元·痢疾》："凡痢初患，元气未虚，必须下之，下后未愈，随症调之。痢稍久者，不可下，胃气败也。痢多属热，亦有虚与寒者，虚者宜补，寒者宜温。年老及虚弱人，不宜下，不便了而不了者，血虚也，数至圊而不便者，气虚也。"

第九节 便 秘

便秘是由于多种原因引起的热结、气滞、寒凝、气血阴阳亏虚引起的肠道传导失司，临床以粪便在肠内滞留过久，秘结不通，排便周期延长，或周期不长，但粪质干结，排出艰难，或粪质不硬，欲便而艰涩不畅为主要临床表现的一种病证。

早在《黄帝内经》就有了便秘的论述。《素问·厥论》云："太阴之厥，则腹满瞋胀，后不利。"《素问·举痛论》云："热气留于小肠，肠中痛，瘅热焦竭，则坚干不得出，故痛而闭不通矣。"汉·张仲景根据脉、证表现，将便秘分为阴结和阳结两类，如《伤寒论·辨脉法》云："其脉浮而数，能食，不大便者，此为实，名曰阳结也。""其脉沉而迟，不能食，身体重，大便反硬，名曰阴结也。"并提出胃强脾弱以及肠道热壅气滞所致便秘的证治，如《金匮要略·五脏风寒积聚病脉证并治》云："趺阳脉浮而涩，浮则胃气强，涩则小便数，浮涩相搏，大便则坚，其脾为约。麻仁丸主之。"宋·《重订严氏济生方·秘结论治》将便秘分为五秘，曰："夫五秘者，风秘、气秘、湿秘、寒秘、热秘是也……往往皆令人秘结。"至唐代，便秘的治疗有了一定的发展，《外台秘要》已收集了治疗便秘的方剂26首。金元时期，李东垣认为肾脏真阴亏损是发生便秘的关键所在，而饮食不节，过食辛热厚味是导致真阴亏耗的重要因素，并指出治疗便秘不可妄用泻药。其在《兰室秘藏·大便结燥门》中说："夫肾主五液，津液润则大便如常，若饥饱失节，劳役过度，损伤胃气，及食辛热味厚之物，而助火邪，伏于血中，耗散真阴，津液亏少，故大便结燥。""大抵治病，不可一概用巴豆、牵牛之类下之，损其津液，燥结愈甚，复下复结，极则以至引导于下而不通，遂成不救。"

西医学中的功能性便秘、肠易激综合征、肠炎恢复期、药物性便秘、一些肛门疾病（如肛裂、痔疮、肛周脓肿等）和直肠疾病（如炎症、溃疡、梗塞、憩室等）等器质性病变所致的便秘，以及内分泌及代谢性疾病出现便秘的临床表现者，均可参考本节内容进行辨证论治。

功能性便秘是临床常见的功能性胃肠病之一，是指非全身疾病或肠道疾病所引起的原发性持续性便秘，又称为习惯性便秘或单纯性便秘，主要是由于肠功能紊乱所引起。主要临床表现是大便不通或粪便坚硬、有便意而排出困难；或排便间隔时间延长，二三天以上

扫码"学一学"

排便一次。临床需注意与少数人习惯于二至三天排便一次，而无排便困难者相区别，后者不能称之为便秘。功能性便秘的病人，除肠道易激综合征外，预后一般较好，可通过生活规律化，合理饮食、调畅情志、养成良好排便习惯以及去除其他病因等手段达到治愈便秘的目的。便秘日久，往往引起头晕、头胀痛、失眠、烦躁易怒、痔疮、肛裂，以致便血；过度用力排便还可诱发疝气。本病是现代社会中发病率较高的一种疾病，随着人口老龄化，老年人的便秘非常普遍。流行病学资料显示，慢性便秘的发生率各地报道不一，地区差异很大。美国的数据调查显示，其发病率在 2% ～28%；我国报道的慢性便秘发病率在 3%～17%。

【病因病理】

一、中医学认识

便秘的病因是多方面的，其中主要的有外感寒热之邪，内伤饮食情志，病后体虚，阴阳气血不足等。病机是邪滞大肠，腑气闭塞不通或肠失温润，推动无力，致大肠传导功能失常。

1. 胃肠积热 素体阳盛，或过食辛热炙煿厚味，嗜饮酒浆，或误服温燥之药及高热伤津，或肺燥肺热下移大肠，均可使胃肠积热，耗伤津液，肠道干涩形成便秘。如《证治要诀·大便秘》曰："热秘，面赤身热，肠胃胀闷，时欲得泻，或口舌生疮，此由大肠热结……"

2. 气机郁滞 忧愁思虑过度，或久坐不动，或跌打损伤，伤及胃肠，或虫积肠道，或肺失肃降，腑气不通，均可导致大肠气机郁滞，传导失职，糟粕内停而形成气秘。如《金匮翼·便秘》曰："气秘者，气内滞而物不行也。"

3. 阴寒凝滞 过食寒冷食物或药物，伐伤阳气，或年老体弱真阳不足，致脾肾阳气虚弱，温煦无权，阴寒内结，糟粕内停所致。如《金匮翼·便秘》曰："冷秘者，寒冷之气横于肠胃，凝阴固结，阳气不行，津液不通。"

4. 阴亏血少 年老体弱或中老年多产妇女，或重病之后，体虚气衰致运化无力，气之推动功能低下，无力排便。因失血或思虑过度，脾失健运，致血虚肠道失荣；因久病、过劳或房室劳倦，致阴精损伤，肠失濡润所致。如《景岳全书·秘结》："秘结者，凡属老人、虚人、阴脏人及产后、病后、多汗后，或小水过多，或亡血、失血、大吐、大泻之后，多有病为燥结者，盖此非气血之亏，即津液之耗。"

综上，便秘的病因为胃肠积热、气机郁滞、阴寒凝滞、阴虚血少。上述各种病因之间常常相兼为病，如肠胃积热与气机郁滞可以并见，阴寒积滞与阳气虚衰可以相兼。

各种病因导致邪滞大肠，腑气闭塞不通或肠失温润，推动无力，大肠传导功能失常是本病的主要病机。病因病机又可互相转化，气机郁滞日久化热，可导致热结；热结日久，耗伤阴津，又可转化成阴虚等。本病病位在大肠，并与脾、胃、肺、肝、肾密切相关。脾虚传送无力，糟粕内停，致大肠传导功能失常，而成便秘；胃与肠相连，胃热炽盛，下传大肠，燔灼津液，大肠热盛，燥屎内结，可成便秘；肺与大肠相表里，肺之燥热下移大肠，则大肠传导功能失常，而成便秘；肝主疏泄气机，若肝气郁滞，则气滞不行，腑气不能畅通；肾主五液而司二便，若肾阴不足，则肠道失润，若肾阳不足则大肠失于温煦而传送无力，大便不通，均可导致便秘。

本病总以虚实为纲，冷秘、热秘、气秘属实，阴阳气血不足所致的虚秘则属虚。虚实之间可以转化，可由虚转实，可因虚致实，而虚实并见。

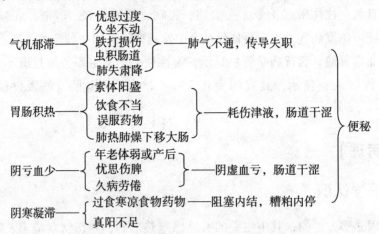

二、西医学认识

功能性便秘的发生与饮食因素、精神心理因素、遗传因素、炎症刺激、滥用泻药及长期有意识抑制排便，或支配肛门括约肌的神经功能异常有关。正常排便生理过程中某一环节出现障碍都可能引起便秘。

（一）慢传输型便秘

指肠内容物从近端结肠向远端结肠运动的速度低于正常人，这种异常被证明与异常的肠道运动有关，其机制包括结肠高幅推进性收缩数量减少和远端不协调的运动增多，可能存在肠肌间神经丛的异常和肠神经递质的改变。

（二）功能性出口梗阻性便秘

又称盆底功能障碍，指粪便堆积于直肠内而不能顺利地从肛门排出。导致盆底功能障碍的机制复杂且不明确，可分为盆底肌群张力过高以及肌肉张力过低，平滑肌功能不良和动力障碍、直肠感觉损害、中枢或盆底腔阴部神经功能障碍等。

（三）混合型便秘

兼备以上两型。

【诊断】

一、病名诊断

（1）主要临床特征为大便排出困难，排便时间或（和）排便间隔时间延长，粪质多干硬。

（2）起病缓慢，多属慢性病变过程。

（3）发病常与外感寒热，内伤饮食情志，脏腑失调，坐卧少动，年老体弱等因素有关。

二、证候特征

排便次数减少，常三五日、七八日，甚至更长时间解一次大便，大便坚硬难解；或排便次数不减少，大便坚硬难解。每次解大便常需半小时或更长时间。粪质坚硬难解；或不坚硬但解便困难。常伴有腹胀、腹痛、嗳气、肛裂、痔疮、便血；便后乏力、气短、心悸、头晕；或左下腹腹部扪及条索状包块等症状。

三、相关检查

西医学常用的检查有：粪便望诊、腹部触诊、肛门指检、大便常规、纤维直肠镜、结肠镜、X线钡剂灌肠以及其他特殊检查如胃肠通过试验、肛门直肠测压和盆底肌电图等。

【鉴别诊断】

便秘与积聚鉴别

鉴别要点	便秘	积聚
共同点	腹部切诊均可扪及包块	
不同点	便秘之包块，常出现于左下腹，多扪及条索状，通常于排便后即消失或减少	积聚之包块，各处均可见，扪之形状不定，通下之后，包块仍然存在，与排便无关

【治疗】

一、辨证论治

（一）辨证要点

1. 辨虚实

实 秘	年轻气盛，便而不爽，腹胀腹痛，嗳气频作，面赤口臭，舌苔厚
虚 秘	年高体弱，久病新产，粪质不干，欲便不出，便下无力，心悸气短，腰膝酸软，四肢不温，舌淡苔白，或大便干结，潮热盗汗，舌红无苔，脉细数

2. 辨寒热

热 秘	大便干燥坚硬，便下困难，肛门灼热，舌苔黄燥或垢腻
冷 秘	素体阳虚，粪质干结，排出艰难，舌淡苔白滑

（二）治疗原则

治疗原则：通下。

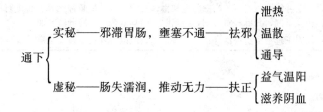

$$
通下\begin{cases} 实秘——邪滞胃肠，壅塞不通——祛邪\begin{cases} 泄热 \\ 温散 \\ 通导 \end{cases} \\ 虚秘——肠失濡润，推动无力——扶正\begin{cases} 益气温阳 \\ 滋养阴血 \end{cases} \end{cases}
$$

（三）分证论治

1. 气机郁滞

证　　候	欲便而不得出，或便而不爽，大便干或不干，矢气肠鸣，嗳气呃逆，舌苔薄白，脉弦
辨证要点	欲便而不得出，或便而不爽，矢气肠鸣，舌苔薄白，脉弦
病　　机	枢机不利，气结不行
治　　法	顺气导滞，降逆通便
主　　方	六磨汤
组　　成	木香、乌药行气；沉香降气；大黄、槟榔、枳实破气行滞
加　　减	大便干结者，加火麻仁、郁李仁以润肠通便；腹痛者，加厚朴、莱菔子以理气止痛；虫积者加使君子、苦楝皮以驱虫理气；因外伤所致者，加桃仁、红花、莪术以活血化瘀

2. 肠胃积热

证　　候	大便干结，腹中胀满或痛，口干口臭，小便短赤，舌质红干，苔黄燥，脉滑数
辨证要点	大便干结，口干口臭，舌质红干，苔黄燥，脉滑数
病　　机	肺热津伤，津液失布
治　　法	热盛伤津，肠道津枯
主　　方	麻子仁丸
组　　成	火麻仁润肠通便；大黄泻热通便；杏仁降气润肠；白芍养阴和里；枳实、厚朴下气破结，增强通便之力
加　　减	粪块坚硬者，可合用元明粉以软坚通便；舌红苔干，便结不通可合用增液汤以增水行舟；兼郁怒伤肝，目赤头昏，可合用更衣丸或当归龙荟丸清肝泻火

3. 脾肺气虚

证　　候	大便并不干硬，虽有便意，但排便困难，便后乏力，神疲懒言，舌淡苔白，脉弱
辨证要点	排便困难，便后乏力，舌淡苔白，脉弱
病　　机	脾肺气虚，肠道闭阻
治　　法	益气通便
主　　方	黄芪汤
组　　成	黄芪补脾肺之气；麻仁、白蜜润肠通便；陈皮理气
加　　减	大便秘结日久，可加芒硝、瓜蒌仁软坚润下通便；兼气郁可加佛手、香附疏肝理气；气虚痰浊不化可加苍术、杏仁理气化浊；兼食积加"焦三仙"化食消积

4. 脾肾阳虚

证　　候	大便干或不干，排出困难，腹中冷痛，得热则减，小便清长，舌淡苔白，脉沉迟
辨证要点	排出困难，腹中冷痛，得热则减，舌淡苔白，脉沉迟
病　　机	阴寒凝聚，阳气不通，腑气壅遏
治　　法	温润通便
主　　方	济川煎
组　　成	肉苁蓉温补肾阳，并能润肠通便；当归养血和血，又能润肠；牛膝强腰肾，善下行；泽泻性降而润，合牛膝引药下行；枳壳下气，升麻轻宣升阳，与当归、肉苁蓉合用，能升清降浊
加　　减	寒凝较甚，可加附子理中汤温里散寒；气虚者，加黄芪以益气；血虚加桑椹子以养血

5. 津亏血少

证 候	大便干结，便如羊粪，口干少津，眩晕耳鸣，腰膝酸软，舌红少苔或舌淡苔白，脉细或脉细数
辨证要点	大便干结如羊粪，口干少津，舌红少苔或舌淡苔白，脉细或脉细数
病 机	血虚津亏，肠道干涩
治 法	滋阴养血，润燥通便
主 方	润肠丸
组 成	当归、生地补血养阴；麻仁、桃仁润肠通便；枳壳破气下行
加 减	燥结日久，阴虚火旺者加知母、黄柏清泻相火；粪块坚硬者加芒硝、瓜蒌仁软坚润下通便；若血虚有热，兼见口干心烦，舌质红，苔少，脉细数，宜加何首乌、玉竹、知母清热生津养阴；心神失养，心悸怔忡者加龙眼肉、龙骨、牡蛎安神定志

二、西医治疗

根据病人便秘轻重、病因和类型，采用综合治疗，包括饮食和生活方式指导、药物治疗、生物反馈治疗和手术治疗等。

1. 饮食和生活方式指导 饮食调节包括饮食要有规律、高纤维饮食和补充足量的水分等。正确的生活方式包括养成按时排便的习惯，避免排便久蹲、强努，适量运动和保持心情舒畅等。

2. 药物治疗 ①可酌情应用泻药，基本作用为刺激肠道分泌和减少吸收、增加肠腔内渗透压和流体静力压，此类药物包括容积性泻药（如琼脂）、渗透性泻药（如硫酸镁）、刺激性泻药（如乳果糖）、润滑性泻药（如甘油）；②促动力药（如西沙比利）；③微生态制剂（如双歧杆菌）。

3. 灌肠或栓剂 适用于粪块嵌塞或作为慢性便秘病人的临时治疗措施。包括用温水、肥皂水、开塞露等。

4. 生物反馈治疗 是根据操作性条件反射原理建立起来的一种心理治疗方法，主要适用于出口梗阻型便秘病人。

5. 手术治疗 上述治疗无效，并严重影响生活质量的病人。

【临证备要】

1. 注意审查病因 温病热结，或平素嗜食辛辣厚味，或酗酒之人，多致胃肠郁热而成热秘。忧思过度，或久坐少动之人，多致气机郁滞而成气秘。年老体弱或久病及产后，多为气血阴津亏虚而成虚秘。素体阳气虚弱，或嗜食寒冷之人，多反生冷秘。

2. 注重调理肺气 唐宗海《医经精义·脏腑之官》曰："大肠之所以能传导者，以其为肺之腑，肺气下达，故能传导，是以理大便必须调肺气也。"清代名家叶天士，根据"肺主气"、"与大肠相表里"，采用"开上窍以通下窍"之"釜上揭盖"法，善用杏仁、枇杷叶、瓜蒌皮、紫菀、枳壳类以通秘结，这为后世治秘开辟了另一条蹊径。

3. 攻下药的应用 便秘是有形之实滞于肠道，不能按时排出的病证。不论实秘或虚秘，均为腑气不通，故治疗便秘离不开通降腑气，攻下药极为常用，其中使用频率最高的是大黄。但要在辨证的基础上运用通法，攻下药运用当适可而止。

4. 生活调理，通便之要 若摄养合理，起居规律，则气机调畅，肠胃濡润，大肠传导正常，自无便秘之患。若起居无度，嗜食精粮、炙煿厚味等燥热之品，或好逸恶劳，久坐少动，都易致便秘。同时，适当参加体育锻炼及劳动，使人体气机流畅，大肠传导得以改善。并注意食用富含纤维素的蔬菜、水果，如菠菜、芹菜、香蕉、梨子等；还可进食富含油脂、性质滑利的食品，如阿胶、蜂蜜等，此即古人"以滑养窍"之谓。

【结语】

便秘以大便秘结不通，或排便周期延长，或粪质不硬欲便而排出不畅为主症的病证。本病常由饮食不节，情志失调，外感寒热，坐卧少动，年老体弱等因素诱发，其病位在大肠，发病与肺、肝、脾、肾密切相关，基本病机是大肠传导失常。治疗方面，实秘者以清热行气通下为大法，虚秘者以益气、养血、滋阴、润下为治法。因肺主气、与大肠相表里，故需重视调理肺气。同时不同年龄人群有其体质特征和病机特点，临证处方因人而异，同病异治，并注重生活调理。

复习思考题

1. 便秘的病因病机是什么？
2. 试述便秘的辨证要点。
3. 便秘的治疗原则是什么？

扫码"练一练"

【文献选录】

《素问·举痛论》："热气留于小肠，肠中痛，瘅热焦竭，则坚干不得出，故痛而闭不通矣。"

《重订严氏济生方·秘结论治》："夫五秘者，风秘、气秘、湿秘、寒秘、热秘是也。更有发汗利小便，及妇人新产亡血，走耗津液，往往皆令人秘结。"

《景岳全书·秘结》："秘结者，凡属老人、虚人、阴脏人及产后、病后、多汗后，或小水过多，或亡血、失血、大吐、大泻之后，多有病为燥结者，盖此非气血之亏，即津液之耗。凡此之类，皆须详察虚实，不可轻用芒硝、大黄、巴豆、牵牛、芫花、大戟等药，及承气、神芎等剂。虽今日暂得通快，而重虚其虚，以致根本日竭，则明日之结，必将更甚，愈无可用之药矣。"

第五章　肝胆病证

第一节　胁　痛

胁痛是由情志不遂、跌仆损伤、饮食所伤、外感湿热、劳欲久病等多种病因引起，以肝络失和、不通则痛或不荣则痛为主要病机，以一侧或两侧胁肋部疼痛为主要表现的病证，是临床上比较多见的一种自觉症状。

有关胁痛的记载，最早见于《内经》，《素问·脏气法时论》中说："肝病者，两胁下痛引少腹，令人善怒。"《素问·缪刺论》言："寒气客于厥阴之脉，厥阴之脉者，络阴器，系于肝，寒气客于脉中，则血泣脉急。故胁肋与少腹相引痛矣。"《素问·刺热论》中亦有"肝热病者，小便先黄，……胁满痛，手足躁，不得安卧"的记载。此外，《灵枢·经脉》云："胆，足少阳也，是动则口苦，善太息，心胁痛，不能转侧。"说明胆腑病变亦可导致胁痛。晋隋唐至宋元时期，在病因病机证治等方面均有所发展。巢元方所著《诸病源候论·心腹痛病诸候·胸胁痛候》言："胸胁痛者，由胆与肝及肾之支脉虚，为寒所乘故也。……此三经之支脉并循行胸胁，邪气乘于胸胁，故伤其经脉。邪气之与正气交击，故令胸胁相引而急痛也。"指出胁痛的发病脏腑主要与肝、胆、肾相关。明·张景岳《景岳全书》将胁痛病因分为外感与内伤两大类，并提出以内伤为多见。如《景岳全书·胁痛》曰："胁痛有内伤外感之辨，凡寒邪在少阳经，……然必有寒热表证者，方是外感，如无表证，系属内伤。但内伤胁痛者十居八九，外感胁痛则间有之耳。"清·李用粹《证治汇补·胁痛》曰："因暴怒伤触，悲哀气结，饮食过度，风冷外侵，跌仆伤形……或痰积流注，或瘀血相搏，皆能为痛。至于湿热郁火，劳役房色而病者，间亦有之。"对胁痛的病因有了较为全面的认识。同篇中"治宜伐肝泻火为要，不可骤用补气之剂，虽因于气虚者，亦宜补泻兼施。……故凡木郁不舒，而气无所泄，火无所越，胀甚惧按者，又当疏散升发以达之，不可过用降气，致木愈郁而痛愈甚也。"则提出了较为系统的治疗原则。

西医学的急性病毒性肝炎、慢性病毒性肝炎、药物性肝炎、免疫性肝炎、酒精性肝病、非酒精性脂肪性肝病、肝硬化、胆囊炎、胆道系统结石、胆道蛔虫、肋间神经痛、肝胆肿瘤等以胁痛为主要表现者，均可参考本篇内容进行辨证论治。

胆囊炎多为由细菌性感染或化学性刺激（胆汁成分改变）引起的胆囊炎性病变，为胆囊的常见病。主要症状有胁痛、腹痛、恶心、呕吐、发热等，由于胆囊长期发炎，胆囊壁纤维增厚，疤痕收缩，造成胆囊萎缩，囊腔可完全闭合，导致胆囊功能减退，甚至功能完全丧失。在腹部外科中其发病率仅次于阑尾炎，此病预后良好。本病多见于 35～55 岁的中年人，女性发病率高于男性，尤多见于肥胖且多次妊娠的妇女。

【病因病理】

一、中医学认识

胁痛是由内外等因素引起肝络失和而造成。

1. 情志不遂 肝者，将军之官也，性喜条达，主调畅气机。若因情志所伤，或暴怒伤肝，或抑郁忧思，皆可使肝失调达，疏泄不利，气阻络痹，不通则痛。如《金匮翼·胁痛统论·肝郁胁痛》云："肝郁胁痛者，悲哀恼怒，郁伤肝气。"若气郁日久，血行不畅，瘀血渐生，阻于胁络，不通则痛，亦可致瘀血胁痛。《临证指南医案·胁痛》云："久病在络，气血皆窒"。

2. 跌仆损伤 气为血帅，气行则血行。或因跌仆外伤，或因强力负重，致使胁络受伤，瘀血停留，阻塞胁络，亦发为胁痛。《金匮翼·胁痛统论·污血胁痛》谓"污血胁痛者，凡跌仆损伤，污血必归胁下故也"。

3. 饮食所伤 饮食不节，过食肥甘，损伤脾胃，湿热内生，郁于肝胆，肝胆失于疏泄，可发为胁痛。《景岳全书·胁痛》指出："以饮食劳倦而致胁痛者，此脾胃之所传也"。

4. 外感湿热 湿热之邪外袭，郁结少阳，枢机不利，肝胆经气失于疏泄，可以导致胁痛。《素问·缪刺论》言："邪客于足少阳之络，令人胁痛不得息"。

5. 劳欲久病 久病耗伤，劳欲过度，使精血亏虚，肝阴不足，血不养肝，脉络失养，拘急而痛。《景岳全书·胁痛》指出："凡房劳过度，肾虚羸弱之人，多有胸胁间隐隐作痛，此肝肾精虚"。

综上，胁痛的基本病机为肝络失和，其病理变化可归结为"不通则痛"与"不荣则痛"两类。其病理性质有虚实之分，其病理因素，不外乎气滞、血瘀、湿热三者。因肝郁气滞、瘀血停着、湿热蕴结所导致的胁痛多属实证，是为"不通则痛"。而因阴血不足，肝络失养所导致的胁痛则为虚证，属"不荣则痛"。胁痛有虚有实，实证以气滞、血瘀、湿热为主，三者又以气滞为先，虚证多属阴血亏损，肝失所养。虚实之间可以相互转化，故临床常见虚实夹杂之证。总以肝络不和，疏泄不利，失于条达，胁络不畅导致胁痛。

胁痛的病变脏腑主要在于肝胆，又与脾胃及肾有关。因肝居胁下，经脉布于两胁，胆附于肝，其脉亦循于胁，故胁痛之病，当主要责之肝胆。脾胃居于中焦，主受纳水谷，运化水湿，若因饮食所伤，脾失健运，湿热内生，郁遏肝胆，疏泄不畅，亦可发为胁痛。肝肾同源，精血互生，若因肝肾阴虚，精亏血少，肝脉失于濡养，则胁肋隐隐作痛。

情志不遂 ⎱
饮食所伤 ⎰ 肝 ⎱ 肝气郁结，疏泄无权 → 气阻络痹 ⎱
跌仆术后 ⎰ 胆 ⎰ 瘀血停着，胁肋受伤 → 脉络阻痹 ⎰ 不通则痛（实）⎱
湿热入侵 ⎱ 脾 ⎱ 湿热蕴结，脾胃壅滞 → 疏泄失调 ⎰ ⎰ 胁痛
劳倦久病 ⎰ 肾 ⎰ 阴血不足，肝肾阴虚 → 肝胆失养 → 不荣则痛（虚）⎰

二、西医学认识

胆囊炎

胆囊炎分为急性胆囊炎和慢性胆囊炎。常见病因为胆囊管梗阻、细菌感染。病变开始

时胆囊管梗阻，胆囊肿大，压力升高，黏膜充血水肿，渗出增加，引起胆囊炎症反应；病原菌常经肠道、即自十二指肠进入胆总管而侵入胆囊及胆管，或可经肠－门脉的途径，即自肠道进入门静脉及肝而侵入胆囊及胆管。血源性感染的途径较为少见，然而正常时在肝脏内即有细菌自血液排入胆汁，进入胆管，经胆管而达胆囊，因此感染因子也可能由血液直接带入胆囊壁内。由于炎症、结石等的反复刺激，胆囊壁有不同程度的炎性细胞浸润，纤维组织增生，囊壁增厚，与周围组织粘连等慢性炎症表现。

【诊断】

一、病名诊断

（1）以一侧或两侧胁肋部反复发作性疼痛为主要临床表现。
（2）起病可急，若迁延不愈可变成慢性疼痛，可反复疼痛。
（3）常有情志所伤、饮食不节、感受外邪之病史。

二、证候特征

本病证可发生在一侧或两侧的胁肋部。疼痛性质表现为刺痛、胀痛、灼痛、隐痛、钝痛等。气滞多胀痛窜痛；瘀血多刺痛较剧。一般说来，初起疼痛较重，久之则胁肋部隐痛时发。

三、相关检查

胆囊造影、B超、腹部平片、CT及血液生化等检测有助于诊断。临床上，胁痛以右侧胁肋部疼痛为主者，其病多与肝胆疾患相关。检测肝功能指标可以判断是否属各类肝炎，检测血清中的甲、乙、丙、丁、戊型肝炎的病毒指标，有助于肝炎的诊断和分型。左胁疼痛为主者可查血常规、血尿淀粉酶、血清脂肪酶、C－反应蛋白等。

【鉴别诊断】

胁痛与悬饮鉴别

鉴别要点	胁痛	悬饮
共同点	胁肋疼痛	
不同点	一侧或两侧胁肋部疼痛，随情志不遂、劳累等而加重；可伴见急躁易怒、厌食恶心、嗳气腹胀、胸闷纳呆等，病人不喜向病侧睡卧	胸胁胀痛，持续不已，疼痛随咳嗽、呼吸加重；咳嗽、咳痰，病人喜向病侧睡卧，可见肋间隙饱满，肺部叩诊呈浊音

【治疗】

一、中医治疗

（一）辨证要点

1. 辨在气在血

在气	以胀痛为主，且走窜不定，其胀痛随情志变化而起伏
在血	以刺痛为主，痛有定处，入夜尤甚

2. 辨属虚属实

| 虚 | 肝阴血亏虚，肝脉失养所致者属虚，其痛隐隐，喜揉喜按，病程较长 |
| 实 | 因肝郁气滞、瘀血内阻、肝胆湿热而致者多属实，其疼痛剧烈拒按，病程短 |

（二）治疗原则

治疗原则：疏肝和络止痛。

疏肝和络止痛 $\begin{cases} 实证——不通则痛——理气、活血、清利湿热 \\ 虚证——不荣则痛——滋阴、养血、柔肝 \end{cases}$

（三）分证论治

1. 肝郁气滞

证 候	胁肋胀痛，走窜不定，疼痛每因情志变化而增减，胸闷腹胀，嗳气频作，纳少口苦，舌苔薄白，脉弦
辨证要点	胁肋胀痛，疼痛每因情志变化而增减，舌苔薄白，脉弦
病 机	肝失条达，气机郁滞，络脉失和
治 法	疏肝理气
主 方	柴胡疏肝散
组 成	柴胡、枳壳、香附疏肝理气，解郁止痛；陈皮理气降逆；白芍、甘草养血柔肝，缓急止痛；川芎活血行气通络
加 减	若胁痛甚，可加青皮、延胡索以增强理气止痛之力；若气郁化火，症见胁肋掣痛，口干口苦，烦躁易怒，溲黄便秘者，可去方中辛温之川芎，加山栀、丹皮、黄芩、夏枯草；若肝气横逆犯脾，症见肠鸣、腹泻、腹胀者，可酌加茯苓、白术；若肝郁化火，耗伤阴津，症见胁肋隐痛不休，眩晕少寐，舌红少津，脉细者，可去方中川芎，酌配枸杞、菊花、首乌、丹皮、栀子；若兼见胃失和降，恶心呕吐者，可加半夏、陈皮、生姜、旋覆花等；若气滞兼见血瘀者，可酌加丹皮、赤芍、当归尾、川楝子、延胡索、郁金等

2. 肝胆湿热

证 候	胁肋胀痛或灼热疼痛，口苦口黏，胸闷纳呆，恶心呕吐，小便黄赤，大便不爽或兼有身热恶寒，身目发黄，舌红苔黄腻，脉弦滑数
辨证要点	胁肋胀痛或灼热疼痛，口苦口黏，胸闷纳呆，大便不爽
病 机	湿热蕴结，肝胆失疏，络脉失和
治 法	清热利湿
主 方	龙胆泻肝汤
组 成	龙胆草清利肝胆湿热；山栀、黄芩清肝泻火；柴胡疏肝理气止痛；当归、生地滋阴养血；泽泻、车前子、木通渗湿清热
加 减	兼见发热，黄疸者，加茵陈、黄柏以清热利湿退黄；肠胃积热，大便不通，腹胀腹满者，加大黄、芒硝；若湿热煎熬，结成砂石，阻滞胆道，症见胁肋剧痛，连及肩背者，可加金钱草、海金沙、郁金、川楝子，或酌配硝石矾石散；胁肋剧痛，呕吐蛔虫者，先以乌梅丸安蛔，再予驱蛔

3. 瘀血阻络

证 候	胁肋刺痛，痛有定处，痛处拒按，入夜痛甚，胁肋下或见有癥块，舌质紫暗，脉象沉涩
辨证要点	胁肋刺痛，痛有定处，痛处拒按，入夜痛甚，舌质紫暗，脉象沉涩
病 机	瘀血停滞，肝络痹阻
治 法	祛瘀通络
主 方	血府逐瘀汤或复元活血汤

续表

组　成	血府逐瘀汤由桃红四物汤（桃仁、红花、当归、川芎、生地、赤芍）合四逆散（柴胡、枳壳、甘草、赤芍）加桔梗、牛膝而成：桃红四物汤活血化瘀而养血，防纯化瘀之伤正；四逆散疏理肝气，使气行则血行；加桔梗引药上行达于胸中（血府）；牛膝引瘀血下行而通利血脉。诸药相合，构成理气活血之剂。本方以活血化瘀而不伤正、疏肝理气而不耗气为特点，达到运气活血，祛瘀止痛的功效。 复元活血汤方用当归、桃仁、红花、穿山甲归经入肝，行瘀活血，通络止痛；柴胡疏肝达郁，酒大黄入肝，活血通经，攻逐凝瘀，引瘀下行；天花粉与山甲合用，可消肿散结；甘草能缓急止疼，和中调药。共成活血祛瘀，疏肝通络之剂，使瘀去新生，痛自舒，血脉和
加　减	若胁肋下有癥块，而正气未衰者，可酌加三棱、莪术、地鳖虫以增加破瘀散结消坚之力，或配合服用鳖甲煎丸

4. 肝络失养

证　候	胁肋隐痛，悠悠不休，遇劳加重，口干咽燥，心中烦热，舌红少苔，脉细弦而数
辨证要点	胁肋隐痛，悠悠不休，遇劳加重，舌红少苔，脉细弦而数
病　机	肝肾阴亏，精血耗伤，肝络失养
治　法	养阴柔肝
主　方	一贯煎
组　成	生地黄滋阴养血，补益肝肾；北沙参、麦冬、当归、枸杞子益阴养血柔肝；川楝子疏肝泄热，理气止痛
加　减	阴亏过甚，舌红而干，可酌加石斛、玄参、天冬；心神不宁，见心烦不寐者，可酌配酸枣仁、炒栀子、合欢皮；若肝肾阴虚，头目失养，而见头晕目眩者，可加菊花、女贞子、熟地等；若阴虚火旺，可酌配黄柏、地骨皮；大便秘结者，加入知母、瓜蒌仁等

二、西医治疗

1. 一般治疗　卧床休息，给易消化的流质饮食，忌油腻食物，严重者禁食、胃肠减压，静脉补充营养、水及电解质。

2. 解痉、镇痛药物治疗　阿托品或山莨菪碱（654－2）肌注。

3. 抗菌治疗　最好根据细菌培养及药敏试验结果选择抗生素。常用氨苄西林、环丙沙星、甲硝唑；还可选用氨基糖苷类或头孢菌素类抗生素。

4. 利胆　口服舒胆通、消炎利胆片或清肝利胆口服液，注意在发作缓解后方可应用。

5. 外科治疗　发生坏死、化脓、穿孔、嵌顿结石者，应及时外科手术治疗，行保胆手术或胆囊切除术。

【临证备要】

1. 治疗胁痛宜疏肝柔肝并举，以防辛燥劫阴之弊　胁痛之病机以肝经气郁，肝失条达为先，故疏肝解郁，理气止痛是治疗胁痛的常用之法。然肝为刚脏，体阴而用阳，治疗之时宜柔肝而不宜伐肝。疏肝理气药大多辛温香燥，若久用或配伍不当，易耗伤肝阴，甚至助热化火。故临证使用疏肝理气药时，一要尽量选用轻灵平和之品，如香附、苏梗、佛手片、绿萼梅之类；二要注意配伍柔肝养阴药物，固护肝阴，以利肝体，如仲景之四逆散中柴胡与白芍并用，薛己之滋水清肝饮中柴胡与生地配伍，均是疏肝柔肝并用的范例。

2. 胁痛治疗应重视饮食，调摄生活　胁痛皆与肝的疏泄功能失常有关，所以精神畅快，情绪稳定，气机条达，对预防与治疗胁痛有着重要的作用，胁痛属于肝血不足者，应注意休息，劳逸结合，多食蔬菜、水果、瘦肉等清淡有营养的食物；胁痛属于湿热蕴结者，尤应注意饮食，忌酒，忌辛辣肥甘之品，生冷不洁之品也应注意；对于香燥理气之品，则不宜过量或长期服用。

【结语】

胁痛为临床常见病，主要因肝郁气滞、瘀血阻络、湿热蕴结和肝阴不足而致。其病机有"不通则痛"和"不荣则痛"，病位主要在肝胆，又与脾胃及肾有关。辨证重在气血虚实。治疗上，以疏肝和络止痛为基本治则，实证以理气、活血、清热、祛湿、通络为法，虚证以滋阴、养血、柔肝，佐以理气和络为法。

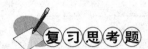

复习思考题

1. 如何理解胁痛的治疗原则？
2. 试述胁痛的病因病机。
3. 试述各型胁痛的证候特点及治法和方剂。

【文献选录】

《症因脉治·胁痛》："内伤胁痛之因，或痰饮、悬饮、凝结两胁，或死血停滞胁肋，或恼怒郁结，肝火攻冲，或肾水不足，……皆成胁肋之痛矣。"

《古今医鉴·胁痛》："脉双弦者，肝气有余，两胁作痛。病夫胁痛者，厥阴肝经为病也，其病自胁下痛引小腹，亦当视内外所感之邪而治之。"

《丹溪心法·胁痛》："有气郁而胸胁痛者，看其脉沉涩，当作郁治。痛而不得伸舒者，蜜丸龙荟丸最快。胁下有食积一条扛起，用吴茱萸、炒黄连、控涎丹。一身气痛及胁痛，痰挟死血，加桃仁泥，丸服。"

第二节 黄 疸

黄疸是外感湿热疫毒，内伤饮食、劳倦等病因引起湿邪困遏脾胃，壅塞肝胆、疏泄失常、胆汁泛溢，以身黄、目黄、小便黄为主要表现的一种常见病证。

《内经》中就有关于"黄疸"病名和主要症状的记载。《素问·平人气象论》云："溺黄赤，安卧者，黄疸，……目黄者曰黄疸。"黄疸发生的原因比较复杂，临床表现也各不相同。历代医家在临床上有多种分类。汉·张仲景《伤寒杂病论》把黄疸分为黄疸、谷疸、酒疸、女劳疸、黑疸五种，对各种黄疸的形成机制、症状特点进行了探讨，并提出了阳明发黄和太阴发黄；认识到黄疸可由外感、饮食和正虚引起，病机有瘀热在里，寒湿在里，相关的脏腑有脾、胃、肾等；并较详细地记载了黄疸的临床表现，创制了茵陈蒿汤、茵陈五苓散等多首方剂，体现了泻下、解表、清化、温化、逐瘀、利尿等多种退黄之法。其创制的茵陈蒿汤成为历代治疗黄疸的重要方剂。《诸病源候论》进而将黄疸分为二十八候。《圣济总录》则有"九疸""三十六黄"之分。宋·韩祗和《伤寒微旨论·阴黄证》除论述了黄疸的"阳证"外，还详述了阴黄的辨证施治，指出："伤寒病发黄者，古今皆为阳证治之，……无治阴黄法。"元·罗天益从黄疸的病理性质出发，将黄疸分为阴黄、阳黄两类

扫码"练一练"

扫码"学一学"

进行辨证，切合临床实际，因而沿用至今。实际上"黄疸"一词，宋以后已成为诸疸的总称。清·沈金鳌《沈氏尊生书·黄疸》有"天行疫疠，以致发黄者，俗称之瘟黄，杀人最急"的记载。

西医学中的肝细胞性黄疸、阻塞性黄疸、溶血性黄疸、急慢性肝炎、肝硬化、胆囊炎、胆结石、钩端螺旋体病、蚕豆黄及某些消化系统肿瘤等疾病，凡出现黄疸的临床表现者，均可参照本节内容辨证论治。

黄疸是由于血清中胆红素升高致使皮肤、黏膜和巩膜发黄的症状和体征。正常血清总胆红素为 1.7 ~ 17.1μmol/L（0.1 ~ 1mg/dl）。当总胆红素在 17.1 ~ 34.2μmol/L（1 ~ 2mg/dl）时，临床不易察觉，称为隐性黄疸，超过 34.2μmol/L（2mg/dl）时出现临床可见黄疸。

溶血性黄疸主要是红细胞本身的内在缺陷或红细胞受外源性因素损伤，使红细胞遭到大量破坏，释放出大量的血红蛋白，致使血浆中非脂型胆红素含量增多，超过肝细胞的处理能力则出现黄疸。

肝细胞性黄疸是指由于肝细胞病变，对胆红素摄取、结合和排泄功能发生障碍，以致有相当量的非结合胆红素潴留于血中，而未受损的肝细胞仍能将非结合胆红素转变为结合胆红素，同时因肝细胞损害和肝小叶结构破坏，致使结合胆红素不能正常地排入细小胆管而反流入血，结果发生黄疸，其中以结合胆红素增高为主。

阻塞性黄疸是由于肝外胆管或肝内胆管阻塞所致的黄疸，前者称为肝外阻塞性黄疸；后者称为肝内阻塞性黄疸。

黄疸的预后与原发疾病相关，因此情况各不相同。因其发生机制各异，流行病学也有差异。如儿童和青少年发生黄疸时首先应注意遗传所致的黄疸，新生儿黄疸更应该考虑遗传因素。中年人病人胆道系统结石的发病率高，40 岁以上应警惕癌性梗阻性胆汁淤积，病毒性肝炎可发生在任何年龄。原发性胆汁性肝硬化好发于女性，而胰腺癌、原发性肝癌、硬化性胆管炎以男性为多。

【病因病理】

一、中医学认识

黄疸的病因有外感和内伤两个方面，外感多属湿热疫毒，寒湿所致，内伤常与饮食、劳倦、病后有关，然内外二因又互为因果。黄疸的病机关键是湿，由于湿邪困遏脾胃，壅塞肝胆，疏泄失常，胆汁泛溢而发生黄疸。

（一）时邪外袭

1. 湿热或疫毒之邪外袭　感受外界暑湿、湿热或疫毒，若邪由表及里，或直中于里，郁遏不达，困阻中焦，脾胃运化失常，湿热熏蒸不能泄越，使肝失疏泄，胆汁外溢，外浸肌肤，上染睛目，下流膀胱，致身黄、目黄、小便黄。若挟疫毒之邪伤人，则发病急骤，且多具传染性，热毒炽盛，迫使胆汁不循常道而致黄疸，伤及营血，内陷心包，则可出现出血或神昏诸症，曰"急黄"或"瘟黄"。《诸病源候论·急黄候》指出："脾胃有热，谷气郁蒸，因为热毒所加，故卒然发黄，心满气喘，命在顷刻，故云急黄也。"

2. 寒湿入侵　素体阳虚者，外感寒湿或感受湿邪，湿从寒化，阻遏中焦，肝胆气机不畅，胆液外泄，而致黄疸。如《伤寒论·辨太阳病脉证并治》曰："伤寒发汗已，身目为黄，所以然者，以寒湿在里不解故也。"

（二）饮食不节

饮食无度、不洁，或饥饱失常，或嗜酒过度，或嗜食肥甘厚味，损伤脾胃，脾失健运，不能化生、输布水谷精微，反酿湿浊，困阻气机，郁而化热，熏蒸肝胆，胆汁外溢乃发黄疸。

（三）劳倦伤脾

劳倦过度，或病后脾阳受损，津液失其运化及敷布，聚而成湿，湿从寒化，寒湿阻滞中焦，胆液被阻，溢于肌肤而发黄疸。《类证治裁·黄疸》说："阴黄系脾脏寒湿不运，与胆液浸淫，外渍肌肤，则发而为黄。"

（四）病后续发

胁痛、癥积或其他疾病之后，瘀血阻滞胆道，胆汁外溢而产生黄疸。如《张氏医通·杂门》指出："有瘀血发黄，大便必黑，腹胁有块或胀，脉沉或弦，脉稍实而不甚弱者，桃核承气汤，下尽黑物则退。"

综上，黄疸的病理因素有湿邪、热邪、寒邪、疫毒、气滞、瘀血六种，黄疸形成的关键是湿邪为患。湿邪既可从外感受，亦可自内而生。如外感湿热疫毒，为湿从外受；饮食劳倦或病后脾运失职所产生之湿，则由内生。因于湿阻中焦，脾胃升降功能失常，木土关系失调，影响肝胆疏泄，致胆液不循常道，外溢浸淫肌肤而发生黄疸。属湿热熏蒸而致者，发为阳黄；湿热兼疫毒而致者，发为急黄；寒湿内阻，脾阳不振，胆液郁阻而外溢浸淫者，发为阴黄。

阳黄、急黄、阴黄在一定条件下可以相互转化。如阳黄治疗不当，病情发展，病状急剧加重，热势鸱张，侵犯营血，内蒙心窍，引动肝风，则发为急黄。如阳黄误治失治，迁延日久，脾阳损伤，湿从寒化，则可转为阴黄。如阴黄复感外邪，湿郁化热，又可呈阳黄表现，病情较为复杂。

黄疸的预后转归，一般说来，阳黄病程较短，消退较易；但阳黄湿重于热者，消退较缓，应防其迁延转为阴黄。急黄为阳黄的重症，湿热疫毒炽盛，病情重笃，常可危及生命，若救治得当，亦可转危为安。阴黄病程缠绵，收效较慢；倘若湿浊瘀阻肝胆脉络，黄疸可能数月或经年不退，须耐心调治。总之黄疸以速退为顺，若久病不愈，气血瘀滞，伤及肝脾，则有酿成癥积、鼓胀之可能。

$$
\begin{array}{l}
\text{外感}\begin{cases}
\left.\begin{array}{l}\text{湿热之邪}\\\text{疫毒之邪}\end{array}\right\}\text{湿热熏蒸}\\
\text{寒湿之邪——寒湿遏阻}
\end{cases}\\
\text{内伤}\begin{cases}
\text{饮食不节——脾虚湿阻}\\
\text{脾胃虚寒——寒湿阻滞}\\
\text{病后续发——瘀血阻滞}
\end{cases}
\end{array}\Bigg\}\text{湿邪为患，肝失疏泄——黄疸}\begin{cases}\text{急黄}\\\text{阳黄}\\\text{阴黄}\end{cases}
$$

二、西医学认识

（一）溶血性黄疸

凡能引起溶血的疾病都可能造成溶血性黄疸，这些疾病有：①先天性溶血性贫血，如海洋性贫血、遗传性球形红细胞增多症；②后天性获得性溶血性贫血，如自身免疫性溶血性贫血、新生儿溶血、蛇毒、蚕豆病等。

由于大量红细胞的破坏，形成大量的非结合胆红素，超过肝细胞的摄取、结合与排泄能力。另一方面，由于溶血造成的贫血、缺氧和红细胞破坏产物的毒性作用，降低了肝细胞对胆红素的代谢功能，使非结合胆红素在血中滞留，超过正常水平而出现黄疸。

（二）肝细胞性黄疸

各种使肝细胞严重损害的疾病均可导致黄疸发生，如病毒性肝炎、肝硬化、中毒性肝炎、钩端螺旋体病、败血症等。

由于肝细胞的损伤致肝细胞对胆红素的摄取、结合功能降低，使血中的非结合胆红素增加。而未受损的肝细胞仍能将部分非结合胆红素转变为结合胆红素。结合胆红素部分仍经毛细胆管从胆道排泄，另一部分则由于毛细胆管和胆小管因肝细胞肿胀压迫，炎性细胞浸润或胆栓的阻塞使胆汁排泄受阻而反流入血循环中，增加血中结合胆红素从而造成黄疸。

（三）阻塞性黄疸

胆汁淤积可分为肝内性及肝外性。肝内性又可分为肝内阻塞性胆汁淤积和肝内胆汁淤积，前者见于肝内泥沙样结石、癌栓、寄生虫病，后者见于病毒性肝炎、药物性胆汁淤积、原发性胆汁性肝硬化、妊娠期复发性黄疸等。肝外性胆汁淤积可由胆总管结石、狭窄、炎性水肿、肿瘤及蛔虫等阻塞所引起。

当胆汁分泌功能障碍、毛细胆管的通透性增加，使胆汁浓缩而流量减少，进而使胆道内胆盐沉淀与胆栓形成。而由于胆道阻塞，胆管压力增加，造成小胆管与毛细胆管破裂，使胆汁中的胆红素反流入血，最后导致黄疸现象。

【诊断】

一、病名诊断

（1）目黄、肤黄、小便黄，其中目睛黄染为本病的重要特征。
（2）急黄发病急骤，起病急，病情重，具有传染性。
（3）常有外感寒湿、湿热疫毒，内伤酒食不节，或有胁痛、癥积等病史。

二、证候特征

阳黄病程短，消退较易；阴黄病程缠绵，收效较慢；急黄为阳黄的重症，病情重笃。阳黄，黄色鲜明；阴黄，黄色晦暗或如烟熏；急黄，其色如金。阳黄、阴黄、急黄三者可相互转化。

三、相关检查

血清总胆红素能准确地反映黄疸的程度，结合胆红素、非结合胆红素定量对鉴别黄疸类型有重要意义。尿胆红素及尿胆原检查亦有助鉴别。此外，肝功能、肝炎病毒指标、B超、CT、MRI、胃肠钡餐检查、消化道纤维内镜、逆行胰胆管造影、肝穿刺活检等均有利于确定黄疸的原因。

【鉴别诊断】

黄疸与萎黄、黄胖鉴别

鉴别要点	黄 疸	萎 黄	黄 胖
共同点	均有皮肤发黄		
不同点	湿邪为患，肝失疏泄；目黄、身黄、小便黄	脾胃虚弱，气血亏虚；皮肤萎黄无光泽	虫证耗伤气血；面肿色黄，身黄带白

【治疗】

一、中医治疗

（一）辨证要点

黄疸的辨证，应以阴阳为纲。

1. 辨阳黄、阴黄与急黄

阳 黄	由湿热所致，起病急，病程短，黄色鲜明如橘色，一般预后良好
阴 黄	由寒湿所致，起病缓，病程长，黄色晦暗如烟熏，一般病情缠绵，不易速愈
急 黄	由湿热夹时邪疫毒上扰，起病急骤，具有传染性，表现为热毒炽盛，内及营血的危重现象

2. 阳黄宜辨湿热轻重　阳黄属湿热为患，由于感受湿邪与热邪的程度不同，机体反应的差异，故临床有湿热孰轻孰重之分。区别湿邪与热邪的孰轻孰重，目的是同中求异，使治疗分清层次，各有重点。

热重于湿	身目俱黄，黄色鲜明，发热口渴，恶心呕吐，小便短少黄赤，便秘，舌苔黄腻，脉弦数
湿重于热	身目俱黄，其色不如热重者鲜明，头重身困，胸脘痞满，恶心呕吐，便溏，舌苔厚腻微黄，脉弦滑

（二）治疗原则

治疗原则：化湿邪，利小便。

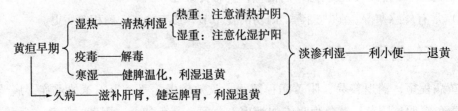

（三）分证论治

1. 阳黄

（1）热重于湿

证　　候	身目俱黄，黄色鲜明，发热口渴，或见心中懊侬，腹部胀闷，口干而苦，恶心呕吐，小便短少黄赤，大便秘结，舌苔黄腻，脉弦数
辨证要点	身目俱黄，黄色鲜明，发热口渴，舌苔黄腻，脉弦数
病　　机	湿热熏蒸，困遏脾胃，壅滞肝胆，胆汁泛溢
治　　法	清热通腑，利湿退黄
主　　方	茵陈蒿汤
组　　成	茵陈清热利湿，疏利肝胆；栀子清热降火，清泄三焦湿热；大黄泻热逐瘀，通利大便，导瘀热从大便而下
加　　减	如胁痛较甚，可加柴胡、郁金、川楝子、延胡索等疏肝理气止痛；如热毒内盛，心烦懊侬，可加黄连、龙胆草，以增强清热解毒作用；如恶心呕吐，可加橘皮、竹茹、半夏等和胃止呕

（2）湿重于热

证　　候	身目俱黄，黄色不及前者鲜明，头重身困，胸脘痞满，食欲减退，恶心呕吐，腹胀或大便溏垢，舌苔厚腻微黄，脉象濡数或濡缓
辨证要点	身目俱黄，黄色不鲜明，头重身困，胸脘痞满，舌苔厚腻微黄，脉象濡数或濡缓
病　　机	湿遏热伏，困阻中焦，胆汁不循常道
治　　法	利湿化浊运脾，佐以清热
主　　方	茵陈五苓散合甘露消毒丹
组　　成	茵陈五苓散即五苓散与倍量的茵陈相合而成，具有利湿清热退黄之功。茵陈清热利湿退黄，以除肝胆脾胃之湿热；滑石清热利湿，使湿热、疫毒从小便而去；黄芩清热燥湿，泻火解毒；石菖蒲、藿香、白豆蔻行气化湿，悦脾和中，令气畅湿行；木通清热通淋，导湿热从小便而去；连翘、射干、贝母、薄荷合以清热解毒，散结消肿而利咽止痛
加　　减	如湿阻气机，胸腹痞胀，呕恶纳差等症较著，可加入苍术、厚朴、半夏以健脾燥湿，行气和胃；如治疗失当，迁延日久则易转为阴黄，按阴黄论治；如邪郁肌表，寒热头痛，宜先用麻黄连翘赤小豆汤疏表清热，利湿退黄，常用药如麻黄、藿香疏表化湿，连翘、赤小豆、生梓白皮清热利湿解毒，甘草和中

（3）胆腑郁热

证　　候	身目发黄，黄色鲜明，上腹、右胁胀闷疼痛，牵引肩背，身热不退，或寒热往来，口苦咽干，呕吐呃逆，尿黄赤，大便秘结，苔黄舌红，脉弦滑数
辨证要点	身目发黄，黄色鲜明，上腹、右胁胀闷疼痛，牵引肩背
病　　机	湿热砂石郁滞，脾胃不和，肝胆失疏
治　　法	疏肝泄热，利胆退黄
主　　方	大柴胡汤
组　　成	柴胡入肝胆经，透泄少阳之邪，疏泄气机之郁滞；黄芩清泄少阳半里之热；半夏、生姜和胃降逆止呕；大枣益气健脾；大黄配枳实以内泻阳明热结，行气消痞；芍药柔肝缓急止痛，与大黄相配治腹中实痛，与枳实相伍可以理气活血
加　　减	据病情酌加郁金、佛手、茵陈、山栀疏肝利胆退黄；若胀闷疼痛，加白芍、甘草缓急止痛；若砂石阻滞，可加金钱草、海金沙、玄明粉利胆化石；恶心呕逆明显，加厚朴、竹茹、陈皮和胃降逆

（4）疫毒炽盛（急黄）

证　　候	发病急骤，黄疸迅速加深，其色如金，皮肤瘙痒，高热口渴，胁痛腹满，神昏谵语，烦躁抽搐，或见衄血、便血，或肌肤瘀斑，舌质红绛，苔黄而燥，脉弦滑或数
辨证要点	发病急骤，黄疸迅速加深，其色如金，皮肤瘙痒，神昏谵语

病　　机	湿热疫毒炽盛，深入营血，内陷心肝
治　　法	清热解毒，凉血开窍
主　　方	《千金》犀角散
组　　成	犀角（用水牛角代替）、黄连、栀子清热凉血解毒；茵陈利湿清热退黄，发表透疹，清热解毒
加　　减	神昏谵语，加服安宫牛黄丸以凉开透窍；动风抽搐者，加用钩藤、石决明，另服羚羊角粉或紫雪丹，以熄风止痉；衄血、便血、肌肤瘀斑重者，可加黑地榆、侧柏叶、紫草、茜根炭等凉血止血；如腹大有水，小便短少不利，可加马鞭草、木通、白茅根、车前草，并另吞琥珀、蟋蟀、沉香粉以通利小便

2. 阴黄

（1）寒湿阻遏

证　　候	身目俱黄，黄色晦暗，或如烟熏，脘腹痞胀，纳谷减少，大便不实，神疲畏寒，口淡不渴，舌淡苔腻，脉濡缓或沉迟
辨证要点	身目俱黄，黄色晦暗，或如烟熏，脘腹痞胀，神疲畏寒
病　　机	中阳不振，寒湿滞留，肝胆失于疏泄
治　　法	温中化湿，健脾和胃
主　　方	茵陈术附汤
组　　成	附子、干姜、白术温中健脾化湿；茵陈利湿退黄；肉桂温阳健脾；甘草调和诸药
加　　减	若脘腹胀满，胸闷、呕恶显著，可加苍术、厚朴、半夏、陈皮，以健脾燥湿，行气和胃；若胁腹疼痛作胀，肝脾同病者，当酌加柴胡、香附以疏肝理气；若湿浊不清，气滞血结，胁下癥结疼痛，腹部胀满，肤色苍黄或黧黑，可加服硝石矾石散，以化浊祛瘀软坚

（2）脾虚湿滞

证　　候	面目及肌肤淡黄，甚则晦暗不泽，肢软乏力，心悸气短，大便溏薄，舌质淡苔薄，脉濡细
辨证要点	面目及肌肤淡黄，甚则晦暗不泽，大便溏薄
病　　机	黄疸日久，脾虚血亏，湿滞残留
治　　法	健脾养血，利湿退黄
主　　方	黄芪建中汤
组　　成	黄芪、桂枝、生姜益气温中；白芍、甘草、大枣补养气血；胶饴温补中焦，缓急止痛
加　　减	如气虚乏力明显者，应重用黄芪，并加党参，以增强补气作用；畏寒、肢冷、舌淡者，宜加附子温阳祛寒；心悸不宁，脉细而弱者，加熟地、首乌、酸枣仁等补血养心

3. 黄疸消退后的调治

黄疸消退，有时并不代表病已痊愈。如湿邪不清，肝脾气血未复，可导致病情迁延不愈，或黄疸反复发生，甚至转成癥积、鼓胀。因此，黄疸消退后，仍须根据病情继续调治。

（1）湿热留恋

证　　候	脘痞腹胀，饮食减少，口中干苦，小便黄赤，苔腻，脉濡数
辨证要点	脘痞腹胀，饮食减少，口中干苦
病　　机	湿热留恋，余邪未清
治　　法	清热利湿
主　　方	茵陈四苓散
组　　成	茵陈清热化湿；茯苓、猪苓、泽泻淡渗分利；白术健脾，运化水湿

（2）肝脾不调

证　　候	脘腹痞闷，胁肋隐痛不适，饮食欠香，大便不调，舌苔薄白，脉来细弦
辨证要点	脘腹痞闷，胁肋隐痛不适，舌苔薄白，脉来细弦
病　　机	肝脾不调，疏运失职
治　　法	调和肝脾，理气助运
主　　方	柴胡疏肝散或归芍六君子汤
组　　成	柴胡、陈皮、枳壳、香附，增强疏肝行气；当归、川芎活血止痛；白芍柔肝止痛；人参、白术健脾养胃；茯苓健脾渗湿；陈皮、半夏燥湿化痰；甘草调和诸药

（3）气滞血瘀

证　　候	胁下结块，隐痛、刺痛不适，胸胁胀闷，面颈部见有赤丝红纹，舌有紫斑或紫点，脉涩
辨证要点	胁下结块，隐痛、刺痛不适，面颈部见有赤丝红纹
病　　机	气滞血瘀，积块留着
治　　法	疏肝理气，活血化瘀
主　　方	逍遥散合鳖甲煎丸
组　　成	柴胡疏肝理气；当归养血活血；白芍柔肝缓急；白术、茯苓、甘草健脾益气；薄荷疏散郁遏之气，透达肝经郁热；烧生姜温运和中。并服鳖甲煎丸，以软坚消积

二、西医治疗

包括对因治疗和对症治疗。

（一）溶血性黄疸

1. 去除病因　是最有效最根本的治疗方法，如果是因外来因素引起的溶血，如食用蚕豆或接触药物、毒物，应停止摄入。

2. 对症治疗　防治休克和肾衰竭、保持电解质和酸碱平衡等。

（二）肝细胞性黄疸

1. 针对病因治疗　应该去除药物或者疾病等诱因。如病毒性肝炎、中毒性肝炎、肝硬化、肝癌、败血症等。

2. 其他治疗　尚需改善肝功能、增加胆红素代谢、增加胆红素排泄、激素类药物的使用等。

（三）阻塞性黄疸

1. 主要针对病因治疗　解除引起肝外梗阻、肝内梗阻、肝内胆汁淤积的病因。

2. 解除胆道梗阻　如外科手术等治疗。

3. 抗感染治疗　如并发感染，可选用敏感抗生素抗感染治疗。

4. 对症治疗　如保肝等。

【临证备要】

1. 及早明确诊断　黄疸是发生在多种疾病中的一个症状，产生机制不一，必须及早明确诊断，把辨证与辨病结合起来，才能有利于提高治愈率，做出正确的预后估计。若久病黄疸不退，湿阻气滞、血瘀肝脾，则有酿成癥积、鼓胀等病证的可能。

2. 注意阳黄和阴黄的相互转化　若阳黄误治、失治，迁延日久，脾阳损伤，湿从寒化，则可能转为阴黄；阴黄复感外邪，湿邪化热，又可表现虚中夹实的阳黄证候。

3. 禁过用苦寒　黄疸病机虽以湿热蕴结脾胃、郁阻肝胆为多，但亦有因寒湿阻遏、脾肾阳虚、土壅木郁所致者。苦寒之药虽可清热利湿，但用之过度就会郁遏肝脏的升发之气，致使升发无权，疏泄无力，同时又能伐伤脾胃之阳，使纳化呆滞，运化不及，而出现升降乖戾，气机逆乱之候。故不仅对阴黄施之更损阳气，病愈加重，就是阳黄湿热之证，虽辨有理而施之太过，其治亦必无功。因此，《景岳全书·黄疸》告诫曰："但见色黄，不察脉证，遂云黄疸，同是湿热而治以茵陈栀子泄火利水等剂，则无有不随药而毙者。"《明医指掌》亦提醒说："虽云湿热，不可纯用寒凉，必佐以甘温，君之以渗泄，则湿易除，热易解，其病自愈。若纯用凉药，重伤脾土，湿未必除，热未必去，反变为腹胀者矣。"

4. 禁滥施克伐　黄疸不仅阴黄之证不可滥施克伐大下之品，就是阳黄属于湿热者，非有满痛实证，也不可轻用下法，因阴黄大多由脾肾亏损、寒湿阻遏所致，滥施攻下克伐则更损正气，易致病情恶化。故《景岳全书》强调："若治此证，而再加克伐分利，则真如压卵矣。"阳黄初起兼有表邪，或湿热蕴结尚未形成阳明满实痛症，下之过早或误用攻下，易致外邪内陷，变生他证。《证治准绳》亦说："黄疸之属于湿热者，非有满痛实证，尚不可轻用下法，即茵陈蒿汤中之大黄，亦为协调茵陈之清热利尿而用，非专用于通便。"

5. 宜调摄精神，注意饮食　黄疸病人宜注意休息，保持心情舒畅，调达肝气。饮食宜富有营养，以软食或半流质为主，以起到补脾缓肝之功。发病期禁辛热、酒及油腻之品，免助湿生热，阻碍脾胃运化。因有些黄疸具有传染性，餐具要煮沸消毒专用，病人宜实行消毒隔离制度。

【结语】

黄疸为临床常见病之一，历代医家对其较为重视，论述颇多，以阴阳为纲，进行辨证论治。病因主要系外感时邪，饮食不节，脾胃虚寒或内伤不足，但其关键为湿所患，病变脏腑在肝胆，但多涉及脾胃，导致胆汁不循常道而发病。一般说来，阳黄属实热外感者多，病程短，病势急，黄色鲜明；阴黄属寒属虚，病程较长，病情缠绵，黄色晦暗；急黄多为热毒所犯，发病迅速，病情凶险，可出现神志及出血症状。在治疗上阳黄宜清热利湿，阴黄宜温化寒湿，急黄宜清热解毒，凉营透窍。一般来说阳黄热盛者，其黄易退，湿盛者，病情易迁延。阴黄则病情尤为缠绵。故临证时，还需根据症情表里虚实之不同，湿与热邪之消长，阳黄阴黄之转化而相应处理。黄疸消退后仍应调治，以免湿邪不清，肝脾未复，导致黄疸复发，甚或转成癥积、鼓胀。

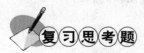

1. 何谓黄疸，试述其病因病机。

2. 试述阳黄、阴黄与急黄之鉴别。

3. 黄疸消退后的调治有哪些？

【文献选录】

《诸病源候论·急黄候》："脾胃有热，谷气郁蒸，因为热毒所加，故卒然发黄，心满

扫码"练一练"

气喘，命在顷刻，故云急黄也。有得病及身体面目发黄者，有初不知是黄，死后乃身面黄者，其候得病但发热心战者，是急黄也。"

《景岳全书·黄疸》："阳黄证多以脾湿不流，郁热所致，必须清火邪，利小水。火清则溺自清，溺清则黄自退。""古有五疸之辨，曰黄汗、曰黄疸、曰谷疸、曰酒疸、曰女痨疸。总之，汗出染衣如柏汁者，曰黄汗；身面眼目黄如金色，小便黄而无汗者，曰黄疸；因饮食伤脾而得者，曰谷疸；因酒后伤湿而得者，曰酒疸；因色欲伤阴而得者，曰女劳疸。虽其名目如此，然总不出阴阳二证，大多阳证多实，阴证多虚，虚实弗失，得其要矣。"

《伤寒论·阳明病脉证并治》："阳明病发热汗出者，此为热越，不能发黄也。但头汗出，身无汗，齐颈而还，小便不利，渴引水浆者，此为瘀热在里，身必发黄，茵陈蒿汤主之。""伤寒发汗已，身目为黄，所以然者，以寒湿在里不解故也，以为不可下也，于寒湿中求之。"

附：萎黄

萎黄是由于虫积食滞等导致脾土虚弱，水谷不能化精微而生气血，气血衰少，肌肤失养，以致肌肤萎黄，无光泽。此外，失血过多，或大病之后，血亏气耗，肌肤失养而发本病，临床亦属常见。

证　　候	两目不黄，周身肌肤呈淡黄色，干萎无光泽，小便通畅而色清，倦怠乏力，眩晕耳鸣，心悸少寐，大便溏薄，舌淡苔薄，脉象濡细
辨证要点	两目不黄，周身肌肤呈淡黄色，干萎无光泽
病　　机	脾失健运，气血亏虚
治　　法	调理脾胃，益气补血
主　　方	黄芪建中汤或人参养荣汤
组　　成	黄芪、桂枝、生姜益气温中；白芍、甘草、大枣补养气血；胶饴温补中焦；人参、当归、黄芪、白术、茯苓、肉桂、熟地、五味子、远志、陈皮、杭芍、甘草，益气补血、养心安神。由钩虫病引起者，还应给予驱虫治疗，可酌情选用榧子、雷丸、槟榔、百部、鹤虱、贯众等

第三节 积 聚

扫码"学一学"

积聚是各种原因引起的腹内结块，或痛或胀的病证。分别言之，积属有形，结块固定不移，痛有定处，病在血分，是为脏病；聚属无形，包块聚散无常，痛无定处，病在气分，是为腑病。因积与聚关系密切，故两者往往一并论述。

"积聚"病名首先见于《内经》，对其形成和治疗原则进行了探讨。如《灵枢·五变》曰："人之善病肠中积聚者，……如此则肠胃恶，恶则邪气留止，积聚乃伤；脾胃之间，寒温不次，邪气稍至，蓄积留止，大聚乃起。"《难经·五十五难》明确了积与聚在病理及临床表现上的区别，指出："积者五脏所生，聚者六腑所成。"《金匮要略·五脏风寒积聚病脉证并治》进一步说明："积者，脏病也，终不移；聚者，腑病也，发作有时。"仲景所制鳖甲煎丸、大黄䗪虫丸至今仍为治疗积聚的常用方剂。《景岳全书·积聚》认为积聚治疗

"总其要不过四法，曰攻、曰消、曰散、曰补，四者而已"，并创制了化铁丹、理阴煎等新方。《医宗必读·积聚》则提出了积聚分初、中、末三个阶段，并分述其治疗原则，受到后世医家的重视。此外《千金方》《外台秘要》《医学入门》等医籍，不但采用内服药物治疗，而且还注意运用膏药外贴、药物外熨、针灸等综合疗法，使积聚的辨证施治内容更加丰富。

积聚亦称为"癥瘕"，如《诸病源候论·癥瘕病诸候》指出："其病不动者，名为癥；若病虽有结瘕而可推移者，名为瘕，瘕者假也。"《杂病广要·积聚》明确说明"癥即积，瘕即聚。"《诸病源候论》记载的"癖块"、《外台秘要》记载的"痃癖"、《丹溪心法》记载的"痞块"等，按其性质和临床表现，亦可归入积聚的范围。

西医学中，凡多种原因引起的肝脾肿大、增生型肠结核、腹腔肿瘤等，多为"积"的临床表现；胃肠功能紊乱、不完全性肠梗阻等原因所致的包块，多为"聚"的临床表现，均可参照本节内容进行辨证论治。

肠结核是结核分枝杆菌引起的肠道慢性特异性感染。增生型肠结核病变多局限在回盲部，可有大量结核肉芽肿和纤维组织增生，使局部肠壁增厚、僵硬，亦可见瘤样肿块突入肠腔，临床表现为腹痛、腹泻与便秘、腹部肿块、全身症状和肠外结核表现。本病一般多见于中青年，女性多于男性。过去在我国比较常见，近十几年来，随着生活及卫生条件改善，结核患病率下降，本病已逐渐减少。本病的预后取决于早期诊断与及时治疗。但由于肺结核在我国仍然常见，故在临床上对本病须继续提高警惕。

【病因病理】

一、中医学认识

积聚多因情志失调，饮食所伤，寒邪内犯，及他病之后，肝脾受损，脏腑失和，气机阻滞，瘀血内结而成。

1. 情志失调　肝气不舒，脏腑失和，脉络受阻，血行不畅，气滞血瘀，日积月累，可形成积聚。《金匮翼·积聚统论》曰："凡忧思郁怒，久不得解者，多成此疾"。

2. 饮食所伤　酒食不节，饥饱失宜，或恣食肥厚生冷，脾胃受损，运化失健，水谷精微不布，食滞湿浊凝聚成痰，或食滞、虫积与痰气交阻，气机壅结，则成聚证。如痰浊气血搏结，气滞血瘀，脉络瘀塞，日久则可形成积证。《景岳全书·痢疾论》说："饮食之滞，留蓄于中，或结聚成块，或胀满硬痛，不化不行，有所阻隔者，乃为之积"。

3. 感受寒邪　寒邪侵袭，脾阳不运，湿痰内聚，阻滞气机，气血瘀滞，积聚乃成。如《灵枢·百病始生》说："积之始生，得寒乃生。"亦有外感寒邪，复因情志内伤，气因寒遏，脉络不畅，阴血凝聚而成积。如《灵枢·百病始生》说："卒然外中于寒，若内伤于忧怒，则气上逆，气上逆则六俞不通，温气不行，凝血蕴里而不散，津液涩渗，著而不去，而积皆成矣。"以上说明，内外合邪可形成积聚。

4. 病后所致　黄疸、胁痛病后，湿浊留恋，气血蕴结；或久疟不愈，湿痰凝滞，脉络痹阻；或感染虫毒（血吸虫等），肝脾不和，气血凝滞；或久泻、久痢之后，脾气虚弱，营血运行涩滞，均可导致积聚的形成。

本病病因有寒邪、湿热、痰浊、食滞、虫积等，病因间又往往交错夹杂，相互并见，最终导致气滞血瘀结成积聚，故积聚病机主要是气机阻滞，瘀血内结。两者比较，聚证以气滞为主，积证以血瘀为主。病位主要在于肝、脾。肝主疏泄，司藏血；脾主运化，司统血。如肝气不畅，肝脾失调，气血涩滞，壅塞不通，形成腹内结块，导致积聚。本病初起，气滞血瘀，邪气壅实，正气未虚，病理性质多属实；积聚日久，病势较深，正气耗伤，可转为虚实夹杂之证。病至后期，气血衰少，体质羸弱，则往往转以正虚为主。以上所谓虚实，仅是相对而言，因积聚的形成，总与正气不强有关。

聚证病程较短，一般预后良好。少数聚证日久不愈，可以由气入血转化成积证。癥积日久，瘀阻气滞，脾运失健，生化乏源，可导致气虚、血虚，甚或气阴并亏。若正气愈亏，气虚血涩，则癥积愈加不易消散，甚则逐渐增大。如病势进一步发展，还可出现严重变证，如积久肝脾两伤，藏血与统血失职，或瘀热灼伤血络，而导致出血；若湿热瘀结，肝脾失调，胆汁泛溢，可出现黄疸；若气血瘀阻，水湿泛滥，亦可出现腹满肢肿等症。故积聚的病理演变，与血证、黄疸、鼓胀等病证有较密切的联系。

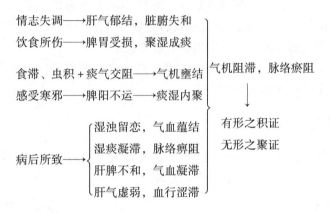

二、西医学认识

（一）肠结核

肠结核主要是由人型结核分枝杆菌引起。少数地区因饮用未经消毒的带菌牛奶或乳制品而发生牛型结核分枝杆菌肠结核。结核分枝杆菌侵犯肠道主要是经口感染。病人多有开放性肺结核或喉结核，因经常吞下含结核分枝杆菌的痰液而引起本病。经常和开放性肺结核病人密切接触，也可能被感染。结核分枝杆菌进入肠道后，多在回盲部引起结核病变，可能和下列因素有关：①含结核分枝杆菌的肠内容物在回盲部停留较久，增加了局部肠黏膜的感染机会；②结核分枝杆菌易侵犯淋巴组织，而回盲部有丰富的淋巴组织，因此成为肠结核的好发部位。但胃肠道其他部位有时亦可受累。结核菌数量和毒力与人体对结核菌的免疫反应程度影响本病的病理性质。肠结核可分为溃疡性肠结核、增生型肠结核、混合型肠结核。

（二）不完全性肠梗阻

引起肠梗阻的原因很多，常见的有：①机械性肠梗阻，由食物残渣或肿瘤引起肠腔变狭小，肠内容物通过发生障碍；②动力性肠梗阻，由于神经反射或化学刺激引起肠壁肌功能紊乱，肠蠕动丧失或肠管痉挛，但无器质性的肠腔狭窄；③麻痹性肠梗阻，自主神经受损或紊乱，引起肠道运动神经瘫痪，或肠系膜血管栓塞，血栓形成，使肠管血运障碍，继而引起肠麻痹而使肠内容物不能通过。

【诊断】

一、病名诊断

（1）腹部有可扪及的包块。

（2）常有腹部胀闷或疼痛等症状。

（3）常有情志失调、饮食不节，感受寒邪或黄疸、胁痛、虫毒、久疟、久泻、久痢等病史。

（4）积证起病缓慢，病程较长；聚证起病较急，病程较短。

二、证候特征

积证大多有一个逐渐形成的过程，积块出现之前，相应部位常有疼痛，或兼恶心、呕吐、腹胀，以及倦怠乏力，胃纳减退等症状，腹内结块表现为由小渐大，由软渐硬，固定不移，初觉胀痛，继则疼痛逐渐加剧。一般病程较长，病情较重。较重者甚至面色萎黄，形体日渐消瘦。而积证的后期，一般虚损症状较为突出。

聚证则表现为腹中气聚，攻窜胀痛，时聚时散，或有类条状物聚起在腹部。一般病程较短，病情较轻，全身症状亦不如积证明显。

三、相关检查

依据病史，症状，体征初步可做出诊断，再配合腹部 X 片、B 超、CT、结肠镜、MRI、肿块病理组织活检及有关血液检查，以明确诊断。

【鉴别诊断】

积聚与痞满鉴别

鉴别要点	积　　聚	痞　　满
共同点	自觉腹部胀大	
不同点	腹内结块，或痛或胀，不仅有自觉症状，而且有结块可扪及	脘腹部痞塞胀满，系自觉症状，而无块状物可扪及

【治疗】

一、中医治疗

（一）辨证要点

1. 辨积与聚

聚证	腹内结块聚散无常，痛无定处，病在气分，多为腑病，病史较短，病情一般较轻
积证	腹内结块，有形可循，固定不移，痛有定处，病属血分，多为脏病，形成的时间较长，病情一般较重

2. 辨虚实

实	聚证多实证
虚	积证初起，正气未虚，以邪实为主；中期积块较硬，正气渐伤，邪实正虚；后期瘀结不去，则以正虚为主

（二）治疗原则

积证治疗宜分初、中、末三个阶段：积证初期属邪实，应予消散；中期邪实正虚，予消补兼施；后期以正虚为主，应予养正除积。聚证多实，治疗以行气散结为主。

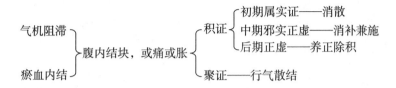

气机阻滞、瘀血内结 } 腹内结块，或痛或胀 {

积证 { 初期属实证——消散
中期邪实正虚——消补兼施
后期正虚——养正除积

聚证——行气散结

（三）分证论治

1. 聚证

（1）肝气郁结

证　候	腹中结块柔软，时聚时散，攻窜胀痛，脘胁胀闷不适，苔薄，脉弦
辨证要点	腹中结块柔软，时聚时散，攻窜胀痛
病　机	肝失疏泄，腹中气结成块
治　法	疏肝解郁，行气散结
主　方	逍遥散
组　成	柴胡疏肝理气；当归养血活血；白芍柔肝缓急；白术、茯苓、甘草健脾益气；薄荷疏散郁遏之气，透达肝经郁热；烧生姜温运和中
加　减	胀痛甚者，加川楝子、延胡索、木香理气止痛；兼瘀象者，加延胡索、莪术活血化瘀；寒湿中阻，腹胀，舌苔白腻者，可加苍术、厚朴、陈皮、砂仁、桂心等温化药物

（2）食滞痰阻

证　候	腹胀或痛，腹部时有条索状物聚起，按之胀痛更甚，便秘，纳呆，舌苔腻，脉弦滑
辨证要点	腹部时有条索状物聚起，按之胀痛更甚
病　机	虫积、食滞、痰浊交阻，气聚不散，结而成块
治　法	理气化痰，导滞散结
主　方	六磨汤合平胃散
组　成	大黄、槟榔、枳壳导滞通便；沉香、木香、乌药行气化痰
加　减	因蛔虫结聚，阻于肠道所致者，可加入鹤虱、雷丸、使君子等驱蛔药物；痰湿较重，兼有食滞，腑气虽通，苔腻不化者，可用平胃散加山楂、六曲。六磨汤以行气导滞为主，平胃散以健脾燥湿为主，运用时宜加区别

2. 积证

（1）气滞血阻

证　候	腹部积块质软不坚，固定不移，胀痛不适
辨证要点	积块质软不坚，固定不移，胀痛不适
病　机	气滞血瘀，脉络不和，积而成块
治　法	理气消积，活血散瘀
主　方	柴胡疏肝散合失笑散

组　　成	柴胡、枳壳、香附疏肝理气，解郁止痛；陈皮理气降逆；白芍、甘草养血柔肝，缓急止痛；川芎活血行气通络；蒲黄、五灵脂活血散瘀
加　　减	兼烦热口干，舌红，脉细弦者，加丹皮、山栀、赤芍、黄芩等凉血；如腹中冷痛，畏寒喜温，舌苔白，脉缓，可加肉桂、吴茱萸、全当归等温经祛寒散结

（2）瘀血内结

证　　候	腹部积块明显，质地较硬，固定不移，隐痛或刺痛，形体消瘦，纳谷减少，面色晦暗黧黑，面颈胸臂或有血痣赤缕，女子可见月事不下，舌质紫或有瘀斑瘀点，脉细涩
辨证要点	质地较硬，固定不移，隐痛或刺痛
病　　机	瘀结不消，正气渐损，脾运不健
治　　法	祛瘀软坚，佐以扶正健脾
主　　方	膈下逐瘀汤合六君子汤
组　　成	当归、川芎、赤芍养血活血，与逐瘀药同用，可使瘀血去而不伤阴血；丹皮清热凉血，活血化瘀；桃仁、红花、灵脂破血逐瘀，以消积块；配香附、乌药、枳壳、元胡行气止痛；人参、白术、茯苓、甘草益气健脾；陈皮、半夏燥湿化痰
加　　减	如积块疼痛，加五灵脂、玄胡索、佛手片活血行气止痛；如痰瘀互结，舌苔白腻，加白芥子、半夏、苍术等化痰散结药物

（3）正虚瘀结

证　　候	久病体弱，积块坚硬，隐痛或剧痛，饮食大减，肌肉瘦削，神倦乏力，面色萎黄或黧黑，甚则面肢浮肿，舌质淡紫，或光剥无苔，脉细数或弦细
辨证要点	久病体弱，积块坚硬，隐痛或剧痛
病　　机	癥积日久，中虚失运，气血衰少
治　　法	补益气血，活血化瘀
主　　方	八珍汤合化积丸
组　　成	人参、白术、茯苓、甘草补脾益气；当归、白芍、熟地滋养心肝，加川芎入血分而理气，则归、地补而不滞；加姜、枣助参、术人气分以调和脾胃；三棱、莪术、阿魏、海浮石、香附、雄黄、槟榔、苏木、瓦楞子、五灵脂行气活血化瘀
加　　减	若阴伤较甚，头晕目眩，舌光无苔，脉象细数，可加生地、北沙参、枸杞、石斛；若牙龈出血，鼻衄，酌加山栀、丹皮、白茅根、茜草、三七等凉血化瘀止血；若畏寒肢肿，舌淡白，脉沉细者，加黄芪、附子、肉桂、泽泻等以温阳益气，利水消肿

二、西医治疗

（一）肠结核

1. 休息与营养　早期注意休息，营养均衡是治疗的基础。

2. 抗结核化学药物治疗　是治疗本病的关键，抗结核化学药物的选择可参照西医对肺结核的治疗。

3. 对症治疗　腹痛可用抗胆碱能药物。摄入不足或腹泻严重应注意纠正水、电解质与酸碱平衡紊乱。对不完全性肠梗阻病人，需进行胃肠减压。

4. 手术治疗

（二）不完全性肠梗阻

1. 饮食及支持治疗　饮食要清淡易于消化，每晚顺时针方向自己按摩腹部 300 次。以恢复肠道功能，促进蠕动，减少梗阻次数。静脉输液补充营养和水分，补充多种维生素。

2. 对症治疗　肠梗阻主要采取保守治疗，包括禁食、胃肠减压、抗感染、止痛、止呕吐、促进肛门排气排便等。

【临证备要】

1. 首辨病程阶段 积证按初、中，末三个阶段，可分为气滞血阻，瘀血内结，正虚瘀结三个证型，但在临床中，各个证型往往兼有郁热、湿热、寒湿、痰浊等病理表现，其中，兼郁热、湿热者尤为多见。至于正气亏虚者，亦有偏重阴虚、血虚、气虚、阳虚的不同，临证应根据邪气兼夹与阴阳气血亏虚的差异，相应地调整治法方药。

2. 辨证与辨病相结合 积聚除按气血虚实辨证外，尚须根据结块部位、脏腑所属综合考虑，结合西医学检查手段明确积聚的性质，对治疗和估计预后有重要意义。如癥积系病毒性肝炎所致肝脾肿大者，在辨证论治的基础上可选具有抗病毒、护肝降酶、调节免疫、抗纤维化等作用的药物；如恶性肿瘤宜加入扶正固本，调节免疫功能以及实验筛选和临床证实有抗肿瘤作用的药物。

3. 注意顾护正气，攻伐药物不可过用 正如《素问·六元正纪大论》所说："大积大聚，其可犯也，衰其大半而止，过者死。"聚证以实证居多，但如反复发作，脾气易损，此时需用香砂六君子汤加减，以培脾运中。积证系日积月累而成，其消亦缓，切不可急功近利。如过用、久用攻伐之品，易于损正伤胃；过用破血、逐瘀之品，易损络出血；过用香燥理气之品，则易耗气伤阴积热，加重病情。一定要把握好攻与补的关系及主次轻重。

【结语】

积与聚均为腹内结块。区别言之，聚是结块聚散无常，痛无定处者，病在气分，属腑病；积是结块固定不移，痛有定处者，病在血分，属脏病。积聚的病因多与情志、饮食、寒邪及黄疸、虫毒、疟疾等病后有关；病机关键是气滞血瘀，病变脏器以肝脾为主。辨证应区别邪正虚实主次。聚证多实；积证初期以实为主，中期邪实正虚，后期正虚为主。聚证治疗主以理气散结；积证治疗初期宜消散，中期消补兼施，后期应养正除积。

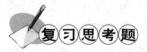 复习思考题

1. 积聚的概念及积与聚的区别和联系？
2. 试述积聚的辨证要点和治疗原则。
3. 治疗积聚要注意哪些方面，为什么？

【文献选录】

《素问·举痛论》："寒气客于小肠膜原之间，络血之中，血泣不得注于大经，血气稽留不得行，故宿昔而成积矣。"

《张氏医通·积聚》："盖积之为义，日积月累，匪朝伊夕，所以去之亦当有渐，太急则伤正气，正伤则不能运化，而邪反固矣。余尝用阴阳攻积丸通治阴阳二积，药品虽峻，用之有度，补中数日，然后攻伐，不问其积去多少，又与补中，待其神壮而复攻之，屡攻屡补，以平为期。经曰：大积大聚，其可犯也，衰其大半而止，过则死。故去积及半，纯与甘温调养，使脾土健运，则破残之余积，不攻自走……若遽以磨坚消积之药治之，疾似

扫码"练一练"

去而人已衰，药过则依然，气愈消，痞愈大，竟何益哉！善治者，当先补虚，使血气壮，积自消也。不问何脏，先调其中，使能饮食，是其本也。虽然，此为轻浅者言耳，若夫大积大聚，不搜而逐之，日进补养，无益也，审知何经受病，何物成积，见之既确，发直入之兵以讨之，何患其不愈！"

《沈氏尊生书·寒·积聚癥瘕痃癖》："若积之既成，又当调营养卫，扶胃健脾，使元气旺而间进以去病之剂，从容调理，俾其自化，夫然后病去而人亦不伤。乃今之治积者，动议吐下，竟谓非此不除，不知吐与下只治病之卒暴作者。若积之成，必匪朝伊夕，其所由来者渐矣，故积之治亦必匪朝伊夕，其所由去者，不可不以渐也。"

第四节 鼓 胀

鼓胀是由于饮食、情志、虫毒感染、病后续发等病因导致肝、脾、肾受损，气滞血结，水停腹中，腹部胀大如鼓的一类病证，临床以腹大胀满，绷急如鼓，皮色苍黄，脉络显露为特征，故名"鼓胀"。

"鼓胀"之名最早见于《内经》，如《灵枢·水胀》载："鼓胀何如？岐伯曰：腹胀，身皆大，大与肤胀等也，色苍黄，腹筋起，此其候也。"较详细地描述了鼓胀的临床特征。《灵枢·胀论》所列"五脏六腑胀"，即寓有本病最早的分类意义。有关本病的病因病机，《素问·阴阳应象大论》认为是"浊气在上"。《素问·腹中论》记载："有病心腹满，旦食则不能暮食……名曰鼓胀……治之以鸡矢醴。……其时有复发者何也？此饮食不节，故时有病也"。《金匮要略·水气病脉证并治》中之"肝水""脾水""肾水"，均以腹大胀满为主要表现，亦与鼓胀类似。《诸病源候论·水蛊候》认为本病发病与感受"水毒"有关，将"水毒气结聚于内，令腹渐大，动摇有声"者，称为"水蛊"。《诸病源候论·水蛊候》提出鼓胀的病机是"经络痞涩，水气停聚，在于腹内"。《丹溪心法·鼓胀》指出："七情内伤，六淫外侵，饮食不节，房劳致虚……清浊相混，隧道壅塞，郁而为热，热留为湿，湿热相生，遂成胀满"。后世医家对此病续有阐发，其名称亦多不同。明·李中梓《医宗必读·水肿胀满》说："在病名有鼓胀与蛊胀之殊。鼓胀者，中空无物，腹皮绷急，多属于气也。蛊胀者，中实有物，腹形充大，非虫即血也。"明·戴思恭称本病为"蛊胀"、"膨脝"、"蜘蛛蛊"，如《证治要诀·蛊胀》说："盖蛊与臌同，以言其急实如鼓……俗称之为膨脝，又谓之蜘蛛病"。明·张景岳将鼓胀又称为"单腹胀"，《景岳全书·气分诸胀论治》说："单腹胀者名为鼓胀，以外虽坚满而中空无物，其像如鼓，故名鼓胀。又或以血气结聚，不可解散，其毒如蛊，亦名蛊胀，且肢体无恙，胀惟在腹，故又名为单腹胀"。他认为鼓胀的形成与情志、劳欲、饮食等有关，指出"少年纵酒无节，多成水鼓"，并提出"治胀当辨虚实"。明·李梴提出本病的治疗法则，《医学入门·鼓胀》说："凡胀初起是气，久则成水，……治胀必补中行湿，兼以消积，更断盐酱"。喻嘉言《医门法律·胀病论》认识到癥积日久可致鼓胀，"凡有癥瘕、积块、痞块，即是胀病之根"。唐容川《血证论》认为"血臌"的发病与接触河中疫水，感染"水毒"有关。各家针对不同病理因素提出其分类有气、血、水、虫多端。

西医学中的病毒性肝炎，血吸虫病，胆汁性、营养不良性腹水，结核性腹膜炎，丝虫病乳糜腹水，腹腔内晚期恶性肿瘤，慢性缩窄性心包炎，肾病综合征等，出现鼓胀临床表现者，亦可参照本节内容辨证论治。

肝硬化是由一种或多种原因长期作用于肝脏引起的肝脏慢性、进行性、弥漫性损害，肝细胞广泛坏死，残存肝细胞形成再生结节，结缔组织增生及纤维化，导致正常肝脏结构被破坏、假小叶形成，在此基础上出现以肝功能损害和门静脉高压为主及腹水形成的临床表现是肝硬化肝功能失代偿时最突出的表现。若病因能在肝硬化未进展至失代偿期前予以消除，则病变可趋静止，酒精性肝硬化、胆汁性肝硬化、肝淤血的预后相对于病毒性肝炎肝硬化和隐源性肝硬化好。死亡原因常为肝性脑病、肝肾综合征、食管胃底静脉曲张破裂出血等并发症。肝移植的开展已明显改善了肝硬化病人的预后。肝硬化是常见病，世界范围内的年发病率为（25~400）/10万，发病高峰年龄在35~50岁，男性多见，出现并发症时死亡率高。在我国引起肝硬化以病毒性肝炎为主，主要为乙型、丙型和丁型肝炎病毒感染，约占60%~80%。此病起病隐匿，病程发展缓慢，可隐伏数年至10年以上。早期可无症状或症状轻微，当出现腹水或并发症时，临床上称之为失代偿肝硬化。

【病因病理】

一、中医学认识

鼓胀病因比较复杂，有酒食不节、情志刺激、虫毒感染、病后续发等引起肝脾受损，气滞血结，水停腹中。

1. 酒食不节　嗜酒过度，或恣食甘肥厚味，酿湿生热，蕴聚中焦，清浊相混，壅阻气机，水谷精微失于输布，湿浊内聚，遂成鼓胀。《景岳全书》曰："少年纵酒无节，多成水臌。盖酒为水谷之液，血亦为水谷之液，酒入中焦，必求同类，故直走血分……而血气能无耗损者，未之有也……积渐日久而成水臌。"

2. 情志刺激　忧思郁怒，伤及肝脾。肝失疏泄，气机滞涩，日久由气及血，络脉瘀阻。肝气横逆，克伐脾胃，脾运失健，则水湿内停，气、血、水壅结而成鼓胀。《杂病源流犀烛》曰："鼓胀……或由怒气伤肝，渐蚀其脾，脾虚之极，故阴阳不交，清浊相混，隧道不通，郁而为热，热留为湿，湿热相生，故其腹胀大。"

3. 虫毒感染　多因血吸虫感染，虫毒阻塞经隧，脉道不通，久延失治，肝脾两伤，形成癥积；气滞络瘀，清浊相混，水液停聚，乃成鼓胀。《诸病源候论·水蛊候》曰："此由水毒气结聚于内，令腹胀大，动摇有声，常欲饮水，皮肤鳖黑，如似肿状，名水蛊也。"

4. 病后续发　凡因他病损伤肝脾，导致肝失疏泄，脾失健运者，均有续发鼓胀的可能。如黄疸日久，湿邪（湿热或寒湿）蕴阻，肝脾受损，气滞血瘀；或癥积不愈，气滞血结，脉络壅塞，正气耗伤，痰瘀留着，水湿不化；或久泻久痢，气阴耗伤，肝脾受损，生化乏源，气血滞涩，水湿停留等，均可形成鼓胀。《医门法律》曰："凡有癥瘕、积块、痞块，即是胀病之根，日积月累，腹大如箕，是名单腹胀。"

综上，本病基本病理变化总属肝、脾、肾受损，气滞、血瘀、水湿停腹中。病变脏器主要在于肝、脾，久则及肾。因肝主疏泄，司藏血，肝病则疏泄不行，气滞血瘀，进而横逆乘脾；脾主运化，脾病则运化失健，水湿内聚，进而土壅木郁，以致肝脾俱病。病延日久，累及于肾，肾开阖不利，水湿不化，则胀满愈甚。病理因素不外乎气滞、血瘀、水湿停蓄不去，腹部日益胀大成臌。故喻嘉言曾概括为"胀病亦不外水裹、气结、血瘀。"气、血、水三者既各有侧重，又常相互为因，错杂同病。病理性质总属本虚标实。初起，肝脾先伤，肝失疏泄，脾失健运，两者互为相因，乃至气滞湿阻，清浊相混，此时以实为主；进而湿浊内蕴中焦，阻滞气机，既可郁而化热，而致水热蕴结，亦可因湿从寒化，出现水湿困脾之候；久则气血凝滞，隧道壅塞，瘀结水留更甚。肝脾日虚，病延及肾，肾火虚衰，不但无力温助脾阳，蒸化水湿，且开阖失司，气化不利，而致阳虚水盛；若阳伤及阴，或湿热内盛，湿聚热郁，热耗阴津，则肝肾之阴亏虚，肾阴既损，阳无以化，则水津失布，阳虚水停，故后期以虚为主。至此因肝、脾、肾三脏俱虚，运行蒸化水湿的功能更差，气滞、水停、血瘀三者错杂为患，壅结更甚，其胀日重，由于邪愈盛而正愈虚，故本虚标实，更为错综复杂，病势日益深重。

鼓胀病情易于反复，预后一般较差，属于中医风、痨、臌、膈四大难症之一，因气、血、水互结，邪盛而正衰，治疗较为棘手。若病在早期，正虚不著，经适当调治，腹水可以消失，病情可趋缓解。如延至晚期，邪实正虚，则预后较差，腹水反复发生，病情不易稳定。若饮食不节，或服药不当，或劳倦过度，或正虚感邪，病情可致恶化。如阴虚血热，络脉瘀损，可致鼻衄、齿衄，甚或大量呕血、便血；或肝肾阴虚，邪从热化，蒸液生痰，内蒙心窍，引动肝风，则见神昏谵语、痉厥等严重征象；如脾肾阳虚，湿浊内蒙，蒙蔽心窍，亦可导致神昏痉厥之变，终至邪陷正虚，气阴耗竭，由闭转脱，病情极为险恶。

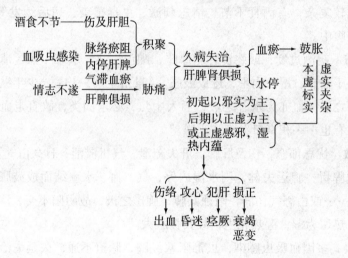

二、西医学认识

肝硬化腹水

肝硬化腹水的形成涉及两方面因素，一是使体液选择性积聚于腹腔的局部因素；二是引起心血管和肾脏生理改变，促使肾脏潴钠潴水的全身因素。

1. 局部因素　肝硬化病人回流入门静脉的血流量增加，硬化肝内血管阻力增加，门脉血流流出受阻，使肝窦和肠系膜毛细血管内的静水压增高。肠系膜毛细血管局部的一系列代偿机制被激活，且毛细血管不能滤过白蛋白，当液体从血管内腔隙漏入间质时，跨血管壁的膨胀压梯度增大，促使间质中液体重吸收入毛细血管内。间质中静水压增高后则使跨毛细血管的静水压梯度减少，有助将液体滞留在血管内腔隙。这些因素均遏制肠水肿及肠源性腹水的形成。肝间质静水压无明显增高，不足以抵消增高的肝窦内静水压，跨肝窦静水压得以维持。液体源源不断地从肝窦漏泄，过多的间质液经局部肝淋巴管和胸导管引流入左锁骨下静脉。淋巴系统扩张，仍不堪重负；过多液体溢出肝包膜，形成肝源性腹水。

2. 全身因素　主要是由于肝硬化进展时心血管和肾脏生理发生变化所导致的水钠潴留。当心搏出量减少，动脉血流减少或外周动脉血管扩张时，有效动脉血流量减少。慢性肝病早期即有外周血管阻力降低，是因外周血管扩张以及全身血管床动静脉短路开放所致。全身外周血管阻力降低提示存在由肝病产生或激活的内源性血管扩张因子。此外，神经体液压力调节系统激活，肝硬化腹水病人血浆肾素活性显著升高，继发性醛固酮增加则使远曲小管对 Na^+ 的重吸收增多，加重体内 Na^+ 潴留。肾脏局部调节功能的变化，使得肾脏促进利尿作用下降。肾源性前列腺素是紧急调节肾功能的物质，非甾体抗炎药如吲哚美辛抑制内源性前列腺素合成，可明显降低肝硬化病人肾血浆流量和肾小球滤过率，加重水钠潴留。

【诊断】

一、病名诊断

（1）腹大胀满，绷急如鼓，皮色苍黄，脉络显露为特征。

（2）病情可急可缓。

（3）常有酒食不节、情志内伤，虫毒感染或黄疸，胁痛、癥积等病史。

二、证候特征

腹胀（程度、过程）：初起腹渐胀大，按之柔软，食后尤甚，叩之呈鼓音及移动性浊音。继则腹部胀满膨隆，高于胸部，仰卧位时腹部胀满以两侧为甚，按之如囊裹水，病甚者腹部膨隆坚满，脐突皮光，四肢消瘦，或肢体浮肿。

皮色：皮色苍黄，腹部青筋暴露，颈胸部可见赤丝血缕，手部可现肝掌。危重阶段尚可见吐血便血，神昏，痉厥等象。

三、相关检查

包括超声波探测、腹腔穿刺液检查、腹水脱落细胞学检查、细胞培养、血清乙、丙、丁型肝炎病毒等相关指标检查，粪检有否虫卵或孵化有毛蚴，血清学检查等。肝功能、B超，CT、MRI、腹腔镜、肝脏穿刺、消化道钡餐造影也是常用的影像学检查。

【鉴别诊断】

鼓胀与水肿鉴别

鉴别要点	鼓　胀	水　肿
共同点	腹部胀大	
不同点	四肢肿不甚明显。晚期方伴肢体浮肿，每兼见面色青晦，面颈部有血痣赤缕，胁下癥积坚硬，腹皮青筋显露	浮肿多从眼睑开始，继则延及头面及肢体，或下肢先肿，后及全身，每见面色㿠白，腰酸倦怠等，水肿较甚者亦可伴见腹水

【治疗】

一、中医治疗

（一）辨证要点

1. 辨虚实

实 证	鼓胀初起，新感外邪，腹满胀痛，腹水壅盛，腹皮青筋暴露显著
虚 证	鼓胀久延，外邪已除，腹水已消，病势趋缓，见肝、脾、肾亏虚

2. 辨阴虚阳虚

阳 虚	鼓胀日久，腹满胀痛，形似蛙腹，面色苍白，脘闷纳呆，肢冷浮肿
阴 虚	鼓胀日久，腹大胀满，或见青筋暴露，面色晦滞，口干心烦

3. 辨气鼓、血鼓、水鼓

气 鼓	腹部胀满，按压腹部，按之即陷，随手而起，如按气囊，鼓之如鼓等症为主症
血 鼓	腹胀大，内有积块疼痛，外有腹壁青筋暴露，面、颈、胸部出现红丝赤缕为主症
水 鼓	腹部胀大，状如蛙腹，按之如囊裹水，或见腹部坚满，腹皮绷急，叩之呈浊音为主症

（二）治疗原则

治疗原则：攻补兼施，补虚不忘实，泻实不忘虚。

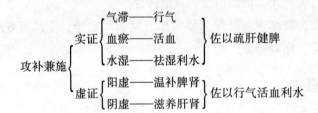

（三）分证论治

1. 气滞湿阻

证 候	腹胀，按之不坚，胁下胀满或疼痛，饮食减少，食后胀甚，得嗳气、矢气稍减，小便短少，舌苔薄白腻，脉弦
辨证要点	按之不坚，舌苔薄白腻，脉弦
病 机	肝郁气滞，脾运不健，湿浊中阻
治 法	疏肝理气，运脾利湿
主 方	柴胡疏肝散合胃苓汤
组 成	柴胡、枳壳、香附疏肝理气，解郁止痛；陈皮理气降逆；白芍、甘草养血柔肝，缓急止痛；川芎活血行气通络；苍术、厚朴、陈皮、茯苓、白术运脾化湿消胀；肉桂温运脾肾；泽泻、猪苓渗湿利水；生姜、大枣温阳健脾；甘草调和诸药
加 减	胸脘痞闷，腹胀，嗳气为快，气滞偏甚者，可酌加佛手、沉香、木香调畅气机；尿少，腹胀，苔腻者，加砂仁、大腹皮、泽泻、车前子以加强运脾利湿作用；神倦，便溏，舌质淡者，宜酌加党参、附片、干姜、川椒以温阳益气，健脾化湿；兼胁下刺痛，舌紫，脉涩者，可加延胡索、莪术、丹参等活血化瘀

2. 水湿困脾

证　　候	腹大胀满，按之如囊裹水，甚则颜面微浮，下肢浮肿，脘腹痞胀，得热则舒，精神困倦，怯寒懒动，小便少，大便溏，舌苔白腻，脉缓	
辨证要点	按之如囊裹水，舌苔白腻，脉缓	
病　　机	湿邪困遏，脾阳不振，寒水内停	
治　　法	温中健脾，行气利水	
主　　方	实脾饮	
组　　成	附子、干姜温肾阳而助气以行水；茯苓、白术渗湿健脾；木瓜除湿醒脾；厚朴、木香、大腹子、草果行气导滞；甘草、生姜、大枣益脾和中	
加　　减	浮肿较甚，小便短少者，可加肉桂、猪苓、车前子温阳化气，利水消肿；如兼胸闷咳喘，可加葶苈子、苏子、半夏等泻肺行水，止咳平喘；如胁腹痛胀，可加郁金、香附、青皮、砂仁等理气和络；如脘闷纳呆，神疲，便溏，下肢浮肿，可加党参、黄芪、山药、泽泻等健脾益气利水	

3. 水热蕴结

证　　候	腹大坚满，脘腹胀急，烦热口苦，渴不欲饮，或有面目、皮肤发黄，小便赤涩，大便秘结或溏垢，舌边尖红，苔黄腻或兼灰黑，脉象弦数	
辨证要点	腹大坚满，脘腹胀急，舌边尖红，苔黄腻或兼灰黑，脉象弦数	
病　　机	湿热壅盛，蕴结中焦，浊水内停	
治　　法	清热利湿，攻下逐水	
主　　方	中满分消丸合茵陈蒿汤	
组　　成	人参、白术、茯苓、甘草补脾胃；干姜益阳而燥湿；厚朴、枳实行气而消满；知母滋肾阴；黄芩、黄连泻热而消痞；姜黄、砂仁暖胃而醒脾；半夏行水而消痰；猪苓、泽泻渗脾肾水湿；陈皮理气而和中；茵陈清热利湿；栀子清热降火，清泄三焦湿热；大黄泻热逐瘀	
加　　减	热势较重，常加连翘、龙胆草、半边莲清热解毒；小便赤涩不利者，加陈葫芦、蟋蟀粉（另吞服）行水利窍；如腹部胀急甚，大便干结，可用舟车丸行气逐水，但其作用峻烈，不可过用	

4. 瘀结水留

证　　候	脘腹坚满，青筋显露，胁下癥结痛如针刺，面色晦暗黧黑，或见赤丝血缕，面、颈、胸、臂出现血痣或蟹爪纹，口干不欲饮水，或见大便色黑，舌质紫暗或有紫斑，脉细涩	
辨证要点	脘腹坚满，青筋显露，胁下癥结痛如针刺，面色晦暗黧黑，舌质紫暗或有紫斑，脉细涩	
病　　机	肝脾瘀结，络脉滞涩，水气停留	
治　　法	活血化瘀，行气利水	
主　　方	调营饮	
组　　成	赤芍、川芎、当归、莪术化瘀散结；延胡索、槟榔行气消胀；瞿麦、葶苈子、桑白皮利水消肿；丹参、大黄化瘀利水	
加　　减	胁下癥积肿大明显者，可选加穿山甲、地鳖虫、牡蛎，或配合鳖甲煎丸内服，以化瘀消癥；如病久体虚，气血不足，或攻逐之后，正气受损者，宜用八珍汤或人参养营丸等补养气血；如大便色黑，可加参三七、茜草、侧柏叶等化瘀止血；如病势恶化，大量吐血、下血，或出现神志昏迷等危象，当辨阴阳之衰脱而急救之	

5. 阳虚水盛

证　　候	腹大胀满，形似蛙腹，朝宽暮急，面色苍黄，或呈㿠白，小便短少不利，舌体胖，质紫，苔淡白，脉沉细无力	
辨证要点	形似蛙腹，朝宽暮急，舌体胖，质紫，苔淡白，脉沉细无力	
病　　机	脾肾阳虚，不能温运，水湿内聚	
治　　法	温补脾肾，化气利水	
主　　方	附子理苓汤或济生肾气丸	
组　　成	附子、肉桂、干姜、官桂温补脾肾；甘草、人参、白术补气健脾；茯苓、猪苓、牡丹皮、泽泻、牛膝、车前子泄肝肾脾浊；熟地黄、山茱萸（制）、山药滋补肝脾肾	
加　　减	偏于脾阳虚弱，神疲乏力，少气懒言，纳少，便溏者，可加黄芪、山药、苡仁、扁豆益气健脾；偏于肾阳虚衰，面色苍白，怯寒肢冷，腰膝酸冷疼痛者，酌加肉桂、仙茅、仙灵脾以温补肾阳	

6. 阴虚水停

证　　候	腹大胀满，或见青筋暴露，面色晦滞，唇紫，口干而燥，心烦失眠，时或鼻衄，牙龈出血，小便短少，舌质红绛少津，苔少或光剥，脉弦细数
辨证要点	腹大胀满，口干而燥，心烦失眠，小便短少，舌质红绛少津，苔少或光剥，脉弦细数
病　　机	肝肾阴虚，津液失布，水湿内停
治　　法	滋肾柔肝，养阴利水
主　　方	六味地黄丸合一贯煎
组　　成	熟地、山茱萸、山药补肝脾肾；泽泻、丹皮、茯苓泻肝脾肾浊气；生地滋阴养血以补肝肾；沙参、麦冬、当归、枸杞子滋阴养血生津以柔肝；川楝子疏泄肝气
加　　减	如津伤口干明显，可酌加石斛、玄参、芦根等养阴生津；如青筋显露，唇舌紫暗，小便短少，可加丹参、益母草、泽兰、马鞭草等化瘀利水；如腹胀甚，加枳壳、大腹皮以行气消胀；兼有潮热，烦躁，酌加地骨皮、白薇、栀子以清虚热；齿鼻衄血，加鲜茅根、藕节、仙鹤草之类以凉血止血；如阴虚阳浮，症见耳鸣、面赤、颧红，宜加龟板、鳖甲、牡蛎等滋阴潜阳；湿热留恋不清，溲赤涩少，酌加知母、黄柏、六一散、金钱草等清热利湿

二、西医治疗

肝硬化腹水的治疗：通过产生钠负平衡，将腹水排出体外。

1. 限制水和钠盐的摄入　细胞外液在体内的潴留量与钠的摄入和从尿中排泄的钠平衡相关。即使腹水消失，也应继续限钠摄入，以防腹水重新积聚。此外，卧床休息有利于清除腹水。

2. 利尿剂的应用　经限钠饮食和卧床休息腹水仍不消退者须应用利尿剂，且腹水消失后仍应予以小剂量利尿剂维持，利尿期间注意监测血电解质情况。

3. 顽固性腹水治疗　顽固性腹水可分为利尿剂耐药性和难治性腹水。行排放腹水、输注白蛋白。在严格无菌情况下，可经自身腹水浓缩回输，此外还有经颈静脉肝内门体分流术以及腹腔－颈静脉分流术。

【临证备要】

1. 注意逐水法的应用　对鼓胀病人应根据病程的不同，注意逐水法的应用。鼓胀病人病程较短者，正气尚未过度消耗，而腹胀甚，腹水不退，尿少便秘，脉实有力，可遵照《素问·阴阳应象大论》"中满者，泻之于内"的原则，酌情使用逐水之法，以缓其苦急，主要适用于水热蕴结、水湿困脾证。常用逐水方药有牵牛子粉，或舟车丸、控涎丹、十枣汤选用一种。临床使用注意事项：①中病即止：在使用过程中，药物剂量不可过大，攻逐时间不可过久，遵循"衰其大半而止"的原则，以免损伤脾胃，引起昏迷、出血之变。②严密观察：服药时必须严密观察病情，注意药后反应，加强调护。一旦发现有严重呕吐、腹痛、腹泻者，即应停药，并做相应处理。③明确禁忌证：鼓胀日久，正虚体弱，或发热，黄疸日渐加深，或有消化道溃疡，曾并发消化道出血，或见出血倾向者，均不宜使用。

2. 注意祛邪与扶正药物的配合　本病病人腹胀腹大，气、血、水壅塞，治疗每用祛邪消胀诸法。若邪实而正虚，在使用行气、活血、利水、攻逐等法时，又常需配合扶正药物。临证还可根据病情采用先攻后补，或先补后攻，或攻补兼施等方法，扶助正气，调理脾胃，减少副作用，增强疗效。

3. 鼓胀"阳虚易治，阴虚难调"　水为阴邪，得阳则化，故阳虚病人使用温阳利水药物，腹水较易消退。若是阴虚型鼓胀，温阳易伤阴，滋阴又助湿，治疗颇为棘手。临证可选用甘寒淡渗之品，如沙参、麦冬、楮实子、干地黄、芦根、茅根、猪苓、茯苓、泽泻、车前草等，以达到滋阴生津而不黏腻助湿的效果。此外，在滋阴药中少佐温化之品（如小量桂枝或附子），既有助于通阳化气，又可防止滋腻太过。

4. 腹水消退后仍须调治 经过治疗，腹水可能消退，但肝、脾、肾正气未复，气滞血络不畅，腹水仍然可能再起，此时必须抓紧时机，疏肝健脾，活血利水，培补正气，进行善后调理，以巩固疗效。

5. 鼓胀危重症宜中西医结合及时处理 肝硬化后期腹水明显，伴有上消化道大出血、重度黄疸或伴有感染，甚则肝昏迷者，病势重笃，应审察病情，配合有关西医抢救方法及时处理。

【结语】

鼓胀是指腹部胀大如鼓而言，病因虽有多端，但其病理总属肝、脾、肾三脏失调，气、血、水停聚腹中所致。临床辨证要点为辨标本虚实。偏实者疏肝运脾为主，根据气、血、水三者的偏盛，采用理气、化瘀、行水等法。偏虚者以扶正为主，根据阳虚水盛与阴虚水停的不同，采用温阳利水或养阴利水之法。此外，当注意虚实之间的转化与错杂，重视调理脾胃，把祛邪与扶正有机地结合起来。逐水法主要适合用于水热蕴结、水湿困脾证，并应遵循"衰其大半而止"的原则。鼓胀晚期出现变证，需中西医结合救治。

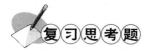
复习思考题

1. 何谓鼓胀，其常见病因是什么？
2. 诊断鼓胀的主要依据是哪些？
3. 试述鼓胀逐水法的注意要点。

扫码"练一练"

【文献选录】

《景岳全书·肿胀》："少年纵酒无节，多成水鼓。盖酒为水谷之液，血亦水谷之液，酒入中焦，必求同类，故直走血分……扰乱一番，而血气能无耗损者，未之有也。"

《张氏医通·腹满》："嗜酒之人，病腹胀如斗，……此得之湿热伤脾阴，不能统血，胃虽受谷，脾不输运，故成痞胀。……蓄血成臌，腹上青筋见，或手足有红缕赤痕。"

《临证指南医案·三消》："如病在中上者，隔膜之地，而成燎原之场，即用景岳之玉女煎，六味之加二冬、龟甲、旱莲，一以清阳明之热，以滋少阴；一以救心肺之阴，而下顾真液。如元阳变动而为消烁者，即用河间之甘露饮，生津清热，润燥养阴，甘缓和胃是也。至于壮水以制阳光，则有六味补三阴，而加车前、牛膝导引肝肾。斟酌变通，斯诚善矣。"

《格致余论·鼓胀论》："今令七情内伤，六淫外侵，房劳致虚，脾土之阴受伤，转输之官失职，胃虽受谷不能运化，故阳自升阴自降，而成天地不交之否。于斯时也清浊相混，隧道壅塞，气化浊血瘀郁而为热。热留而久，气化成湿，湿热相生，遂成胀满。经曰鼓胀是也。"

扫码"学一学"

第五节 头 痛

头痛是指因外感六淫或内伤杂病，导致头部脉络绌急或失养，清窍不利，以头部疼痛为主要症状的一种病证。头痛既可单独出现，也可发生于多种急慢性疾病过程中。

中医学早在殷商甲骨文就有"疾首"的记载，而头痛一证首载于《内经》，称之为"脑风""首风"，并指出外感和内伤是头痛发生的主要病因。汉·张仲景在《伤寒论·辨厥阴病脉证并治》中论及太阳、阳明、少阳、厥阴病头痛的见症及其辨证论治，如厥阴头痛，"干呕，吐涎沫，头痛者，吴茱萸汤主之"。隋·巢元方《诸病源候论·痰饮病诸候卷》提及"风痰相结，上冲于头"亦可致头痛。金元以后，对头痛的认识日臻完善。李东垣《东垣十书》指出外感与内伤均可引起头痛，据病因和症状不同而有伤寒头痛、湿热头痛、偏头痛、真头痛、气虚头痛、血虚头痛、气血俱虚头痛、厥逆头痛等，还补充了太阴头痛和少阴头痛，从而为头痛分经用药创造了条件。朱丹溪《丹溪心法·头痛》认为头痛多因痰与火，并提出"如不愈可加引经药，太阳川芎，阳明白芷，少阳柴胡，太阴苍术，少阴细辛，厥阴吴茱萸"，至今仍有临床指导意义。另外，头痛还有"头风"之名，《证治准绳·头痛》曰："医书多分头痛、头风为二门，然一病也，但有新久去留之分耳。浅而近者名头痛，其痛卒然而至，易于解散速安也。深而远者为头风，其痛作止不常，愈后遇触复发也。"清·王清任的《医林改错·头痛》大力倡导瘀血头痛之说，提出了外感、内伤、瘀血三大主因，丰富了对头痛的认识。

西医学中高血压头痛、偏头痛、紧张性头痛、三叉神经痛、部分颅内疾病、某些颅脑感染性疾病及神经官能症，出现以头痛为主要临床表现者，均可参考本节进行辨证论治。

偏头痛是一种临床常见的慢性发作性神经血管疾患，临床表现为发作前眼前常有闪光、视物模糊、肢体麻木等先兆，头痛多以单侧为主，常位于颞部、前额、枕部，以搏动性头痛最具特点，同时可伴有神经、精神功能障碍。儿童或青春期起病，中青年期为发病高峰，女性多见。由于发病因素复杂，其预后结果也不同。它是一种可逐步恶化的疾病，发病频率通常越来越高。各国报道的年患病率女性为 3.3% ~ 32.6%，男性为 0.7% ~ 16.1%。在我国，偏头痛的发病率高达 985.2/10 万，25 ~ 29 岁人群的患病率为 1927.4/10 万。

【病因病理】

一、中医学认识

头痛病因分外感与内伤两类。外感多因六淫邪气侵袭，内伤多与情志不遂、饮食劳倦、跌仆损伤、体虚久病、禀赋不足、房劳过度等因素有关。

1. 感受外邪 多由于起居不慎，感受外邪。风为六淫之首，且为阳邪，"伤于风者，上先受之""高巅之上，惟风可到"。头为诸阳之会，手足三阳经皆上循头面，风邪上扰清阳，壅滞经络，引起经络不和，气血不利而致头痛。"风为百病之长"，常夹寒、湿、热邪上袭，正如《医碥·头痛》所说："六淫外邪，惟风寒湿三者最能郁遏阳气，火暑燥三者皆属热，受其热则汗泄，非有风寒湿袭之，不为害也。然热甚亦气壅脉满，而为痛矣。"

2. 内伤杂病 多因情志失调，先天不足，房事不节，饮食劳倦，久病体虚引起。因于肝者，肝主疏泄，性喜条达，忧郁恼怒，情志不遂，肝失条达，气郁阳亢，或肝郁化火，阳亢火生，上扰清空而致头痛；因于肾者，肾主骨生髓，脑为髓海，禀赋不足，或房劳过度，使肾精亏损，肾虚不能生髓，脑髓亏虚，清窍失养而致头痛；因于脾者，"脾胃为后天之本，气血生化之源"，多由饮食所伤，脾失健运，痰湿内生，阻塞气机，清阳不升，浊阴不降，清窍被蒙而致头痛，《素问·通评虚实论》曰："头痛耳鸣，九窍不利，肠胃之所生也。"或病后、产后、失血之后，或生化之源不足，致气血亏虚，脑脉失养而致头痛。

3. 瘀血阻络　跌仆闪挫，头部外伤，导致气血涩滞，瘀血阻于脑络，不通则痛；或各种头痛迁延不愈，久病入络，又可转变为瘀血头痛。

综上，头痛可分为外感和内伤两大类。外感头痛多为外邪上扰清空，壅滞经络，络脉不通。头为诸阳之会，手足三阳经皆上循头面，所谓"伤于风者，上先受之""高巅之上，惟风可到"，外感头痛以风邪为主，且多兼夹他邪，如寒、湿、热邪等。若风邪夹寒邪，凝滞血脉，络道不通，不通则痛。若风邪夹热邪，风热炎上，清空被扰，而发头痛。若风邪夹湿邪，阻遏阳气，蒙蔽清窍，也可致头痛。

脑为髓海，依赖于肝肾精血和脾胃精微物质的充养，故内伤头痛之病机多与肝、脾、肾三脏的功能失调有关。肝主疏泄，性喜条达。头痛因于肝者，或因肝失疏泄，气郁化火，阳亢火升，上扰头窍而致；或因肝肾阴虚，肝阳偏亢而致。肾主骨生髓，脑为髓海。头痛因于肾者，多因房劳过度，或禀赋不足，使肾精久亏，无以生髓，髓海空虚，发为头痛。脾为后天之本，气血生化之源，头窍有赖于精微物质的滋养。头痛因于脾者，或因脾虚化源不足，气血亏虚，清阳不升，头窍失养而致头痛；或因脾失健运，痰浊内生，阻塞气机，浊阴不降，清窍被蒙而致头痛。若因头部外伤，或久病入络，气血凝滞，脉络不通，亦可发为瘀血头痛。

外感头痛之病性属表属实，病因是以风邪为主的六淫邪气，一般说来，病程较短，预后较好。内伤头痛大多起病较缓，病程较长，病性较为复杂。一般来说，气血亏虚、肾精不足之头痛属虚证，肝阳、痰浊、瘀血所致之头痛多属实证。虚实在一定条件下可以相互转化。例如痰浊中阻日久，脾胃受损，气血生化不足，营血亏虚，头窍失养，可转化为气血亏虚之头痛。肝阳、肝火日久，阳热伤阴，肾虚阴亏，可转化为肾精亏虚之头痛，或阴虚阳亢，虚实夹杂之头痛。各种头痛迁延不愈，久病入络，均可转变为瘀血头痛。

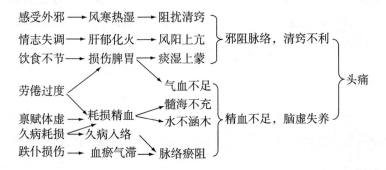

二、西医学认识

偏头痛

偏头痛的病因尚不明确，60%的偏头痛病人有家族史，病人的家属出现本病的风险是一般人群的3~6倍。还可由某些食物和药物所诱发，如含亚硝酸盐的肉类和腌制食品、含谷氨酸钠的食品添加剂及葡萄酒、口服避孕药等，强光、应激、情绪不稳定也可能引起发作。发病机制尚不十分清楚，比较公认的有以下 3 种学说。

1. 血管源性学说 认为偏头痛是原发性血管性疾病。头痛前期，大量的 5 - 羟色胺（5 - HT）从血小板释出，作用于颅内血管的 5 - HT 受体，颅内血管先收缩，血流量降低，而视觉皮层的神经元对缺血最为敏感，最先出现视觉先兆，逐渐出现神经系统症状；头痛期，随血小板中的 5 - HT 急剧下降，而尿中的 5 - HT 代谢产物增加，导致血浆浓度下降，血管收缩作用减弱，致颅外血管扩张，血管周围组织产生血管活性多肽，导致无菌性炎症而诱发头痛。

2. 神经源性学说 认为偏头痛是原发性神经功能紊乱性疾病。偏头痛先兆是由扩展性皮层抑制（CSD）引起，多种因素刺激使大脑皮质局部神经元去极化，并导致皮质活动的抑制，由刺激部位向周围组织呈波浪式扩展的一种脑电病理性改变。

3. 三叉神经反射学说 该学说近年来受到广泛重视，认为三叉神经节损害可能是偏头痛产生的神经基础。当三叉神经节及其纤维受到刺激后，可引起 P 物质、降钙素基因相关肽（CGRP）等神经肽释放增加，作用于邻近脑血管壁，引起血管扩张而出现搏动性头痛，并且增加血管通透性，使血浆蛋白渗出，导致无菌性炎症，进而刺激痛觉纤维传入中枢，形成恶性循环。

【诊断】

一、病名诊断

（1）以头部疼痛为主症。

（2）发作突然或缓慢或反复发作，时痛时止。

（3）外感头痛者常有起居不慎，感受外邪史；内伤头痛者常有情志失调、房事不节、饮食劳倦、病后体虚等病史，或有反复发作的病史。

二、证候特征

按部位在太阳、阳明、少阳，或在太阴、厥阴、少阴。头痛的性质有掣痛、跳痛、灼痛、胀痛、重痛、头痛如裂或空痛、隐痛、昏痛等。疼痛时间有持续疼痛，痛无休止，有痛势绵绵，时作时止。

三、相关检查

测血压，行血常规、脑电图、经颅多普勒、头颅 CT 或 MRI、脑脊液等检查，明确头痛原因，并注意排除颅内感染、脑梗死、脑出血及脑肿瘤等占位性病变。

【鉴别诊断】

1. 头痛与眩晕的鉴别

鉴别要点	头 痛	眩 晕
共同点	头痛、眩晕同时并见	

续表

鉴别要点	头　痛	眩　晕
不同点	分外感与内伤，病机为经脉绌急或失养，清窍不利，其主症为疼痛，以实证居多	病因多与内伤有关，病机为虚者为髓海不足，或气血亏虚，清窍失养，实者为风、火、痰、瘀扰乱清空；其主症为昏眩，轻者闭目自止，重者如坐车船，旋转不定

2. 头痛与真头痛的鉴别

鉴别要点	头　痛	真头痛
共同点	以头痛为主症	
不同点	头痛部位可在前额、两颞、巅顶，可一侧或两侧或全头痛，可为剧痛、隐痛、胀痛、灼痛、昏痛、跳痛等，发作或突然或缓慢或反复，时痛时止。头痛的持续时间可长可短，可数分钟、数小时或数天、数周，甚则长期疼痛不已	为头痛的一种特殊重症，其主症是突发性剧烈头痛，常表现为持续痛而阵发加重，甚至呕吐如喷不已，严重者可致肢厥、抽搐

【治疗】

一、中医治疗

（一）辨证要点

1. 辨外感内伤

外　感	感受外邪，一般发病较急，病势较剧，痛无休止，多表现掣痛、跳痛、灼痛、胀痛、重痛，多属实证
内　伤	多因风、火、痰、瘀、虚引发，一般起病缓慢，痛势较缓，遇劳则剧，时作时止，多表现隐痛、空痛、昏痛、痛势悠悠，多属虚证

2. 辨经络

太阳经头痛	多在头后部，下连于项
阳明经头痛	多在前额部及眉棱等处
少阳经头痛	多在头之两侧，并连及耳部
厥阴经头痛	多在巅顶部位，或连于目系
督脉头痛	纵行于项部、后头、头顶及面部

（二）治疗原则

治疗原则：补虚泻实，通络止痛。

外邪上犯清空——疏风祛邪
- 风寒头痛——疏风散寒，通络止痛
- 风热头痛——疏风清热，活络止痛
- 风湿头痛——祛风胜湿，通窍止痛

内伤杂病
- 实证
  - 阳亢风动——平肝潜阳，熄风止痛
  - 痰浊蒙窍——健脾燥湿，化痰降逆
  - 瘀血阻络——活血化瘀，通窍止痛
- 虚证
  - 气血亏虚——益气养血，活络止痛
  - 肾精不足——养阴补肾，填精生髓

（三）分证论治

1. 风寒头痛

证　候	头痛连及项背，痛势较剧烈，常伴有拘急收紧感，或伴恶风畏寒，遇风尤剧，口不渴，苔薄白，脉浮紧
辨证要点	头痛连项背，拘急收紧感，苔薄白，脉浮紧
病　机	风寒外袭，凝滞经脉
治　法	疏风散寒，通络止痛
主　方	川芎茶调散
组　成	川芎善治少阳、厥阴头痛；羌活善治太阳经头痛；白芷善治阳明经头痛；细辛、薄荷、荆芥、防风辛散上行以疏散风邪，行止头痛之功；甘草调和诸药，清茶上清头目
加　减	若鼻塞流清涕，加苍耳、辛夷散寒通窍；项背强痛，加葛根疏风解肌；以巅顶头痛为主症者，可用吴茱萸汤加减；恶寒甚者，酌加苏叶、桂枝、生姜祛风散寒

2. 风热头痛

证　候	头胀痛，甚则头痛如裂，发热或恶风，面红耳赤，口渴欲饮，舌红苔黄，脉浮数
辨证要点	头胀痛甚如裂，发热，口渴欲饮，脉浮数
病　机	风热上扰，清窍不利
治　法	疏风清热，活络止痛
主　方	芎芷石膏汤
组　成	川芎祛风止痛；石膏清热和络；白芷、藁本、羌活疏风通窍而止痛；菊花疏散风热
加　减	发热甚，加金银花、连翘清热解毒；若热盛津伤，症见舌红少津，可加知母、石斛、花粉清热生津便秘，口舌生疮，可用黄连上清丸泄热通腑

3. 风湿头痛

证　候	头重如裹或胀痛，肢体困重，胸闷纳呆，小便不利，大便或溏，苔白腻，脉濡滑
辨证要点	头重如裹，肢体困重，胸闷纳呆，苔白腻，脉濡滑
病　机	风湿困阻，上蒙清窍
治　法	祛风胜湿，通窍止痛
主　方	羌活胜湿汤
组　成	羌活、独活、防风、藁本、蔓荆子祛风除湿散寒止痛；川芎活血止痛；炙甘草调和诸药
加　减	胸闷纳呆、腹胀便溏者，可加苍术、厚朴、佩兰燥湿宽中；恶心呕吐者，可加生姜、半夏、砂仁等芳香化浊，降逆止呕；身热汗出不畅，胸闷口渴者，为暑湿所致，宜清暑化湿，用黄连香薷饮加藿香、佩兰等

4. 肝阳头痛

证　候	头胀痛而眩，或抽掣而痛，两侧为重，心烦易怒，夜寐不宁，面红耳赤，口苦胁痛，舌红苔黄，脉弦数有力
辨证要点	头胀痛而眩，心烦易怒，口苦胁痛，舌红苔黄，脉弦数
病　机	阳亢风动，清窍失和
治　法	平肝潜阳，熄风止痛
主　方	天麻钩藤饮
组　成	天麻、钩藤、石决明平肝熄风；山栀、黄芩清热泻火，使肝经不致偏亢；益母草活血利水；牛膝引血下行；杜仲、桑寄生补益肝肾；夜交藤、朱茯神安神定志
加　减	若见肝肾阴虚，水不涵木者，酌加生地、何首乌、女贞子、枸杞子、旱莲草滋养肝肾；若头痛甚，口苦、胁痛，肝火偏旺者，加郁金、龙胆草、夏枯草等以清肝泻火

5. 气血亏虚头痛

证　　候	头痛隐隐，或空痛，遇劳加重，伴头晕，神疲乏力，气短懒言，面色苍白，心悸少寐，舌质淡或淡胖，苔薄白，脉细弱或脉大无力
辨证要点	头隐痛或空痛，神疲乏力，气短，心悸少寐，舌淡胖苔薄白，脉细弱无力
病　　机	气血亏虚，清阳不升，清窍失养
治　　法	益气养血，活络止痛
主　　方	八珍汤
组　　成	党参、熟地益气养血；茯苓、白术健脾燥湿；当归、白芍养血和营；炙甘草和中益气；川芎活血行气；生姜、大枣调和脾胃
加　　减	若见目干涩，视物模糊，酌加菊花、蔓荆子入肝经，清头明目以治标；心悸、怔忡者，宜气血双补，加阿胶、熟地黄、黄精等血肉有情之品

6. 肾虚头痛

证　　候	头痛而空，眩晕耳鸣，腰膝酸软，神疲乏力，滑精，带下，舌红少苔，脉沉细无力
辨证要点	头痛而空，腰膝酸软，滑精带下，舌红少苔，脉沉细无力
病　　机	肾精亏虚，脑髓不足，窍络失养
治　　法	养阴补肾，填精生髓
主　　方	大补元煎
组　　成	熟地、山茱萸、山药、枸杞子滋补肝肾之阴；人参、当归气血双补；杜仲益肾壮腰；炙甘草补益脾气兼调和诸药
加　　减	腰膝酸软甚者，可加续断、怀牛膝以壮腰膝；遗精、带下者，加莲须、芡实、金樱子收敛固涩；偏于肾阳虚者，治宜温补肾阳，选用金匮肾气丸或右归丸加减

7. 痰浊头痛

证　　候	头痛昏蒙，胸脘满闷，呕恶痰涎，舌胖大有齿痕，苔白腻，脉滑或弦滑
辨证要点	头痛昏蒙，呕恶痰涎，舌胖大，苔白腻，脉弦滑
病　　机	痰浊中阻，上蒙清窍
治　　法	健脾燥湿，化痰降逆
主　　方	半夏白术天麻汤
组　　成	二陈汤是燥湿化痰的基础方。加白术健脾化湿；生姜健脾化痰、降逆止呕，令痰浊去则清阳升而头痛减；天麻平肝熄风，为治头痛、眩晕之要药
加　　减	痰郁化热显著者，可加竹茹、枳实、黄芩清热燥湿；胸闷呕恶甚者，加厚朴、枳壳、代赭石和中降逆

8. 瘀血头痛

证　　候	头痛经久不愈，痛处固定不移，痛如锥刺，日轻夜重，或有头部外伤史，舌紫黯，或有瘀斑、瘀点，苔薄白，脉细或细涩
辨证要点	头痛经久不愈，痛处固定不移，痛如锥刺，舌紫黯，脉细涩
病　　机	瘀血阻窍，络脉滞涩，不通则痛
治　　法	活血化瘀，通窍止痛
主　　方	通窍活血汤
组　　成	麝香、生姜、葱白、黄酒温通窍络；桃仁、红花、川芎、赤芍活血化瘀；大枣甘缓扶正，防瘀伤正
加　　减	头痛甚者，久痛不已，可加全蝎、蜈蚣、地鳖虫等虫类药以搜逐风邪，活络止痛；久病气血不足者，可加黄芪、当归以助活络化瘀之力；寒凝血瘀者，可加细辛、桂枝以解表散寒、温经通阳

二、西医治疗

偏头痛的治疗目的是减轻或终止头痛发作，缓解伴随症状，预防头痛复发。治疗包括药物治疗和非药物治疗两个方面。药物治疗包括发作期治疗和预防性治疗。

1. 非药物治疗 保持健康的生活方式，学会寻找并注意避免各种头痛诱发因素；进行逐步放松训练、生物反馈、音乐疗法及应对应激的认知行为治疗对病人均有益处。

2. 发作期治疗 非特异性药物包括非甾体抗炎药（阿司匹林）、巴比妥类镇静药、阿片类镇痛药。特异性药物包括曲坦类药物（5-羟色胺1B/1D受体激动剂）、麦角胺类药物、降钙素基因相关肽（CGRP）受体拮抗剂等。

3. 预防性治疗 目前应用于偏头痛预防性治疗的药物主要包括：β受体阻滞剂（普萘洛尔、美托洛尔）、钙离子通道阻滞剂（氟桂利嗪、维拉帕米）、抗癫痫剂（丙戊酸）、抗抑郁剂（阿米替林、氟西汀）、5-HT受体拮抗剂（苯噻啶）等。

【临证备要】

1. 判断病情 外感头痛多因风、寒、湿、热等邪气，循经上扰，壅滞头窍而发。一般起病急，病程短，多伴表证，病性属实，治疗多以祛风散邪为法。内伤头痛，多因情志、饮食、劳倦、房劳、体虚等原因，导致肝阳偏亢，痰浊中阻，瘀血阻窍，气血亏虚，肾精不足等病理改变，以致头窍失养，或清窍被扰而发。病程长，起病缓，多伴肝、脾、肾诸脏功能失调证候，病性复杂，有虚有实，尤易虚实夹杂。

2. 判断预后 外感头痛，实证为主，实则泻之，预后良好；内伤头痛，虚实夹杂，治疗较难，但只要辨证准确，理、法、方、药得当，也可缓解病情，甚至治愈。若并发中风、呕吐等则预后较差。

3. 注意分经论治理论的运用 根据头痛部位的不同，注意分经论治，选用引经药。太阳头痛选用羌活、蔓荆子、川芎；阳明头痛选用葛根、白芷；少阳头痛选用柴胡、黄芩；少阴头痛选用细辛；厥阴头痛选用吴茱萸、藁本等。

4. 虫类药的运用 部分慢性头痛，经年难愈，久病入络，表现为头痛如锥刺，部位固定不移，面色黯滞，舌黯脉涩。在临床上应大胆及时使用虫类等通络药物，如全蝎、蜈蚣、僵蚕、地龙等，以祛瘀通络而止痛。

5. 综合治疗增强疗效 对头痛急性发作的治疗，中药一般没有西药快，但它注重整体调控，在缓解期改善症状、提高生活质量等方面明显优于西医，所以，应强调中西医综合治疗，以减少或终止头痛发作，预防头痛复发。

【结语】

头痛是临床常见病证，分为外感头痛与内伤头痛。外感头痛多因风、寒、湿、热等邪气，循经上扰，壅滞清窍，而发头痛。一般起病急，病程短，多伴表证，病性属实，治疗多以祛风散邪为法。内伤头痛，多因情志、饮食、劳倦、房劳、体虚等原因，导致肝阳偏亢，痰浊内阻，瘀血阻窍，气血亏虚，肾精不足，以致清窍失养，或清窍被扰，而发头痛。一般病程长，起病缓，多伴肝、脾、肾三脏功能失调症状，病性复杂，有虚有实，尤易虚实夹杂，治疗多采取补虚泻实，标本兼顾的治则，切忌头痛医头。还应针对头痛部位酌情配伍引经药物。

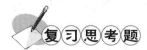

复习思考题

1. 头痛的辨证要点是什么？
2. 如何理解头痛的分经论治的思想？
3. 头痛与真头痛的区别是什么？

【文献选录】

《景岳全书·杂证谟·头痛》："以暂痛言之，则有表邪者，此风寒外袭于经也，……；有里邪者，此三阳之火炽于内也，……；其有久病者，则或发或愈，或以表虚者，微感则发；或以阳虚于上，而阴寒胜之则发……所以暂病者，当重邪气，久病者，当重元气，此固其大纲也。然亦有暂痛而虚者，久痛而实者，又当因脉因证而详辨者，不可执也。"

《冷庐医话·头痛》："头痛属太阳者，自脑后上至巅顶，其痛连项；属阳明者，上连目珠，痛在额前；属少阳者，上至两角，痛在头角。以太阳经行身之后，阳明经行身之前，少阳经行身之侧。厥阴之脉，会于巅顶，故头痛在巅顶；太阴少阴二经，虽不上头，然痰与气逆壅于膈，头上气不得畅而亦痛。"

《古今医统大全·头痛大法分内外之因》对头痛病进行总结说："头痛自内而致者，气血痰饮，五脏气郁之病，东垣论气虚、血虚、痰厥头痛之类是也；自外而致者，风寒暑湿之病，仲景伤寒东垣六经之类是也。"

第六节　眩　晕

眩晕是由于风、火、痰、虚、瘀所导致的以清窍失养或清窍受扰为基本病机，临床上以头晕、眼花为主症的一类病证。其轻者闭目可止，重者如坐车船，旋转不定，不能站立。

"眩晕"最早见于《内经》，称之为"眩冒"。对眩晕所涉及脏腑、病性归属方面均有记载，如《素问·至真要大论》认为："诸风掉眩，皆属于肝"，指出眩晕与肝关系密切。《灵枢·卫气》曰："上虚则眩"。《灵枢·海论》指出"脑为髓海""髓海不足，则脑转耳鸣"，认为眩晕一病以虚为主。汉·张仲景认为痰饮是眩晕发病的原因之一，为后世"无痰不作眩"的论述提供了理论基础，并且用泽泻汤及小半夏加茯苓汤治疗眩晕。明·张景岳《景岳全书·眩运》在《内经》"上虚则眩"的理论基础上，对下虚致眩做了详尽论述，并认为眩晕的病因病机"虚者居其八九，而兼火兼痰者，不过十中一二耳"。《医学正传·眩运》言："眩运者，中风之渐也"，认识到眩晕与中风之间有一定的内在联系。

西医学中的高血压、低血压、低血糖、贫血、梅尼埃病、良性位置性眩晕、前庭神经元炎、椎-基底动脉供血不足、神经衰弱等多种疾病，临床表现以眩晕为主要症状者，均可参照本节有关内容辨证论治。

原发性高血压是以血压升高为主要临床表现，伴或不伴有多种心血管危险因素的综合征，简称为"高血压"。高血压是多种心、脑血管等疾病的重要病因和危险因素，影响重要脏器，如心、脑、肾的结构与功能，最终导致这些器官的功能衰竭，迄今仍是心血管疾病

扫码"练一练"

扫码"学一学"

死亡的主要原因之一。高血压的预后不仅与血压升高水平有关，而且与其他心血管危险因素的存在以及靶器官损害程度有关。高血压患病率和发病率在不同国家、地区或种族之间有差别，工业化国家较发展中国家高。高血压患病率、发病率及血压水平随年龄增加而升高。高血压在老年人较为常见，尤以单纯收缩期高血压为多。我国高血压患病率存在地区、城乡和民族差别：北方高于南方，华北和东北属于高发区，沿海高于内地，城市高于农村，高原少数民族地区患病率较高。男、女性高血压患病率差别不大，青年男性略高于女性，中年后女性稍高于男性。

【病因病理】

一、中医学认识

眩晕主要因情志、饮食、体虚年高、跌仆外伤等方面引起风、火、痰、瘀扰乱清窍，或者髓海不足或气血亏虚，清窍失养，形成眩晕。

1. 情志不遂　忧郁恼怒太过，肝失条达，肝气郁结，气郁化火，肝阴暗耗，肝阳上亢，阳升风动，上扰头目，发为眩晕。正如《类证治裁·眩晕》所言："良由肝胆乃风木之脏，相火内寄，其性主动主升；或由身心过动，或由情志郁勃，或由地气上腾，或由冬藏不密，或由高年肾液已衰……水不涵木，以致目昏耳鸣，震眩不定。"

2. 饮食不节　饮食不节，损伤脾胃，脾胃虚弱，气血生化无源，清窍失养而作眩晕；或嗜酒肥甘，饥饱劳倦，伤于脾胃，健运失司，聚湿生痰，痰湿中阻，清阳不升，引起眩晕。

3. 年老体虚　肾为先天之本，藏精生髓，年老肾亏，或久病伤肾，或房劳过度，导致肾精亏虚，不能生髓，而脑为髓之海，髓海不足，上下俱虚，而发生眩晕。如《灵枢·海论》言："髓海不足，则脑转耳鸣，胫酸眩冒，目无所见，懈怠安卧。"

4. 病后体虚　脾胃为后天之本，气血生化之源。若久病体虚，脾胃虚弱，或失血之后，耗伤气血，或饮食不节，忧思劳倦，均可导致气血两虚。气虚则清阳不升，血虚则清窍失养，故而发为眩晕。正如《景岳全书·眩运》所言："原病之由，有气虚者，乃清气不能上升，或汗多亡阳而致，当升阳补气；有血虚者，乃因亡血过多，阳无所附而然，当益阴补血，此皆不足之证也。"

5. 跌仆损伤，瘀血内阻　跌仆坠损，头脑外伤，瘀血停留，阻滞经脉，而致气血不能上荣于头目，故眩晕时作。

综上，眩晕的病理因素以风、火、痰、瘀、虚为主，病性以虚者居多，故张景岳谓"虚者居其八九"，如肝肾阴虚、肝风内动、气血亏虚、清窍失养、肾精亏虚、脑髓失充。眩晕实证多由痰浊阻遏，升降失常，痰火气逆，上犯清窍；瘀血停着，痹阻清窍而成。在眩晕的发病过程中，各种病因病机，可以相互影响，相互兼夹或转化。如脾胃虚弱，气血亏虚而生眩晕，而脾虚又可聚湿生痰，二者相互影响，临床上可以表现为气血亏虚兼有痰湿中阻的证候。再如肾精不足，本属阴虚，若阴损及阳，或精不化气，可转为肾阳不足或阴阳两虚之证。此外，肝风夹痰火，上扰清窍，进一步发展可上蒙清窍，阻滞经络，而形成中风；或突发气机逆乱，清窍暂闭或失养，而引起晕厥。

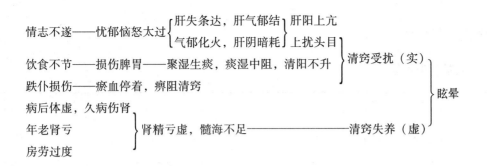

二、西医学认识

高血压

原发性高血压的病因为多因素，可分为遗传性和环境因素两个方面。高血压是遗传易感性和环境因素相互作用的结果，一般认为在比例上，遗传因素约占40%，环境因素约占60%。环境因素包括饮食和精神应激，其他因素包括体重、避孕药、睡眠呼吸暂停低通气综合征。

高血压发病机制至今还没有一个完整统一的认识。目前高血压的发病机制较集中在以下几个环节：①交感神经系统活性亢进，血浆儿茶酚胺浓度升高，小动脉收缩增强；②肾性水钠潴留，通过全身血流自身调节使外周血管阻力和血压升高，压力–利尿钠机制再将潴留的水钠排泄出去；③肾素–血管紧张素–醛固酮系统激活；④细胞膜离子转运异常，导致细胞内钠、钙离子浓度升高，膜电位降低，激活平滑肌细胞兴奋–收缩耦联，使血管收缩反应性增强和平滑肌细胞增生与肥大，血管阻力增高；⑤胰岛素抵抗，主要影响胰岛素对葡萄糖的吸收分布效应，胰岛素的其他生物学效应仍然保留，继发性高胰岛素血症使肾脏水钠重吸收增强，交感神经系统活性亢进，动脉弹性减退，从而血压升高。

【诊断】

一、病名诊断

（1）头晕目眩，视物旋转。

（2）急性起病，或慢性起病，逐渐加重。

（3）常因情志不遂，年高体虚，饮食不节或跌仆损伤而发病。

二、证候特征

症状为眼前发黑、晕转（轻者仅眼花，头重脚轻，或摇晃浮沉感，闭目即止；重则如坐车船，视物旋转，甚则欲仆）。发作间歇期长短不一，可为数月发作一次，亦有一月数次。

三、相关检查

血常规、尿常规、血糖、血胆固醇、甘油三酯、肾功能、测血压、24小时动态血压监测、心电图、超声心动图、颅多普勒、脑电图、颈椎X线摄片、头部CT或MRI等检查，均有助于明确诊断。

【鉴别诊断】

1. 眩晕与中风鉴别

鉴别要点	眩 晕	中 风
共同点	头晕欲仆	
不同点	无半身不遂、口舌㖞斜及舌强语謇等表现	中风以卒然昏仆，不省人事，伴有口舌㖞斜，半身不遂，舌强语謇

2. 眩晕与厥证鉴别

鉴别要点	眩 晕	厥 证
共同点	晕旋仆倒	
不同点	无昏迷、不省人事的表现	以突然昏仆，不省人事，或伴有四肢厥冷为特点

【治疗】

一、中医治疗

（一）辨证要点

1. 辨脏腑

肝阳上亢	兼见头胀痛、面赤、口苦、急躁易怒、甚则昏仆
脾胃虚弱	兼见纳呆、乏力、劳累即发，动则加剧
脾失健运	兼见纳呆呕恶，苔腻
肾精不足	兼见腰酸腿软、耳鸣如蝉、齿摇

2. 辨虚实

虚 证	久病、缓解期、体弱者为虚，体倦乏力、耳鸣如蝉者
实 证	新病、发作期、体壮者多实，呕恶、面赤、头胀痛者

3. 辨标本

标	风、火、痰、瘀为标，标实又有风性主动、火性上炎、痰性黏滞、瘀性留着之不同
本	肝肾阴虚、气血不足为本，其中阴虚多见咽干口燥，五心烦热，潮热盗汗，舌红少苔，脉弦细数；气血不足则见神疲倦怠，面色不华，爪甲不荣，纳差食少，舌淡嫩，脉细弱

（二）治疗原则

治疗原则：补虚泻实，调整阴阳。

$$
\text{补虚泻实} \begin{cases} \text{实证} \begin{cases} \text{肝阳上亢——平肝潜阳} \\ \text{痰湿中阻——燥湿化痰健脾} \\ \text{瘀血阻窍——活血化瘀通窍} \end{cases} \\ \text{调整阴阳} \\ \text{虚证} \begin{cases} \text{肾精不足——滋补肝肾，填精生髓} \\ \text{气血亏虚——补益气血} \end{cases} \end{cases}
$$

（三）分证论治

1. 肝阳上亢

证　　候	眩晕，耳鸣，头目胀痛，遇烦劳郁怒加重，肢麻震颤，急躁易怒，舌红苔黄，脉弦
辨证要点	急躁易怒，舌红苔黄，脉弦
病　　机	肝阳上亢，扰动清窍
治　　法	平肝潜阳，清火熄风
主　　方	天麻钩藤饮
组　　成	天麻、钩藤、石决明平肝熄风；山栀、黄芩清热泻火，使肝经不致偏亢；益母草活血利水，牛膝引血下行，配合杜仲、桑寄生能补益肝肾；夜交藤、朱茯神安神定志
加　　减	若眩晕、头痛较甚，耳鸣、耳聋暴作，目赤，口苦，舌红苔黄燥，脉弦数，为肝阳化火，肝火上炎，可选用龙胆泻肝汤以清肝泻火，便秘者可选加大黄、芒硝或当归龙荟丸以通腑泄热

2. 痰浊上蒙

证　　候	眩晕，头重昏蒙，视物旋转，胸闷恶心，呕吐痰涎，食少多寐，苔白腻，脉濡滑
辨证要点	眩晕，头重昏蒙，呕吐痰涎，苔白腻，脉濡滑
病　　机	痰浊中阻，上蒙清窍
治　　法	燥湿祛痰，健脾和胃
主　　方	半夏白术天麻汤
组　　成	半夏燥湿化痰，降逆止呕；天麻平肝熄风而止头眩；白术、茯苓运脾燥湿；橘红理气化痰；生姜、大枣调和脾胃；甘草协合诸药为使
加　　减	若痰郁化火，头目胀痛，心烦口苦，渴不欲饮，苔黄腻，脉弦滑，用黄连温胆汤清化痰热 素体阳虚，痰从寒化，痰饮内停，上犯清窍，用苓桂术甘汤合泽泻汤温化寒痰

3. 瘀血阻窍

证　　候	眩晕，头痛，兼见健忘，失眠，心悸，精神不振，耳鸣耳聋，面唇紫暗，舌暗有瘀点或瘀斑，脉弦涩或细涩
辨证要点	眩晕，头痛，面唇紫暗，舌暗有瘀点或瘀斑，脉弦涩或细涩
病　　机	瘀血阻络，气血不畅，脑失所养
治　　法	活血化瘀，通窍活络
主　　方	通窍活血汤
组　　成	麝香、生姜、葱白、黄酒温通窍络；桃仁、红花、川芎、赤芍活血化瘀；大枣甘缓扶正，防化瘀伤正
加　　减	兼见神疲乏力，少气自汗等气虚者，重用黄芪，以补气固表，益气行血；兼有畏寒肢冷，感寒加重者，可加附子、桂枝温经活血

4. 气血亏虚

证　　候	头晕目眩，动则加剧，遇劳则发，面色苍白，爪甲不荣，神疲乏力，心悸少寐，纳差食少，便溏，舌淡苔薄白，脉细弱
辨证要点	头晕目眩，动则加剧，面色苍白，爪甲不荣，神疲乏力，舌淡苔薄白，脉细弱
病　　机	气血亏虚，清阳不展，脑失所养
治　　法	补益气血，调养心脾
主　　方	归脾汤
组　　成	黄芪、人参、白术、当归健脾益气生血；龙眼肉、茯神、远志、酸枣仁养心安神；木香理气醒脾，补而不滞；生姜、大枣调和脾胃；甘草调和诸药
加　　减	若中气不足，清阳不升，症见时时眩晕，气短乏力，纳差神疲，便溏下坠，脉象无力者，可用补中益气汤补中益气，升清降浊

5. 肾精不足

证　候	眩晕日久不愈，视力减退，两目干涩，少寐健忘，心烦口干，耳鸣，神疲乏力，腰酸膝软，遗精，舌红苔薄，脉细
辨证要点	眩晕日久不愈，腰酸膝软，遗精，舌红苔薄，脉细
病　机	肾精不足，髓海空虚，脑失所养
治　法	补益肝肾，益精填髓
主　方	左归丸
组　成	熟地、山萸肉、山药滋阴补肾；枸杞子、菟丝子补益肝肾；鹿角胶滋肾助阳；川牛膝强肾益精，引药入肾；龟板胶滋阴降火，补肾壮骨
加　减	若阴损及阳，肾阳虚明显，表现为四肢不温，形寒怕冷，精神萎靡，舌淡脉沉者，宜予右归丸温补肾阳，填精补髓

二、西医治疗

（一）目的与原则

原发性高血压目前尚无根治方法，降压治疗的目的是减少高血压病人心脑血管病发生率和死亡率。治疗原则为：①改善生活行为。②降压药治疗对象。③血压控制目标值。④多重心血管危险因素协同控制。

（二）降压药物治疗

目前常用降压药可归纳为五大类：利尿剂、β受体阻滞剂、钙通道阻滞剂（CCB）、血管紧张素转换酶抑制剂（ACEI）和血管紧张素Ⅱ受体阻滞剂（ARB）。

（三）有并发症和合并症的降压治疗

1. 脑血管病　可选择 ARB、长效钙拮抗剂、ACEI 或利尿剂。

2. 冠心病　高血压合并稳定性心绞痛的降压治疗，应选择β受体阻滞剂、转化酶抑制剂和长效钙拮抗剂。

3. 心力衰竭　高血压合并无症状左心室功能不全的降压治疗，应选择 ACEI 和β受体阻滞剂，注意从小剂量开始。

4. 慢性肾衰竭　ACEI 或 ARB 在早、中期能延缓肾功能恶化。但要注意在低血容量或病情晚期（肌酐清除率＜30ml/min 或血肌酐超过 265μmol/L，即 3.0mg/dl）有可能反而使肾功能恶化。

5. 糖尿病　通常在改善生活行为基础上需要 2 种以上降压药物联合治疗。ARB 或 ACEI、长效钙拮抗剂和小剂量利尿剂是较合理的选择。

（四）顽固性高血压治疗

对顽固性高血压的处理，首先要寻找原因，然后针对具体原因进行治疗，常见的原因有血压测量错误、降压治疗方案不合理、药物干扰降压作用、容量超负荷、胰岛素抵抗、继发性高血压。如果针对原因处理后依然不能控制血压，应该进一步进行血流动力学和神经激素检查，开始新的治疗方案。

【临证备要】

1. 警惕"眩晕乃中风之渐"　眩晕一证在临床较为多见，其病变以虚实夹杂为主，其中因肝肾阴亏，肝阳上亢而导致的眩晕最为常见，此型眩晕若肝阳暴亢，阳亢化风，可夹瘀夹火，窜走经隧，病人可以出现眩晕头胀，面赤头痛，肢麻震颤，甚至晕倒等症状，当警惕有发生中风的可能。必须严密监测血压、神态、肢体肌力感觉等方面的变化。

2. 眩晕从肝论治 经曰："诸风掉眩，皆属于肝"，肝木旺，风气甚，则头目眩晕，故眩晕之病与肝关系最为密切。其病位虽主要在肝，但由于病人体质因素及病机演变的不同，可表现肝阳上亢、内风上旋，水不涵木、虚阳上扰，阴血不足、血虚生风，肝郁化火、火性炎上等不同的证候，因此，临证之时，当根据病机的异同选择平肝、柔肝、养肝、疏肝、清肝诸法。

3. 综合治疗增强疗效 中医治疗，强调扬长避短选择适应证。就降血压作用而言，中药一般没有西药快，但它注重整体调控，在改善症状方面则明显优于西医，故中医治疗高血压病血压控制后症状仍缓解不明显者尤为适宜。

【结语】

眩晕是以头晕、目眩为主要特征的一类疾病。本病的病因有情志不遂、饮食不节、体虚年高、跌仆损伤等多种因素。其病位在清窍，与肝、脾、肾三脏功能失调有关，其发病以虚证居多。临床上实证多见于眩晕发作期，以肝阳上亢、肝火上炎、痰浊上蒙、瘀血阻窍四型多见，分别以天麻钩藤汤平肝潜阳，滋养肝肾；以龙胆泻肝汤清肝泻火，清利湿热；以半夏白术天麻汤燥湿祛痰，健脾和胃；以通窍活血汤活血化瘀，通窍活络。虚证多见于缓解期，以气血亏虚、肝肾阴虚两型多见，分别以归脾汤补益气血，调养心脾；以左归丸滋养肝肾，益精填髓。由于眩晕在病理表现为虚证与实证的相互转化，或虚实夹杂，故一般急者多偏实，可选用熄风潜阳、清火化痰、活血化瘀等法以治其标为主；缓者多偏虚，当用补养气血、益肾、养肝、健脾等法以治其本为主。

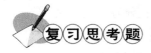

复习思考题

1. 何谓眩晕，其常见病因是什么？
2. 试述眩晕的辨证要点。
3. 眩晕与中风有何关系？

扫码"练一练"

【文献选录】

《素问玄机原病式·诸风掉眩皆属肝木》："风气甚而头目眩运者，由风木旺，必是金衰不能制木，而木复生火，风火皆属阳，多为兼化，阳主乎动，两动相搏，则为之旋转。"

《临证指南医案·眩晕》："经云诸风掉眩，皆属于肝，头为六阳之首，耳目口鼻皆系清空之窍，所患眩晕者，非外来之邪，乃肝胆之风阳上冒耳，甚至有昏厥跌仆之虞。其症有夹痰，夹火，中虚，下虚，治胆、治胃、治肝之分。"

《景岳全书·眩运》："丹溪则曰无痰不能作眩，当以治痰为主，而兼用它药。余则曰无虚不能作眩，当以治虚为主，而酌兼其标。孰是孰非，余不能必，姑引经义，以表其大意如此。"

扫码"学一学"

第七节 中 风

中风是由于饮食、情志、劳倦内伤等引起的以阴阳失调，气血逆乱，导致脑脉痹阻或血溢脑脉之外为基本病机，以突然昏仆、不省人事、半身不遂、口舌㖞斜、言语謇涩、偏身麻木为主要临床表现的病证。根据脑髓神机受损程度的不同，有中经络、中脏腑之分，前者可无昏仆仅见半身不遂、偏身麻木等症状。

《内经》虽没有中风病名，但记载有相关表现的论述。昏迷者称为"大厥""薄厥""仆击"，半身不遂者称为"偏枯""风痱""偏风""身偏不用"，言语不利称"瘖"等，形成了中风的理论基础。本病病因方面，认识到与体质、饮食有关，感受外邪、五志过极均可诱发本病。如《灵枢·刺节真邪》："虚邪偏客于身半，其入深，内居营卫，营卫稍衰，则真气去，邪气独留，发为偏枯。"《素问·生气通天论》曰："阳气者，大怒则形气绝，而血菀于上，使人薄厥。"《素问·调经论》说："血之与气，并走于上，则为大厥，厥则暴死。"《素问·通评虚实论》云："仆击、偏枯……肥贵人则膏粱之疾也。"

对中风的认识，理论源于《内经》，成形于《金匮要略》，发展于金元，成熟于明清。从病因学的发展来看，大体分为两个阶段。唐宋以前，以"外风"学说为主，多以"内虚邪中"立论，张仲景《金匮要略》首创"中风"之名，认为"络脉空虚"，风邪外袭导致本病发生，并根据病情轻重分中经、中络、中脏、中腑，治则予以疏风散邪，扶助正气为主，这些对中风病的诊断、治疗、判断病情轻重和估计预后很有指导意义。唐宋以后，特别是金元时代，学术争鸣，是中风病因学说的重要转折点。众医家以"内风"立论，但各持己见。刘完素主"肾水不足，心火暴甚，水不制火"。李东垣认为"形盛气衰，本气自病"，在《医学发明·中风有三》云："中风者，非外来之风邪，乃本气自病也。凡人年逾四旬，多有此疾。"朱丹溪主张"湿痰化热生风"，《丹溪心法·论中风》："东南之人……多是湿土生痰，痰生热，热生风也。"元·王履从病因学角度将中风病分为"真中风""类中风"，在《医经溯洄集·中风辨》中指出："因于风者，真中风也；因于火、因于气、因于湿者，类中风，而非中风也"。明·张景岳倡"非风"之说，提出"内伤积损"的论点，在《景岳全书·非风》："非风一症，即时人所谓中风症也。此症多见卒倒，卒倒多由昏愦，本皆内伤积损颓败而然，原非外感风寒所致。"同代医家李中梓又将中风病明确分为闭、脱二证，如《医宗必读·总论》曰："凡中风昏倒……最要分别闭与脱二证明白，如牙关紧闭，两手握固，即是闭证……若口开心绝，手撒脾绝，眼合肝绝，遗尿肾绝，声如鼾肺绝，即是脱证。"清·王清任提出"气虚血瘀"论点，立补阳还五汤治疗偏瘫，至今仍为临床所用。近代医家张伯龙、张山雷、张锡纯等总结前人经验，进一步认识到本病的发生主要是阴阳失调，气血逆乱，直冲犯脑，至此对中风的病因病机和治法的认识日臻完善。近年来提出的"卒中单元"治疗模式，对中风病的预防、诊断、治疗、康复、护理等方面逐步形成了较为统一的标准和规范，治疗方法也多样化、多元化，取得了较好的成效。

西医学中急性脑血管疾病包括缺血性和出血性两大类，前者包括短暂性脑缺血发作（TIA）、脑梗死（脑血栓形成、脑栓塞、腔隙性梗死等）；后者包括脑出血、蛛网膜下腔出血。出现中风临床表现者，均可参考本节内容进行辨证论治。

脑梗死（cerebral infarction，CI）又称缺血性脑卒中，是指由于脑部血液循环障碍，缺血、缺氧引起的局限性脑组织的缺血性坏死，出现的相应神经功能缺损，常见类型有脑血栓形成、脑栓塞和腔隙性梗死。本病发病原因不同，预后也有很大不同。脑血栓形成约25%病例发病前有肢体无力及麻木、眩晕等 TIA 前驱症状，神经系统局灶性症状及体征多在发病后 10 小时或 1~2 天内达到高峰。不同部位的脑栓塞会造成相应的血管闭塞综合征，约 4/5 脑栓塞累及大脑中动脉主干及其分支，出现失语、偏瘫、偏身障碍和局限性癫痫发作等；约 1/5 发生在椎基底动脉系统，表现为眩晕、复视、共济失调、吞咽困难等，若栓塞在基底动脉主干，可造成突然昏迷、四肢瘫或基底动脉尖综合征。腔隙性梗死是因脑深穿通支动脉闭塞导致大脑半球深部白质及脑干的缺血性微梗死，多发生于 40 岁以上的中老年人，常伴有高血压病史。

出血性脑卒中包括脑出血和蛛网膜下腔出血。脑出血（intracerebral hemorrhage，ICH）是指原发性非外伤性脑实质内出血，发病率为每年（60~80）/10 万，占全部脑卒中的20%~30%。ICH 病例中约 60% 是因高血压合并小动脉硬化所致，约 30% 由动脉瘤或动-静脉血管畸形破裂所致。起病常突然而无预兆，少数病人有前驱症状，在急性期表现为头痛、头晕、呕吐、意识障碍、肢体瘫痪、失语、大小便失禁等，常伴有血压、体温升高等。临床症状和体征因出血部位及出血量不同而表现不一。蛛网膜下腔出血（subarachnoid hemorrhage，SAH）是指各种原因引起脑底部、脑及脊髓表面血管破裂的急性出血性脑血管疾病。前驱症状表现为突然剧烈头痛、恶心、呕吐，可有局限性或全身性抽搐、短暂意识不清，甚至昏迷，体征最主要是脑膜刺激征，眼底检查可见视网膜片状出血、视乳头水肿。

【病因病理】

一、中医学认识

中风是由于病人脏腑功能失调，气血亏虚、痰浊、瘀血内生，加之饮食不节，劳倦内伤，烦劳过度，情志过极等诱发，导致瘀血阻滞、痰热内蕴，或心火亢盛，肝阳暴亢，风火相煽，阳化风动、血随气逆，导致脑脉痹阻或血溢脉外，遂发中风。

1. 年迈体弱，气虚邪中 《杂病源流犀烛·中风源流》云："人至五十六岁，气血就衰，乃有中风之病。"年老体弱，或久病气血不足，脉络空虚，脑脉失养。正气亏虚，加之气候骤变，尤冬春季节为甚，外风内中，引动内风，气滞血瘀，脑脉瘀阻；或"气为血之帅"，气虚则推动无力，血行不畅，而致脑脉瘀滞不通；或阴血亏虚则阴不制阳，阳盛火旺，风火易炽，夹痰浊、瘀血上扰清窍，突发本病。

2. 劳倦内伤，烦劳过度 《素问·生气通天论》云："阳气者，烦劳则张。"过度劳倦，伤耗阴精，阴虚而火旺；或房劳纵欲过度，引动心火，耗伤肾水，水火不济，则阳亢风动，或兼挟痰浊、瘀血上壅清窍脉络，气血逆乱，导致脑脉瘀阻或血溢脉外。

3. 情志过极，化火生风 肝为风木之脏，主疏泄条达。若七情失调，肝失条达，气机郁滞，血行不畅，瘀阻脑脉；或暴怒伤肝，则肝阳暴张，引动心火，风火相煽，血随气逆，上冲犯脑；或郁而化火，阴精暗耗，日久导致肝肾阴虚，阳亢风动。《素问·生气通天论》云："大怒则形气绝，而血菀于上，使人薄厥。"此外，素体阳盛，心肝火旺之青壮年，以暴怒引发本病者最为多见。

4. 痰浊内生，化热生风 过食肥甘厚味，膏粱之物，致使脾失运化，"脾为生痰之源"，痰浊内生，"湿土生痰，痰生热，热生风也"。湿痰郁久化热；或肝木素旺，木旺乘土，痰浊内生；或肝郁化火，烁津成痰，痰郁互结，风阳夹痰而横窜经络，上扰脑脉，或瘀滞脑脉，或血溢脉外，发为本病。

综上，中风的基本病机为阴阳失调、气血逆乱。病位在脑，与心、肾、肝、脾密切相关。病理基础为上盛下虚，肝肾之阴虚于下，肝阳亢于上。病理性质多属本虚标实，肝肾阴虚、气血衰少为致病之本，风、火、痰、瘀、气为发病之标，两者可互为因果。由此可见，中风的病机虽然复杂，归纳起来不外虚（阴虚、气虚）、火（肝火、心火）、风（肝风）、痰（风痰、湿痰）、气（气逆）、血（血瘀）六端，此六端多在一定条件下相互影响，相互作用。

根据脑髓神机受损程度、病情轻重的不同，有中经络和中脏腑之别。中经络者，病位较浅，病情较轻，病机为肝风夹痰夹瘀，横窜脉络，痹阻脑络，气血不能濡养四肢百骸，以半身不遂、口眼㖞斜、言语謇涩、麻木不仁为主症，无神志障碍、猝然昏仆、不省人事之表现；中脏腑者，病位较深，病情较重，病机为风阳暴亢，痰瘀蒙蔽清窍，气血逆乱，神窍受扰，除了中经络的表现外，尤以神志障碍为诊断要点，猝然昏倒，不省人事。

根据邪正虚实的不同，还有闭证、脱证之别。闭证为实证，为肝阳暴亢、心火亢盛、风痰上扰、痰瘀阻络等所致，内闭清窍，表现为神昏、肢体拘急、口噤不开等症。根据病机的不同和临证表现有无热象，闭证又可分为阳闭和阴闭。脱证为虚证，多为阴虚及阳，阳气外脱，阴阳离绝所致，表现为昏愦无知、手撒肢冷、气息微弱等虚脱症状。闭证多见于中风病初，随病情演变，或误治、失治等可导致闭证向脱证恶化转变，提示病势危笃，预后凶险。另外，临床上尚有内闭清窍未开而外脱虚象已露，即所谓"内闭外脱"者，此时往往是疾病演变的转折点，应注意及时予以重视。

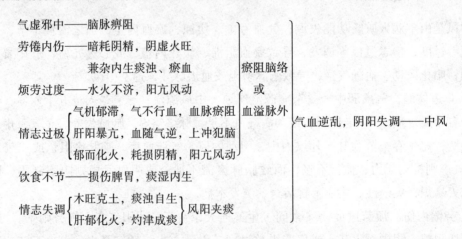

二、西医学认识

（一）缺血性脑卒中（脑梗死）

动脉粥样硬化是本病基本病因，高血压病、糖尿病可加速动脉粥样硬化的进程。在血管壁病变的基础上，血液黏稠度增高和凝血机制异常和（或）血液动力学改变，血管痉挛，变态反应性动脉炎等多种因素参与脑梗死的发生与演变。

脑缺血性病变的病理分期是：①超早期（1~6小时）：病变脑组织变化不明显，可见部分血管内皮细胞、神经细胞及星形胶质细胞肿胀，线粒体肿胀空化；②急性期（6～24小时）：缺血区脑组织苍白和轻度肿胀，神经细胞、胶质细胞及内皮细胞呈明显缺血改变；③坏死期（24～48小时）：大量神经细胞消失，胶质细胞坏死，中性粒细胞、淋巴细胞及巨噬细胞浸润，脑组织明显水肿；④软化期（3日～3周）：病变区液化变软；⑤恢复期（3～4周后）：液化坏死脑组织被格子细胞清除，脑组织萎缩，小病灶形成胶质瘢痕，大病灶形成中风囊，此期持续数月至2年。

（二）出血性脑卒中（脑出血）

高血压合并小动脉硬化是脑出血最常见的病因，脑动脉粥样硬化、脑血管畸形或动脉瘤、抗凝或溶血栓治疗、脑动脉炎、淀粉样血管病等亦可导致脑出血，尚有一些原因不明的特发性出血。出血部位80%位于大脑半球，主要发生在基底节区（大脑中动脉的深穿支-豆纹动脉破裂），其次是脑叶的白质、脑桥和小脑。病理检查可见出血侧半球肿胀、出血，血肿中心充满血液或紫色葡萄浆状血块，周围是坏死组织，水肿，有瘀点状出血性软化带，并有炎性细胞浸润。血肿周围组织受压，水肿明显，血肿较大时可引起颅内压增高，可使脑组织和脑室移位、变形，甚至形成脑疝。急性期后血块溶解，吞噬细胞清除含铁血黄素和坏死脑组织，胶质纤维增生，出血灶小者形成瘢痕，大者形成中风囊。

【诊断】

一、病名诊断

（1）以半身不遂，口舌㖞斜，舌强言謇或不语，偏身麻木，甚至昏迷或昏愦，轻者可见眩晕、肢端麻木不仁等为主要临床表现。

（2）发病急骤，好发于40岁以上。

（3）既往可能有脑卒中病史。发病多有情志失调、饮食不当或劳累等诱因。

二、证候特征

起病一般多有先兆症状，如眩晕、头痛、耳鸣，近期频发语謇肢麻等。

主症

1. 神昏　初起即可见。轻者神思恍惚，迷蒙，嗜睡。重者昏迷或昏愦。

2. 半身不遂　轻者仅见偏身肢体力弱或活动不利，重者则完全瘫痪。急性期，病人半身不遂多见患肢松懈瘫软。少数为肢体强痉拘急。后遗症期，多遗有患肢强痉挛缩，尤以手指关节僵硬、屈伸不利最为严重。

3. 口舌㖞斜　多与半身不遂共见，伸舌时多㖞向瘫痪侧肢体，常伴流涎。

4. 言语謇涩或不语　轻者仅见言语迟缓不利，吐字不清，病人自觉舌体发僵；重者不语。

危笃证

如呕血、便血、壮热、喘促、顽固性呃逆，甚至厥而不复，瞳孔或大或小或不等大，呼吸促或微等。

三、相关检查

临床可行血压、血糖、生化、凝血功能、心电图、免疫学检查、脑脊液压力、脑血管造影、眼底检查及颅脑 CT、MRI 等检查，均有助于诊断。

【鉴别诊断】

1. 中风与口僻鉴别

鉴别要点	中 风	口 僻
共同点	口眼㖞斜，伴流涎、言语不清	
不同点	多见于老年人，口舌㖞斜者，多伴有肢体瘫痪或偏身麻木、半身不遂或神志障碍等	不同年龄均可罹患，口眼㖞斜，多伴有耳后疼痛，多由正气不足，风邪中脉络，气血痹阻所致

2. 中风与厥证鉴别

鉴别要点	中 风	厥 证
共同点	神志昏愦，不省人事	
不同点	以突然昏仆、不省人事、半身不遂、口舌㖞斜、言语謇涩、偏身麻木为主要临床表现	厥证神昏时间短暂，常伴有四肢逆冷，一般移时苏醒，醒后无半身不遂、口舌㖞斜、言语不利等症

3. 中风与痉证鉴别

鉴别要点	中 风	痉 证
共同点	神昏、抽搐	
不同点	多在发病时即有神昏，而后可出现抽搐，抽搐时间短	以四肢抽搐，项背强直，甚至角弓反张为主症，病发亦可伴神昏。抽搐时间长，抽搐后无半身不遂、口舌㖞斜、言语不利等症状

4. 中风与痿证鉴别

鉴别要点	中 风	痿 证
共同点	肢体肌肉萎缩，活动无力	
不同点	多起病急骤，伴口眼㖞斜、言语不利、不同程度的神昏	起病缓慢，起病时无突然昏倒、不省人事、口舌㖞斜、言语不利等症

【治疗】

一、中医治疗

（一）辨证要点

1. 辨中经络与中脏腑

中经络	脑髓神机受损的程度较轻，无神识昏愦，但警惕向中脏腑发展
中脏腑	脑髓神机受损的程度重，伴神识昏愦

2. 辨病势顺逆

顺	先中脏腑，如神志逐渐转清，半身不遂未再加重或有恢复者，病由重转轻，病势为顺，预后多好
逆	若目不能视，或瞳孔大不等，或突见呃逆频频，或突然昏愦、四肢抽搐不已，或背腹骤然灼热而四肢发凉及至手足厥逆，或见戴阳及呕血症，均属病势逆转，难以挽救

3. 辨病期

急性期	发病后 2 周内，中脏腑可至 1 个月
恢复期	发病后 2 周或 1 个月至半年内
后遗症期	发病半年以上

（二）治疗原则

治疗原则：急则治其标，缓者治其本。

中经络 ┤ 风痰阻络——祛风化痰通络
　　　　 风阳上扰——平肝潜阳，活血通络
　　　　 阴虚风动——滋阴潜阳，熄风通络

中脏腑 ┤ 闭证 ┤ 痰热内闭、痰火瘀闭（阳闭）——通腑泄热，熄风清火，豁痰开窍
　　　　　　　　 痰湿蒙塞心神（阴闭）——化痰熄风，宣郁开窍
　　　　 脱证——阴竭阳亡——回阳救阴，益气固脱

恢复期 ┤ 半身不遂——益气养血，化瘀通络
　　　　 言语不利——祛风化痰，行瘀通络
　　　　 口眼㖞斜——祛风通络

（三）分证论治

1. 中经络

（1）风痰入络

证　候	肌肤不仁、手足麻木，突发口舌㖞斜，语言不利，口角流涎，舌强语謇，甚至半身不遂，或兼见手足拘挛，关节酸痛等症，舌苔薄白，脉浮紧
辨证要点	肌肤不仁、手足麻木，突发口舌㖞斜，语言不利，口角流涎，舌强语謇
病　机	风痰阻络，气血痹阻
治　法	祛风化痰通络
主　方	真方白丸子
组　成	半夏、枳壳、木香健脾化痰，行气燥湿；天南星清热化痰；天麻平肝熄风；白附子、川乌、全蝎温经通络
加　减	语言不清者，再加菖蒲、远志祛痰宣窍；痰瘀交阻，舌紫有瘀斑，脉细涩者，可酌加丹参、桃仁、红花、赤芍等活血化瘀

（2）风阳上扰

证　候	平素头晕头痛，耳鸣目眩，突发口眼㖞斜，半身不遂，舌强言謇或手足重滞，舌质红，苔黄，脉弦数
辨证要点	平素头晕头痛，耳鸣目眩，突发半身不遂，舌强言謇，或口舌㖞斜
病　机	肝火偏旺，阳亢化风
治　法	平肝潜阳，活血通络
主　方	天麻钩藤饮

组　　成	天麻、钩藤、石决明平肝熄风；山栀、黄芩清热泻火，使肝经不致偏亢；益母草活血利水；牛膝引血下行；配合杜仲、桑寄生能补益肝肾；夜交藤、朱茯神安神定志
加　　减	夹有痰浊，胸闷，恶心，苔腻，加陈胆星、郁金；头痛较重，加羚羊角、夏枯草以清肝熄风；腿足重滞，加杜仲、桑寄生补益肝肾

（3）阴虚风动

证　　候	平素头晕耳鸣，腰酸，突然半身不遂，舌强言謇或不语，口眼㖞斜，舌质红绛或暗红，苔腻，脉细弦或细弦数
辨证要点	平素头晕耳鸣，腰酸，突然半身不遂，舌强言謇或不语，口眼㖞斜
病　　机	肝肾阴虚，风阳内动，风痰瘀阻经络
治　　法	滋阴潜阳，熄风通络
主　　方	镇肝熄风汤
组　　成	怀牛膝补肝肾，并引血下行；代赭石镇肝降逆；龙骨、牡蛎、龟板、白芍益阴潜阳，镇肝熄风；玄参、天冬滋阴清热柔肝，以制亢阳；茵陈、生麦芽、川楝子清泄肝热，疏肝理气，以遂其性；甘草调和诸药
加　　减	心烦失眠者，加黄芩、栀子以清心除烦，加夜交藤、珍珠母以镇心安神；头痛重者，加生石决明、夏枯草以清肝熄风

2. 中脏腑

（1）闭证　主要症状是突然昏仆，不省人事，牙关紧闭，口噤不开，两手握固，大小便闭，肢体强痉。

①痰热腑实

证　　候	半身不遂，口舌㖞斜，言语謇涩或不语，偏身麻木，腹胀便干便秘，头晕目眩，咯痰或痰多而黏，舌质暗红或暗淡，苔黄或黄腻，脉弦滑或偏瘫侧脉弦滑而大
辨证要点	半身不遂，腹胀痛，痰多，舌红苔黄，脉弦滑
病　　机	痰热阻滞，风痰上扰，腑气不通
治　　法	通腑泄热，熄风化痰
主　　方	大承气汤
组　　成	生大黄荡涤肠胃，通腑泄热；芒硝咸寒软坚；枳实泄痞；厚朴宽满
加　　减	便秘、热象甚者，加瓜蒌、胆南星、黄芩、山栀；头痛、眩晕，加钩藤、菊花、珍珠母平肝降逆

②痰火瘀闭

证　　候	除上述闭证的症状外，还有面赤身热，气粗口臭，躁扰不宁，苔黄腻
辨证要点	面赤身热，气粗口臭，躁扰不宁
病　　机	肝阳暴张，阳亢风动，气血逆乱，神窍闭阻
治　　法	熄风清火，豁痰开窍
主　　方	羚羊钩藤汤
组　　成	羚羊角为清肝熄风主药；钩藤清热平肝、熄风解痉；桑叶、菊花清热平肝；生地凉血滋阴；白芍柔肝养血；川贝母、竹茹清热化痰；茯神养心安神
加　　减	若痰热内盛，喉间有痰声，可服用竹沥水 20～30 ml/d；腹胀便秘者，加生大黄、枳实、厚朴通腑；肝火旺盛，面红耳赤者，加龙胆草、山栀、夏枯草清肝泄热

③痰浊瘀闭

证　候	除上述闭证的症状外，还有面白唇暗，静卧不烦，四肢不温，痰涎壅盛，苔腻，脉沉滑缓
辨证要点	面白唇暗，静卧不烦，四肢不温，痰涎壅盛
病　机	痰浊偏盛，上壅清窍，内蒙心神，神机闭塞
治　法	化痰熄风，宣郁开窍
主　方	涤痰汤
组　成	人参、茯苓、甘草补益脾气；陈皮、半夏清热燥湿祛痰；枳实、南星、竹茹清化痰热；石菖蒲化痰开窍；生姜温中止呕
加　减	若寒象明显，加桂枝温阳化饮；兼有动风者，加天麻、钩藤平息内风；有化热之象者，加黄芩、黄连；见戴阳证者，属病情恶化，宜急进参附汤、白通加猪胆汁汤救治

（2）脱证（阴竭阳亡）

证　候	突然昏仆，不省人事，目合口张，鼻鼾息微，手撒肢冷，汗多，大小便自遗，肢体软瘫，舌痿，阴阳欲绝，脉细弱或脉微欲绝
辨证要点	突然昏仆，不省人事，目合口张，鼻鼾息微，手撒肢冷，汗多，大小便自遗，肢体软瘫
病　机	正不胜邪，元气衰微，阴阳欲绝
治　法	回阳救逆，益气固脱
主　方	参附汤合生脉散
组　成	人参甘温大补元气；附子大辛大热，温壮元阳；生姜、大枣补益脾胃；麦门冬甘寒养阴清热，润肺生津；五味子酸温，敛肺止汗，生津止渴
加　减	阴不恋阳，阳浮于外，津液不能内守，汗泄过多者，可加龙骨、牡蛎敛汗回阳；阴精耗伤，舌干脉微者，加玉竹、黄精以救阴护津

3. 恢复期

（1）风痰瘀阻

证　候	言语謇涩或失语，舌强，口眼㖞斜，口角流涎，半身不遂，舌暗，苔腻，脉滑
辨证要点	半身不遂，口眼㖞斜，气短，心悸，舌暗淡，苔腻，脉滑
病　机	风痰瘀阻，气血运行不利
治　法	祛风化痰，行瘀通络
主　方	解语汤
组　成	白附子化痰通络；天麻、胆南星熄风化痰；全蝎搜风通络；远志、菖蒲化痰宣窍；羌活祛湿通络；木香行气；甘草调和诸药
加　减	痰热偏盛者，加全瓜蒌、竹茹、川贝母清化痰热；兼有肝阳上亢，头晕头痛，面赤，苔黄舌红，脉弦劲有力者，加钩藤、石决明平肝熄风潜阳；咽干口燥，加天花粉、天冬养阴润燥

（2）气虚络瘀

证　候	肢体偏枯不用，肢软无力，面色萎黄，舌质淡紫或有瘀斑，苔薄白，脉细涩或细弱
辨证要点	肢体偏枯不用，肢软无力，面色萎黄，脉细涩或细弱
病　机	气虚血瘀，脉络瘀阻
治　法	益气活血通络
主　方	补阳还五汤
组　成	重用黄芪补气，配当归养血，合赤芍、川芎、桃仁、红花、地龙以活血化瘀通络，亦适用于中风恢复期及后遗症期的治疗
加　减	气虚明显者，加党参、太子参以益气通络；上肢偏废者，加桂枝以通络；下肢瘫软无力者，加川断、桑寄生、杜仲、牛膝以强壮筋骨；血瘀重者，加莪术、三棱、水蛭、鸡血藤等破血通络之品

（3）肝肾亏虚

证　　候	半身不遂，患肢僵硬，拘挛变形，舌强不语，或偏瘫，肢体肌肉萎缩，舌红脉细或脉沉细
辨证要点	半身不遂，患肢僵硬，拘挛变形
病　　机	肝肾亏虚，阴血不足，筋脉失养
治　　法	滋养肝肾
主　　方	左归丸合地黄饮子
组　　成	熟地滋肾填精，大补真阴；山茱萸养肝滋肾；山药补脾益阴，滋肾固精；枸杞补肾益精，养肝明目；龟、鹿二胶，峻补精髓，龟板胶偏于补阴，鹿角胶偏于补阳；菟丝子、川牛膝益肝肾，强腰膝，健筋骨；肉苁蓉、巴戟天、附子、肉桂温壮肾阳；石斛、麦冬、五味子滋养肺肾；石菖蒲、远志、茯苓开窍化痰，交通心肾；大枣、生姜调和诸药
加　　减	若腰酸腿软较甚，加杜仲、桑寄生、牛膝补肾壮腰；气虚加黄芪、人参；痰火偏盛者，去附、桂加川贝母、竹沥、胆南星、天竺黄等

二、西医治疗

（一）缺血性脑卒中（脑梗死）

1. 一般治疗　控制血压；血糖 >10mmol/L 时给予胰岛素治疗；大面积脑梗死可选用 20% 甘露醇、呋塞米或白蛋白。并注意维持水、电解质平衡；预防各类型的感染。

2. 溶栓治疗　首选阿替普酶（rt - PA），其次是尿激酶（UK）。

3. 抗凝治疗　如无出血倾向，可考虑抗凝治疗，选用低分子肝素。但是对急性期抗凝治疗一直存有争议。

4. 脑神经保护治疗　神经保护剂针是通过对抗自由基损伤、细胞内钙超载、兴奋性氨基酸毒性、代谢性细胞酸中毒和磷脂代谢障碍而起作用。

5. 降纤治疗　建议在脑梗死早期选用降纤治疗，但应严格掌握适应证和禁忌证。

6. 恢复期治疗　早期进行功能锻炼，预防复发，控制危险因素，针灸、理疗等均可选用。

（二）出血性脑卒中

1. 控制高血压　具体应考虑病人的年龄、颅内压高低、出血原因等因素，一般主张维持在 150～160/90～100mmHg。一般而言，当血压高于 200/110mmHg 时，应采取降压治疗。

2. 降低颅内压，减轻脑水肿　脑水肿可使颅内压增高，并导致脑疝形成，是影响脑出血死亡率及出血急性期治疗的重要环节。常用甘露醇、甘油果糖等，不建议使用激素减轻脑水肿。

3. 止血治疗　对高血压动脉硬化性出血的治疗作用不大，但若合并消化道出血或凝血功能障碍时，可针对性予以止血药物治疗。

4. 亚低温治疗　是脑出血的辅助治疗方法，具有一定效果，可在临床中运用。

5. 其他治疗　脑卒中的治疗还包括水、电解质酸碱平衡、并发症的防治、手术治疗、卒中单元治疗模式、康复治疗等。

【临证备要】

1. 监测病情变化　急性期病人宜卧床休息，尤其是中脏腑病人要密切观察病情，重点注意神志、瞳神、气息、脉象等情况，以了解闭、脱的转化。少数中经络重症，可在3~7天内恶化，不仅偏瘫加重，甚至出现神志不清而成中脏腑之证。中脏腑者若神志一直昏迷，一般预后不佳。中脏腑之闭证，经抢救治疗而神志转清，预后较好。如由闭证转为脱证，是病情恶化之象，尤其在出现呃逆、抽搐、戴阳、呕血、便血、四肢厥逆等变证时，预后更为恶劣。

2. 注意通法的运用 中风急性期以邪实为主，多伴见瘀热内阻，腑气不通证，以腹满胀痛，便秘，小便不通，舌红苔黄厚腻，脉弦实有力，治疗应及时予以通腑泄热法，助邪从下泄。宜用大承气汤煎液200ml灌肠，中病即止，以免攻伐过度而伤正气。饮食要清淡，多食蔬菜、水果为主。

3. 后遗症口眼㖞斜的治法 中风后遗症口眼㖞斜多由风痰阻于络道所致，治宜祛风、化痰、通络，方用牵正散。方中白附子祛风、化痰、通络；僵蚕、全蝎熄风，化痰，止痉。本方用散剂吞服较用汤剂疗效为佳。口眼瞤动者加天麻、钩藤、石决明以平肝熄风；枸杞子、山萸肉补肾益精；麦冬、石斛养阴生津；当归、鸡血藤养血和络。

【结语】

中风病属危急重病，临床极为常见。多因病人脏腑功能失调，气血亏虚，痰瘀内生，加之饮食不节，劳倦内伤，情志过极等诱发，导致瘀血阻滞，痰热内蕴，或心火亢盛，肝阳暴亢，风火相煽，阳化风动，血随气逆，遂发中风。其基本病机多因阴阳失调，气血逆乱，导致脑脉痹阻或血溢脑脉之外。该病病位在脑，与心、肾、肝、脾密切相关，病理基础为上盛下虚，肝肾之阴下虚，肝阳易于上亢。病理性质多属本虚标实，肝肾阴虚，气血衰少为致病之本，风、火、痰、瘀、气为发病之标。临床按脑髓神机受损的程度与有无神识昏蒙分为中经络与中脏腑两大类。治疗方面，结合病类（中经络、中脏腑的不同）、病期（急性期、恢复期、后遗症期的不同）及证候特点，而采用活血化瘀、化痰通络、平肝熄风、清化痰热、通腑化痰、益气活血、育阴熄风、醒神开窍、回阳固脱等法。中风病的治疗，宜采用综合疗法，注意康复训练。本病在未发之前，如有中风先兆，必须积极防治。

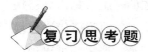

复习思考题

1. 何谓中风，中经络与中脏腑的辨证要点？
2. 中风的分证论治要点有哪些？
3. 试述中风恢复期或后遗症期的康复、护理要点。

【文献选录】

《医学衷中参西录·治内外中风方》："内中风之证，曾见于《内经》。而《内经》初不名为内中风，亦不名为脑充血，而实名之为煎厥、大厥、薄厥。……盖肝为将军之官，不治则易怒，因怒生热，煎耗肝血，遂致肝中所寄之相火，掀然暴发，挟气血而上冲脑部，以致昏厥。"

《金匮要略·中风历节病脉证并治》："邪在于络，肌肤不仁；邪在于经，即重不胜；邪入于腑，即不识人；邪入于脏，舌即难言，口吐涎。"

扫码"练一练"

扫码"学一学"

《证治汇补·中风》："平人手指麻木，不时眩晕，乃中风先兆，须预防之，宜慎起居，节饮食，远房帏，调情志。"

第八节 瘿 病

瘿病是由于情志内伤，饮食及水土失宜，体质因素等引起的，以气滞、痰凝、血瘀壅结颈前，颈前喉结两旁结块肿大为主要临床特征的一类疾病。

早在公元3世纪，我国已有关于瘿病的记载，战国时期的《庄子·德充符》即有"瘿"的病名。而《吕氏春秋·季春记》所说的"轻水所，多秃与瘿人"不仅记载了瘿病的存在，而且观察到瘿的发病与地理环境密切相关。《三国志·魏书》引《魏略》有"发愤生瘿"及"十人割瘿九人死"的记载，提示当时已经认识到本病的发生与情志因素有关，并有手术治疗瘿病的探索。晋·《肘后方》首先用昆布、海藻治疗瘿病。《千金要方》及《外台秘要》记载了数十个治疗瘿病的方剂，其中常用的药物有海藻、昆布、羊靥、鹿靥等药。《圣济总录·瘿瘤门》指出，瘿病以山区发病较多，"山居多瘿颈，处险而瘿也，"并从病因的角度进行了分类，"石瘿、泥瘿、劳瘿、忧瘿、气瘿是为五瘿。石与泥则因山水饮食而得之；忧、劳、气则本于七情"。《三因极一病证方论·瘿瘤证治》主要根据瘿病局部症状的不同，提出了瘿病的另外一种分类法："坚硬不可移者，名曰石瘿；皮色不变，即名肉瘿；筋脉露结者，名筋瘿；赤脉交络者，名血瘿；随忧愁消长者，名气瘿。"并谓："五瘿皆不可妄决破，决破则脓血崩溃，多致夭枉。"其对本病的分类更切合临床实际，强调治疗以内服药物为主，不可轻易施以刀针。《外科正宗·瘿瘤论》认为："夫人生瘿瘤之症，非阴阳正气结肿，乃五脏瘀血、浊气、痰滞而成"，指出瘿瘤主要由气、痰、瘀壅结而成，采用的主要治法是"行散气血"、"行痰顺气"、"活血散坚"，该书所载的海藻玉壶汤等方，至今临床习用。

西医学中单纯性甲状腺肿、甲状腺功能亢进症、甲状腺炎、甲状腺癌等出现本病临床表现者，均可参照本节内容辨证论治。

甲状腺功能亢进症是由多种原因引起的甲状腺激素分泌过多所致的一组常见内分泌疾病，简称"甲亢"。主要临床表现为多食、消瘦、畏热、多汗、心悸、激动等高代谢症候群，以及不同程度的甲状腺肿大和眼突、手颤、颈部血管杂音等为特征，严重的可出现甲亢危象、昏迷甚至危及生命。它是一种自体免疫性疾病，是一种较难治愈的疑难杂症。若病情轻浅，治疗及时、正确者，可获痊愈；治疗不很及时，但病情不是太重，治疗正确者，病情可相对稳定。重症病人常随病程的延长而加重为甲状腺功能危象，是病情危重的表现。若肿块在短期内迅速增大，质地坚硬，结节高低不平者，提示可能恶变，预后不佳。按其病因不同可分为多种类型，其中最常见的是弥漫性甲状腺肿伴甲亢，约占全部甲亢病的90%，男女均可发病，但以中青年女性多见，男女比例为：1：（4～6）。

【病因病理】

一、中医学认识

瘿病的病因主要是情志内伤、饮食及水土失宜，但也与体质因素有密切关系。基本病机是气滞、痰凝、血瘀壅结颈前。

1. 情志内伤 愤郁恼怒或忧愁思虑日久，使肝失于条达，气机郁滞，津液不得正常输布，凝聚成痰，痰凝气滞，壅结颈前，则形成瘿病。《济生方·瘿瘤论治》说："夫瘿瘤者，多由喜怒不节，忧思过度，而成斯疾焉。大抵人之气血，循环一身，常欲无滞留之患，调摄失宜，气凝血滞，为瘿为瘤。"

2. 饮食、水土失宜 饮食失调，或居住在高山地区，水土失宜，影响脾胃功能，使脾失健运，水湿运化失常，停于体内，聚而生痰，壅结颈前，发为瘿病。《圣济总录》所谓的"泥瘿"即由此所致。《诸病源候论·瘿候》谓"饮沙水""诸山水黑土中"容易发生瘿病，说明瘿病的发生与水土因素有密切关系。临证除瘿肿征象外，当可伴胸闷、纳呆、神疲等脾失健运之症。

3. 体质因素 妇女的经、孕、产、乳等生理特点与肝经气血有密切关系，如有情志、饮食等致病因素，常引起气郁痰结、气滞血瘀及肝郁化火等病理变化，故女性易患瘿病。另外，素体阴虚之人，痰气郁滞之后易于化火，阴伤更甚，常使病程缠绵，病情愈加复杂。若肝火亢盛，则可见颈前轻度或中度肿大，肿块柔软光滑，并伴有急躁易怒，面部燥热、口苦、皮肤湿热，汗出较多；若肝火引动风阳，风阳上扰，则可见眼球突出，手搐颤等症。

综上，本病的病变部位主要在肝、脾，与心有关。盖由肝郁则气滞，气滞则津聚，聚久则生痰；脾伤则气结，脾虚则酿生痰湿，痰气交阻，经久则血行不畅，终致气、血、痰壅而成瘿病。因此气滞、痰凝、血瘀壅结颈前是瘿病的基本病机，初期多为气机郁滞，津凝痰聚，痰气搏结颈前所致，日久引起血脉瘀阻，气、痰、瘀合而为患。其病理性质以实证居多，久病由实致虚，可见气虚、阴虚等虚候或虚实夹杂之候。

瘿病的预后大多较好。瘿肿小、质软、病程短、治疗及时者，多可治愈。但瘿肿较大者，不容易完全消散。因此，治疗期间应观察瘿肿形质、大小及颈围的变化，并定期检查肿块硬度及活动度，及早察觉转化为"石瘿"的征兆。若肿块坚硬、移动性差、增长迅速、结节高低不平者，则可能恶变，预后严重。肝火旺盛及心肝阴虚的轻中度症病人，疗效较好，重症病人阴虚火旺的各种症状常随病程的延长而加重和增多，在出现烦躁不安、高热、脉疾等症状时，若不及时救治有可能出现昏迷，为病情危重的表现。瘿病日久，气郁化火，火郁伤阴，若因心阴亏虚，而致心神失养，常可以合并出现心悸证；若损伤脾气、脾阳，以致水湿失运，外溢肌肤，则可出现面目四肢浮肿之水肿证。

情志内伤——肝失条达，气不布津，津聚成痰

饮食失调，水土失宜——脾失健运，水湿运化停于体内，聚而生痰——壅结颈前

体质因素 ｛ 妇女以肝为先天，遇有怫郁——易致肝郁化火，气郁痰结，气滞血瘀

素体阴虚之人，痰气郁滞——易于化火阴伤——灼津为痰 ｝ 瘿病

二、西医学认识

甲状腺功能亢进症（甲亢）

甲亢病的诱发与自身免疫、遗传和环境等因素有密切关系，其中以自身免疫因素最为重要，但其发病机制尚未完全阐明。其特征之一是血清中存在具有能与甲状腺组织起反应

或刺激作用的自身抗体，此抗体能刺激啮齿类动物的甲状腺，提高其功能并引起组织的增生，但它的作用缓慢而持久。因而取名为甲状腺刺激免疫球蛋白（TSI）或甲状腺刺激抗体（TSAb）等，临床上统称为 TSH 受体抗体（TRAb），为本病淋巴细胞分泌的 IgG，其对应的抗原为 TSH 受体或临近甲状腺细胞质膜面的部分，当 TSI 与甲状腺细胞结合时，TSH 受体被激活，以致甲状腺的功能受到刺激，引起甲亢和甲状腺肿，其作用与 TSH 作用酷似。现认为自身抗体的产生主要与基因缺陷相关的抑制性 T 淋巴细胞（Ts）功能降低有关。Ts 功能缺陷导致辅助 T 细胞不适当致敏，并在可能由于病毒感染引起的白介素 1 和白介素 2 作用的参与下使 B 细胞产生抗自身甲状腺抗体。单独免疫监护缺陷不足以解释某些特异免疫病变，还需要联系到基因型阶联机制。

【诊断】

一、病名诊断

（1）瘿病以颈前喉结两旁结块肿大为主要临床表现。
（2）女性多见，发病有一定的地区性（离海较远的内陆山区等）。
（3）常有饮食不节，情志不舒的病史。

二、证候特征

喉结两旁的结块可随吞咽动作而上下移动，初起可如樱桃或指头大小，以后发展大者可如囊如袋，触之多柔软、光滑，一般生长缓慢，日久则质地较硬，或可扪及结节。早期多无明显的伴随症状，发生阴虚火旺，引动内风的病机转化时，可见面部燥热、体低热多汗、心悸、多食易饥、口苦、眼球突出、手搐颤、脉数等表现。若肿块在短期内迅速增大，质地坚硬，结节高低不平者，可能恶变，预后不佳。

三、相关检查

血清总三碘甲状腺原氨酸（TT₃）、总甲状腺素（TT₄）、血清游离三碘甲状腺原氨酸（FT₃）、游离甲状腺素（FT₄）、血清促甲状腺激素释放激素（TRH）兴奋试验、血清促甲状腺激素（TSH）释放试验、甲状腺抗体、甲状腺摄碘率、甲状腺 B 超和甲状腺同位素扫描检查等，有助于进一步明确诊断及辨证。

【鉴别诊断】

1. 瘿病与瘰疬鉴别

鉴别要点	瘿　病	瘰　疬
共同点	均可在颈项出现肿块	
不同点	肿块在颈部正前方，一般较大	肿块在颈项的两侧或颌下，一般较小，每个约黄豆大，个数多少不等

2. 瘿病与消渴鉴别

鉴别要点	消渴（中消）	瘿病（肝火旺盛证，心肝阴虚证）
共同点	多食易饥、消瘦	
不同点	有多食、多饮、多尿可同时并见，也可以某一症状为主，无颈部结块肿大	无多饮、多尿，有颈部肿块，伴见烦热心悸，急躁易怒，眼突，手抖，脉数等

【治疗】

一、中医治疗

（一）辨证要点

1. 辨气血

在　气	颈前肿块光滑，柔软，属气郁痰阻，病在气分
在　血	病久肿块质地较硬，甚则质地坚硬，表面高低不平，属痰结血瘀，病在血分

2. 辨实火与虚火

实　火	兼见烦热，易汗，性情急躁易怒，眼球突出，手指颤抖，面部烘热，口苦，舌红苔黄，脉数者
虚　火	心悸不宁，心烦少寐，易出汗，手指颤动，两目干涩，头晕目眩，倦怠乏力，舌红，脉弦细数者

（二）治疗原则

治疗原则：理气化痰，消瘿散结。

$$
理气化痰，消瘿散结
\begin{cases}
质地较硬，有结节——活血化瘀 \\
阴虚火旺——滋阴降火 \\
热甚化毒——泻火解毒 \\
日久耗伤正气——扶正，顾护气阴
\end{cases}
$$

（三）分证论治

1. 气郁痰阻

证　候	颈前正中肿大，质软不痛，颈部觉胀，胸闷，喜太息，或兼胸胁窜痛，病情的波动常与情志因素有关，苔薄白，脉弦
辨证要点	颈前正中肿大，质软不痛，病情的波动常与情志因素有关，脉弦
病　机	气机郁滞，痰浊壅阻颈部
治　法	理气舒郁，化痰消瘿
主　方	四海舒郁丸
组　成	青木香、陈皮理气化痰；海蛤粉、海带、海藻、昆布清热化痰，软坚散结；海螵蛸破血消瘿
加　减	胸闷、胁痛者，加柴胡、郁金、香附理气解郁；咽颈不适者加桔梗、牛蒡子、木蝴蝶、射干利咽消肿

2. 痰结血瘀

证 候	颈前出现肿块，按之较硬或有结节，肿块经久未消，胸闷，纳差，苔薄白或白腻，脉弦或涩
辨证要点	肿块按之较硬或有结节，肿块经久未消
病 机	痰气交阻，血脉瘀滞，搏结成瘿
治 法	理气活血，化痰消瘿
主 方	海藻玉壶汤
组 成	海藻、昆布、海带化痰软坚，消瘿散结；青皮、陈皮疏肝理气；半夏、贝母、连翘、甘草化痰散结；当归、川芎养血活血；独活止痛
加 减	结块较硬及有结节者，可酌加黄药子、三棱、莪术、露蜂房、山甲片、丹参等，以增强活血软坚，消瘿散结的作用；胸闷不舒者加郁金、香附理气开郁；郁久化火而见烦热、舌红、苔黄、脉数者，加夏枯草、丹皮、玄参以清热泻火；纳差、便溏者，加白术、茯苓、淮山药健脾益气

3. 肝火旺盛

证 候	颈前轻度或中度肿大，一般柔软、光滑。烦热、容易出汗，性情急躁易怒，眼球突出，手指颤抖，面部烘热，口苦，舌质红，苔黄，脉弦数
辨证要点	颈前轻度或中度肿大，面部烘热，性情急躁易怒，眼球突出，手抖，口苦，脉弦数
病 机	痰气交阻，郁而化火，壅结颈前
治 法	清泄肝火，消瘿散结
主 方	栀子清肝汤合藻药散。栀子清肝汤偏于清肝泻火，藻药散则消瘿散结，二者合用适用于瘿病之肝火旺盛证
组 成	栀子清肝汤：栀子、丹皮清泄肝火；柴胡、芍药疏肝解郁；牛蒡子、石膏、黄芩、黄连清热；当归、川芎益脾养血活血 藻药散：海藻、黄药子消瘿散结，且黄药子可凉血降火
加 减	风阳内盛，手指颤抖者，加石决明、钩藤、白蒺藜、牡蛎平肝熄风；兼见胃热内盛而见多食易饥者，加生石膏、知母清泄胃热

4. 心肝阴虚

证 候	瘿肿或大或小，质软，病起较缓，心悸不宁，心烦少寐，易出汗，手指颤动，眼干，目眩，倦怠乏力，舌质红，舌体颤动，脉弦细数
辨证要点	瘿肿或大或小，质软，心悸不宁，心烦少寐，眼干目眩
病 机	气火内结日久，耗伤心肝之阴
治 法	滋养阴精，宁心柔肝
主 方	天王补心丹
组 成	生地滋阴补肾，养血润燥；玄参、天冬、麦冬清热养阴；丹参、当归调养心血；人参、茯苓益气宁心；酸枣仁、五味子敛心气，安心神；柏子仁、远志养心安神；桔梗载药上行
加 减	肝阴亏虚，肝络不和而见胁痛隐隐者，可仿一贯煎加枸杞子、川楝子养肝疏肝；虚风内动，手指及舌体颤抖者，加钩藤、白蒺藜、白芍平肝熄风；脾胃运化失调致大便稀溏、便次增加者，加白术、薏苡仁、淮山药、麦芽健运脾胃；肾阴亏虚而见耳鸣、腰酸膝软者，酌加龟板、桑寄生、牛膝、菟丝子滋补肾阴；病久正气伤耗、精血不足而见消瘦乏力，妇女月经量少或闭经，男子阳痿者，可酌加黄芪、山茱萸、熟地、枸杞子、制首乌等补益正气、滋养精血

二、西医治疗

1. 一般治疗　给予安慰和鼓励，避免精神紧张等不良因素，保证适当休息，补充足够的热量和营养物质，如糖、蛋白质和各种维生素等。可给予镇静剂，有交感神经兴奋，心动过速者可采用β受体阻滞剂，如普萘洛尔等。

2. 抗甲状腺药物治疗　常用的有硫脲类和咪唑类两种。硫脲类有甲硫氧嘧啶（MTU）

和丙硫氧嘧啶（PTU）；咪唑类有甲巯咪唑（MMI）和卡比马唑（CMZ）。

3. 放射性¹³¹I治疗　利用甲状腺有浓集碘的能力和¹³¹I能放出β射线的生物学效应，使甲状腺滤泡上皮细胞破坏、萎缩，分泌减少，达到治疗目的。通常病人只需服用一次，若效果不佳则可三个月或半年后再追加一次。

4. 手术治疗　甲状腺大部切除术仍然是目前治疗甲亢的一种常用而有效的方法。抗甲状腺药物不能根治甲亢，也不能代替手术。如果应用抗甲状腺药物治疗4～5个月后疗效不能巩固者，应考虑手术治疗。

【临证备要】

1. 注意瘿病与甲状腺疾病相关性，慎重用药　临证时甲状腺疾病无论有无甲状腺肿大，皆可参照本章辨证论治。许多消瘿散结的中药，如四海舒郁丸中的海带、海藻、海螵蛸、海蛤壳等的含碘量都较高，须注意若病人确系碘缺乏引起的单纯性甲状腺肿大，此类药物可以大量使用，若属甲状腺功能亢进之症，则一般不主张使用。另外常用药黄药子具有消瘿散结，凉血降火之功效，治疗痰结血瘀证和肝火旺盛证时可配合应用。但其有小毒，长期服用对肝脏损害较大，必须慎用。用量一般不宜超过10g。

2. 注意辨别瘿肿大小、性质，精选治法　治疗本病时应针对不同的证候选择适当的疗程，瘿肿小、质软、病程短、治疗及时者，多可治愈。但瘿肿较大者，不容易完全消散，治疗时间也要求较长，为用药方便，可将药物改为丸剂、散剂使用。若肿块坚硬、移动性差、而增长又迅速者，须排除恶性病变的可能；肝火旺盛及心肝阴虚的轻中度症病人，疗效较好，多数可在短期内迅速缓解。

3. 瘿病眼突病人，注意分期辨证论治　瘿病早期出现眼突者，证属肝火痰气凝结，应治以化痰散结，清肝明目，药用夏枯草、生牡蛎、菊花、青葙子、蒲公英、石决明。后期出现眼突者，为脉络涩滞，瘀血内阻所致，应治以活血散瘀、益气养阴，药用丹参、赤芍、泽兰、生牡蛎、山慈菇、黄芪、枸杞子、谷精草等。

4. 区分病程，把握病机，随证治之　瘿病的病程是一个动态变化的过程，在不同的病变阶段具有不同的病机特点，因此在治疗上应根据不同的病机立法遣方用药。如火盛宜清热泄火，药用黄连、犀角、丹皮、栀子、生石膏、黄连、黄芩、龙胆草、夏枯草、青黛等；痰凝宜化痰散结，药用陈皮、半夏、制南星、瓜蒌、浙贝母、杏仁、海藻、昆布、海带、海蛤壳等；血瘀宜活血软坚，药用当归、赤芍、川芎、桃仁、三棱、莪术、炮山甲、丹参等。病至后期，多出现由实转虚，气阴耗伤等。如阴伤宜养阴生津，药用生地、麦冬、天冬、沙参、白芍、五味子等；气虚宜益气健脾，药用黄芪、党参、白术、茯苓、山药等；气阴两虚者，药用黄芪、太子参、麦冬、五味子、黄精等。

5. 病久注意扶正，顾护气阴　瘿病日久，多正气耗伤，在散邪同时，应注意扶正。火郁阴伤而表现阴虚火旺者，则当以滋阴降火为主。其中又根据火旺及阴伤的偏盛，而有侧重降火或侧重滋阴的不同；阴血不足，肝风内动者，则宜育阴潜阳，平肝熄风。同时，对于有脾胃气虚基础者，或日久致气血耗伤、心神不宁者，则应加强健脾益气、养血安神之力。若见肝肾同病的，则应肝肾同补。

【结语】

瘿病以颈前喉结两旁结块肿大为基本临床特征。主要由情志内伤，饮食及水土失宜引起，并与体质有密切关系。气滞、痰凝、血瘀壅结颈前是瘿病的基本病理，初病为气郁痰阻，久则痰结血瘀，部分病例痰气郁结化火，出现肝火旺盛及心肝阴虚、阴虚火旺等病理变化。治疗瘿病的主要原则是理气化痰，消瘿散结，活血软坚，滋阴降火，可针对不同的证候选用适当的方药。预防本病应防止情志内伤，并注意饮食调摄。

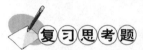复习思考题

1. 瘿病的发病与气滞、痰凝、血瘀有何关系？

2. 临床上气郁痰阻、痰结血瘀、肝火旺盛、心肝阴虚四种证候的瘿病各有哪些特点，如何鉴别？

3. 试述瘿病的治疗原则。

【文献选录】

《外台秘要·瘿病方》："瘿病者，始作与瘿核相似，其瘿病喜当颈下，当中央不偏两边也。"

《明医指掌·瘿瘤证八》："瘿但生于颈项之间；瘤则遍身体头面、手足，上下不拘其处，随气凝结于皮肤之间，日久结聚不散，累积而成。若人之元气循环周流，脉络清顺流通，焉有瘿瘤之患也。必因气滞痰凝，隧道中有所留止故也。"

《中医临证备要·颈间生瘤》："内服方可分三类，化痰软坚用海藻玉壶汤，调气破结用通气散坚丸，清肝解郁用清肝芦荟丸，外治用太乙膏掺红灵丹敷贴。"

第九节　疟　疾

疟疾是由感受疟邪，邪正交争所引起的以寒战壮热、头痛汗出、休作有时为特征的传染性疾病。

我国人民对疟疾的认识甚早，远在殷墟甲骨文中就有"疟"字的记载，而"疟疾"之名，则首见于《内经》，《内经》对其病因、证候、治法做了详细的讨论。《素问·疟论》指出疟疾的病因是"疟气""夫疟气者，并于阳则阳胜，并于阴则阴胜，阴胜则寒，阳胜则热。"该篇还描述了疟疾发作的典型症状："疟之始发也，先起于毫毛，伸欠乃作，寒栗鼓颔，腰脊俱痛，寒去则内外皆热，头痛如破，渴欲冷饮"。在治疗时机选择上，《素问·刺疟》提出："凡治疟，先发如食顷，乃可以治，过之则失时也。"早在《神农本草经》就明确记载常山及蜀漆有治疟的功效。《金匮要略·疟病脉证并治》阐述了瘅疟、温疟、牝疟等各种不同类型疟疾的辨证论治，并指出疟久不愈，可以形成痞块，称为"疟母"，其所列之鳖甲煎丸至今仍为临床所习用。晋·《肘后备急方·治寒热诸疟》认为其病因是感受山岚瘴毒之气，并明确提出青蒿为治疟要药。隋·《诸病源候论》提出"间日疟"和"劳疟"病名，该书《劳疟候》指出："凡疟积久不瘥者，则表里俱虚，客邪未散，真气不复，故

扫码"练一练"

扫码"学一学"

疾虽暂间，小劳便发。"《备急千金要方》除制定以常山、蜀漆为主药的截疟诸方外，还用马鞭草治疟。宋·《三因极一病证方论·疟病不内外因证治》指明"疫疟"的特点："一岁之间，长幼相若，或染时行，变成寒热，名曰疫疟。"明·张景岳进一步肯定疟疾因感受疟邪所致，而非痰食引起。《质疑录·论无痰作疟》说："疟邪随人身之卫气出入，故有迟早、一日、间日之发，而非痰之可以为疟也。"其治疗多用柴胡等和解法。吴有性在所著《温疫论》中制定治疟专方"达原饮"，用槟榔、厚朴、草果等"使邪气溃散，速离募原"。

西医学中的疟疾、回归热、黑热病、病毒性感染以及部分血液系统疾病等出现疟疾临床表现者，均可参考本篇内容进行辨证论治。

疟疾是由疟原虫引起的传染病，主要经蚊虫叮咬传播。典型发作以间歇性寒战、高热、大汗后随之缓解为特征。人感染疟原虫后可产生短暂的免疫力，所以在疟区，以外来人口和儿童发病率高。本病主要流行于热带和亚热带，温带其次。我国云南、河南两省为间日疟、恶性疟混合流行，不受季节限制，其他地区以间日疟为主，发病多在夏秋两季。三日疟和卵形疟相对较少见。

【病因病理】

一、中医学认识

本病的发生，主要是感受"疟邪"，邪正交争而发本病。

1. 外感疟邪 诱发因素与外感风寒、暑湿有关，其中尤以暑湿诱发为最多。夏秋暑湿当令之际，正是蚊毒疟邪肆虐之时，若人体被疟蚊叮吮，则疟邪入侵致病。

2. 正气亏虚 因饮食、劳倦，脾胃受损，痰湿内生；或起居失宜，劳倦太过，元气耗伤，营卫空虚，疟邪乘袭，即可发病。

综上，疟疾的病位总属少阳，故历来有"疟不离少阳"之说。感邪之后，邪伏半表半里营卫之间，邪正交争，则疟病发作；疟邪伏藏，则发作休止。发作时，邪入与营阴相争，卫阳一时不能外达，则毛孔收缩，肌肤粟起而恶寒；其后，邪出与卫阳相搏，热盛于肌表，故又转为高热；迨正胜邪却，则疟邪伏藏，不与营卫相搏，汗出热退，症状解除。至于休作时间的长短，与疟邪伏藏的深浅有一定关系，如每日发、间日发者，邪留尚浅；三日发者，则邪留较深。

由于感受时邪不一，或体质有所差异，可表现不同的病理变化。一般以寒热休作有时的"正疟"，临床最为多见；如素体阳虚寒盛，或感受寒湿诱发，则表现为寒多热少的"寒疟"或但寒不热之"牝疟"；素体阳热偏盛，或感受暑热诱发，多表现为热多寒少之"温疟"；因感受山岚瘴毒之气而发者为"瘴疟"，可以出现神昏谵语，痉厥等危重症状，甚至发生内闭外脱的严重后果：若疫毒热邪深重，内陷心肝，则为"热瘴"；因湿浊蒙蔽心神者，则为"冷瘴"。

本病总因感受疟邪所致，故病理性质以邪实为主。但疟邪久留，屡发不已，气血耗伤，不时寒热，可成为遇劳即发的"劳疟"；或久疟不愈，气血瘀滞，痰浊凝结，壅阻于左胁下而形成"疟母"。且常兼有气血亏虚之象，表现为邪实正虚。

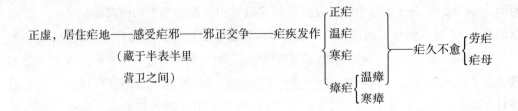

二、西医学认识

疟疾

疟疾的传染源为疟疾病人和无症状带疟原虫者，蚊虫叮咬为主要的传播途径，偶可因输血或使用污染注射器而传染。寒战、高热等典型疟疾发作症状，是由于大量红细胞破裂，释放巨大数量的裂殖子及其代谢产物，以及残余、变性的血红蛋白和红细胞膜碎片进入血液，刺激巨噬细胞和中性粒细胞吞噬，并产生大量 IL-2、TNF 等细胞因子，作用于下丘脑体温调节中枢所引起。症状严重程度与成批破坏的红细胞数量有关。疟疾的另一突出临床表现为贫血，其原因主要与大量红细胞被疟原虫破坏有关。

【诊断】

一、病名诊断

（1）以寒战、高热、出汗，周期性发作，间歇期症状消失为主要临床表现。
（2）多发于夏秋季，具有周期性及间歇性。
（3）病人居住或近期到过疟疾流行地区。

二、证候特征

定时发作（休作有时），如每日或间日未时准时发作。典型的发作过程是急骤发病：首先表现（伸欠乃作，寒栗鼓颔）恶寒战栗（鸡皮疙瘩，寒战打抖，牙齿互相撞击），面色苍白，肢体厥冷，虽盖厚被而不觉温（疟疾之寒，汤火不能温），持续约10~60分钟；继则壮热作，体若燔炭，掀去衣被，面色潮红，头痛如劈，口渴引饮，虽近冰水而不凉（其热，冰水不能寒也），持续约4~8小时；最后，全身大汗，体温骤然降至正常，头痛消失，顿感轻松舒适，常安然入睡（2~4小时）。整个过程通常持续6~10小时。多数疟疾病人发作具有周期性，间歇一日之后，（或间歇二日，甚者每日发）又有类似症状的发作。间歇期如常人。

三、相关检查

必要时进行血涂片检查疟原虫（寒战时查耳血，平时不易查到疟原虫）、疟原虫抗原快速检测，若查到疟原虫则为诊断疟疾的确切依据。

【鉴别诊断】

1. 疟疾与风温发热鉴别

鉴别要点	疟　疾	风温发热
共同点	都有恶寒、发热、全身不适等	
不同点	疟疾以寒热往来、汗出热退、休作有时为特征，无肺系症状。常发于夏秋	风温初起，邪在卫分时，可见寒战高热，但多伴有咳嗽气急、胸痛等肺系症状。多见于冬春

2. 疟疾与淋证发热鉴别

鉴别要点	疟　疾	淋证发热
共同点	都有寒战发热	
不同点	以寒热往来、汗出热退、休作有时为特征	多兼小便频急，滴沥刺痛，腰部酸胀、疼痛等症

【治疗】

一、中医治疗

（一）辨证要点

辨正疟、温疟、寒疟、瘴疟、劳疟

正　疟	恶寒战栗，头痛壮热，汗出热退，发作典型；休作有时；神识清楚
温　疟	热重寒轻，或但热不寒，为偏于热盛
寒　疟	寒重热轻，或但寒不热，为偏于寒盛
瘴　疟	症状多样，病情严重；未发之时也有症状存在；多有高热不退、神昏谵语、抽搐、颈项强直、昏迷等邪入心肝的危重症
劳　疟	疟疾迁延日久，每遇劳累辄易发作，发作寒热较轻

（二）治疗原则

治疗原则：祛邪截疟。

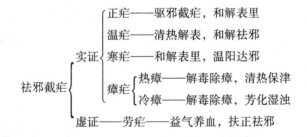

祛邪截疟　实证　正疟——驱邪截疟，和解表里
温疟——清热解表，和解祛邪
寒疟——和解表里，温阳达邪
瘴疟　热瘴——解毒除瘴，清热保津
冷瘴——解毒除瘴，芳化湿浊
虚证——劳疟——益气养血，扶正祛邪

（三）分证论治

1. 正疟

证　候	发作症状比较典型，常先有呵欠乏力，继则寒战鼓颔，寒罢则内外皆热，头痛面赤，口渴引饮，终则遍身汗出，热退身凉，每日或间一二日发作一次，寒热休作有时，舌红，苔薄白或黄腻，脉弦
辨证要点	发作症状比较典型，常先有呵欠乏力，继则寒战鼓颔，寒罢则内外皆热
病　机	疟邪伏于少阳，与营卫相搏，正邪交争

治 法	祛邪截疟，和解表里
主 方	柴胡截疟饮或截疟七宝饮
组 成	柴胡截疟饮：由小柴胡汤加常山、槟榔、乌梅、桃仁组成。柴胡、黄芩和解少阳；常山，槟榔、乌梅、半夏化痰截疟；桃仁活血化瘀；人参扶正；生姜、红枣调和营卫，兼顾胃气 截疟七宝饮：草果、槟榔、陈皮、青皮、厚朴、常山化痰截疟
加 减	痰湿偏重，胸闷腹胀，舌苔白腻者，酌加厚朴、苍术、陈皮；烦渴，苔黄，脉弦数者，去生姜、大枣，加石膏、花粉清热生津

2. 温疟

证 候	发作时热多寒少，汗出不畅，头痛，骨节酸痛，口渴引饮，便秘尿赤，舌红苔黄，脉弦数
辨证要点	发作时热多寒少，汗出不畅，口渴引饮，便秘尿赤
病 机	阳热素盛，疟邪与营卫相搏，热炽于里
治 法	清热解表，和解祛邪
主 方	白虎加桂枝汤或白虎加人参汤
组 成	生石膏、知母清泄邪热；桂枝和解疏表；人参扶正祛邪；粳米护胃气；甘草调和诸药
加 减	表邪已解，里热较盛，发热，汗多，无骨节酸痛者，去桂枝；热势较盛而气津两伤者，去桂枝，加北沙参；津伤较著，口渴引饮者，酌加生地、麦冬、石斛、玉竹

3. 寒疟

证 候	发作时热少寒多，口不渴，胸闷脘痞，神疲体倦，舌苔白腻，脉弦
辨证要点	发作时热少寒多，口不渴
病 机	素体阳虚，疟邪入侵，寒湿内盛
治 法	和解表里，温阳达邪
主 方	柴胡桂枝干姜汤合截疟七宝饮
组 成	柴胡、黄芩和解少阳；桂枝、干姜、甘草温阳达邪；栝楼根清热生津敛阴；截疟七宝饮中草果、槟榔、陈皮、青皮、厚朴、常山散寒燥湿，化痰截疟
加 减	但寒不热者，去黄芩苦寒之品；寒郁日久化热，心烦口干，去桂枝、草果，加石膏、知母

4. 瘴疟

（1）热瘴

证 候	热甚寒微，或壮热不寒，头痛，肢体烦疼，面红目赤，胸闷呕吐，烦渴饮冷，大便秘结，小便热赤，甚至神昏谵语，舌质红绛，苔黄腻或垢黑，脉洪数或弦数
辨证要点	热甚寒微，或壮热不寒，烦渴饮冷，小便热赤，神昏谵语
病 机	瘴毒内盛，热邪内陷心包
治 法	解毒除瘴，清热保津
主 方	清瘴汤
组 成	黄芩、黄连、知母、柴胡清热解毒；青蒿、常山祛邪除瘴；竹茹、枳实、半夏、陈皮、茯苓清胆和胃；益元散清暑利湿安神
加 减	壮热烦渴者去半夏，加生石膏清热泻火；热盛津伤，口渴心烦，舌干红少津者，酌加生地、玄参、石斛、玉竹；神昏痉厥，高热不退者，急用紫雪丹清心开窍

（2）冷瘴

证 候	寒甚热微，或但寒不热，或呕吐腹泻，甚至嗜睡不语，神志昏蒙，舌苔厚腻色白，脉弦
辨证要点	寒甚热微，或但寒不热，神志昏蒙
病 机	瘴毒内盛，湿浊蒙蔽心窍

续表

治　法	解毒除瘴，芳化湿浊
主　方	加味不换金正气散
组　成	苍术、厚朴、陈皮、藿香、半夏、佩兰、荷叶燥湿化浊，健脾理气；槟榔、草果截疟除湿；菖蒲豁痰宣窍；甘草调和诸药
加　减	嗜睡昏蒙者，可加服苏合香丸芳香开窍；若呕吐较著，可吞服玉枢丹以辟秽和中止呕

5. 劳疟

证　候	疟疾迁延日久，每遇劳累辄易发作，发作时寒热较轻，面色萎黄，倦怠乏力，短气懒言，纳少自汗，舌质淡，脉细弱
辨证要点	疟疾迁延日久，每遇劳累辄易发作，发作时寒热较轻
病　机	疟邪久留，气血耗伤
治　法	益气养血，扶正祛邪
主　方	何人饮
组　成	何首乌、人参、当归益气扶正，补益精血；陈皮、生姜理气和胃
加　减	气虚较著，倦怠自汗者，可加黄芪、浮小麦；偏于阴虚，下午或夜晚见低热，舌质红绛者，加生地、鳖甲、白薇；胸闷脘痞，大便稀溏，舌苔浊腻者，去首乌，加姜半夏、草果芳化湿浊

此外，久疟不愈，痰浊瘀血互结，左胁下形成痞块，此即《金匮要略》所称"疟母"。治宜软坚散结，祛瘀化痰，方用鳖甲煎丸。兼有气血亏虚者，配合八珍汤或十全大补汤，以扶正祛邪。

二、西医治疗

（一）抗疟原虫治疗

1. 磷酸氯喹和磷酸伯氨喹啉　联合应用，口服。

2. 耐氯喹疟疾治疗　可选甲氟喹、磷酸咯萘啶、青蒿素及其衍生物等药物。

（二）凶险型疟疾的发作治疗

氯喹注射液用于敏感株的治疗；磷酸咯萘啶、青蒿琥酯、二盐奎宁用于耐氯喹株的治疗。

（三）对症治疗

主要保持水、电解质酸碱平衡；必要时可予肾上腺皮质激素控制溶血；碳酸氢钠静脉滴注以防肾小管阻塞。

【临证备要】

1. "疟不离少阳"之说　疟邪伏藏于半表半里，属少阳经脉部位，故在治疗上，一般多使用柴胡之剂，但必须辨证，不能见到疟疾一概使用之，临床应掌握寒热往来的症状特点使用为宜。

2. 在辨证的基础上选加截疟药物　常用的如常山、青蒿、槟榔、马鞭草、豨莶草、乌梅等。此外，服药时间一般以疟发前2小时为宜。若在疟发之际服药，容易发生呕吐不适，且难以控制发作。

3. 宜重视解毒除瘴　瘴疟来势凶猛，病情险恶，如出现神昏谵语，痉厥抽风等严重症状时，宜早投清心开窍药物，必要时进行中西医结合治疗。

【结语】

疟疾是以寒战、壮热、头痛、汗出、休作有时为临床特征的疾病。病因为感受疟邪，并与正虚有关。病机多为疟邪伏于半表半里，邪正相争，则寒热发作；正胜邪却，则寒热休止。以临床表现区分，若寒热休作有时者为正疟；热多寒少或但热不寒属温疟；寒多热少或但寒不热属寒疟；瘴毒内盛，病势严重，多伴神志昏蒙者属瘴疟；疟邪久留，耗伤气血，遇劳即发者为劳疟；疟久不愈，血瘀痰凝，结于胁下，则为疟母。

治疗原则为祛邪截疟，并根据疟疾的不同证候论治。如温疟宜清；寒疟宜温；瘴疟宜解毒除瘴；劳疟则以扶正为主，佐以截疟；如属疟母，又当祛瘀化痰，软坚散结。

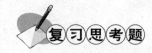

复习思考题

1. 什么是疟疾？
2. 试述疟疾的分证论治。
3. 疟疾的治疗原则是什么？

【文献选录】

《普济方·诸疟门》："劳疟者，以久疟不瘥，气血俱虚，故虽间歇，劳动则发，故谓之劳疟。邪气日深，真气愈耗，表里既虚，故食减肌瘦，色悴力劣，而寒热如故也。"

《医学纲目·疟寒热》："卫与邪相并，则病作；与邪相离，则病休。其并于阴则寒，并于阳则热；离于阴则寒已，离于阳则热已。至次日又集而并合，则复病也。"

《症因脉治·疟疾总论》："疟发之时，神识昏迷，狂妄多言，或声音哑喑，此瘴毒疟疾之症也。""瘴气入人脏腑，血聚上焦，败血瘀于心窍，毒涎聚于肝脾，则瘴毒疟疾之症作矣。"

扫码"练一练"

第六章　肾系病证

第一节　水　　肿

扫码"学一学"

水肿是由多种原因导致肺失通调，脾失转输，肾失开合，三焦气化不利，体内水液潴留，泛滥肌肤，表现以头面、眼睑、四肢、腹背，甚至全身浮肿为特征的一类病证。

《内经》将本病称为"水"，并根据不同症状分为"风水""石水""涌水"。如《灵枢·水胀》说："水始起也，目窠上微肿，如新卧起之状，其颈脉动，时咳，阴股间寒，足胫肿，腹乃大，其水已成矣。以手按其腹，随手而起，如裹水之状，此其候也。"《素问·水热穴论》提出本病的病因病机，"勇而劳甚，则肾汗出，肾汗出逢于风，内不得入于脏腑，外不得越于皮肤，客于玄府，行于皮里，传为胕肿""故其本在肾，其末在肺。"《素问·至真要大论》又指出："诸湿肿满，皆属于脾"。认识到水肿病的发病与肺、脾、肾有关。《素问·汤液醪醴论》提出"平治于权衡，去菀陈莝……开鬼门，洁净府"的治疗原则，并沿用至今。汉·张仲景在《金匮要略》中以表里上下为纲，将水肿病分为风水、皮水、正水、石水、黄汗五种类型；根据五脏发病的机制及证候将水肿分为心水、肝水、肺水、脾水、肾水。治疗上提出了发汗、利尿两大原则。宋·严用和将水肿分为阴水、阳水两大类，并对虚实两类不同性质的水肿作了区分，为其后水肿病的临床辨证奠定了基础，如《济生方·水肿门》说："阴水为病，脉来沉迟，色多青白，不烦不渴，小便涩少而清，大腹多泄……阳水为病，脉来沉数，色多黄赤，或烦或渴，小便赤涩，大腹多闭。"对于水肿病的治疗，严用和倡导温脾暖肾之法，在前人汗、利、攻的基础上开创了补法。宋·杨士瀛创用活血利水法治疗瘀血水肿。明·李梴在《医学入门》中提出疮毒致水肿的病因学说。此后，对水肿病的认识日渐成熟。

西医学中急、慢性肾小球肾炎，肾病综合征，充血性心力衰竭，内分泌失调（甲状腺功能低下、黏液性水肿），以及营养障碍（低蛋白血症）等疾病出现水肿的临床表现者，均可参考本节内容进行辨证论治。

肾病综合征（nephrotic syndrome，NS）是由于各种原因导致肾小球受损，以大量蛋白尿（尿蛋白 > 3.5g/天）、低白蛋白血症（血浆白蛋白低于 30g/L）、水肿、高脂血症等为主要表现的临床综合征。它占肾小球疾病中的大多数，是我国引起慢性肾衰竭最主要的原因之一。本病约 30% ~ 50% 病例可能在发病后数月内自行缓解。90% 病例对糖皮质激素治疗敏感，治疗 2 周后可完全缓解，但复发率高，若反复发作或大量蛋白尿未得到控制，可能转化为系膜增生性肾小球肾炎，进而发展为局灶性节段性肾小球硬化，甚至肾衰竭。一般认为，成年人的治疗缓解率和缓解后复发率均比儿童低。成人的肾病综合征约 2/3 为原发性、1/3 为继发性肾小球疾病引起。儿童则约 90% 为原发性肾小球疾病。

慢性心力衰竭（chronic heart failure，CHF）是各种心脏结构或功能性疾病导致心室充盈和（或）射血能力受损而引起的一组综合征。临床以呼吸困难、体力活动受限和液体潴留为主要表现。病程较长，死亡率高，它是大多数心血管疾病的最终归宿，也是最主要的死亡原因。根据我国 2003 年的抽样统计，成人心衰患病率为 0.9%；据美国心脏病学会（AHA）2005 年的统计报告，全美约有 500 万心衰病人，心衰的年增长数为 55 万。

【病因病理】

一、中医学认识

水肿一证，其病因有风邪袭表、疮毒内犯、外感水湿、湿热内盛、饮食不节及禀赋不足，久病劳倦，形成本病的机制为肺失通调，脾失转输，肾失开阖，三焦气化不利。

1. 风邪袭表　风为六淫之首，易夹寒热。风寒或风热之邪，侵袭肺卫，致肺失通调，风水相搏，发为水肿。

2. 疮毒内犯　肌表的痈疡疮毒失治或误治，导致火热内攻，损伤肺脾，津液气化失常，发为水肿，此即《济生方·水肿》云："年少血热生疮，变为水，肿满，烦渴，小便少，此为热肿。"

3. 水湿浸渍　久居湿地，或冒雨涉水，湿衣裹身时间过久，致水湿内侵，困遏脾阳，脾胃升清降浊功能失常，水无所制，发为水肿。如《医宗金鉴·水气病脉证》曰："皮水，外无表证，内有水湿也。"

4. 湿热内盛　湿热久蕴，或湿郁化热，中焦脾胃失其升清降浊之能，壅滞三焦，水道不通，形成水肿。

5. 饮食不节　过食肥甘厚味或辛辣之品，久则湿热中阻，损伤脾胃；或生活饥馑，营养不足，脾气失养，致脾运不健，脾失转输，水湿壅滞，发为水肿。正如《景岳全书·水肿》所言："大人小儿素无脾虚泄泻等证，而忽而通身浮肿，或小便不利者，多以饮食失节，或湿热所致。"

6. 禀赋不足，久病劳倦　先天禀赋薄弱，肾气亏虚，膀胱开合不利，气化失常，水泛肌肤，或因劳倦纵欲过度，生育过多，久病产后，损伤脾肾，水湿输布失常，溢于肌肤，发为水肿。

综上，水肿的病因较多，有单一原因发病者，也有相互兼夹而发病者。其基本病机为肺失通调，脾失转输，肾失开阖，三焦气化不利。病位主要在肺、脾、肾三脏。风邪袭表，肺卫首当其冲，肺失宣降，通调失常，风水相搏而发为水肿。脾主运化，布散水谷精微和运化水湿。外感水湿，困遏脾阳，或因饮食、劳倦损伤脾气，导致脾失转输，水湿内停，泛溢肌肤而成水肿。肾主水液，体内水液的输布运化有赖于肾阳的蒸腾气化和司二阴的开阖作用。纵欲过度、生育不节等劳倦内伤致肾虚失于蒸化、开阖，水液泛溢肌肤而成水肿。肺、脾、肾三脏相互关联，相互影响。三脏之中以肺为标，以肾为本，以脾为制水之脏。

由于致病因素及体质的差异，水肿有阴水、阳水之分，并可相互转换或夹杂。一般而言，阳水属实，多由外感风邪、疮毒、湿热而成，病位在肺、脾。阴水属虚或虚实夹杂，多由饮食劳倦、禀赋不足、久病体虚所致，病位在脾、肾。阳水反复发作，正气渐衰可转化为阴水，而阴水复感外邪也可转化为阳水。

水肿病的转归，一般而言，阳水易消，阴水难治。初发阳水，年少、体质尚好的病人，脏气未损，若治疗及时，则病可向愈。因生活饥馑、营养不良所致水肿者，在饮食条件改善后，水肿也可望治愈。若先天禀赋不足，或他病久病，失治误治，导致正气大亏，肺、脾、肾三脏功能严重受损，后期影响及心、肝者，则难向愈。若水邪壅盛或阴水日久，脾肾衰微，水气上犯，则可出现水饮凌心犯肺之重证。若病变后期，肾阳衰败，气化不行，浊毒内闭，可发展为关格。若肺失通调，脾失健运，肾失开阖，致膀胱气化无权，可见小便点滴或闭塞不通，转为癃闭。若阳损及阴，造成肝肾阴虚，肝阳上亢，则可兼见眩晕之证。

风邪袭表——风寒、风热——侵袭肺卫——肺失通调，风水相搏

疮毒内犯——火热内攻——损伤肺脾

水湿浸渍——困遏脾阳——脾失运化

湿热内盛——三焦壅滞——水道不通

水无所制——水肿

饮食失节{过食肥甘，辛辣香燥 / 生活饥馑，营养不足} 脾失转输

禀赋不足，久病劳伤——肾气亏虚——膀胱开阖不利

二、西医学认识

（一）肾病综合征

可分为原发性肾病综合征和继发性肾病综合征两大类。原发性肾病综合征的病因为多种类型的原发性肾小球肾炎，包括：①微小病变型肾病；②系膜增生性肾小球肾炎；③局灶性节段性肾小球硬化；④膜性肾病；⑤系膜毛细血管性肾小球肾炎。这些病造成肾小球滤过膜屏障功能障碍，血浆蛋白质通透性增加，肾小管重吸收减少，蛋白从尿中大量流失，形成尿蛋白。大量血浆白蛋白从尿中丢失，同时，蛋白分解代谢增加，导致低蛋白血症。低蛋白血症引起血浆胶体渗透压下降，水分从血管腔进入组织间隙，另外，机体有效循环血容量不足，肾素－血管紧张素－醛固酮系统激活，也能导致肾小管重吸收钠，引起水肿。肝脏脂蛋白合成增加，外周利用分解减少可引起高脂血症。

（二）慢性心力衰竭

几乎所有类型的心脏、大血管疾病均可引起心力衰竭。心力衰竭反映心脏的泵血功能障碍，即心肌舒缩功能不全。基本病因有：①原发性心肌舒缩功能障碍，包括心肌病变、原发性或继发性心肌代谢障碍，是引起心衰最常见的原因；②心脏负荷过度，包括压力负荷过度、容量负荷过度和心脏舒张受限。另外，感染、心律失常、肺栓塞、劳力过度、妊娠和分娩、贫血与出血、输血输液过多或过快等是心衰发作的常见诱因。心肌舒缩功能发生障碍时，最根本的问题是心排血量下降，引起血流动力学障碍，维持心脏功能的每一个代偿机制的代偿能力都是有限的，长期维持将最终发生失代偿，即可引起心衰。

【诊断】

一、病名诊断

（1）以头面、眼睑、四肢甚至全身浮肿为主症。

（2）本病发病或急骤，或缓慢。可有乳蛾、心悸、疮毒、紫癜及久病体虚病史。

（3）阳水多由外感风邪、疮毒、湿热而成，阴水多由禀赋不足、久病体虚所致。

二、证候特征

本病初起多从眼睑开始，继则延及头面、四肢、腹背，甚者肿遍全身，也有的水肿先从下肢足胫开始，然后及于全身。轻者仅眼睑感觉紧绷或颜面、足胫、踝部等（肌肉较少、肌肉组织非松弛处）按之轻度凹陷不易恢复，或短期体重增加；重者全身皆肿，肿处皮肤绷急光亮，按之凹陷即起，或按之如泥；甚则腹大胀满，气喘不能平卧；更严重者可见尿闭或尿少，恶心呕吐，口有秽味，鼻衄牙宣，头痛，抽搐，神昏谵语等危象。如肿势严重，可伴有胸腹水而见腹部鼓胀，胸闷心悸，气喘不能平卧，唇黑，缺盆平，脐突、背平等症。

三、相关检查

主要依据查血常规，尿常规，肝、肾、甲状腺功能，心电图，肝、肾 B 超来诊断。如怀疑心源性水肿可再查心脏超声、胸片，明确心功能级别；肾性水肿可再查 24 小时尿蛋白定量，蛋白电泳，血脂，补体 C_3、C_4 及免疫球蛋白，抗核抗体，双链 DNA 抗体，SM 抗体，T_3、T_4、FT_3、FT_4。肾脏穿刺活检有助于明确病理类型，鉴别原发性或继发性肾脏疾病。

【鉴别诊断】

水肿与溢饮鉴别

鉴别要点	水肿（风水证）	溢饮
共同点	肢体浮肿	
不同点	风水证表实者，水肿而无汗，身体疼重；表虚者肢体浮肿而汗出恶风	身体疼痛沉重，甚则肢体浮肿，当汗出而不汗出，或伴咳喘，属饮溢肢体

【治疗】

一、中医治疗

（一）辨证要点

1. 辨阳水与阴水

阳 水		病因多为风邪、疮毒、水湿。发病较急，每成于数日之间，肿多由面目开始，自上而下，继及全身，肿处皮肤绷急光亮，按之凹陷即起。兼有寒热等表证，属表、属实，一般病程较短
阴 水		病因多为饮食劳倦，先天或后天因素所致的脏腑亏损。发病缓慢，肿多由足踝开始，自下而上，继及全身，肿处皮肤松弛，按之凹陷不易恢复，甚则按之如泥。属里、属虚或虚实夹杂，病程较长

2. 辨虚实

实 肿		以邪实为主，或虽有本虚，也以实证多见，常伴风、湿或湿热、湿毒等六淫症状，多见于青少年
虚 肿		以本虚为主，或虽有外邪，也以虚证表现多见，常伴有肺、脾、肾或肝、心等虚损症状，多见于中老年病人

（二）治疗原则

治疗原则：发汗，利尿，泻下逐水。

发汗，利尿，泻下逐水 { 阳　　水——发汗、宣肺，清热解毒、运脾化湿
阴　　水——健脾温肾，配以利水、养阴、活血、祛瘀
虚实夹杂——则当兼顾，或先攻后补，或先补后攻

（三）分证论治

1. 阳水

（1）风水相搏

证　候	眼睑浮肿，继则四肢及全身皆肿，来势迅速，伴恶寒，发热，肢节酸楚，小便不利等。偏于风热者，可见咽喉红肿疼痛，舌质红，脉浮滑数；偏于风寒者，兼恶寒，咳喘，舌苔薄白，脉浮滑或浮紧。如水肿较甚，亦可见沉脉
辨证要点	眼睑浮肿，继则四肢及全身皆肿，来势迅速，多有恶寒、发热症状
病　机	风邪外袭，肺气失宣，不能通调水道，下输膀胱
治　法	疏风解表，宣肺行水
主　方	越婢加术汤
组　成	麻黄疏风宣肺；白术淡渗利水；石膏清热宣肺；生姜、大枣、甘草调和营卫，利水宣肺
加　减	若风寒偏盛，去石膏，加苏叶、桂枝、防风祛风散寒；风热偏盛者，加连翘、桔梗、板蓝根、鲜芦根清热利咽，解毒散结；咳喘较甚者，可加杏仁、前胡降气定喘；汗出恶风者，卫阳已虚，可用防己黄芪汤加减，以益气行水；若表证渐解，身重而水肿不退者，可按水湿浸渍证论治

（2）湿毒浸淫

证　候	眼睑浮肿，遍及全身，肿处皮肤光亮，小便少、色赤，身发疮痍，甚则溃烂，恶风发热，舌质红，苔薄黄，脉浮数或滑数
辨证要点	眼睑浮肿，皮肤光亮，身发疮痍，舌质红，苔薄黄，脉浮数或滑数
病　机	疮毒内陷，三焦气化不利，水湿内停
治　法	宣肺利水，清热解毒消肿
主　方	麻黄连翘赤小豆汤合五味消毒饮
组　成	麻黄、杏仁、桑白皮、赤小豆宣肺利水消肿；银花、野菊花、蒲公英、紫花地丁、紫背天葵清热解毒
加　减	若脓毒甚者，重用蒲公英、紫花地丁清热解毒；湿盛糜烂者，加苦参、土茯苓利湿解毒；风盛者加白鲜皮、地肤子疏风清热；血热而红肿甚者，加丹皮、赤芍清热凉血；大便不通者，加大黄、芒硝清热通便；尿血者，可酌加石韦、大蓟、荠菜花凉血止血

（3）水湿浸渍

证　候	全身水肿，尤以下肢明显，按之没指，起病缓慢，病程较长，小便短少，伴身体困重，胸闷，纳呆，舌淡胖，苔白腻，脉沉缓
辨证要点	全身水肿，伴身体困重，胸闷，纳呆，苔白腻，脉沉缓
病　机	寒湿伤及脾阳，水湿不化
治　法	运脾化湿，通阳利水
主　方	五皮饮合胃苓汤
组　成	桑白皮、陈皮、大腹皮、茯苓皮、生姜皮化湿行水；白术、茯苓健脾化湿；苍术、厚朴燥湿健脾；猪苓、泽泻利尿消肿；肉桂温阳化气行水；大枣健脾和胃
加　减	若肿甚而喘，可加麻黄、杏仁、葶苈子宣肺泻水而平喘；浮肿甚，大便溏薄，可加黄芪、桂枝益气通阳，或加补骨脂、附子温肾助阳

（4）湿热壅盛

证　　候	全身浮肿，肿处皮肤绷紧光亮，胸脘痞闷，烦热口渴，小便短赤，或大便干结，苔黄腻，脉沉数或濡数
辨证要点	全身浮肿，伴烦热口渴，胸脘痞闷，小便短赤，或大便干结，苔黄腻，脉沉数或濡数
病　　机	水湿之邪壅滞三焦，郁而化热，湿热之邪壅滞肌肤
治　　法	分利湿热
主　　方	疏凿饮子
组　　成	商陆通利二便，佐槟榔、大腹皮以行气导水；茯苓、泽泻、木通、椒目、赤小豆利水，使在里之水从二便下行；生姜皮、秦艽疏风透表，使在表之水从汗外泄
加　　减	若湿热久羁，化燥伤阴，症见口咽干燥，大便干结，可用《伤寒论》猪苓汤以滋阴利水；若湿热之邪，下注膀胱，伤及血络，见尿痛、尿血等症，可酌加大小蓟、白茅根等凉血止血

2. 阴水
（1）肾阳衰微

证　　候	水肿反复发作，面浮身肿，腰以下为甚，按之凹陷不起，小便量减少或反多，腰部冷痛酸重，怯寒神疲，面色㿠白，四肢厥冷，甚者心悸胸闷，喘促难卧，腹大胀满，舌质淡胖，苔白，脉沉细或沉迟无力
辨证要点	水肿反复发作，面浮身肿，腰以下甚，腰部冷痛酸重，怯寒神疲，舌质淡胖，苔白，脉沉细或沉迟无力
病　　机	脾肾阳虚，水寒内聚
治　　法	温肾助阳，化气行水
主　　方	济生肾气丸合真武汤
组　　成	肉桂、附子、巴戟天、仙灵脾温补肾阳；白术、茯苓、泽泻、车前子通利小便；生姜温散水寒之气；白芍调和营阴；牛膝引药下行，直趋下焦，强壮腰膝
加　　减	肾虚肝旺，头昏头痛，心慌腿软，肢困者，加鳖甲、牡蛎、杜仲、桑寄生、野菊花、夏枯草；小便清长量多者，去泽泻、车前子，加菟丝子、补骨脂温固下元；复感外邪者，以越婢汤为主，可加党参、黄芪、补骨脂补气温肾

（2）瘀水互结

证　　候	水肿日久不退，肿势轻重不一，面色黧黑，肌肤甲错，血尿，皮肤瘀斑，腰部刺痛，痛处固定不移，或伴倦怠乏力，少气懒言，五心烦热，潮热盗汗等，舌质紫暗，苔白，或有瘀点瘀斑，脉沉细涩
辨证要点	水肿日久不退，肿势轻重不一，皮肤瘀斑，腰部刺痛，痛处固定不移，舌质紫暗，苔白，或有瘀点瘀斑，脉沉细涩
病　　机	水湿内阻，气滞血瘀，三焦气化不利
治　　法	活血祛瘀，化气行水
主　　方	桃红四物汤合五苓散
组　　成	当归、赤芍、川芎养血活血；红花、桃仁活血通络；桂枝、附子通阳化气；茯苓、泽泻、车前子利水消肿
加　　减	血瘀水盛，肺气上逆，症见全身肿甚，气喘烦闷，小便不利者，可加葶苈子、川椒目、泽兰逐瘀泻肺；脾肾亏虚，症见腰膝酸软，神疲乏力者，可合用济生肾气丸以温补脾肾，利水肿；阳气虚者，可配黄芪、附子益气温阳以助化瘀行水之功

（3）脾虚湿盛

证　　候	身肿，腰以下为甚，按之凹陷不易恢复，四肢重，小便少，面色不华，纳减便溏，少气神疲，脘腹胀闷，舌质淡，苔白腻或白滑，脉沉缓或沉弱
辨证要点	身肿，腰以下为甚，四肢重，脘腹胀闷，舌质淡，苔白腻或白滑，脉沉缓或沉弱
病　　机	脾阳虚，运化失常，致水湿停聚泛滥
治　　法	健脾温阳，利水消肿
主　　方	实脾饮

续表

组 成	干姜、附子、桂枝、草果仁温阳散寒，利水消肿；白术、炙甘草健脾补气；茯苓、泽泻、车前子、木瓜利水消肿；木香、厚朴、大腹子理气行水
加 减	如伴中气下陷，症见大便稀溏，时有脱肛，感冒时作，用补中益气汤加减；小便短少，酌加泽泻、车前子、桂枝化气行水

二、西医治疗

（一）肾病综合征

1. 一般治疗 凡有严重水肿、低蛋白血症者需卧床休息。水肿消失，一般情况好转后，可起床活动。给予正常量优质蛋白饮食，热量要保证充分，低盐（<3g/d）饮食、低饱和脂肪酸饮食。

2. 对症治疗 包括利尿消肿和减少尿蛋白两个方面。

3. 主要治疗——抑制免疫与炎症反应 根据病情合理运用糖皮质激素、细胞毒药物、环孢素、麦考酚吗乙酯（mycophenolate mofetil，MMF）等药物。

（二）慢性心力衰竭

1. 病因治疗 对所有可能导致心脏功能受损的常见疾病如冠心病、高血压、糖尿病等，在尚未造成心脏器质性改变前应进行早期有效的治疗。积极控制诱因，如感染、甲亢、贫血等。

2. 一般治疗 包括休息，控制体力活动，避免精神刺激和控制钠盐摄入等。

3. 药物治疗 包括利尿剂，肾素－血管紧张素－醛固酮系统抑制剂、β受体阻滞剂、正性肌力药、硝酸异山梨酯等药物。

【临证备要】

1. 正确使用攻下逐水法 攻下逐水法是治疗阳水的一种方法，即《内经》"去菀陈莝"之意。只宜用于病初体实肿甚，正气尚旺，用发汗利水法无效，而确有当下之脉证者，症见全身高度浮肿，气喘，心悸，腹水，小便不利，脉沉而有力者。使用该法，宜抓住时机，以逐水为急，使水邪从大小便而去，可用十枣汤治疗，但应中病即止，水肿衰其大半即应停药，以免过用伤正。俟水退后，即行调补脾胃，以善其后。病至后期，脾肾两亏而水肿甚者，若强攻之，水稍退可暂安一时，但攻逐之药多易伤正，究属病根未除，待水邪复来，势更凶猛，病情反重，故逐水峻药应慎用。

2. 活血化瘀利水法的应用 水与血生理上皆属于阴，相互倚行，互宅互生。水肿日久，水湿停积，一则久病入络，气机不利，成为瘀血；二则脏腑阳气受损，血失温运而水液滞留。反之，瘀血阻肺，水蓄上焦，泛滥为肿。瘀血阻心，心阳不振，循行不利，亦可为肿。血瘀肝脾，脾之运化失健，肝之疏泄失常，水停中焦，发为水肿。瘀血在肾，肾之温煦失司，膀胱气化失调，可致水停下焦。可见，水蓄可病血，血结亦病水。对于此类水肿，单纯采用发汗、利水、行气、温阳之法，往往水肿难除，如化瘀得当，则水肿自消。因此对于瘀血之水肿，活血化瘀利水法，往往是提高水肿疗效的重要环节。临证选方，对湿热瘀积之水肿，可选用三妙丸合血府逐瘀汤，以清热利湿，祛瘀利水。对寒湿瘀结之水肿，可用麻黄附子细辛汤合桃红四物汤，以散寒除湿，逐瘀消肿。气虚阳微，瘀水交阻之水肿，用附桂八味丸合桃红四物汤加黄芪，以温阳益气，通瘀利水。肝肾阴虚之水肿，方用六味地黄丸合桃红四物汤加鸡血藤、桑寄生，以滋阴养血，化瘀行水。

3. 及时治疗水肿的严重变证　水肿诸型，久治不愈，或误治失治，都可发展成脾肾衰败，或湿浊蕴结不泄，气机逆乱的各种严重变证。若不及时救治，均可危及生命。临证应不失时机，力挽危局。

【结语】

水肿是指体内水液潴留，泛溢肌肤，以头面、眼睑、四肢、腹背，甚至全身浮肿为特征的一类病证。病因有风邪犯表、疮毒内犯、外感水湿、饮食不节及禀赋不足、久病劳倦。基本病机为肺失通调、脾失转输、肾失开阖，三焦气化不利。临床辨证以阴阳为纲，分清病因，病位，寒热、虚实的错杂与转化。在治疗方法上，阳水以祛邪为主，可发汗、利水，或攻逐，同时配合清热解毒、健脾理气等法；阴水当温肾健脾，以扶正为主，同时配合利水、养阴、活血、祛瘀等法。虚实夹杂者，或先攻后补，或攻补兼施，据证的性质、轻重、转变趋势而灵活应用。各种治法中应慎用攻逐法，以免伤正。通常而言，阳水易消，阴水难治。由于疮毒内侵及饮食不足所致水肿，若治疗得当，水肿可望治愈。若阴水日久，正气渐衰，肺、脾、肾三脏功能严重受损，则难向愈，且常易转变为关格、癃闭、胸痹、心悸、眩晕等证。

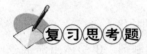

复习思考题

1. 何谓水肿病，其常见病因是什么？
2. 诊断水肿病的主要依据是哪些？
3. 试述水肿病的辨证要点。

扫码"练一练"

【文献选录】

《金匮要略·水气病脉证并治第十四》："风水，其脉自浮，外证骨节疼痛，恶风；皮水，其脉亦浮，外证胕肿，按之没指，不恶风，其腹如故，不渴，当发其汗；正水，其脉沉迟，外证自喘；石水，其脉自沉，外证腹满不喘。"

《景岳全书·水肿》："肿胀之病，原有内外之分……验之病情，则惟在气水二字，足以尽之。故凡治此证者，不在气分，则在水分，能辨此二者而知其虚实，无余蕴矣。病在气分，则当以治气为主，病在水分，则当以治水为主。然水气本为同类，故治水者当兼理气……以水行气亦行也。此中玄妙，难以尽言。"

《医门法律·水肿》："经谓之二阳结谓之消，三阴结谓之水。……三阴者，手足太阴脾肺二脏也。胃为水谷之海，水病莫不本之于胃，经乃以属之脾肺者，何耶？使足太阴脾足以转输水精于上，手太阴肺足以通调水道于下，海不扬波矣。惟脾肺二脏之气，结而不行，后乃胃中之水日蓄，浸灌表里，无所不到也。是则脾肺之权，可不伸耶？然其权尤重于肾，肾者，胃之关也，肾司开阖，肾气从阳则开，阳太盛则关门大开，水直下而为消，肾气从阴则阖，阴太盛则关门常阖，水不通为肿。经又以肾本肺标，相输俱受为言，然则水病，以脾、肺、肾为三纲矣。"

扫码"学一学"

第二节　淋　证

淋证是由于多种原因导致湿热蕴结下焦，肾与膀胱气化不利，以小便频数短涩，淋沥刺痛，小腹拘急引痛为主要表现的病证。

"淋"之病名，最早见于《内经》，称本病为"淋""淋闷"。淋者，淋沥不尽，如雨淋而下；闷，通"秘"，不通之意。指出了淋证主要表现为小便淋沥不畅，甚或闭阻不通。《中藏经》根据淋证临床表现的不同，提出淋有冷、热、气、劳、膏、砂、虚、实八种，为淋证临床分类奠定了基础。隋·巢元方《诸病源候论·诸淋病候》指出："诸淋者，由肾虚而膀胱热故也。"对淋证的病机进行了高度概括，成为众多医家临床诊治淋证的主要依据。唐·《备急千金要方》《外台秘要》将淋证归纳为石、气、膏、劳、热五淋，宋·《济生方》将淋证分为气、石、血、膏、劳淋五种。上述两种"五淋"所指的内容，差异在于血淋与热淋的有无，但这总共六种淋证均为临床常见类型。张景岳在《景岳全书》中倡导"凡热者宜清，涩者宜利，下陷者宜升提，虚者宜补，阳气不固者宜温补命门"的治疗原则。清·尤在泾在《金匮翼·诸淋》中说："初则热淋，血淋，久则煎熬水液，稠浊如膏，如砂，如石也。"说明各种淋证之间可相互转化，或同时存在，并且提出"开郁行气，破血滋阴"治疗石淋的原则，对临床辨证论治淋证有指导意义。

西医学中的上尿路感染（包括急慢性肾盂肾炎）和下尿路感染（主要指膀胱炎，还包括无症状性菌尿、急性尿道综合征），伴有尿路引流不畅、结石、畸形及膀胱输尿管反流等结构或功能异常的复杂性尿路感染（尿感），或在慢性肾实质性疾病基础上发生的尿路感染，以及不伴有上述情况者的非复杂性尿感出现淋证的临床表现者，均可参照本节内容辨证论治。

尿路感染（urinary tract infection，UTI），简称尿感，是指各种病原微生物在尿路中生长、繁殖而引起的尿路感染性疾病，多见于育龄期妇女、老年人、免疫力低下及尿路畸形者。青年女性尿路感染经及时正确治疗，预后佳。老年人及免疫力低下者，长期反复发作，预后不良。女性尿路感染发病率明显高于男性，比例约 8∶1。未婚女性发病约 1% ~ 3%，已婚女性发病率增高，约 5%，与性生活、月经、妊娠、应用杀精避孕药物等因素有关。60岁以上女性尿感发生率高达 10% ~ 12%，多为无症状性细菌尿。除非存在易感因素，成年男性极少发生尿路感染。50 岁以后男性因前列腺肥大的发生率增高，尿感发生率也相应增高，约为 7%。

【病因病理】

一、中医学认识

淋证的病因可归纳为外感湿热、饮食不节、情志失调、禀赋不足或劳倦久病，主要病机为下焦湿热蕴结，肾与膀胱气化不利。

1. 外感湿热　因下阴不洁，秽浊之邪从下侵入上犯膀胱，或他脏外感之热邪传入膀胱，发为淋证。

2. 饮食不节　平素嗜食肥甘厚味、辛热之品，或嗜酒过度，脾胃运化失常，湿热内生，下注膀胱，发为淋证。宋·严用和《济生方·淋闭论治》云："此由饮酒房劳，或动役冒热，或饮冷逐热，或散石发动，热结下焦，遂成淋闭；亦有温病后，余热不散，霍乱后，当风取凉，亦令人淋闭。"说明淋证的发病多由湿热所致。而湿热可源于外感，亦可由饮食不当内生。

3. 情志失调　情志不畅，肝气郁结，或膀胱气滞，气郁化火，气火郁于膀胱，导致淋证。《医宗必读·淋证》言："妇女多郁，常可发为气淋和石淋。"说明情志失调是淋证的病因之一。

4. 禀赋不足或劳伤久病　禀赋不足，或肾与膀胱先天畸形，或劳伤久病，房事过度，多产多育，耗伤正气，脾肾气虚，膀胱易受外邪，发为本病。

综上，淋证病位在膀胱和肾，与肝、脾有关。主要病机为湿热蕴结下焦，肾与膀胱气化不利。若久病迁延，热郁伤阴，湿遏阳气，或阴伤及气，可导致脾肾两虚，膀胱气化无权，则病证由实转虚，而见虚实夹杂。

淋证的转归和预后取决于病人体质强弱、感邪轻重、治疗是否恰当与彻底。首先是虚实之间的相互转化。如热淋、气淋、血淋、膏淋等实证，若久治不愈反复发作，可转化为虚证的劳淋。而当湿热未尽，正气已伤，处于实证向虚证移行阶段，则表现为虚实夹杂的证候。反之劳淋虚证若复感外邪可兼见实证的热淋、血淋、膏淋。其次是淋证之间的转化或并见，如热淋可转化为血淋；热淋也可诱发石淋；在石淋的基础上，再发生热淋、血淋；或膏淋并发热淋、血淋等。淋证的预后，一般初起治疗及时得当，多易治愈。但少数热淋、血淋，热毒过盛，侵入营血，可出现高热神昏等危重证候。若淋证反复发作，日久导致脾肾衰败，或石淋者因结石过大，均可致尿浊壅塞，发为水肿、癃闭、关格重病，或肾亏肝旺，肝风内动危象，预后不佳。至于血淋日久，尿血缠绵，病人形体消瘦，或腰腹有肿块扪及，此乃气滞血瘀，进而可导致癥积。

```
外感湿热——从下侵入膀胱
饮食失节——脾胃运化失常——积湿生热，下注膀胱        ⎫
                                                      ⎬ 膀胱气化不利——淋证
情志失调⎰肝气郁结——膀胱气滞                           ⎭
        ⎱郁久化火——火郁膀胱
禀赋不足，或劳伤久病——脾肾亏虚
```

二、西医学认识

尿路感染

根据感染发生部位，尿路感染可分为上尿路和下尿路感染，前者系指肾盂肾炎，后者主要指膀胱炎。多由感染大肠埃希菌、副大肠杆菌、变形杆菌、绿脓杆菌、粪链球菌和金黄色葡萄球菌所致。细菌可经由尿道上行至膀胱，甚至输尿管、肾盂引起上行感染，约占尿路感染的90%；或病原菌通过血液运行到肾脏和尿路其他部位引起血性感染；或者直接侵入泌尿系引起直接感染；或者通过淋巴道感染泌尿系引起淋巴道感染。正常情况下，细菌进入膀胱很快会被清除，因此是否发生尿路感染除与细菌的数量、毒力有关外，还取决于机体的防御能力，另外也与一些易感因素，如尿路梗阻、膀胱输尿管反流、机体免疫力低下、留置导尿管或行膀胱镜、输尿管镜检查有关。

【诊断】

一、病名诊断

（1）小便频数短涩，滴沥刺痛，欲出未尽，小腹拘急或痛引腰腹，为各种淋证的主症。

（2）起病或急骤，或缓慢，病程多长。多见于已婚女性。

（3）每因疲劳、情志变化、不洁房事、外感湿热，多食辛热肥甘之品，或嗜酒太过，或禀赋不足或劳伤久病等而诱发。

二、证候特征

病久或反复发作后，常伴有低热、腰痛、小腹坠胀、疲劳等。可发展成水肿、癃闭、关格、癥积，甚则出现高热神昏等重笃证候，或虚劳病证，预后不良。淋证的小便频数，表现为排尿次数增多，尿量增加。不同的淋证类型及病久或反复发作后引起的合并证，可表现为小便出血、尿色红赤，或小便混浊、白如泔浆，或排尿困难、小便量少甚至点滴全无，或小便排出砂石、排尿突然中断等为特征。

三、相关检查

尿液检查，包括尿常规、尿白细胞排泄率、尿细菌学检查、尿亚硝酸盐还原试验等。血液检查包括血常规、肾功能。影像学检查包括泌尿道B超、静脉肾盂造影、X线腹部平片、逆行肾盂造影等。此外，尿 p2 微球蛋白定量、静脉肾盂造影、X线摄片等有助于上、下尿路感染的鉴别。疑及泌尿道结核，应查尿沉渣找结核杆菌，做结核菌素试验等。尿浑浊怀疑乳糜尿者应查尿乙醚试验，必要时淋巴管造影摄片检查。

【鉴别诊断】

1. 淋证与癃闭鉴别

鉴别要点	淋证	癃闭
共同点	排尿异常	
不同点	尿痛、尿频而尿少，每日排尿总量多为正常	小便量少，点滴而出甚则全无，无尿频、尿痛等症

2. 血淋与尿血鉴别

鉴别要点	血淋	尿血
共同点	均有小便出血，尿色红赤，甚至溺出纯血的症状	
不同点	小便点滴而出，疼痛难忍	尿血多无疼痛之感，虽亦间有轻微的胀痛或热痛，但终不若血淋的小便滴沥而疼痛难忍

3. 膏淋与尿浊鉴别

鉴别要点	膏淋	尿浊
共同点	小便浑浊，白如米泔水	
不同点	小便频数、涩滞疼痛为主	排尿时多无疼痛涩滞感，尿出自如

【治疗】

一、中医治疗

（一）辨证要点

1. 辨六种淋证

热	淋	小便频数短涩，灼热刺痛，苔黄腻，脉滑数
石	淋	尿中夹砂石，或排尿时突然中断，舌红，苔薄黄，脉弦或带数
血	淋	小便热涩刺痛，尿色深红，舌尖红
膏	淋	小便浑浊，乳白或如米泔水，苔黄腻
气	淋	小便涩滞，淋沥不宣，舌质淡，苔薄白
劳	淋	小便不甚涩滞，时作时止病程缠绵，遇劳即发，舌质淡，脉细弱

2. 辨虚实

实	淋	初起湿热蕴结，膀胱气化失司，如热淋、血淋、气淋
虚	淋	病久脾肾两亏，膀胱气化无权，如劳淋

（二）治疗原则

治疗原则：实则清利，虚则补益。

$$
\text{实证——清利}\begin{cases}\text{以膀胱湿热为主——清热利湿}\\\text{以热灼血络为主——凉血止血}\\\text{以砂石结聚为主——通淋排石}\\\text{以气滞不利为主——利气疏导}\end{cases}
$$

$$
\text{虚证——补益}\begin{cases}\text{脾虚为主——健脾益气}\\\text{肾虚为主——补虚益肾}\end{cases}
$$

虚实夹杂——通补兼施，审其主次缓急，兼顾治疗

（三）分证论治

1. 热淋

证	候	小便频数短涩，灼热刺痛，溺色黄赤，或有大便秘结，苔黄腻，脉滑数
辨证要点		小便频数短涩，灼热刺痛，苔黄腻
病	机	湿热蕴结下焦，膀胱气化失司
治	法	清热利湿通淋
主	方	八正散
组	成	瞿麦、滑石、萹蓄、车前子利湿通淋；大黄、栀子清热解毒；木通、车前子、甘草梢、灯心利尿通淋
加	减	若伴寒热、口苦、呕恶，酌加黄芩、柴胡以和解少阳；大便秘结，腹胀者，可重用生大黄、枳实以通腑泄热；阳明热证者，加知母、石膏清气分之热；热毒弥漫三焦者，用黄连解毒汤合五味消毒饮以清热泻火解毒；气滞者，加青皮、乌药行气导滞；湿热伤阴者去大黄，加生地黄、知母、白茅根以养阴清热

2. 石淋

证　　候	尿中夹砂石，排尿涩痛，或排尿时突然中断，往往突发一侧腰腹绞痛难忍，甚则牵及外阴，尿中带血，舌红，苔薄黄，脉弦或带数
辨证要点	尿中夹砂石，或排尿时突然中断，舌红，苔薄黄，脉弦或带数
病　　机	湿热蕴结下焦，煎熬尿液成石，膀胱气化失司
治　　法	清热利湿，排石通淋
主　　方	石韦散
组　　成	瞿麦、滑石清热利湿通淋；车前子、冬葵子、石韦利尿通淋，排石化石
加　　减	腰腹绞痛者，加芍药、甘草以缓急止痛；尿中带血者，去山甲、王不留行，酌加大小蓟、生地黄、藕节以凉血止血；小腹胀痛者，加木香、乌药行气通淋；伴有瘀滞，舌质紫者，加桃仁、红花、炮山甲、皂角刺加强破气活血，化瘀散结作用；石淋日久，症见神疲乏力，少腹坠胀者，为虚实夹杂，当标本兼顾，可用补中益气汤加金钱草、海金沙、冬葵子以益气通淋；腰膝酸软，腰部隐痛者，加杜仲、续断、补骨脂以补肾益气；形寒肢冷，夜尿清长者，加巴戟天、肉苁蓉、肉桂以温肾化气；舌红、口干、肾阴亏耗者，配生熟地黄、麦冬、鳖甲滋养肾阴

3. 血淋

证　　候	小便热涩刺痛，尿色深红，或夹有血块，舌尖红，苔黄，脉滑数
辨证要点	小便热涩刺痛，尿色深红，舌尖红
病　　机	湿热下注膀胱，热灼血络，迫血妄行
治　　法	清热通淋，凉血止血
主　　方	小蓟饮子
组　　成	小蓟、生地黄凉血止血；通草、生草梢、山栀、淡竹叶、滑石清热泻火通淋；当归、蒲黄、藕节通络止血
加　　减	有瘀血征象者，可加三七、牛膝、桃仁以化瘀止血；出血不止者，可加仙鹤草、琥珀粉以收敛止血；久病肾阴不足，虚火扰动阴血，症见尿色淡红，尿痛涩滞不显著，腰膝酸软，神疲乏力者，宜用知柏地黄丸滋阴清热，补虚止血；肾阴亏耗严重者，加熟地黄、麦冬、鳖甲、旱莲草滋阴养肾；若久病脾虚气不摄血，症见神疲乏力，面色少华者，用归脾汤加仙鹤草、泽泻、滑石益气养血通淋

4. 气淋

（1）实证

证　　候	小便涩滞，淋沥不宣，少腹满痛，舌质淡，苔薄白，脉沉弦
辨证要点	小便涩滞，淋沥不宣，舌质淡，苔薄白，脉沉弦
病　　机	肝失调达，气机郁滞，膀胱气化不利
治　　法	理气疏导，通淋利尿
主　　方	沉香散
组　　成	沉香、橘皮、王不留行理气；当归、白芍柔肝；石韦、滑石、冬葵子利尿通淋；甘草调和诸药
加　　减	胸闷胁胀者，可加青皮、乌药、小茴香以疏肝理气；日久气滞血瘀者，加红花、赤芍、益母草活血化瘀行水

（2）虚证

证　　候	小便涩滞，少腹坠胀，尿有余沥，面色㿠白，舌质淡，苔薄白，脉虚细无力
辨证要点	少腹坠胀，尿有余沥，面色㿠白，舌质淡，脉虚细无力
病　　机	气虚下陷，气失摄纳，膀胱气化失司
治　　法	补中益气
主　　方	补中益气汤
组　　成	人参、黄芪、白术、当归补血益气；甘草、陈皮、升麻、柴胡理气
加　　减	兼血虚肾亏者，可用八珍汤配茯苓加杜仲、枸杞、怀牛膝以益气养血，脾肾双补

5. 膏淋

证　　候	小便浑浊，乳白或如米泔水，上有浮油，置之沉淀，或伴有絮状凝块物，或混有血液、血块，尿道热涩疼痛，舌质红或舌质淡，苔黄腻，脉濡数或细弱无力
辨证要点	小便浑浊，乳白或如米泔水，苔黄腻
病　　机	湿热下注，脉络阻滞，脂汁外溢
治　　法	清热利湿，分清泄浊
主　　方	程氏萆薢分清饮
组　　成	萆薢、石菖蒲、黄柏、车前子清热利湿；莲子心清心泄热；茯苓、白术健脾除湿；丹参活血化瘀止痛
加　　减	小腹胀，尿涩不畅者，酌加台乌、青皮疏肝理气；伴有血尿者，加小蓟、藕节、白茅根凉血止血；小便黄赤，热痛明显者，加甘草梢、竹叶、通草清心泻火；兼肝火者，配龙胆草、山栀泻肝清火，导热下行；病久湿热伤阴者，加生地、麦冬、知母滋养肾阴；膏淋日久不愈，反复发作，淋出如脂，涩痛不甚，形体逐渐消瘦，头昏乏力，腰膝酸软，舌淡，苔腻，脉细无力，此为脾肾两虚，气不固摄，可用膏淋汤补脾益肾固涩；偏于脾虚中气下陷者，可加用补中益气汤；偏于肾阴虚者，可加用七味都气丸；偏于肾阳虚者，可用金匮肾气丸加减；伴有血尿者加仙鹤草、阿胶补气摄血；夹瘀者，加三七、当归活血化瘀通络

6. 劳淋

证　　候	小便不甚滞涩，溺痛不甚，但淋沥不已，时作时止病程缠绵，遇劳即发，腰膝酸软，神疲乏力，舌质淡，脉细弱
辨证要点	小便不甚滞涩，时作时止病程缠绵，遇劳即发，舌质淡，脉细弱
病　　机	湿热留恋，脾肾两虚，膀胱气化无权
治　　法	补脾益肾
主　　方	无比山药丸
组　　成	山茱萸、菟丝子、五味子、赤石脂、肉苁蓉、熟地黄、巴戟天、杜仲、牛膝益肾固摄；山药、茯神、泽泻健脾利湿
加　　减	若中气下陷，症见少腹坠胀，尿频涩滞，余沥难尽，不耐劳累，少气懒言，舌淡，脉细无力者，可用补中益气汤加减；肾阴虚，舌红苔少者，可加熟地黄、龟板滋阴养肾；阴虚火旺，面红心烦热，尿黄赤伴有灼热不适者，可用知柏地黄丸加减滋阴降火；低热者，加青蒿、鳖甲清虚热养肾阴；肾阳虚者，酌加附子、肉桂、巴戟天等温补肾阳

二、西医治疗

根据尿路感染的部位、类型及病原微生物不同，选用不同的治疗方法。

1. 一般治疗　急性期注意休息，多饮水，勤排尿。发热者给予易消化、高热量、富含维生素的饮食。膀胱刺激征和血尿明显者，可口服碳酸氢钠碱化尿液、缓解症状、抑制细菌生长、避免形成血凝块，且对应用磺胺类抗生素者还可以增强药物的抗菌活性并避免尿路结晶形成。

2. 抗感染治疗　抗感染治疗之前，先留取尿常规及尿培养，并根据尿路感染的急性、慢性，上尿路、下尿路，首发、复发，男性尿感、女性尿感、小儿尿感选定不同的治疗方案，合理使用抗生素。

3. 并发症的治疗　肾乳头坏死及肾周围脓肿在上述治疗的基础上对症治疗。

【临证备要】

1. 掌握复杂病证的辨证论治　淋证病人病情复杂多样。同一病人常可数种淋证并存，虚实夹杂，或兼夹消渴、水肿、癃闭等证。辨证时，既要掌握淋证共性，又要熟悉各种淋证的特征，通过病因分析，虚实判别，正确分辨各种淋证的兼夹和转化。

2. 正确采用"急则治标，缓则治本"的治疗原则　如劳淋兼夹热淋，劳淋正虚为本，热淋湿热为标，此时湿热已上升为主要矛盾，诊疗时应以清热解毒、利尿通淋治标为要，待湿热已清，转以扶正为主。若有对本证影响不大的兼证存在时，应抓主要矛盾。如石淋兼夹血淋，石淋是病因，属本证，血淋是石淋的兼证，属标证，若血淋不重，未上升为主要矛盾时，治疗仍应以排石通淋为主，止血为辅。只有做到本证除，才能达到标证愈。但出血量多时又当以治血为先。因此临证抓住主要矛盾是治疗的关键。

3. 正确认识淋证"忌汗""忌补"之说　淋证的治法，古有忌汗、忌补之说，如《金匮要略·消渴小便不利淋病脉证并治》说："淋家不可发汗。"《丹溪心法·淋》说："最不可用补气之药，气得补而愈胀，血得补而愈涩，热得补而愈盛。"验之临床实际，未必都是如此。若淋证由于湿热熏蒸，邪正相搏，或因湿热郁于少阳所致畏寒发热，而非外感所致，发汗解表，自非所宜。若淋证确由外感诱发，或淋家新感外邪，症见恶寒发热、鼻塞流涕、咳嗽咽痛者，仍可适当配合运用辛凉解表之剂。因淋家膀胱有热，阴液不足，即使感受寒邪，亦容易化热，宜避免辛温之品。至于淋家忌补之说，是指实热之证而言，诸如脾虚中气下陷，肾虚下元不固，自当运用健脾益气、补肾固涩等法治之，不必有所禁忌。

4. 治疗当博采古今有效方药　在淋证治疗中，不应拘泥于教材中的一些治法及方药，应博采古今有效之方药。如热淋主要病理因素是湿热，但在临床，还可见肝经火旺及心火偏盛，治疗上以八正散为基础方外，还可配合龙胆泻肝汤或导赤散加减用药。对石淋的治疗，除使用利水通淋、排石消坚的中药外，加用行气活血、化瘀软坚的中药，疗效更佳。

【结语】

淋证是以小便频数、淋沥刺痛、小腹拘急引痛为主症的疾病。根据病因和症状特点不同，可分为热淋、血淋、石淋、气淋、膏淋、劳淋六证。淋证的基本病机为湿热蕴结下焦，肾与膀胱气化不利。病理因素为湿热。病位在膀胱与肾。病理性质初起多实，久则转虚，或虚实夹杂。辨证时首辨淋证类别，再审证候虚实，三别标本缓急。初起湿热蕴结，膀胱气化失司者属实，治以清热利湿通淋；病久脾肾两亏，膀胱气化无权者属虚，治宜培补脾肾；虚实夹杂者，宜标本兼治。并根据各个淋证的特征，或参以止血，或辅以行气，或配以排石，或佐以泄浊等。同时还应注意各淋证之间的转化及预防其并发症的发生，并积极辨证施治。

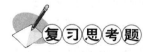

复习思考题

1. 何谓淋证，其病因病机是什么，分为几种证型？
2. 诊断淋证的主要依据是哪些？
3. 试述淋证的分证论治。

扫码"练一练"

【文献选录】

《中藏经·论淋沥小便不利》："五脏不通，六腑不和，三焦痞涩，荣卫耗失……砂淋者，腹脐中隐痛，小便难，其痛不可忍，须臾从小便中下如砂石之类……虚伤真气，邪热渐强，结聚而成砂。又如以火煮盐，火大水少，盐渐成石之类。……此非一时而作也。盖远久乃发，成即五岁，败即三年，壮人五载，祸必至矣，宜乎急攻。八淋之中，惟此最危。"

《外台秘要·集验方》："五淋者，石淋、气淋、膏淋、劳淋、热淋也。"

《医学纲目》："石淋，须清其积热，涤其砂石，宜麦冬、木通、冬葵子、滑石、车前子、连翘、瞿麦、知母。又加味葵子茯苓散，专治石淋之圣药。""劳淋，有脾、肾之分，劳于脾者，宜补中益气汤加车前、泽泻；劳于肾者，宜六味汤加麦冬、五味子。""血淋，须看血色分冷热，色鲜紫者为实热，以生牛膝为主，兼用车前子、山栀、生地、犀角、桃仁、藕节；血虚而热者，用生地、黄芩、阿胶、柏叶；若色淤淡者，属肾与膀胱虚冷也，宜六味丸加肉桂；若尺脉沉弦而数者，必有蓄瘀，宜犀角地黄汤加紫菀、牛膝。燥利耗气之类禁用。""气淋，宜沉香、肉桂、茯苓、泽泻，佐以木通、瞿麦、葵子、山栀、石韦。实则气滞不通，脐下妨闷，服利药不效者，沉香降气，四磨汤选用。""膏淋，精溺俱出，小便阻塞，欲出不能而痛，宜茯苓、秋石、海金沙、泽泻、滑石；如不甚痛者，须固涩其精，宜鹿角霜、苁蓉、菟丝子、莲须、芡实、山药；或桑螵蛸、菟丝子等分，蜜丸，服后，以六味丸合聚精丸调补。""热淋，烦渴引饮，宜导赤散加黄芩；躁热不渴，宜滋肾丸，或淡竹叶煎汤调辰砂益元散。"

第三节 癃 闭

扫码"学一学"

癃闭是由多种病因导致膀胱气化功能失调，以小便量少，点滴而出，甚则闭塞不通为临床特征的一种病证。其中以小便不利，点滴而短少，病势较缓者称为"癃"；小便闭塞，点滴不通，病势较急者称为"闭"。癃和闭虽有区别，但都是指排尿困难，只是轻重程度不同，因此多合称为"癃闭"。

"癃闭"之名，首见于《内经》，称为"癃闭""闭癃"，对癃闭的病名、病位、病因病机、治则作了较为详细的论述，如《素问·宣明五气》谓："膀胱不利为癃，不约为遗溺。"《素问·标本病传论》谓："膀胱病，小便闭。"《灵枢·本输》云："三焦者，……实则闭癃，虚则遗溺，遗溺则补之，闭癃则泻之。"明确指出癃闭的病位在膀胱，治疗原则为实者泻之，虚者补之。并认为本病的病因在于饮食不节和外邪伤肾，病机为膀胱及三焦气化不利。汉代由于汉殇帝姓刘名癃，由于避讳，而将癃改为"淋"，或改为"闭"。因此，在《伤寒论》和《金匮要略》中没有"癃闭"的提法，只有淋病和小便不利的记载。这一避讳影响极为深远，直至宋元，仍是淋、癃不分。如宋·《三因极一病证方论·淋闭叙论》仍说："淋，古谓之癃，名称不同也。"元·《丹溪心法》也只有小便不利和淋的记载，而没有癃闭的名称。明代以后，始将淋、癃分开，而各成为独立的疾病。清·《类证治裁·闭癃遗溺》明确说："闭者小便不通，癃者小便不利。"在病因病机证治方面，《诸病源候论·小便病诸候》提出："小便不通，由膀胱与肾俱有热故也。""小便难者，此是肾与膀胱热故也。"认为二者系因热的程度不同所致，"热气大盛"则令"小便不通"，"热势极微"故"但小便难也"。《丹溪心法·小便不通》认为该病有"气虚、血虚、有痰、风闭、实热"等类型，并根据辨证论治的精神，运用探吐法治疗小便不通。《景岳全书》将癃闭的病因归纳为四个方面：有因火邪结聚小肠、膀胱者，此以水泉干涸而气门热闭不通；有因热居肝肾者，则或以败精，或以槁血，阻塞水道而不通；有因真阳下竭，元海无根，气虚而闭者；有因肝强气逆，妨碍膀胱，气实而闭者。并详细阐述了气虚而闭的病理转归。对于癃闭的严重性中医也早有认识，《千金要方》指出："人有因时疾，瘥后得闭塞不通，遂致夭命，大不可轻之"，说明癃闭严重者亦可引起死亡，因而，导尿成了治疗的当务之急，《备急千金要方·膀胱腑》就有有关导尿术的记载："凡尿不在胞中，为胞屈辟，津液不通，以葱叶除尖头，纳阴茎孔中深三寸，微用口吹之，胞胀，津液大通，便愈。"详细描述了导尿术的适应证，导尿工具以及导尿管插入尿道的深度和具体操作办法，在世界上属于比较早期的导尿术。

西医学中神经性尿闭、膀肌括约肌痉挛、尿路结石、尿路肿瘤、尿路损伤、尿道狭窄、脊髓炎、尿毒症、急性肾功能衰竭、产后尿潴留、前列腺增生等疾病出现癃闭临床表现者，均可参照本节内容进行辨证论治。

尿潴留是指膀胱内积有大量尿液而不能排出。根据病理可分为急性尿潴留和慢性尿潴留。前者是指突然发生的短时间内膀胱充盈，迅速膨胀而成为无张力膀胱，下腹胀感并膨隆，尿意急迫，而不能自行排尿者。既往排尿正常，无排尿困难的病史。后者是由膀胱颈以下梗阻性病变引起的排尿困难发展而来。由于持久而严重的梗阻，膀胱逼尿肌初期可增厚，后期可变薄，黏膜表面小梁增生，小室及假性憩室形成，膀胱代偿机能不全，残余尿量逐渐增加，可出现假性尿失禁。

扫码"看一看"

【病因病理】

一、中医学认识

癃闭主要由外邪侵袭、饮食不节、体虚久病、情志失调、瘀浊内停导致膀胱气化功能失调，出现小便不利，点滴不畅，甚或小便闭塞，点滴全无。

1. 外邪侵袭　中焦湿热下注膀胱，或肾热下移膀胱，或下阴不洁，湿热秽浊之邪上犯膀胱，膀胱湿热阻滞，气化不利，小便不通，或尿量极少，而成癃闭。所以《诸病源候论·小便病诸候》指出："小便不通，由膀胱与肾俱有热故也。""小便难者，此是肾与膀胱热故也。"

2. 饮食不节　平素嗜食肥甘厚味、辛辣之品，致脾胃运化功能失常，湿热内生，下注膀胱，气化不利成癃闭；或劳倦伤脾，或久病体弱，或饮食不足，饥饱失调，致脾气不升，中气下陷，无以气化，小便因而不通，而成癃闭。故《灵枢·口问》曰："中气不足，溲便为之变。"

3. 体虚久病　年老体弱或久病体虚，肾阳不足，命门火衰，气不化水，是以"无阳则阴无以化"，而致尿不得出；或因下焦炽热，日久不愈，耗损津液，以致肾阴亏虚，水府枯竭，而成癃闭。

4. 情志内伤　七情所伤，肝气郁结，疏泄不及，三焦水液气化不利，水道受阻，形成癃闭。《灵枢·经脉》也指出："肝足厥阴之脉，……是主肝所生病者，……遗溺、癃闭。"

5. 瘀浊内停　瘀血败精，或肿块结石，阻塞尿道，小便难以排出，因而形成癃闭。即《景岳全书·癃闭》所说："或以败精，或以槁血，阻塞水道而不通也。"

综上，本病的病位在膀胱。《素问·灵兰秘典论》曰："膀胱者，州都之官，津液藏焉，气化则能出矣。"因此，小便的通畅，有赖于膀胱的气化，同时，水液的吸收、运行、排泄，还有赖于三焦的气化和肺、脾、肾的通调、转输、蒸化，故癃闭的病位还与三焦、肺、脾、肾、肝密切相关。《素问·经脉别论》又曰："饮入于胃，游溢精气，上输于脾，脾气散精，上归于肺，通调水道，下输膀胱，水精四布，五经并行。"上焦之气不化，当责之于肺，肺失其职，则不能通调水道，下输膀胱；中焦之气不化，当责之于脾，脾气虚弱，则不能升清降浊；下焦之气不化，当责之于肾，肾阳亏虚，气不化水，肾阴不足，水府枯竭，均可导致癃闭。肝郁气滞，使三焦气化不利，也会发生癃闭。此外，各种原因引起的尿路阻塞，均可引起癃闭。基本病机可归纳为三焦气化不利，或尿路阻塞，导致肾和膀胱气化失司。

感受湿热 { 热壅于肺——肺气不能肃降——水道不通
　　　　　 热气闭阻膀胱

饮食 { 不节——湿热内生——下注膀胱
　　　 饮食不足，饥饱失调——脾弱运化不力——中气下陷 } 气化不利——癃闭

久病体虚 { 肾阳不足，命门火衰
　　　　　 或下焦积热，久致阴亏

肝郁气滞——三焦水液运送及气化失常——水道通调受阻

瘀血败精 } 阻塞尿路
肿块结石

二、西医学认识

尿潴留

引起尿潴留的原因很多，一般可分为阻塞性和非阻塞性两类。阻塞性尿潴留有前列腺肥大、尿道狭窄、膀胱或尿道结石、肿瘤等疾病，阻塞膀胱颈或尿道而发生尿潴留。非阻塞性尿潴留即膀胱和尿道并无器质性病变，而是由排尿功能障碍引起的。如脑肿瘤、脑外伤、脊髓肿瘤、脊髓损伤、周围神经疾病以及手术和麻醉等均可引起非阻塞性尿潴留。总之，各种原因导致尿道梗阻或中枢神经疾患以及糖尿病等所致自主神经损害都可引起尿潴留。

【诊断】

一、病名诊断

（1）以排尿困难，全日总尿量明显减少，点滴而出，或小便闭塞不通，点滴全无为临床特征。

（2）病势或急或缓。多见于老年男性，或产后妇女，手术后病人。

（3）有淋证、水肿病病史，多由情绪紧张诱发。

二、证候特征

本病起病或突然发生，或逐渐形成。一般在癃的阶段表现为小便不利，排尿滴沥不尽，或排尿无力，或尿流变细，或尿流突然中断，全日总尿量明显减少；在闭的阶段表现为小

便不通，全日总尿量极少，甚至点滴全无，或小便欲解不出，小腹满胀。尿闭可突然发生，亦可由癃逐渐发展而来，病情严重时，尚可出现头晕，胸闷气促，恶心呕吐，口气秽浊，水肿，甚至烦躁，神昏等症。癃闭病人一般尿道无疼痛感觉，但由于小便量少，易致湿热之邪停留，可有尿急、尿频、尿道灼热之征。

三、相关检查

选择肛门指诊、B 超、腹部 X 线摄片、膀胱镜、肾功能检查，以明确是肾、膀胱、尿道还是前列腺等疾病引起的尿潴留。凡小腹胀满，小便欲解不出，触叩小腹部膀胱区，明显胀满者，是为尿潴留，若全日小便总量明显减少或不通，无尿意，无小腹胀满，触叩小腹部膀胱区亦无明显充盈征象，则多属肾功能衰竭。

【鉴别诊断】

1. 癃闭与淋证鉴别

鉴别要点	癃闭	淋证
共同点	排尿困难、短涩不畅	
不同点	小便不痛，每日总尿量明显减少，甚或无尿	排尿时疼痛，小便频急，但每日小便总量正常

2. 癃闭与关格鉴别

鉴别要点	癃闭	关格
共同点	小便不通	
不同点	每日总尿量明显减少，甚或无尿，严重时可以发展为关格	小便不通伴有呕吐，可由水肿、淋证发展而来

3. 癃闭与水肿鉴别

鉴别要点	癃闭	水肿
共同点	小便不利，小便量少	
不同点	多不伴浮肿，部分病人兼有小腹胀满膨隆，小便欲解不能，或点滴而出的水蓄膀胱之证	体内水液潴留，泛溢于肌肤，引起头面、眼睑、四肢浮肿，甚者伴胸腹水，无膀胱蓄水证候

【治疗】

一、中医治疗

（一）辨证要点

1. 辨虚实

实证	多因湿热蕴结、浊瘀阻塞、肝郁气滞、肺热气壅所致；起病急骤，病程较短者
虚证	因脾虚不升、肾阳亏虚、命门火衰，气化不及州都所致；起病较缓，病程较长者

2. 辨缓急

缓	初起为"癃"，渐而变成"闭"者，病情则成加重趋势；相反，骤然"闭"者，转成"癃"者，则呈减轻趋势
急	病变过程中，如见神昏、烦躁、抽搐等，则病情危重。

（二）治疗原则

治疗原则：根据"六腑以通为用"的原则，着眼于通。

通法
- 实证——清湿热，散瘀结，利气机而通利水道
- 虚证——补脾肾，助气化，使气化得行，小便自通
- 水蓄膀胱之急证——应配合针灸、取嚏、探吐、导尿等法，急通小便

（三）分证论治

1. 湿热蕴结

证　　候	小便点滴不通，或量少而短赤灼热，伴以小腹胀满，口苦，或口渴不欲饮，或大便不畅，舌质红，苔黄腻，脉数
辨证要点	小便点滴不通，湿热蕴结下焦或内阻之征象
病　　机	湿热壅结下焦，膀胱气化不利
治　　法	清利湿热，通利小便
主　　方	八正散
组　　成	大黄、山栀、滑石、山栀、灯心清热泻火，导热下行；木通、瞿麦、萹蓄、车前子通利小便；滑石、甘草清下焦之热
加　　减	舌苔厚、黄腻者，可加苍术、黄柏、土茯苓加强清化湿热的作用；兼心烦，口舌生疮糜烂者，可合导赤散，以清心火，利湿热；若因湿热蕴结日久，三焦气化不利，症现小便量极少或无尿，面色晦滞，胸闷烦躁，小腹胀满，恶心泛呕，口中尿臭，甚则神昏等，系浊毒内攻，宜降浊和胃，清热化湿，开窍醒神，方用黄连温胆汤加制附片、大黄、丹参、生蒲黄、泽兰、白茅根等

2. 肺热壅盛

证　　候	小便不畅或点滴不通，咽干，烦渴欲饮，呼吸急促，或有咳嗽，舌红，苔薄黄，脉数
辨证要点	小便点滴不通，咳嗽或呼吸异常
病　　机	湿热壅结下焦，膀胱气化不利
治　　法	清肺热，利水道
主　　方	清肺饮
组　　成	黄芩、桑白皮清泄肺热；麦冬、山栀清肺生津养阴；车前子、茯苓、木通通利小便
加　　减	若症见心烦，舌尖红，口舌生疮等，乃为心火旺盛之征象，可加黄连、竹叶等以清泻心火，引热下行；若大便不通，可加杏仁、大黄以宣肺通便，通腑泄热；若口渴引饮，神疲气短，为气阴两伤之象，可合生脉散，以益气养阴；若兼表证而见头痛，鼻塞，脉浮者，可加薄荷、桔梗以解表宣肺、开提肺气

3. 肝郁气滞

证　　候	小便不通或点滴不爽，情志抑郁，或多烦善怒，胁腹胀满，舌红，苔薄黄，脉弦
辨证要点	小便点滴不通，肝郁气滞
病　　机	肝失疏泄，三焦气机阻滞，膀胱气化不利
治　　法	疏利气机，通利小便
主　　方	沉香散

续表

组　成	沉香、橘皮疏利肝气；当归、王不留行行气活血；石韦、冬葵子、滑石通利水道；白芍、甘草柔肝缓急
加　减	若气滞症状较重，可合六磨汤加减，以增强其疏肝理气作用；若气郁化火，而见舌红，苔薄黄者，可加丹皮、山栀等清肝泻火

4. 脾气不升

证　候	小腹坠胀，时欲小便而不得出，或量少而不畅，伴以神疲乏力，食欲不振，气短而语声低微，舌淡，苔薄，脉细
辨证要点	小便点滴不通或小便无力，脾气虚或气虚下陷之征
病　机	中虚气陷，升降失职
治　法	升清降浊，化气行水
主　方	补中益气汤合春泽汤
组　成	人参、黄芪、白术、炙甘草益气健脾；桂枝通阳以助膀胱气化；升麻、柴胡、陈皮升提中气，并有开上降下之功；茯苓、猪苓、泽泻淡渗利水
加　减	若气虚及阴，症见舌质红等气阴两虚者，可合生脉散；若脾虚及肾，而见肾虚证候者，可加用济生肾气丸，以温补脾肾，化气利尿；小便涩滞者，可合滋肾通关丸

5. 肾阳衰惫

证　候	小便不通或点滴不爽，或余沥不尽，排出无力，神怯气弱，畏寒怕冷，腰膝冷而酸软无力，舌淡，苔薄白，脉沉细而弱
辨证要点	小便点滴不通或小便无力，肾阳虚之征
病　机	肾阳虚衰，膀胱气化不利
治　法	温补肾阳，化气利尿
主　方	济生肾气丸
组　成	附子、肉桂、牛膝温肾通阳；熟地黄、山药、山茱萸补肾滋阴；丹皮、车前子、茯苓、泽泻利尿
加　减	兼脾虚证候者，可合补中益气汤或春泽汤，以补中益气，化气行水；老人精血俱亏，病及督脉，而见形神萎顿，腰脊酸痛，宜合左归丸以补养精血；若因肾阳衰惫，命门火衰，三焦气化无权，浊阴不化，症见小便量少，甚至无尿，浊毒内侵，症见恶心，呕吐，烦躁，神昏者，宜合千金温脾汤温补脾肾，和胃降浊

6. 尿道阻塞

证　候	小便点滴而下，或尿细如线，或见砂石而下，甚则阻塞不通，伴以小腹胀满疼痛，舌质紫暗或有瘀点，脉细涩
辨证要点	小便点滴不通或小便变细，甚或骤然不通，或尿中夹带砂石
病　机	瘀血败精或砂石肿块，阻塞尿路，水道不通
治　法	行瘀散结，通利水道
主　方	代抵当丸
组　成	归尾、穿山甲、桃仁、大黄、芒硝通瘀散结；生地凉血滋阴；肉桂助膀胱气化以通尿闭
加　减	瘀血较重者，可加红花、三棱、莪术、穿山甲等以增强活血化瘀作用；病久血虚，面色不华，可配黄芪、丹参、鸡血藤等以养血行瘀；尿路结石而致尿道阻塞者，可重用金钱草、鸡内金、海金沙、萹蓄、瞿麦等以通淋利尿排石

（四）其他疗法

对于尿潴留的癃闭病人，除内服药物治疗外，尚可用非药物或外治法治疗，以通利水道。

1. 取嚏或探吐法　前者能开肺气，后者能举中气而通下焦之气，是一种简单有效的通利小便方法。其方法是用消毒棉签，向鼻中取嚏或喉中探吐；也有的用皂角粉末或少许细辛末 0.3~0.6g，吹鼻取嚏。

2. 外敷法 用食盐半斤炒热，布包熨脐腹。或用独头蒜一个，栀子 3 枚，盐少许捣烂，摊纸上贴脐。

3. 诱导排尿 利用条件反射，如听流水声，或用温水冲洗会阴，以诱导排尿。

4. 按摩、热敷 按摩、热敷病人下腹部，可解除局部肌肉紧张，促进排尿。

5. 针灸 如针刺中极、曲骨、三阴交等穴刺激排尿。

二、西医治疗

西医学对于尿潴留的治疗首先采用临时导尿，甚或穿刺以排出小便，然后再根据原因，选用自我调节治疗、药物治疗、手术治疗、微创治疗等。

（一）药物治疗

1. 激素类 通过抗雄激素治疗法，可达到腺体萎缩，质地变软，改善排尿功能的效果。

2. 5α-还原酶抑制剂 抑制前列腺增生，达到腺体萎缩，质地变软，改善排尿功能的效果。

3. α₁ 受体阻滞剂 通过抑制膀胱颈部、前列腺及其周围的 α_1 肾上腺素受体，达到减少局部张力，使尿流通畅的目的。

（二）手术治疗

有开放性前列腺摘除手术、经尿道前列腺手术。其他还有微创手术等治疗手段。对于其他原因引起的尿潴留可根据病因具体分析，亦可采用前述中西医结合疗法，主要以外治法为主，一般均能起效。

然而，对于肾功能衰竭引起的少尿或无尿，药物治疗比较棘手，主要以透析为主。

【临证备要】

1. 掌握标本缓急先后治则 癃闭为临床最为急重的病证之一，包含水蓄膀胱及膀胱无水两种情况。水蓄膀胱，病情较急，病因明了；膀胱无水，水毒蓄内、喘促、心悸、关格之危重变证相继而生。因此，癃闭的治疗，必须急则治标，缓则治本。治标之法有二：其一，对水蓄膀胱之证，内服药缓不济急，可急用导尿、针灸、少腹会阴部热敷等法，急通小便。其二，对膀胱无尿之证，可辅以中药灌肠如生大黄 30g，生牡蛎 60g，制附子 30g，浓煎约 120ml 高位保留灌肠，每日 1 次，多数病人在灌肠后，血中肌酐及尿素氮有所下降。治标之时，必须配以治本之法，或排石，或祛瘀，或疏肝，或温补脾肾，以图缓功。

2. 下病上治，欲降先升 不管是水蓄膀胱，还是膀胱无水，均可在辨证的基础上，辅以中医独特的疗法或理论，如"提壶揭盖"法、探吐法等。"提壶揭盖"法是中医宣上治下的代表治法，小便的排泄，除肾的气化外，需依赖肺的通调，脾的转输。因此，急性尿潴留时，可在辨证用药的基础上加开宣肺气、升提中气之桔梗、杏仁、荆芥、升麻、柴胡等，以达到下病上治，升清降浊之功。此外，取嚏法、探吐法亦可以看作是"提壶揭盖"的延伸，如《丹溪心法·小便不通》认为"呕吐可以上提其气，气升则水自降下，盖气承载其水也"。

3. 谨防中药的肾毒性及引起血钾变化 含马兜铃酸的中药关木通、木防己、马兜铃等引起的肾脏毒性已有临床报道和现代药理证实，因此，在治疗癃闭，尤其在治疗肾功能衰竭引起的少尿及无尿时，要格外警惕。此外，由于中药一般含钾量较高，因此，在临床应根据病人的血钾水平合理地使用中药，因此对于慢性肾衰竭伴高钾血症病人感冒时使用清热类药物时，或长期使用补益类药物时均应密切监测血钾的变化，慎防高钾血症。

【结语】

癃闭是以排尿困难，点滴而出，甚则小便闭塞不通，点滴全无为临床特征的一类病证。诊断癃闭应明确是膀胱无水证，还是尿潴留。若属膀胱无水证，则应准确测定每日的尿量。本病需与淋证、关格进行鉴别。癃闭的病位在膀胱，但和肾、脾、肺、肝、三焦均有密切的关系。其主要病机为上焦肺之气不化，肺失通调水道，津液不能下输膀胱；中焦脾之气不化，脾虚不能升清降浊；下焦肾之气不化，肾阳亏虚，气不化水，或肾阴不足，水府枯竭；肝郁气滞，使三焦气化不利；尿路阻塞，小便不通。癃闭的辨证以辨虚实为主，其治疗应据"六腑以通为用"的原则，着眼于通。但通之法，因证候的虚实而异。实证治宜清湿热，散瘀结，利气机而通利水道；虚证治宜补脾肾，助气化，使气化得行，小便自通。同时，还要根据病因病机，病变在肺、在脾、在肾的不同，进行辨证论治，不可滥用通利小便之品。内服药物缓不济急时，应配合导尿或针灸以急通小便。膀胱无水证，病情较为危急，随时有生变证之可能，如水肿、神昏、关格、吐血等，应中西医结合救治。

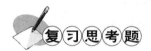复习思考题

1. 为什么说癃闭的病机是肾和膀胱气化不利？
3. 癃闭的辨治原则是什么，为什么？
4. 什么叫"提壶揭盖法"，其理论依据是什么，具体包括哪些内容？

扫码"练一练"

【文献选录】

《素问·灵兰秘典论》："膀胱者，州都之官，津液藏焉，气化则能出矣。"

《素问·宣明五气》："膀胱不利为癃，不约为遗溺。"

《景岳全书·癃闭》："夫膀胱为藏水之府，而水之入也，由气以化水，故有气斯有水；水之出也，由水以达气，故有水始有溺，经曰气化则能出矣。盖有化而入，而后有化而出，无化而出，必其无化而入，是以其入其出皆由气化，此即本经气化之义，非单以出者言气化也。然则水中有气，气即水也；气中有水，水即气也。今凡病气虚而闭者，必以真阳下竭，元海无根，水火不交，阴阳否隔，所以气自气而气不化水，水自水而水蓄不行。气不化水则水府枯竭者有之，水蓄不行则浸渍腐败者有之，气既不能化，而欲强为通利，果能行乎？阴中已无阳，而再用苦寒之剂能无甚乎？……当辨其脏器之寒热。若素无内热之气者，是必阳虚无疑也，或病未至甚，须常用左归、右归、六味、八味等汤丸或壮水以分清，或益火以化气，随宜用之，自可渐杜其源；若病已至甚，则必用八味丸料或加减金匮肾气汤大剂煎服，庶可挽回。……若素禀阳脏内热，不堪温补，而小便闭绝者，此必真阴败绝，无阴则阳无以化，水亏证也，治宜补阴抑阳，以化阴煎之类主之；或偏于阳亢而水不制火者，如东垣之用滋肾丸亦可。"

附：关格

关格是指由于脾肾阴阳衰惫，气化不利，湿浊毒邪犯胃而致的以小便不通与呕吐并见为临床特征的一种危重病证。本病多由水肿、癃闭、淋证等病证发展而来。

"关格"之名，始见于《内经》，但其论述的关格，一是指脉象，一是指病理，均非指病证。指脉象者见于《灵枢·终始·第九》："人迎四盛，且大且数，名曰溢阳，溢阳为外格。……脉口四盛，且大且数者，名曰溢阴，溢阴为内关，内关不通死不治。人迎与太阴脉口俱盛四倍以上，命曰关格。关格者与之短期。"指病理者见于《灵枢·脉度·第十七》："阴气太盛，则阳气弗能荣也，故曰格。阴阳俱盛，不得相荣，故曰关格。关格者，不得尽期而死也。"后张仲景在《伤寒论》中正式作为病名提出，该书《平脉法》曰："关则不得小便，格则吐逆。"认为关格是以小便不通和呕吐为主症的疾病，属于危重证候。后晋·葛洪又提出关格病是指二便不通，《肘后方》云："二便关格，二三日则杀人。"《医方类聚》引《肘后方》文云："大小便不通……名为关格病。"隋·巢元方等《诸病源候论·卷十四·关格大小便不通候》云："关格者，大小便不通也。大便不通谓之内关，小便不通谓之外格，二便俱不通为关格也。"明·《医贯》中称："关者不得出也，格者不得入也"，"关格者，忽然而来，乃暴病也，渴饮水浆，少顷即吐，又饮又吐，唇燥，眼珠微红……"又如《医学入门》云："关格死在旦夕，但治下焦可愈，大承气汤下之。"

西医学中泌尿系统疾病引起的慢性肾衰竭出现小便不通并见呕吐者，可参考本节内容辨证论治。

慢性肾衰竭（chronic renal failure，CRF）（尿毒症期）是指慢性肾脏病引起的肾小球滤过率下降及与此相关的代谢紊乱和临床症状组成的综合征，简称慢性肾衰。按其肾功能损害程度分肾功能不全代偿期、肾功能不全失代偿期（又称氮质血症期）、肾功能衰竭期、终末期（又称尿毒症期）。从总体上讲，CRF病情进展有时缓慢而平稳，也有短期内急剧加重。对CRF病程中出现的肾功能急剧恶化，如处理及时、得当，可能使病情有一定程度的逆转；但如诊治延误，病情的加重可能呈不可逆性发展。

【病因病理】

一、中医认识

关格一证，多由水肿、癃闭、淋证等病证发展而来，在反复感邪、饮食劳倦等因素作用下，或失治误治，使其反复发作，迁延不愈，终致脾肾阴阳衰惫，气化不行，湿浊毒邪内蕴，三焦不利，肾关不开，则小便不通；湿浊毒邪上逆犯胃，则呕吐，遂发为关格。脾肾阴阳衰惫是本，湿浊毒邪内蕴是标，故本病病理表现为本虚标实。随着病情的发展，正虚不复，导致病情缠绵难愈。起病初期病在脾肾，病情后期可损及多个脏腑。肾病及肝，肝肾阴虚，虚风内动，可致手足搐搦，甚至抽搐；肾病及心，邪陷心包，可致胸闷心悸，或心前区痛，甚则神志昏迷；肾病及肺，可致咳喘，胸闷，气短难续，不能平卧。

总之，关格的病机往往表现为本虚标实，寒热错杂，病位以肾为主，肾、脾、胃、心、肝、肺同病，其基本病机为脾肾阴阳衰惫，气化不利，湿浊毒邪上逆犯胃。由于正虚不复，无以驱邪外出，使病情不断恶化，最终可因正不胜邪，发生内闭外脱，阴竭阳亡之极危之候。

二、西医认识

慢性肾衰竭

各种慢性肾脏病进展都可引起慢性肾衰竭，包括肾小球肾炎、肾小管间质性疾病、肾血管性疾病、代谢性疾病和结缔组织性疾病、感染性肾损害以及先天性和遗传性肾脏疾病等。我国目前引起 CRF 的主要病因仍以 IgA 肾病为主，其次为高血压肾小动脉硬化、狼疮性肾炎、慢性肾盂肾炎以及多囊肾等。各种病因导致肾脏病理生理发生改变，大量肾单位丢失，最终发展为终末期肾衰竭。随着肾功能减退，肾脏对溶质清除率下降和对某些肽类激素灭活减少，造成多种物质在血液和组织中蓄积，引起相应的尿毒症症状。

【诊断】

一、病名诊断

（1）具有小便不通和呕吐并见的临床特征。
（2）有水肿、淋证、癃闭等肾病病史。

二、证候特征

小便不通名曰"关"，呕吐不止名曰"格"，关格的临床表现以小便不通与呕吐并见为主症。小便不通发生在前，呕吐出现在后。

在水肿、淋证、癃闭等肾病病史及原有疾病症状的基础上，或重感外邪、或劳累积损或手术创伤等因素作用下，突然出现恶心呕吐频作，口中秽臭或有尿味，或腹泻，一日数次至十多次不等，便秘，肌肤干燥，甚则肌肤甲错，瘙痒不堪，或皮肤有霜样析出，呼吸缓慢而深，咳喘气促，胸闷心悸，或心前区疼痛，水肿较甚，尿量进一步减少，甚则不通，牙宣，鼻衄，肌衄，呕血，便血，四肢搐搦，狂躁不安，谵语昏睡，甚则神志昏迷，舌苔厚腻或黄腻而干燥，或花剥，脉沉细、细数或结或代。

三、相关检查

结合肾功能、B 超、血 Cr 等检查，有助于明确诊断。

【鉴别诊断】

1. 关格与走哺鉴别

鉴别要点	关格	走哺
共同点	呕吐伴小便不通利	
不同点	先有小便不通，而后出现呕吐。病机是脾肾阴阳衰惫为本，湿浊毒邪内蕴为标，属本虚标实之病证，其病位主要在肾	往往先有大便不通，而后出现呕吐，呕吐物可以是胃内的饮食痰涎，也可带有胆汁和粪便，常伴有腹痛，最后出现小便不通。属实热证，其病位在肠

2. 关格与癃闭鉴别

鉴别要点	关格	癃闭
共同点	小便不通利	
不同点	小便不通和呕吐并见。关格并非都由癃闭发展而来，亦可由水肿、淋证发展而成	以排尿困难，全日总尿量明显减少，甚则小便闭塞不通，点滴全无为主症，一般无呕吐症状。癃闭可发展为关格

【治疗】

（一）辨证要点

1. 辨虚实

本虚	脾肾阴阳衰惫，少尿或无尿，面色晦滞，形寒肢冷，全身浮肿
标实	湿浊毒邪，小便短少，呕恶频作，口中尿臭，神志昏蒙

2. 辨浊邪性质

寒湿	小便短少，色清，甚则尿闭，浮肿以腰以下为主，纳差，腹胀，泛恶呕吐，大便溏薄，舌淡体胖，边有齿痕，苔白腻，脉沉细
湿热	小便短少，色黄，呕恶频作，头晕头痛，舌红，苔黄腻，脉弦细

（二）治疗原则

治疗原则：攻补兼施，标本兼顾。

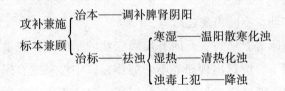

（三）分证论治

1. 脾肾亏虚，湿热内蕴

证　　候	小便量极少，或无尿，倦怠乏力，不思饮食，晨起恶心，或呕吐，苔薄黄腻而干燥，脉细数或濡数
辨证要点	小便量极少，恶心呕吐，苔薄黄腻而干燥
治　　法	健脾益肾，清热化浊
主　　方	无比山药丸合黄连温胆汤
组　　成	山药、茯苓、泽泻健脾利湿；熟地、山茱萸、巴戟天、菟丝子、杜仲、牛膝、五味子、肉苁蓉益肾固涩；半夏、陈皮化痰降逆和胃；枳实行气消痰而使痰随气下；竹茹清热化痰；黄连清热除烦
加　　减	皮肤瘙痒者，可加土茯苓、地肤子、白鲜皮燥湿止痒

2. 脾肾阳虚，湿浊内蕴

证　　候	小便不通，或尿量极少而色清，面色苍白或晦滞，畏寒怕冷，下肢欠温，泄泻或大便稀溏，呕吐清水，苔白滑，脉沉细
辨证要点	小便不通，色清，畏寒肢冷，泄泻，呕吐清水，苔白滑，脉沉细
治　　法	温补脾肾，化湿降浊
主　　方	温脾汤合吴茱萸汤

续表

组　成	附子、干姜温阳散寒；人参、甘草、大枣补脾益气，反佐大黄苦寒降浊；吴茱萸温胃散寒又具下气降浊之功；生姜温胃散寒，和胃止呕
加　减	若嗜睡，神识昏迷，可加菖蒲、远志、郁金芳化开窍，甚则可用苏合香丸以芳香开窍；若水气凌心，可合己椒苈黄丸或苓桂术甘汤以化气行水

3. 肝肾阴虚，肝风内动

证　候	小便量极少，呕恶频作，面部烘热，牙宣鼻衄，头晕头痛，目眩，手足搐搦，或抽筋，舌暗红有裂纹，苔黄腻或焦黑而干，脉弦细数
辨证要点	小便量极少，呕恶频作，面部烘热，头晕头痛，手足搐搦，舌暗红有裂纹，苔黄腻或焦黑而干，脉弦细数
治　法	滋补肝肾，平肝熄风
主　方	六味地黄丸合羚角钩藤汤
组　成	熟地、山茱萸、山药滋补肝肾；茯苓、泽泻渗湿降浊；丹皮引血中之浊下行；羚羊角、钩藤凉肝熄风、清热解痉；桑叶、菊花平肝熄风；白芍、生地养阴增液以柔肝舒筋；贝母、竹茹清热化痰；茯神安神；生甘草调和诸药
加　减	大便秘结者，加生大黄通腑泄浊

4. 肾气衰微，邪陷心包

证　候	小便量极少，甚至无尿，口中尿臭，胸闷，神识昏蒙，循衣摸床，或神昏谵语，恶心呕吐，面白唇暗，四肢欠温，痰涎壅盛，苔白腻，脉沉缓
辨证要点	尿少或无尿，口中尿臭，胸闷，神识昏蒙，循衣摸床，或神昏谵语，恶心呕吐，面白唇暗，痰涎壅盛，苔白腻，脉沉缓
治　法	豁痰降浊，辛温开窍
主　方	涤痰汤合苏合香丸
组　成	涤痰汤：半夏、陈皮、茯苓、竹茹燥湿化痰祛浊；生姜和胃降逆；菖蒲、制南星豁痰开窍；枳实下气以利降浊；人参、甘草扶助已虚之正气 苏合香丸芳香开窍，可用温开水化开灌服，昏迷者，也可用鼻饲管灌入
加　减	若躁狂痉厥，可合紫雪丹以清热止痉；若见汗多，面色苍白，手足厥冷，舌质淡，脉细微，为阳虚欲脱，急宜回阳固脱，用参附汤加龙骨、牡蛎；若汗多面色潮红，口干，舌红少苔，脉细数，为阴液耗竭，应重用生脉散或生脉注射液静脉滴注以益气敛阴固脱；神昏不清者，亦可静滴清开灵或醒脑静以开窍醒神

（四）灌汤疗法

治疗关格病尚可应用灌肠疗法。

1. 灌肠方1　生大黄、生牡蛎、蒲公英各30g，浓煎200ml，高位保留灌肠。

2. 灌肠方2　大黄30g，桂枝30g，附子20g，浓煎200ml，保留灌肠。

【临证备要】

1. 初期积极治疗　关格的前期阶段，经过积极治疗，预后尚好。而延至后期，湿浊毒邪上犯心肺，出现呼吸缓慢而深，或喘促息微，胸闷心悸，甚则神志昏迷者，病情危笃，预后较差，最终可导致内闭外脱，阴竭阳亡。临证应采取中西医综合治疗措施进行抢救，必要时配合血液透析疗法。

2. 合理饮食　在调摄方面，应严格控制蛋白质的摄入量，尽可能选取能为人体充分吸收利用的优质蛋白质，如牛奶、蛋清；适当给予高热量、富含维生素并且易消化的饮食，注意口腔和皮肤清洁，有水肿者应忌盐。

【结语】

关格是以小便不通与呕吐并见为特征的病证，多由水肿、淋证、癃闭等病证发展而来。本病由脾肾阴阳衰惫，气化不利，湿浊毒邪上逆犯胃所致，往往表现为本虚标实，寒热错杂的证候。本虚有脾肾阳虚和肝肾阴虚的区别；标实有湿热和寒湿之异。治疗时应当遵循"治主当缓，治客当急"的原则，缓缓调补脾肾之阴阳，而对湿浊毒邪，要尽快祛除。祛浊分化浊和降浊：湿热浊邪，当清热化浊；寒湿浊邪，当温阳散寒化浊；湿浊毒邪上犯中上二焦者，则宜降浊，使其从大便降泄而去。关格后期，病情危笃，应采用中西医结合疗法救治，现代透析疗法已为常规治疗，必要时肾脏移植为终极治疗手段。

【文献选录】

《证治汇补·癃闭·附关格》："既关且格，必小便不通，旦夕之间，陡增呕恶，此因浊邪壅塞三焦，正气不得升降，所以关应下而小便闭，格应上而生呕吐，阴阳闭绝，一日即死，最为危候。"

《景岳全书·关格》："关格一证，在《内经》本言脉体，以明阴阳离绝之危证也。如《六节藏象论》《终始》篇、《禁服》篇及《脉度》《经脉》等篇，言之再四，其重可知。自秦越人《三难》曰上鱼为溢，为外关内格，八尺为覆，为内关外格，此以尺寸言关格，已失本经之意矣。又仲景曰在尺为关，在寸为格，关则不得小便，格则吐逆，故后世自叔和、东垣以来，无不以此相传，……。关格证所伤根本已甚，虽药饵必不可废，如精虚者，当助其精；气虚者，当助其气，其有言难尽悉者，宜于古今补阵诸方中择宜用之，斯固治之之法，然必须远居别室，养静澄心假以岁月，斯可痊愈。若不避绝人事，加意调理，而但靠药饵，则恐一曝十寒，得失相半，终无济于事也。凡患此者不可不知。"

《重订广温热论·验方妙用》："溺毒入血，血毒攻心，甚或因毒上脑，其症极危，急宜通窍开闭，利溺逐毒，导赤泻心汤（陶节庵《伤寒六书》方）调入犀珀至宝丹，或导赤散合加味虎杖散（廉臣验方）调入局方来复丹二三钱，尚可幸全一二。此皆治实证之开透法也。"

第四节　阳　痿

扫码"学一学"

阳痿是由久病劳伤、饮食不节、情志所伤、外邪侵袭等导致宗筋失养，表现为成年男子性交时，由于阴茎痿软不举，或举而不坚，或坚而不久，无法进行正常性生活的一种病证。但对发热、过度劳累、情绪反常等因素造成的一过性阴茎勃起障碍，不能视为病态。

"阳痿"病证记载最早见于《内经》，称阳痿为"阴痿"，《灵枢·经筋》称为"阴痿不用"，在《素问·痿论》中又称为"筋痿"，指出"思想无穷，所愿不得，意淫于外，入房太甚，宗筋弛纵，发为筋痿"。并认为多种原因可引起。《内经》把阳痿的病因归之于"气大衰而不起不用""热则纵挺不收"，"思想无穷，所愿不得"和"入房太甚"，认识到气衰、邪热、情志和房劳可引起本病。《诸病源候论·虚劳阴痿候》则认为本病主要由劳伤及肾引起，指出"肾开窍于阴，若劳伤于肾，肾虚不能荣于阴器，故萎弱也。诊其脉瞥瞥如羹上肥，阳气微。连连如蜘蛛丝，阴气衰。阴阳衰微而风邪入于肾经，故阴不起，或引小腹痛也"。王焘则认为过度劳累，过早过多的性生活亦会致阳痿，《外台秘要·卷十七》中说："五劳七伤阴痿，十年阳不起，皆由少小房多损阳。"孙思邈则特别重视男子之阳气，在《千金要方·卷二十一》指出："男子者，众阳所归，常居于燥，阳气游动，强力施泄，则成虚损损伤之病。"因而其治阳痿，多从温肾壮阳入手，并注重顾护阴精，在其所列的约30首治疗阳痿方中，如五补丸、肾气丸、天雄丸等，均以补肾壮阳药为主。《明医杂著·男子阴痿》云："男子阴痿不起，古方多云命门火衰，精气虚冷，固有之矣。然亦有郁火甚而致痿者，经云壮火食气，譬如人在夏暑而倦怠痿弱，遇冬寒而坚强也。予尝亲见一二人，肾经郁火而有此证，令服黄柏、知母清火坚肾之药而效，故须审察，不可偏认作火衰也。"指出除命门火衰外，郁火甚也可致阴痿。《景岳全书》立《阳痿》篇，始以阳痿命名本病。论述其病因病机和治疗都较全面，病因方面有惊恐、忧愁太过、肝肾湿热等，但以阳虚火衰为主要，《景岳全书·阳痿》云："有湿热炽盛，以致宗筋弛纵而为痿弱者，譬以暑热之极，则诸物绵萎，经云壮火食气，亦此谓也。然有火无火，脉证可别，但火衰者十居七八，而火盛者仅有之耳。"清·《杂病源流犀烛·前阴后阴源流》提出："又有失志之人，抑郁伤肝，肝木不能疏达，亦致阴痿不起。"对肝郁致阳痿者，多从疏肝理气入手。至此，中医对阳痿的认识已较为全面，治疗手段已不局限于单纯补肾壮阳等。

西医学中各种功能及器质性疾病造成的阳痿，均可参照本节内容辨证论治。

阳痿又称勃起功能障碍，分先天性和病理性两种，前者不多见，不易治愈；后者多见，而且治愈率高。据国外有关资料统计，阳痿病人约占全部男性性功能障碍的37%～42%。国内有关调查表明，在成年男性中约有10%的人发生阳痿。阳痿的发生率随年龄的增长而上升。不同的年龄段，阳痿的发生率亦不同，其发病率随年龄段递增，与年龄呈正相关。据国外统计，35岁以下者占1.3%；50岁以下者占6.7%。

【病因病理】

一、中医学认识

阳痿的病因主要有久病劳伤，命门火衰，心脾受损，饮食不节，湿热下注，七情所伤。基本病机为肝、肾、心、脾受损，经脉空虚，或经络阻滞，导致宗筋失养而致。

1. 命门火衰　多由房劳太过，或少年误犯手淫，或早婚，以致精气亏虚，命门火衰，发为阳痿，正如《景岳全书·阳痿》所说："凡男子阳痿不起，多由命门火衰，精气虚冷。"

2. 心脾受损　若忧愁思虑不解，心脾受损，以致精血暗耗，宗筋失养，而成阳痿。诚如《景岳全书·阳痿》说："凡思虑焦劳忧郁太过者，多致阳痿。盖阴阳总宗筋之会，……若以忧思太过，抑损心脾，则病及阳明冲脉，……气血亏而阳道斯不振矣。"另外，心乃君主之官，情欲萌动，阳事之举，必赖心火之先动。忧虑伤心，心血暗耗，则心难行君主之令，导致阴茎痿软而不举。

3. 恐惧伤肾　大惊卒恐，惊则气乱，恐则伤肾，恐则气下，渐至阳具不振，举而不坚，导致阳痿。《景岳全书·阳痿》说："忽有惊恐，则阳道立痿，亦其验也。"

4. 肝郁不舒　肝主筋，足厥阴肝经绕阴器而行，阴器为宗筋之汇。若情志不遂，忧思郁怒，肝失疏泄条达，不能疏通血气而畅达前阴，则宗筋所聚无能，如《杂病源流犀烛·

前阴后阴病源流》说："又有失志之人，抑郁伤肝，肝木不能疏达，亦致阴痿不起。"

5. 湿热下注　过食肥甘，酿生湿热，湿热下注，宗筋弛纵，导致阳痿。《明医杂著·男子阴痿》按语中谓："阴茎属肝之经络。盖肝者木也，如木得湛露则森立，遇酷热则萎悴。"

综上，阳痿的病因比较复杂，但临证仍以房劳太过，频犯手淫、所欲不遂为多见。证型中以命门火衰较为多见，湿热下注较少，所以《景岳全书·阳痿》说："火衰者十居七八，而火盛者仅有之耳。"阳痿之根本在于宗筋迟缓，《灵枢·经筋》说："足少阴之筋……结于阴器……足厥阴之筋……结于阴器，络诸筋。"可见阴器是宗筋所聚之处，但宗筋之作强有赖于五脏精血的濡养，阳事之举，必赖于心火之发动，阳事之持久，必赖肝之气机调达，脾气旺盛，肾气充实，如过五脏之伤，伤及精血，累及气机，必致宗筋聚而无能，诚如《类证治裁·阳痿》所言："伤于内则不起，故阳之痿，多由色欲竭精，所伤太过，或思虑劳神，或恐惧伤肾，或先天禀弱，或后天食少，亦有湿热下注，宗筋弛纵而致阳痿者。"因此，阳痿的病位在肾，与心、肝、脾、胃等关系密切。

$$
\left.\begin{array}{l}
\text{房劳过度} \\
\text{久\quad\quad病}
\end{array}\right\}\text{精气亏虚，命门火衰}
$$

$$
\text{七情失调}\left\{\begin{array}{l}
\text{忧愁思虑伤心脾——精血暗耗，宗筋失养} \\
\text{大惊卒恐伤肾——阳具不振，举而不坚} \\
\text{忧思郁怒——肝失疏泄条达，宗筋所举无能}
\end{array}\right.
$$

$$
\text{过食甘肥，生湿蕴热——湿热下注，宗筋弛纵}
$$

$$
\left.\right\}\text{阳痿}
$$

二、西医学认识

阳痿

西医学认为引起阳痿的原因主要有功能性及器质性，其中相当一部分阳痿是功能性。引起功能性阳痿的主要原因是幼年时期性心理创伤，或新婚缺乏性知识，有紧张和焦虑的心理，或夫妻感情不和，或不良习惯，如自慰用力过度等造成阴茎的敏感度降低，精神紧张，思想负担过重等导致阳痿；脑力或体力过度，或不良精神刺激，如过度抑郁、悲伤、恐惧等，或恣情纵欲，性生活过度等均可引起大脑皮层功能紊乱而出现阳痿。

另一方面，器质性病因亦占有相当大的比例，如血管因素引起的动脉粥样硬化、动脉损伤、动脉狭窄、阴部动脉分流及性功能异常等，或有碍静脉回流闭合机制的阴茎白膜、阴茎海绵窦内平滑肌减少所致的阴茎静脉漏；神经性的原因包括中枢、外周神经疾病或损伤均可以导致阳痿；手术与外伤导致的大血管手术、前列腺癌根治术、腹会阴直肠癌根治术等手术及骨盆骨折、腰椎压缩性骨折或骑跨伤，可以引起与阴茎勃起有关的血管和神经损伤，导致阳痿；内分泌疾患、慢性病和长期服用某些药物也可以引起阳痿；阴茎本身疾病，如阴茎硬结症、阴茎弯曲畸形、双阴茎、小阴茎、阴茎阴囊移位、严重包茎和包皮龟头炎也是引起阳痿的因素。另外泌尿生殖器疾病，包括泌尿生殖器慢性炎症继发阳痿者亦较为常见，如睾丸炎、附睾炎、尿道炎、膀胱炎、前列腺炎等，其中以慢性前列腺炎出现阳痿者最为多见。还有其他环境因素，如放射线照射、重金属中毒等。

【诊断】

一、病名诊断

（1）以成年男子性交时，阴茎痿而不举，或举而不坚，或坚而不久，无法进行正常性生活为主要临床表现。但须除外阴茎发育不良引起的性交不能。

（2）常有消渴、惊悸、郁证病史。

（3）多因房事太过，所欲不遂，精神抑郁，久病体虚，或青少年频犯手淫所致。

二、证候特征

阳痿常与遗精、早泄并见，常伴有神疲乏力，腰膝酸软，头晕耳鸣，畏寒肢冷，阴囊阴茎冷缩，或局部冷湿，精液清稀冰冷，精少或精子活动力低下，或会阴部坠胀疼痛，小便不畅，淋沥不尽，或小便清白、频多等症。

三、相关检查

引起阳痿的原因非常复杂，既有功能性的，亦有器质性的，因而，除常规检查外，还要检查前列腺液，性激素系列，必要时还要行染色体检查，另外，可行阴茎多普勒、阴茎电生理、超声，会阴及骶尾部、脑垂体 CT/MRI 等以明确原因。

【鉴别诊断】

1. 阳痿与早泄的鉴别

鉴别要点	阳痿	早泄
共同点	不能正常性交	
不同点	阴茎不能勃起，或勃起无力，或持续时间过短	阴茎可以勃起，但插入即泄或过早排精

2. 阳痿与阳缩的鉴别

鉴别要点	阳痿	阳缩
共同点	不能正常性交	
不同点	阴茎不能勃起，或勃起无力，或持续时间过短	阴茎内缩抽痛，伴少腹拘急，疼痛剧烈，畏寒肢冷

【治疗】

一、中医治疗

（一）辨证要点

1. 辨虚实

虚证	由于恣情纵欲，思虑忧郁，惊恐所伤者，青壮年多
实证	由于肝郁化火，湿热下注，而致宗筋弛纵者，老年人多
虚实夹杂证	临床上有相当比例的病人表现为虚实夹杂证

2. 辨寒热

| 寒 | 阳痿而兼见腰背发凉、畏寒肢冷、阴囊阴茎冷缩，或局部冷湿，精液清稀冰冷，舌淡，苔薄白，脉沉细者 |
| 热 | 阳痿而兼见烦躁易怒，口苦咽干，小便黄赤，舌质红，苔黄腻，脉濡数或弦数者 |

3. 辨病位　因病因不同，阳痿的病位亦不同。有单一脏腑发病，累及多个脏腑经络，亦有多脏器合病，互相影响。

病位多在肝经	因郁、怒等情志所伤者
病位多在心、肾、胆	突遇不测、大惊卒恐者
病位在肾经	房室劳伤、命门火衰者

（二）治疗原则

治疗原则：从病因病机入手，虚者宜补，实者宜泻。

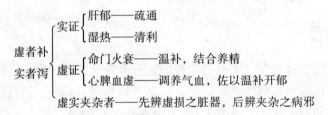

$$
\text{虚者补}\atop\text{实者泻}
\left\{
\begin{array}{l}
\text{实证}\left\{\begin{array}{l}\text{肝郁——疏通}\\ \text{湿热——清利}\end{array}\right.\\
\text{虚证}\left\{\begin{array}{l}\text{命门火衰——温补，结合养精}\\ \text{心脾血虚——调养气血，佐以温补开郁}\end{array}\right.\\
\text{虚实夹杂者——先辨虚损之脏器，后辨夹杂之病邪}
\end{array}
\right.
$$

（三）分证论治

1. 命门火衰

证　　候	阳事不举，精薄清冷，阴囊阴茎冰凉冷缩，或局部冷湿，腰酸膝软，头晕耳鸣，畏寒肢冷，精神萎靡，面色㿠白，舌淡，苔薄白，脉沉细
辨证要点	阳事不举，阴部湿冷或精液稀薄，肾阳虚之特征
病　　机	命门火衰，精气虚冷，宗筋失养
治　　法	温肾壮阳，滋肾填精
主　　方	右归丸合赞育丹
组　　成	鹿角胶、菟丝子、淫羊藿、肉苁蓉、韭菜子、蛇床子、杜仲、附子、肉桂、仙茅、巴戟天、鹿茸温肾壮阳；熟地、当归、枸杞子、山茱萸滋补肾阴；山药、白术健运脾胃
加　　减	滑精频繁，精少精冷者，可加覆盆子、金樱子、益智仁以补肾固精；滋阴填精之品多滋腻，适当加藿香、砂仁、陈皮等醒脾开胃；久病入络，经络瘀阻者，可加蜈蚣、露蜂房、丹参、川芎通络化瘀

2. 心脾受损

证　　候	阳事不举，精神不振，夜寐不安，健忘，胃纳不佳，面色少华，舌淡，苔薄白，脉细
辨证要点	阳事不举，心脾两虚之征
病　　机	心脾两虚，气血乏源，宗筋失养
治　　法	补益心脾
主　　方	归脾汤
组　　成	党参、黄芪、白术、茯苓、炙甘草健脾益气；枣仁、远志、桂圆肉养心安神，当归补血，诸药合用，共奏益气补血，养心健脾安神之功
加　　减	心神失养，夜寐不安者，加夜交藤、合欢皮、柏子仁等养心安神；若胸脘胀满，泛恶纳呆，属痰湿内盛者，加用半夏、川朴、竹茹、莱菔子等以燥湿化痰；中气下陷者以补中益气汤之意，补气升提

3. 恐惧伤肾

证　候	阳痿不振，胆怯多疑，心悸易惊，夜多噩梦，常有被惊吓史，苔薄白，脉弦细
辨证要点	阳事不举，心悸易惊等惊恐之征
病　机	惊恐伤肾，肾精破散，心气逆乱，气血不达宗筋
治　法	益肾宁神
主　方	启阳娱心丹
组　成	人参、菟丝子、当归、白芍益肾补肝壮胆；远志、茯神、龙齿、石菖蒲宁心安神；柴胡理气解郁
加　减	惊悸不安，梦中惊叫者，加青龙齿、灵磁石以重镇安神；久病入络，经络瘀阻者，加蜈蚣、露蜂房、丹参、川芎通络化瘀

4. 肝郁不舒

证　候	阳痿不举，或举而不坚，多因厌烦性事、躁怒、思虑而致，抑郁寡欢或急躁易怒，胸胁胀满或胃脘胀痛，善太息，食少纳差，舌淡红，苔薄脉弦
辨证要点	心情抑郁，阳事不举
病　机	肝郁气滞，宗筋不聚
治　法	疏肝解郁
主　方	逍遥散
组　成	柴胡、白芍、当归疏肝解郁，养血和血；白术、茯苓、甘草健运脾胃，实土御木
加　减	口干口苦，急躁易怒，目赤尿黄，此为气郁化火，可加丹皮、山栀、龙胆草以泻肝火；郁滞日久，兼有血瘀之证，可加川芎、丹参、赤芍以活血化瘀；气郁化火，痰热内扰者合黄连温胆汤以清化痰热

5. 湿热下注

证　候	阴茎痿软，阴囊潮湿，瘙痒腥臭，睾丸坠胀作痛。小便赤涩灼痛，胁胀腹闷，肢体困倦，泛恶口苦，舌红苔黄腻，脉滑数
辨证要点	阳事不举，湿热下注之征
病　机	湿热下注肝经，宗筋经络失畅
治　法	清热利湿
主　方	龙胆泻肝汤
组　成	龙胆草、黄芩、山栀、柴胡疏肝清热泻火，味苦坚肾；木通、车前子、泽泻清热利湿；当归、生地养阴、活血、凉血，与清热泻火药配伍，泻中有补，使泻火药不致苦燥伤阴
加　减	会阴部坠胀疼痛，小便不畅，余沥不尽，可加虎杖、川牛膝、赤芍等活血化瘀；若症见梦中阳举，举则遗精，寐则盗汗，五心烦热，腰酸膝软，舌红，少苔，脉细数，为肝肾阴伤，虚火妄动，治宜滋阴降火，方用知柏地黄丸合大补阴丸加减

二、西医治疗

对于阳痿，治疗方法有很多，应根据病人的病情进行针对性的治疗。对于阳痿，不论是功能性还是器质性，都离不开心理治疗，通过心理治疗，可以解除性交紧张的心理状态，同时要注意夫妻双方的配合。同时必要的药物治疗是临床上行之有效的方法，如口服万艾可、育亨宾调整内分泌药物等，也可外用药物涂抹，阴茎海绵体药物注射疗法等，另外，生理功能障碍治疗仪、阴茎假体植入术等方法，可以调节大脑皮质功能，兴奋脊髓性中枢活动，扩张阴茎支静脉血管，增粗阴茎海绵体的体积等整体治疗效果，从而治疗阳痿。需要说明的是对于器质性阳痿一定要明确病因，采取针对性治疗措施。

【临证备要】

1. 注意阳痿病机的转化 阳痿的病机中医历代多从肾虚入手，究其根源与早婚早育、营养不良、劳役过度等有关。由于随着现代生活节奏加快和激烈的社会竞争给人们带来极大的精神压力，致使精神紧张，情志内伤，肝气郁结引起的阳痿日见增多，常常会出现因郁致痿，因痿致郁，因此，近代阳痿的病机从肾虚阳痿向肝郁气滞转化。临证所见"因郁致痿"，"因痿致郁"等病证均不少见，二者常相互影响，形成恶性循环，使病机更趋复杂，治疗更加困难。因此，抑郁是导致阳痿的一个重要原因，在阳痿的治疗中要注重对郁证的治疗，才能收到事半功倍的效果。

2. 不可滥用温补过燥之品 对于阳痿治疗，温肾壮阳乃为常法，但不少医家滥用温肾壮阳之品的现象严重，更有不少保健制品非法添加所谓壮阳之品，虽然一时性起，但属乱用，名曰助阳，实则耗伤肾阴，燥热内生，殊不知肾乃水火之脏，寓藏肾阴肾阳，所以用药应遵循张景岳"善补阳者，必于阴中求阳，则阳得阴助而生化无穷；善补阴者，必于阳中求阴，则阴得阳升而泉源不竭。"阴阳双补，寓清于补，乃可使火水得其养。具体而言，在温肾药的使用上应选用温而不燥，或燥性较小的血肉有情之品，如九香虫、仙灵脾、巴戟天、肉苁蓉、菟丝子、山萸肉等，以上诸药均具有温阳益肾填精之功效，且温润不燥，故无劫夺阴精之弊，暗合"善补阳者，必于阴中求阳，则阳得阴助而生化无穷"之理。

【结语】

阳痿是指青壮年男子阴茎痿弱不起，或临房举而不坚，或坚而不能持久的病证。主要由命门火衰、心脾受损、恐惧伤肾、肝郁不舒、湿热下注等，导致宗筋失养而弛纵所致，病因虽较为复杂，但以房劳太过，频犯手淫、心情抑郁等多见。病位在肾，并与心、肝、脾胃关系密切。辨证要点是辨别有火无火及分清脏腑虚实。阳痿的治疗主要从病因病机入手，虚者宜补，实者宜泻，有火者宜清，无火者宜温。命门火衰者，应温肾壮阳，滋肾填精，忌纯用刚热燥涩之剂，宜用血肉有情之品；心脾受损者，补益心脾；恐惧伤肾者，益肾宁神；肝郁不舒者，疏肝解郁；湿热下注者，清热利湿。另外，节制房事，戒除手淫，调摄情志，适当辅以西药、外治乃至手术等都是重要的治疗措施。

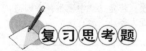

复习思考题

1. 试述阳痿的主要病机。

2. 从"善补阳者，必于阴中求阳，则阳得阴助而生化无穷"论述治疗阳痿时补肾之品的选用配伍。

【文献选录】

《灵枢·经筋》："足厥阴之筋，……其病……阴器不用。伤于内则不起，伤于寒则阴缩入，伤于热则纵挺不收。"

《景岳全书·阳痿》："凡惊恐不释者，亦致阳痿。经曰：恐伤肾，即此谓也。故凡遇大惊卒恐，能令人遗失小便，即伤肾之验。又或于阳旺之时，忽有惊恐，则阳道立痿，亦

扫码"练一练"

其验也。"

《临证指南医案·阳痿》："又有阳明虚则宗筋纵，盖胃为水谷之海，纳食不旺，精气必虚，况男子外肾，其名为势，若谷气不充，欲求其势之雄壮坚举，不亦难乎？治惟有通补阳明而已。"

扫码"学一学"

第五节　遗　精

遗精是由诸多因素致肾失封藏，精关不固，以不因性生活而精液遗泄为主要表现的病证。其中因梦而遗精的称"梦遗"；无梦而遗精，甚至清醒时精液流出的称为"滑精"。凡成年未婚男子，或婚后夫妻分居，长期无性生活者，一月遗精1~2次属生理现象，这种遗精，一般无明显症状。如遗精次数过多，每周2次以上，或清醒时流精，伴有头昏，精神萎靡，腰腿酸软，失眠等症，则属病态。

本病的记载，始见于《内经》，称为"精自下"，《灵枢·本神》说："心怵惕思虑则伤神，神伤则恐惧，流淫而不止。恐惧而不解则伤精，精伤则骨酸痿厥，精时自下。"叙述了遗精的病因及兼见证候，并且指出遗精与情志内伤有关。《金匮要略》中称"失精"和"梦失精"，并立桂枝加龙骨牡蛎汤调和阴阳，潜镇摄纳，治疗心肾不交、失精遗泄证。《诸病源候论·虚劳病诸候》指出本病的病机有肾气虚弱和见闻感触等："肾气虚弱，故精溢也。见闻感触，则动肾气，肾藏精，今虚弱不能制于精，故因见闻而精溢出也。"又在《虚劳梦泄精候》指出："肾虚为邪所乘，邪客于阴，则梦交接，肾藏精，今肾虚不能制精，因梦感动而泄也"。可见早在唐代已认识到肾虚在遗精发病中起主要作用。《普济本事方》正式提出"遗精"和"梦遗"的名称，并根据病机不同提出具体治疗方药："梦遗有数种：下元虚惫，精不禁者，宜服茴香丸。年壮气盛，久节淫欲，经络壅滞者，宜服清心丸。有情欲动中，经所谓所愿不得，名曰白淫，宜良方茯苓散。正如瓶中煎汤，气盛盈溢者，如瓶中汤沸而溢；欲动心邪者，如瓶之倾侧而出；虚惫不禁者，如瓶中有罅而漏。不可一概用药也。又有一说，经曰：肾气闭即精泄。《素问》云：肾者，作强之官，伎巧出焉。又曰：肾气藏精。盖肾能摄精气，以生育人伦者也，或敛或散，皆主于肾。今也肾气闭，则一身之精气无所管摄，故妄行而出不时也。猪苓丸一方，正为此设。"《济生方》更强调"心肾不交"在本病病机上占绝大多数。元·《丹溪心法·遗精》认为遗精的病因在肾虚之外，还有湿热："精滑专主湿热，黄柏、知母降火，牡蛎粉、蛤粉燥湿。"至明代，对遗精的认识渐趋完善。《医宗必读》指出五脏之病皆可引起遗精。《景岳全书》比较全面地归纳出遗精之证有九种，有因心动、肾虚、肝脾虚弱、中气不足、湿热下流、肺肾不固、先天不足、误药所致及久节房欲等，并分别提出了治法方药。清代医家在前人的基础上，主要强调"有梦为心病，无梦为肾病"。如《医学心悟·遗精》曰："梦而遗者，谓之遗精；不梦而遗者，谓之精滑。大抵有梦者，由于相火之强；不梦者，由于心肾之虚。然今人体薄，火旺者，十中之一，虚弱者，十中之九。予因以二丸分主之，一曰清心丸，泻火止遗之法也；一曰十补丸，大补气血俾气旺则能摄精也。其有诵读劳心而得者，更宜补益，不可轻用凉药。复有因于湿热者，湿热伤肾，则水不清，法当导湿为先，湿去水清，而精自固矣，秘精丸主之"。

西医学中的神经衰弱、神经官能症、前列腺炎、精囊炎，或包皮过长、包茎等疾患，造成以遗精为主要症状者，均可参阅本节内容辨证论治。

遗精是指在无性交情况下发生射精现象。遗精始于青春期发动后1~2年，直至老年都可以发生。男子在清醒时刻发生的无自慰或无性交刺激下的自发性射精称"滑精"。滑精和梦遗二者从本质上说没有太大差别。许多男子会把遗精这种正常的生理现象看作是病态，对遗精的次数，是否伴有性梦，对男性性功能和生育能力的影响等等，感到忧心忡忡。在男子一生中，遗精最常见于从青春期到30岁以前这段时期。遗精很少发生于12岁以下的男孩，14岁男孩遗精发生率为25%，16岁为55%，18岁为70%，20岁为75%~80%，到45岁时至少有90%的男子在某一境遇下出现过遗精。所以，青春期男孩的大多数迟早会发生遗精，其发生率平均每周1次，也可以多至每周数次，都是正常的。

【病因病理】

一、中医学认识

本病的发生，多由劳心太过，君相火旺，欲念不遂，饮食不节，湿热下注，恣情纵欲等因素导致，基本病机为肾失封藏，精关不固。

1. 君相火旺 劳心过度，心阴暗耗，心火偏亢，心火不能下交于肾，肾水不能上济于心，心肾不交，水亏火旺，扰动精室，发为遗精。明·戴元礼在《证治备要·遗精》中说："有用心过度，心不摄肾，以致失精者；有因思色欲不遂，精色失位，精液而出者……"又心有妄想，情动于中，所欲不遂，心神不宁，君火偏亢，相火妄动，扰动精室，也可发为遗精。

2. 湿热下注 饮食不节，嗜食醇酒厚味，酿湿生热，或蕴痰化火，湿热痰火流注于下扰动精室；或湿热之邪郁于肝胆，迫精下泄，发为遗精。《杂病源流犀烛·遗泄源说流》："有因脾胃湿热，气不化清，而分注膀胱者，亦混浊稠厚，阴火一动，精随而出，此则不待梦而自遗者。……有因饮酒厚味太过，痰火为殃者。"

3. 劳伤心脾 劳心太过，或思虑伤脾，或体劳太过，以致心脾亏虚，中气下陷，气不摄精。《景岳全书·遗精》谓："有因用心思索过度辄遗者，此中气有不足，心脾之虚陷也。"

4. 肾虚不固 先天不足，禀赋素亏；或早婚早育，房事过度；或频犯手淫，均可致肾精亏虚，下元虚惫，精关不固，而致滑精。故《景岳全书·遗精》说："有素禀不足，而精易滑者，此先天元气之单薄也。"若肾阴亏虚，则阴虚而火旺，相火偏盛，扰动精室，精液自出，发为遗精。

综上，本病的发生多由房事不节，或用心过度，或所欲不遂，或年少无知，沉迷情色之物，或饮食不节，湿热下注等所致。临床主要表现为火扰精室和精关不固，《素问·六节藏象论》说："肾者主蛰，封藏之本，精之处也。"因此，《医贯》说："肾之阴虚则精不藏，肝之阳强则火不秘，以不秘之火，加临不藏之精，有不梦，梦即泄矣。"《景岳全书·遗精》指出："精之藏制虽在肾，而精之主宰则在心，故精之蓄泄无非听命于心。"故遗精的病位主要在肾和心，并与脾、肝密切相关。

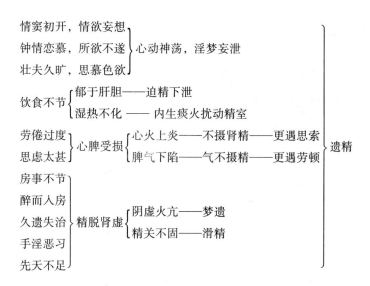

二、西医学认识

遗精

引起遗精主要是皮层中枢、脊髓中枢的功能紊乱，以及因生殖系统某些疾病所致。以上刺激使大脑皮层持续存在性兴奋，或大脑皮质下中枢活动加强，从而诱发遗精。

1. 精神因素 由于性的要求过分强烈不能克制，特别是在睡眠前思淫引起性兴奋，长时间使性活动中枢神经受到刺激而造成遗精（如经常淫书、淫画、淫秽影视等导致冲动发生遗精）。

2. 中枢调节失衡 大脑皮层功能不全，失去对低级性中枢的控制，而勃起中枢和射精中枢的兴奋性增强，也会发生遗精。

3. 局部病变及炎症刺激 如包茎、包皮过长、尿道炎、前列腺炎等，这些病变可以刺激性器官而发生遗精。

4. 物理因素 仰卧入睡，被褥温暖沉重，刺激、压迫外生殖器，或穿紧身衣裤，束缚挤压勃起的阴茎，而诱发遗精。

【诊断】

一、病名诊断

（1）以不因性生活而精液频繁遗泄，每周 2 次以上为主要症状。

（2）多发生于青春期以后男子。

（3）多因劳倦过度，用心太过，恣情纵欲，感触见闻，饮食辛辣等因素诱发。

二、证候特征

不因性生活而精液频繁遗泄，或在睡中有梦而遗，或在睡中无梦而遗，或有少量精液随尿而外流，甚者可在清醒时自行流出，或见色即流，或尿时不爽，少腹及阴部作胀不适等症状。

三、相关检查

遗精在西医学中常可伴见于多种器质性疾病中。可先检查局部有无包茎、包皮过长、包皮垢刺激等。直肠指诊、前列腺 B 超、前列腺液常规检查有助于前列腺疾病的诊断。精液抗原检查可帮助发现精囊炎。

【鉴别诊断】

1. 遗精与早泄的鉴别

鉴别要点	遗精	早泄
共同点	非正常性交精液泄出	
不同点	无进行性交的情况下，精液流出	阴茎可以勃起，但随即过早排精

2. 遗精与走阳的鉴别

鉴别要点	遗精	走阳
共同点	非正常性交精液泄出	
不同点	无进行性交的情况下，精液流出	性交时，精泄不止

3. 遗精与精浊的鉴别

鉴别要点	遗精	精浊
共同点	尿道有白色分泌物流出	
不同点	多发生于梦中或情欲萌动时，不伴有疼痛	尿道口有米泔样或糊状分泌物溢出，常于大便时或排尿终了时发生，并伴有阴茎中作痒作痛

【治疗】

一、中医治疗

（一）辨证要点

1. 辨虚实

实证	初起以实证为多，湿热下注常为实证。实证以君相火旺，湿热痰火下注，扰动精室者为主
虚证	久病精滑虚多实少。虚证以肾虚不固，劳伤心脾者为主

2. 辨脏腑病位

心病	一般认为，用心过度，或杂念妄想，君相火旺，因梦而引起的遗精
肾病	禀赋不足，房劳太过，无梦而遗的遗精

（二）治疗原则

治疗原则：实证以清泄为主，虚证以补涩为主。

$$\text{辨虚实}\begin{cases}\text{实证——清泄}\\\text{虚证——补涩——滋阴温肾、调补心脾、固涩精关等}\\\text{虚实夹杂者——虚实兼顾}\\\text{久病入络夹瘀者——佐以活血通络}\end{cases}$$

（三）分证论治

1. 君相火旺

证　　候	每每梦中遗精，常伴心烦，头晕，精神不振，倦怠乏力，甚则心神不宁，善恐健忘，口干，小便短赤，舌质红，脉细数
辨证要点	心神动摇，梦中遗精
病　　机	君火妄动，相火随之，迫精妄泄
治　　法	清心安神，滋阴清热
主　　方	黄连清心饮
组　　成	黄连清泻心火；生地黄滋阴凉血；当归、枣仁、茯神、远志养心安神；人参、甘草补益心气；莲子补中养神、益肾涩精
加　　减	若久遗伤肾，阴虚火旺者，可用知柏地黄丸加减，或用大补阴丸，滋阴泻火；若梦遗日久，烦躁失眠，心神不宁或心悸易惊，可予安神定志丸加减以宁心安神或黄连温胆汤清热化痰

2. 湿热下注

证　　候	遗精频作，或小便热赤，或尿涩不爽，或茎中作痛，伴以口苦或渴，心烦少寐，口舌生疮，大便溏臭，或见脘腹痞闷，恶心，苔黄腻，脉濡数
辨证要点	遗精时作，湿热下注
病　　机	湿热蕴滞，下扰精室
治　　法	清热利湿
主　　方	程氏萆薢分清饮
组　　成	萆薢、黄柏、茯苓、车前子清热利湿；莲子心、丹参、菖蒲清心安神；白术健脾利湿
加　　减	若湿热下注肝经，症见阴囊湿痒，小溲短赤，口苦胁痛者，可用龙胆泻肝汤以清热利湿；若精中带血，可加白茅根、炒蒲黄、地榆等清热凉血止血；若尿时不爽，少腹及阴部作胀不适，为病久夹有瘀热之征，可加虎杖、败酱草、赤芍、川牛膝等以化瘀清热；老年病久瘀滞坠胀者可加大黄䗪虫丸攻瘀活血，祛瘀生新

3. 劳伤心脾

证　　候	劳则遗精，伴以肢体困倦、心悸不宁，失眠健忘，食少便溏，面色萎黄舌淡，苔薄白，脉细弱
辨证要点	劳则遗精，心脾两虚之征
病　　机	心脾两虚，气不摄精
治　　法	调补心脾，益气摄精
主　　方	妙香散
组　　成	人参、黄芪、山药益气以生精；茯苓、远志、辰砂清心安神；木香理气，桔梗升清，麝香开窍，使气充神守，遗精自愈
加　　减	若中气下陷明显者，可用补中益气汤以升提中气；若心脾血虚者，用归脾汤以补养气血；若脾虚日久损及肾阳虚损者，宜脾肾双补，用无比山药丸

4. 肾虚不固

证　　候	多为无梦而遗，甚则滑泄不禁，精液清稀而冷，或伴形寒肢冷，面色㿠白，头昏目眩，腰膝酸软，阳痿早泄。夜尿清长，舌淡胖，苔白滑，脉沉细。或见五心烦热，眩晕耳鸣，健忘失眠，舌红少苔，脉细数

续表

辨证要点	肾气不足，或伴见肾阳虚或肾阴虚
病　　机	肾元虚衰，封藏失职，精关不固
治　　法	补肾固精
主　　方	金锁固精丸
组　　成	沙苑蒺藜补肾益精；芡实、莲须、金樱子、龙骨、牡蛎固涩止遗；莲子肉补脾
加　　减	肾阳虚为主，症见滑泄久遗，阳痿早泄，阴部有冷感，可加鹿角霜、肉桂、锁阳温阳之品，或合右归丸；肾阴虚为主，症见眩晕、耳鸣，五心烦热，形瘦盗汗，舌红少苔，脉细数者，酌加熟地黄、枸杞子、龟板、阿胶等以滋养肾阴，或合左归丸；当阴损及阳，或阳损及阴，肾中阴阳两虚者，当以金匮肾气丸滋阴温阳固本

二、西医治疗

对于青少年首先要正确引导，避免不良的黄色视听读物，树立正确的婚前性观念，遗精频发者，注意生殖器的清洁卫生，内衣、衬裤要勤洗、勤晒、勤更换。睡眠时尽量侧卧以减少阴茎被刺激和压迫的机会。包皮过长应早日手术。同时，由于遗精病人往往伴随神经衰弱，思想负担，可用加用镇静剂如安定、利眠宁、谷维素等；对于易发生性冲动者，可适当使用雌激素以减少性冲动；有尿道炎、精囊炎、前列腺炎等原发病者，可用抗生素治疗原发病。

【临证备要】

1. 有梦无梦，辨病位所在　中医对于遗精的辨证，特别强调"有梦为遗精，无梦为滑精"，以此辨别遗精的病位所在，如《医宗必读·遗精》云："不梦而自遗者，心肾之伤居多；梦而后遗者，相火之强为害"。《医学心悟·遗精》亦云："大抵有梦者，由于相火之强；不梦者由于心肾之虚"。可见梦遗多火，滑精多虚，大体有梦为心病，无梦为肾病，已为历代医家所公认，临证不可不察。

2. 注意五脏之分，独以补肾为要　梦遗虽有新久不同，但五脏皆可引起，《医宗必读·遗精》云："五脏六腑各有精，肾则受而藏之……若夫五脏各得其职，则精藏而治，苟一脏不得其正，甚则必害心肾之主精者焉"。《证治准绳·遗精》则指出："独肾泄者，治其肾；由他脏而致肾之泄者，则两治之"，但验之临证，遗精之证，虚证为多，概肾受五脏之精而藏之，因肾藏精生髓，封藏为主，实而不能泻，今精滑下泄，耗伤肾之真元，延成虚劳之候，因此，填精益髓、温补下元为根本之法，临证每每以补肾为第一要旨。

3. 湿热下注，不宜过早固涩　遗精的病因除肾虚之外，湿热下注亦能扰动精室。湿热下注之遗精，不宜过早固涩，以免恋邪，《丹溪心法·遗精》云："精滑专主湿热，黄柏、知母降火，牡蛎粉、蛤粉燥湿。"《本草正义》言："湿浊去而肾无邪热之扰，肾气自能收摄"，且火湿互因，早施固涩，更使湿热之邪出路阻止，病情缠绵难愈。

4. 久遗不愈者，当注意化痰去瘀　大凡临证久遗不愈者，除常规从心从肾入手外，精道不畅，或瘀血败精，阻滞精道，均可发生遗精。《吕氏春秋·达郁》云："血脉欲其通也，……精气欲其行也，若此，则病无所居，而恶无所生矣。"因此，对于久遗不愈者，要考虑"气滞血瘀，精络瘀阻"的病机，可酌情用化痰去瘀通络之变法治疗，往往收效。

【结语】

本病是指以不因性生活而精液频繁遗泄为临床特征的病证。遗精有梦遗和滑精的区别，有梦而遗精者，称为梦遗；无梦而遗精，甚至清醒时精液自出者，称为滑精。亦有精满溢泄及遗精频作成为病理性疾病。本病的发病因素比较复杂，主要有恣情纵欲，用心过度，思欲不遂，湿热侵袭等。遗精的病位主要在肾和心，并与肝、脾密切相关。病机主要是君相火旺，扰动精室；湿热痰火，扰动精室；劳伤心脾，气不摄精；肾精亏虚，精关不固。辨证以辨脏腑及辨虚实为主。实证以清泄为主，心病者兼用安神；虚证以补涩为主，属肾虚不固者，补肾固精。应注意调摄心神，排除杂念，以持心为先，节制房事，戒除手淫，如此，方能固摄肾气，封藏肾精。

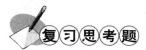

复习思考题

1. 梦遗与滑精的区别？
2. "有梦为心病，无梦为肾病"，对临床有何指导意义？
3. 遗精主脏在肾，为什么又与肝、心、脾有关？

【文献选录】

《金匮要略·血痹虚劳病脉证并治》："夫失精家，少腹弦急，阴头寒，目眩，发落，脉极虚芤迟，为清谷，亡血，失精，脉得诸芤动微紧，男子失清，女子梦交，桂枝加龙骨牡蛎汤主之。"

《诸病源候论·虚劳梦泄精候》："虚劳尿精候，肾气衰弱故也。肾藏精，其气通于阴。劳伤肾虚，不能藏于精，故因小便而精液出也。"

《丹溪心法·梦遗》："思想成病，其病在心，安神丸带补药。热则流通，知母、黄柏、蛤粉、青黛为丸。精滑，专主湿热，黄柏、知母降火，牡蛎粉、蛤粉燥湿。戴云：因梦交而出精者，谓之梦遗；不因梦而自泄精者，谓之精滑。皆相火所动，久则有虚而无寒也。"

附：早泄

早泄是由于情志内伤，湿热侵袭，纵欲过度，久病体虚导致肾失封藏，精关不固，在性交之始即行排精，甚至性交前即泄精的病证。在女性尚未达到性高潮，提早射精而出现的性交不和谐的障碍。

"早泄"病名始见于《辨证录·种嗣门》，早泄常与遗精、阳痿等病证并见，因此治疗方法每多类同。中医认为引起早泄的原因主要有：房劳过度，频犯手淫，以竭其精，而致肾精亏耗，肾阴不足，则相火偏亢，扰动精室，发为早泄；禀赋素亏，遗精日久，阴损及阳，导致肾阴肾阳俱虚，精关不固，亦可引起早泄。就临床所见，以命门火衰较为多见，而湿热下注较为少见，所以《景岳全书·阳痿》说："火衰者十居七八，而火盛者仅有之耳。"

西医学中前列腺炎、包皮过长等疾病出现本病临床表现者，均可参照本节内容治疗。

扫码"练一练"

前列腺炎是指前列腺特异性和非特异感染所致的急慢性炎症，从而引起的全身或局部症状。急性前列腺炎可有恶寒、发热、乏力等全身症状；局部会阴或耻骨上区域有重压感，久坐或排便时加重，且向腰部、下腹、背部及大腿等处放射，若有小脓肿形成，疼痛加剧而不能排便；尿道症状为排尿时有烧灼感、尿急、尿频，可伴有排尿终末血尿或尿道脓性分泌物；直肠症状为直肠胀满、便急和排便感，大便时尿道口可流出白色分泌物。慢性前列腺炎可有排尿不适，如尿频、排尿时尿道灼热、疼痛并放射到阴茎头部。清晨尿道口可有黏液等分泌物，还可出现排尿困难的感觉。局部症状有后尿道、会阴和肛门处坠胀不适感，下蹲、大便及长时间坐在椅凳上胀痛加重。下腰痛最为多见，阴茎、精索、睾丸阴囊、小腹、腹股沟区（大腿根部）、大腿、直肠等处可出现放射性疼痛。

【病因病理】

一、中医认识

早泄多由情志内伤，湿热侵袭，纵欲过度，久病体虚所致。基本病机为肾失封藏，精关不固。病位在肾，与心、脾有关。病理性质虚多实少，虚实夹杂证临床亦多见。辨证需分清虚实，辨别病位。治疗原则为虚者以补脾肾为主，或滋阴降火，或温肾填精，或补益心脾，佐以固涩；实者宜清热利湿，清心降火；慎用补涩，以免恋邪或伤及脾肾。

二、西医认识

前列腺炎可分为非特异性细菌性前列腺炎，特发性细菌性前列腺炎（又称前列腺病），特异性前列腺炎（由淋球菌、结核菌、真菌、寄生虫等引起），非特异性肉芽肿性前列腺炎，其他病原体（如病毒、支原体、衣原体等）引起的前列腺炎、前列腺充血、前列腺增生和前列腺痛。解剖上精囊和前列腺毗邻，精囊的排泄管和输精管的末端汇合成射精管，射精管穿过前列腺进入尿道，故前列腺炎常常合并有精囊炎。按照病程分，可分为急性前列腺炎和慢性前列腺炎。前列腺结石或前列腺增生使前列腺组织充血，造成感染，尿道扩张术时无菌操作不严可使尿道器械带入病菌而诱发前列腺炎；过度按摩前列腺或者用力过大，引起前列腺充血水肿；部分性病病人以淋菌性尿道炎常见，为淋球菌经尿道和前列腺管进入前列腺而诱发前列腺炎；酗酒、骑自行车、骑马、憋尿等均可引起前列腺充血，与前列腺炎发病均有密切关系。

【治疗】

1. 阴虚火旺

证　　候	欲念时起，阳事易举，或举而不坚，临房早泄，梦遗滑精，腰酸膝软，五心烦热，头晕目眩，心悸耳鸣，口燥咽干，舌红少苔，脉细数
辨证要点	过早泄精，性欲亢进，头晕目眩，五心烦热，时有遗精，舌红，少苔，脉细数
治　　法	滋阴降火
主　　方	知柏地黄丸
组　　成	知母、丹皮、黄柏清降相火；生地黄、山茱萸、山药滋水养阴；茯苓、泽泻健脾利湿
加　　减	肾阴虚甚者，可加枸杞、龟板滋水养阴；遗精重者，可加金樱子、芡实、龙骨益肾固精

2. 心脾两虚

证　　候	早泄，神疲乏力，形体消瘦，面色少华，心悸怔忡，食少便溏，舌淡脉细
辨证要点	早泄，神疲乏力，面色少华，心悸怔忡，食少便溏，舌淡脉细
治　　法	补益心脾
主　　方	归脾汤
组　　成	党参、黄芪、白术、炙甘草益气健脾；当归、生地黄、桂圆肉、大枣养血；枣仁、茯神、远志宁神；木香理气
加　　减	肾精不固者，可加山茱萸、龙骨、金樱子益肾固精

3. 肝经湿热

证　　候	性欲亢进，交则早泄，伴头晕目眩，口苦咽干，胸胁胀痛，心烦易怒，阴囊湿痒，小便黄赤，舌质红，苔黄腻，脉弦滑或弦数
辨证要点	泄精过早，口苦咽干，阴囊湿痒，胸胁胀痛，小便黄赤，舌质红，苔黄腻，脉弦滑
治　　法	清泄肝火
主　　方	龙胆泻肝汤
组　　成	龙胆草、山栀、黄芩清泻肝火；泽泻、木通、车前子清利湿热；柴胡疏肝理气；当归、生地黄柔肝坚阴

4. 肾气不固

证　　候	早泄，性欲减退，伴遗精，甚则勃起功能障碍，腰膝酸软，小便清长或不利，面色苍白，舌淡苔白，脉沉弱
辨证要点	早泄，遗精，腰膝酸软，小便清长或不利，面色苍白，舌淡苔白，脉沉弱
治　　法	益肾固精
主　　方	金匮肾气丸
组　　成	熟地黄、山药、山茱萸补肾阴；附子、桂枝温阳；茯苓、泽泻、丹皮健脾

早泄严重时可伴阳痿，阳痿又常伴早泄，治疗时当互参。夫妻暂时分居和相互关怀体贴，戒除手淫恶习，解除紧张情绪，适当的体育锻炼，对早泄的治疗有重要的作用。

【文献选录】

《明医杂著·梦遗精滑》："梦遗、精滑，世人多作肾虚治，而用补肾涩精之药不效，殊不知此症多属脾胃，饮酒厚味，痰火湿热之人多有之。盖肾藏精，精之所生，由脾胃饮食化生，而输归于肾。今脾胃伤于浓厚，湿热内郁，中气浊而不清，则其所化生之精，亦得浊气。肾主闭藏，阴静则宁。今所输之精，既有浊气，则邪火动于肾中，而水不得宁静，故遗而滑也。"

《景岳全书·遗精》："遗精之证有九：凡有所注恋而梦者，此精为神动也，其因在心；有欲事不遂而梦者，此精失其位也，其因在肾；有值劳倦即遗者，此筋力有不胜，肝脾之气弱也；有因用心思索过度辄遗者，此中气有不足，心脾之虚陷也；有因湿热下流或相火妄动而遗者，此脾肾之火不清也；有无故滑而不禁者，此下元之虚，肺肾之不固也；有素禀不足而精易滑者，此先天元气之单薄也；有久服冷利等剂，以致元阳失守而滑泄者，此误药之所致也；有壮年气盛，久节房欲而遗者，此满而溢者也。凡此之类是皆遗精之病。""治遗精之法，凡心火盛者，当清心降火；相火盛者，当壮水滋阴；气陷者，当升举；滑泄者，当固涩；湿热相乘者，当分利；虚寒冷利者，当温补下元；元阳不足，精气两虚者，当专培根本。"

《医宗必读·遗精》："古今方论，皆以遗精为肾气虚弱之病，若与他脏不相干涉。不知《内经》言五脏六腑各有精，肾则受而藏之。以不梦而自遗者，心肾之伤居多；梦而后遗者，相火之强为害。若乎五脏各得其职，则精藏而治。苟一脏不得其正，则必害心肾之主精者焉。治之之法，独因肾病而遗者，治其肾；由他脏而致者，则他脏与肾两治之。"

第七章　气血津液病证

第一节　郁　证

郁证是以心情抑郁，情绪不宁，或易怒喜哭，或伴胸胁胀痛，或咽中如有异物梗阻，失眠多疑等为主要临床表现的一种病证。郁有广义、狭义之分。广义之郁，总括外邪、情志等诸多因素所致之郁。狭义的郁，即仅指情志不舒为病因所致之郁。明代以后的医籍中记载的郁证，多单指情志之郁而言。

郁证在《内经》中虽无病名记载，但《素问·六元正纪大论》中就有"五气之郁"之说及"木郁达之，火郁发之，土郁夺之，金郁泄之，水郁折之"这"五郁"的治则，还论及了情志致郁的病机，如《素问·举痛论》中所言："思则心有所存，神有所归，正气留而不行，故气结矣。"《灵枢·本神》说："愁忧者，气闭塞而不行。"《灵枢·口问》曰："悲哀忧愁则心动，心动则五脏六腑皆摇。"由此可知郁证日久，可致五脏气机不和。此外，《素问·至真要大论》还确立了郁证的治疗大法为"疏其血气，令其调达，而致和平"。汉·张仲景所著《金匮要略》中记载了与郁证相关的病证临床表现，并观察到这些病证多发于女性，创立了半夏厚朴汤、甘麦大枣汤等治疗方药。隋·巢元方《诸病源候论》中多篇论及郁证，如《诸病源候论·结气候》曰："结气病者，忧思所生也。心有所存，神有所止，气留而不行，故结于内。"另外，该书的"九气候""上气胸胁支满候"亦有类似郁证的描述，均宗旨于《内经》情志之郁之义，侧重论述了郁证的病机。金元时代，开始比较明确地把郁证作为一个独立的病证加以论述。如元·《丹溪心法》已将郁证列为一个专篇，提出了气、血、火、食、湿、痰六郁之说，创立了六郁汤、越鞠丸等沿用后世的方剂。明·虞抟在《医学正传》中首先采用郁证作为独立的病证名称。同代的《赤水玄珠》提出脏腑本气自郁，载有心郁、肝郁、脾郁、肺郁、肾郁、胆郁等证。自明代之后，已逐渐把情志之郁作为郁证的主要内容。如《古今医统大全·郁证门》说："郁为七情不舒，遂成郁结，既郁之久，变病多端。"《景岳全书》将情志之郁称为因郁而病，着重论述了怒郁、思郁、忧郁三种郁证的证治。《临证指南医案》所载的病例，均属情志之郁，治则涉及疏肝理气、苦辛通降、清心泻火、健脾和胃、活血通络、化痰涤饮、益气养阴等法，用药清新灵活，颇多启发，并且充分注意到精神治疗对郁证具有重要的意义，认为"郁证全在病者能移情易性"。王清任强调血行郁滞产生郁证的病机，进一步强调活血化瘀法在治疗郁证中的应用。

西医学中抑郁症、焦虑症、神经官能症、癔症、慢性咽炎、更年期综合征以及反应性精神病等出现郁证的临床表现者，均可参照本节内容进行辨证论治。

抑郁症是一种常见的精神疾病，可由各种原因引起，以显著而持久的心境低落为主要临床特征，主要表现为情绪低落，兴趣减低，悲观，思维迟缓，缺乏主动性，自责自罪，饮食、睡眠差，担心自己患有各种疾病，感到全身多处不适，严重者可出现自杀念头和行为。经过积极治疗，大部分抑郁症病人预后良好，少数病人病程迁延，反复发作，所以及时彻底治疗抑郁的首次发作至关重要。根据世界卫生组织的研究报告：全球20%的人患有抑郁症状，7%的人患有重度抑郁症，全世界的抑郁症病人有1.2亿～2.0亿。有关资料显示，抑郁症已占我国疾病负担的第二位。估计到2020年，由于抑郁症造成的功能残缺病人人数将上升至第二位，仅次于缺血性心脏病。

【病因病理】

一、中医学认识

郁证成因主要为七情所伤，情志不遂，或郁怒伤肝，导致肝失疏泄，气机郁结发而为病。

1. 情志失调　因于谋虑不遂、郁怒不解、忧思气结、悲愁恐惧等七情过极，或刺激持久，超过个体的调节能力，导致人体气机郁结，尤以悲忧恼怒最易致病。此即张景岳的《景岳全书·郁证》曰："凡气血一有不调而致病者，皆得谓之郁"之论。若恼怒伤肝，肝失条达，气失疏泄，则致肝气郁结。气郁日久化火，则为火郁；气滞血瘀则为血郁；谋虑不遂或忧思过度，久郁伤脾，脾失健运，而生湿、聚痰，食滞不消，渐积化热等，进而又成食郁、湿郁、痰郁、热郁之变。

2. 体质因素　原本肝旺，或体质素弱，复加情志刺激，肝郁抑脾，饮食渐减，生化乏源，日久必气血不足，心脾失养，或郁火暗耗营血，阴虚火旺，心病及肾，而致心肾阴虚。正如《杂病源流犀烛·诸郁源流》所说："诸郁，脏气病也，其源本于思虑过深，更兼脏气弱，故六郁之病生焉。"

综上，郁证病位主要在肝，但可涉及心、脾、肾。肝喜条达而主疏泄，长期情志不畅，肝失疏泄，肝郁不解，可引起五脏气血失调。肝气郁结，横逆犯脾，则致肝脾失和。气郁日久，化火扰心，可致心肝火旺。也可因于"五志过极"，忧思伤脾，思则气结，既可导致气郁生痰，又可因生化无源，气血不足，而形成心脾两虚或心神失养之证。更有甚者，肝郁化火，火郁伤阴，心失所养，肾阴被耗，还可出现阴虚火旺或心肾阴虚之证。由于本病始于肝失条达，疏泄不及，故以气机郁滞不畅为先。气郁则湿不化，湿郁则生痰而致痰气郁结；气郁日久，由气及血而致血郁，又可进而化火等，但均以气机郁滞为本病的基本病理改变。《临证指南医案·郁》中的"郁则气滞，气滞久则必化热，……初伤气分，久延血分，延及郁劳沉疴。"即言此理。

郁证病理性质初起多实，日久转虚或虚实夹杂。本病虽以气、血、湿、痰、火、食六郁邪实为主，但迁延日久则易由实转虚，或因火郁伤阴而导致阴虚火旺，心肾阴虚之证；或因脾伤气血生化不足，心神失养，而导致心脾两虚之证。如《类证治裁·郁证》说："七情内起之郁，始而伤气，继必及血，终乃成劳。"

本病虽然预后一般良好，但必须重视情志调护，避免精神刺激；若病情反复波动，则迁延难愈，预后不良。

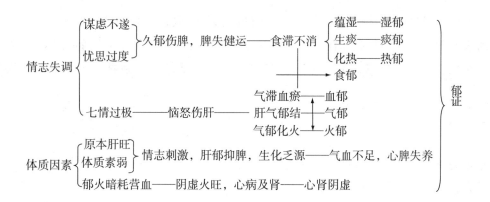

二、西医学认识

抑郁症

抑郁症的病因主要有生物化学因素、遗传因素、社会与环境因素、躯体疾病因素、人格因素及其他因素。发病机制较复杂，至今仍不十分清楚其发病的确切机制，目前其发病机制主要有以下几种学说。

1. 神经递质学说　认为抑郁症病因于大脑神经递质在神经突触间的浓度相对或绝对不足，导致整体精神活动和心理功能的全面性低下状态。临床观察到抑郁症病人大脑缺少 5 - 羟色胺和去甲肾上腺素，抗抑郁药就是通过抑制神经系统对这两种神经递质的再摄取，使得突触间隙这两种递质浓度增加而发挥抗抑郁作用。

2. 神经回路学说　近年有研究进一步揭示了强迫、焦虑和压抑的生理机制，认为"皮质 - 纹状体 - 丘脑 - 皮质回路"出现信息传导不畅是神经症的病理原因，由此提出的神经回路学说，也成为抑郁症可能的病理改变之一。

3. 免疫应激学说　免疫介质参与了神经精神疾病的病理生理过程。免疫介质主要是细胞因子，如白介素、干扰素和肿瘤坏死因子等。这些介质同时可以介导免疫反应和神经传递过程。除了在免疫反应中的作用，细胞因子还被介导了一系列类似抑郁症的行为和情感障碍。

【诊断】

一、病名诊断

（1）郁证以心情抑郁，情绪不宁，胸胁胀满、疼痛为主要临床表现，或有易怒易哭，或有咽中如有炙脔，吞之不下，吐之不出的特殊症状。

（2）郁证起病可急可缓。部分起病缓慢，症状隐匿。多发于青中年女性。

（3）病人大多数有忧愁、焦虑、悲哀、恐惧、愤懑等情志内伤的病史。并且病情的反复常与情志因素密切相关。常因情绪低落、不幸遭遇、强大的精神压力以及严重的精神创伤而诱发。

二、证候特征

郁证发病症状具有多样性、波动性，其程度每随情绪的变化而增减。发病前均有一个情志不舒或思虑过度的过程。脏躁发作时出现的精神恍惚，悲哀哭泣，哭笑无常，以及梅核气所表现的咽中如有炙脔，吞之不下，吐之不出等症，是郁证中具有特异性的证候。有时伴有头痛、目赤、耳鸣，手舞足蹈，骂詈喊叫，失眠健忘，多疑，五心烦热，盗汗等症状。

三、相关检查

根据病情可选消化道 X 线、内窥镜、心电图、脑电图等相关的检查，但常无异常发现；同时结合抑郁量表、焦虑量表测定，有助于本病的诊断。

【鉴别诊断】

1. 郁证梅核气与虚火喉痹鉴别

鉴别要点	梅核气	虚火喉痹
共同点	咽部有异物感	
不同点	多见于青中年女性，因情志抑郁而起病，自觉咽中有物梗塞，有吐之不出、咽之不下的特点；但无咽痛及吞咽困难，咽中梗塞的感觉与情绪波动有关，当心情抑郁或注意力集中于咽部时，则梗塞感觉加重，反之症状可减轻或消失	以青中年男性发病较多，多因感冒、长期吸烟饮酒及嗜食辛辣食物而引发，咽部除有异物感外，尚觉咽干、灼热、咽痒，咽部症状与情绪无关，但过度辛劳或感受外邪则易加剧

2. 郁证梅核气与噎膈鉴别

鉴别要点	梅核气	噎膈
共同点	咽部异物感，咽之不下	
不同点	多见于青中年女性，咽中梗塞感与情绪波动有关，且咽中梗塞感不随病程进展而加重；无咽痛及吞咽困难	多见于中老年人，男性居多，梗塞的感觉主要在胸骨后的部位，吞咽困难的程度日渐加重，做食管检查常有异常发现

3. 郁证脏躁与癫证鉴别

鉴别要点	脏躁	癫证
共同点	精神恍惚，哭笑无常等精神表现	
不同点	多发于青中年妇女，在精神因素的刺激下呈间歇性发作，不发作时如常人	多发于青壮年，男女发病无显著差别，病程迁延，心神失常的症状极少自行缓解

【治疗】

一、中医治疗

（一）辨证要点

1. 辨脏腑

病位在肝	气郁、血郁、火郁
病位在脾	食郁、湿郁、痰郁
病位在心	虚证

2. 辨虚实

实	病程较短，表现精神抑郁，胸胁胀痛，咽中梗塞，时欲太息，脉弦或滑等
虚	病程久延，精神不振，心神不宁，心慌，虚烦不寐，悲忧善哭，脉细或细数等

（二）治疗原则

治疗原则：理气开郁，调畅气机，怡情易性。

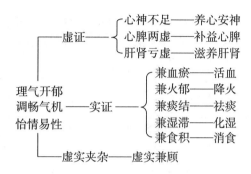

（三）分证论治

1. 肝气郁结

证　　候	精神抑郁，情绪不宁，善太息，少腹或胁肋胀痛，痛无定处，脘闷嗳气，腹胀纳呆，呕吐，大便不调，女子月事不行，舌苔薄白或薄腻，脉弦
辨证要点	精神抑郁，善太息，少腹或胁肋胀痛，脉弦
病　　机	肝郁气滞，脾胃失和
治　　法	疏肝解郁，理气畅中
主　　方	柴胡疏肝散
组　　成	柴胡、香附、枳壳、陈皮疏肝解郁，理气畅中；郁金、青皮、苏梗、合欢皮调气解郁；川芎理气活血；芍药、甘草柔肝缓急
加　　减	胁肋胀痛较甚者，可加郁金、青皮、佛手以疏肝理气；嗳气频作，脘闷不舒者，可加旋覆花、代赭石、苏梗、半夏以和胃降逆；兼有食滞腹胀者可加神曲、鸡内金、麦芽以消食化滞；若肝郁血瘀者，可加当归、丹参、红花等以活血化瘀

2. 气郁化火

证　　候	性情急躁易怒，胸胁胀满，口苦咽干，或头痛，目赤，耳鸣，或嘈杂吞酸，大便秘结，舌质红，苔黄，脉弦数
辨证要点	性情急躁易怒，口苦咽干，舌红苔黄，脉弦数
病　　机	肝郁化火，横逆犯胃
治　　法	疏肝解郁，清肝泻火
主　　方	丹栀逍遥散
组　　成	柴胡、薄荷、郁金、制香附疏肝解郁；当归、白芍养血柔肝；白术、茯苓健脾祛湿；丹皮、栀子清肝泻火
加　　减	大便秘结较甚者，可加龙胆草、大黄以泻火通便；若肝火犯胃而见胁肋疼痛，嘈杂吞酸，嗳气呕吐者，可加黄连、吴茱萸（即左金丸）以清肝泻火、降逆止呕

3. 痰气郁结

证　　候	精神抑郁，胸部满闷，胁肋胀满，咽中不适，如有异物梗阻，咽之不下，咯之不出，但吞咽食物自如，喉中异物感常随情志变化而轻重，舌苔白腻，脉弦滑
辨证要点	咽中不适，如有异物梗阻，胸部满闷，脉弦滑
病　　机	气郁痰凝，阻滞胸咽
治　　法	行气开郁，化痰散结
主　　方	半夏厚朴汤
组　　成	厚朴、紫苏理气宽胸、开郁畅中；半夏、茯苓、生姜化痰散结、和胃降逆
加　　减	气郁甚者，可选加香附、枳壳、佛手、旋覆花、代赭石等以增强理气开郁、化痰降逆之效；兼见呕恶、口苦、苔黄腻者，可用温胆汤加贝母、黄芩、瓜蒌皮以化痰清热、宣利气机

4. 心神失养

证　　候	精神恍惚，心神不宁，多疑易惊，喜悲善哭，时时欠伸，或手舞足蹈，骂詈喊叫，舌质淡，苔薄白，脉弦细
辨证要点	精神恍惚，心神不宁，喜悲善哭，时时欠伸，脉弦细
病　　机	营血暗耗，心神失养
治　　法	甘润缓急，养心安神
主　　方	甘麦大枣汤
组　　成	甘草甘润缓急；小麦味甘微寒，补益心气；大枣益脾养血；郁金、合欢花解郁安神
加　　减	躁扰失眠者，加酸枣仁、柏子仁、茯神、夜交藤等养心安神；血虚生风而见手舞足蹈者，加当归、生地、珍珠母、钩藤等以养血熄风；喘促气逆者，可合五磨饮子开郁散结、理气降逆

5. 心脾两虚

证　　候	心悸胆怯，多思善疑，失眠健忘，面色无华，头晕神疲，食欲不振，舌质淡，苔薄白，脉细弱
辨证要点	多思善疑，神疲，食欲不振，面色无华，脉细弱
病　　机	脾虚血亏，心失所养
治　　法	健脾养心，补益气血
主　　方	归脾汤
组　　成	党参、茯苓、白术、甘草、黄芪、当归、龙眼肉益气健脾生血；酸枣仁、远志、茯苓养心安神；木香、神曲理气醒脾
加　　减	心胸郁闷，情志不舒者，加香附、郁金、佛手以疏肝理气开郁；兼见头晕头痛者，加川芎、天麻、白芷活血祛风止痛

6. 心肾阴虚

证　　候	虚烦少寐，惊悸多梦，头晕耳鸣，健忘，腰膝酸软，五心烦热，盗汗，口咽干燥，男子遗精，女子月经不调，舌微红，少苔或无苔，脉细数
辨证要点	虚烦少寐，惊悸多梦，腰膝酸软，五心烦热，脉细数
病　　机	阴精亏虚，阴不涵阳
治　　法	滋养心肾
主　　方	天王补心丹合六味地黄丸
组　　成	地黄、怀山药、山茱萸、天冬、麦冬、玄参滋心肾；西洋参、茯苓、五味子、当归益气养血；柏子仁、酸枣仁、远志、丹参养心安神；丹皮凉血清热
加　　减	见烦渴者，加知母、天花粉；腰酸乏力者，加杜仲、怀牛膝；心肾不交而见心烦失眠，多梦遗精者，可合交泰丸（黄连、肉桂）交通心肾；遗精较频者，可加芡实、莲须、金樱子补肾固涩

二、西医治疗

现代抑郁症治疗的"三大法宝"——药物治疗、心理治疗、电休克治疗中，药物治疗是抑郁症治疗的主要手段。

1. 药物治疗　第一代经典抗抑郁药——单胺氧化酶抑制剂和三环类抗抑郁药；第二代新型抗抑郁药——选择性五羟色胺再摄取抑制剂。

2. 心理治疗　包括认知行为疗法、支持性心理治疗、人际心理治疗和心理音乐疗法。

3. 电休克治疗　是以一定量的电流通过大脑，引起意识丧失和痉挛发作，从而达到治疗目的的一种方法。大量的临床研究和观察证实电休克治疗是一种非常有效的对症治疗方法，它能使病情迅速得到缓解，有效率可高达70%~90%。

此外还有自我治疗，包括体育疗法、营养疗法、精神疗法、交际疗法；其他治疗，包括电痉挛疗法、替代性疗法、实验疗法、女性荷尔蒙补充疗法（HRT）、反射疗法、运动疗法等。

【临证备要】

1. 中医药治疗郁证优势独特　郁证由精神因素引起，以气机郁滞为基本病机，既可独立为病，也是伴见于内科病证中最为常见的病机之一。据统计，类属郁证的病例，约占综合性医院内科门诊人数的10%左右。据抽样统计，在内科住院病例中，有肝郁证表现者约占21%左右。中医药治疗郁证因起效快、副作用小、无药物依赖而具有不可取代的临床优势。

2. 治郁着眼于气而不局限于气　肝气郁结证多见于郁证的初期阶段，总属情志所伤，气机郁结。如延误失治，由气及血，可影响五脏，即可造成痰、火、湿、食、血诸郁，使病情加重，病程延长。

3. 重视心理治疗及调摄　如《临证指南医案》所说："郁证全在病者能移情易性"。因此，努力解除致病原因，使病人正确认识和对待自己的疾病，增强治愈疾病的信心，保持心情舒畅，避免不良的精神刺激，对促进疾病的好转乃至痊愈都甚有裨益。

4. 郁证用药不宜峻猛　在实证的治疗中，应注意理气而不耗气，活血而不破血，清热而不败胃，祛痰而不伤正；在虚证的治疗中，应注意补益心脾而不过燥，滋养肝肾而不过腻。叶天士《临证指南医案·郁》华岫云按语指出，治疗郁证"不重在攻补，而在乎用苦泄热而不损胃，用辛理气而不破气，用滑润濡燥涩而不滋腻气机，用宣通而不揠苗助长"。

5. 急则治标，控制发作　心失所养，心神惑乱可出现多种多样的临床表现。在发作时，可根据具体病情选用适当的穴位进行针刺治疗，并结合语言暗示、诱导，对控制发作，解除症状，常能收到良好效果。一般病例可针刺内关、神门、后溪、三阴交等穴位。伴上肢抽动者，配曲池、合谷；伴下肢抽动者，配阳陵泉、昆仑；伴喘促气急者，配膻中。

【结语】

郁证的病因是情志内伤，其病理变化与心、肝、脾有密切关系。初病多实，以六郁见证为主，其中以气郁为病变的基础，病久则由实转虚，引起心、脾、肝、肾气血阴精的亏损，而成为虚证类型。临床上虚实互见的类型亦较为多见。辨证可分为实证和虚证两类。

实证类型以气机郁滞为基本病机，治疗以疏肝理气解郁为主。虚证宜补，针对病情分别采取养心安神、补益心脾、滋养肝肾等法。虚实互见者，则当虚实兼顾。郁病的各种证候之间有一定的内在联系，认识证候间的关系，对指导临床具有实际意义。郁病的预后一般良好。结合精神治疗及解除致病原因，对促进痊愈具有重要作用。

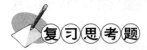

复习思考题

1. 何谓郁证，其常见病因是什么？
2. 郁证的主要临床表现是什么？
3. 郁证的治疗原则是什么？

【文献选录】

《丹溪心法·六郁》："气血冲和，万病不生，一有怫郁，诸病生焉。故人身诸病，多生于郁。"

《景岳全书·郁证》："凡五气之郁，则诸病皆有，此因病而郁也；至若情志之郁，则总由乎心，此因病而病也"。"初病而气结为滞者，宜顺宜开；久病而损及中气者，宜修宜补。然以情病者，非情不解"。

《金匮要略·妇人杂病》："妇人咽中如有炙脔，半夏厚朴汤主之。""妇人脏躁，喜悲伤欲哭，象如神灵所作，数欠伸，甘麦大枣汤主之。"

扫码"练一练"

扫码"学一学"

第二节 血 证

血证指由多种原因致使血液不循常道，或上溢于口鼻诸窍，或下泄于前后二阴，或渗出于肌肤所形成的病证。

《内经》对出血证早有认识，如《素问·至真要大论》曰："少阳司天，火淫所胜，则温气流行，金政不平，民病……咳唾血。"《灵枢·百病始生》曰："阳络伤则血外溢，血外溢则衄血；阴络伤则血内溢，血内溢则后血。"其有关篇章记载了血溢、血泄、衄血、咯血、呕血、溺血、溲血、便血等病证，并对引起出血的原因、部位及血证的预后作了论述。《金匮要略·惊悸吐衄下血胸满瘀血病脉证并治》将便血分为远血、近血，"下血，先便后血，此远血也，黄土汤主之；下血，先血后便，此近血也，赤小豆当归散主之。"并最早记载了治疗吐血、便血的方剂，如泻心汤、柏叶汤、黄土汤等，现仍为临床治疗血证的常用方剂。《诸病源候论》较详细地论述了各种血证的病因病机，并将以出血为主要表现的疾病统称为血病。《备急千金要方》首载了至今仍被广泛应用的犀角地黄汤治疗血证。《济生方·失血论治》对失血的原因归结为"所致之由，因大虚损，或饮酒过度，或强食过饱，或饮啖辛热，或忧思恚怒。"《素问玄机原病式》强调失血主要由热盛所致。《医学正传·血证》最早将各种出血性病证冠以"血证"之名。《先醒斋医学广笔记》提出了治吐血三要法，强调了行血、补肝、降气在治疗吐血中的重要作用。《景岳全书》对血证的内容作了比较系统的归纳，将出血的主要病机概括为"火盛"和"气伤"。清·唐容川的《血证论》是论述血证的专著，对各种血证的病因病机、辨证论治等方面均有系统的论述，强调了治疗血证要"注重脾胃而发乎脾阴";并提出了著名的止血、消瘀、宁血、补虚的治血四法，成为治疗各类出血性疾病的基本思路。

中医血证的范围比较广泛，临床上有广义和狭义之分。广义的血证指贫血、出血、瘀血等内容；狭义的血证指以出血为主要临床表现的病证。本节主要讨论狭义的血证，即凡以出血为主要临床表现的内科病证，如鼻衄、齿衄、咯血、吐血、便血、尿血、紫斑等均属本篇的范围。

西医学中多种急慢性疾病，如呼吸系统的支气管扩张症、肺结核等引起的咯血；消化系统的胃及十二指肠溃疡、肝硬化门脉高压导致食管胃底静脉曲张、炎症性肠病（包括溃疡性结肠炎、克罗恩病）等病所引起的吐血、便血；泌尿系统的各种肾病（如肾小球肾炎、IgA 肾病等）、肾结核、泌尿系肿瘤以及前列腺疾病所引起的尿血；血液系统的特发性血小板减少性紫癜、再生障碍性贫血、白血病、淋巴瘤、过敏性紫癜等疾病以出血为临床表现者，均可参照本节内容进行辨证论治。

扫码"看一看"

支气管扩张症多见于儿童和青年，大多继发于急慢性呼吸道感染和支气管阻塞后，反复发生的支气管炎症致使支气管壁结构破坏，引起支气管异常和持久性扩张。临床表现主要为慢性咳嗽、咳大量脓痰和（或）反复咯血。本病预后取决于支气管扩张的范围和有无并发症。范围局限预后好，范围广泛者易损害肺功能，甚至导致呼吸衰竭，引起死亡。

消化道出血是临床常见的急症，包括上消化道出血和下消化道出血。临床表现主要为呕血、黑便、血便等，并伴有血容量减少引起的急性周围循环障碍，通常病情危重，抢救不及时可危及生命，据统计消化道出血临床病死率高达 8% ~ 13.7%，特别是在高龄、有严重伴随病病人病死率相当高。

特发性血小板减少性紫癜（idiopathic thrombocytopenic purpura，ITP）是一组免疫介导的血小板过度破坏所致的出血性疾病。临床以皮肤黏膜或内脏出血为主要表现，严重者可有其他部位出血如鼻出血、牙龈渗血、妇女月经量过多或严重吐血、咯血、便血、尿血等症状，并发颅内出血是本病的致死病因。病程较长，部分病人可反复发作迁延数年，自行缓解者少见，其病死率低于 1%。多因上呼吸道感染或过劳诱发急性发作，每次发作可延续数周甚至数月。缓解期出血不明显，仅有血小板计数减少。本病发病率约为 5 ~ 10/10 万人口，65 岁以上老年人发病率有升高趋势。

【病因病理】

一、中医学认识

血证主要是因感受外邪、饮食伤胃、情志过极、劳倦过度、久病或热病而致火热内盛、迫血妄行或气虚不摄、血溢脉外导致各种出血。

1. 感受外邪 风、火、燥等外邪侵袭肌表，灼伤脉络，迫血外溢而致出血。如《灵枢·热病》曰："热病七日八日，脉微小，病者溲血。"《活人书》曰："伤寒吐血，由诸阳受邪，热初在表，应发汗而不发汗，热毒入深……故吐血也。"

2. 饮食伤胃 平素嗜食辛辣醇酒、肥甘厚味，可致热结于胃，胃火炽盛，熏灼血络，迫血妄行而出血；或损伤脾胃，脾失健运，胃失和降，气虚不摄致血溢脉外而发为血证。

如《类证治裁·便血》指出："便血由肠胃火伤，阴络血与便下。"《医贯·血证论》："胃者，守营之血，守而不走，存于胃中，胃气虚不能摄血，故令人呕吐，从喉而出于口也。"《三因极一病证方论》卷九也说："病者饮酒过多，及啖炙煿五辛热食，动于血，血随气溢，发为鼻衄。"

3. 情志过极 喜伤心，怒伤肝，思伤脾，恐伤肾，悲伤肺。五志过极，气机逆乱，气有余便是火，火动于内，气逆于上，迫血妄行而成血证。《素问·举痛论》指出"怒则气逆，甚则呕血……。"《痿论》曰："悲哀太甚则胞络绝，胞络绝则阳气内动，发则心下崩，数溲血也。"《诸病源候论·小便血候》言："心主血，与小肠合，若心象有热，结于小肠，故小便血也。"

4. 劳倦过度 劳累过度伤气，房劳伤肾。久之可致心、脾、肾之气阴损伤。气虚失摄，阴虚火旺均可致血溢脉外而致衄血、尿血、紫斑等。《症因脉治》曰："或房劳伤肾，阴精不足，水中火发……则内伤衄血之症作矣。"又如《景岳全书》曰："衄血虽多由火，而惟于阴虚者为尤多，正以劳损伤阴，则水不制火，最能动冲任阴分之血。"

5. 久病或热病后 久病或热病耗伤阴精，以致阴虚火旺，迫血妄行而出血；久病气虚，虚不摄血，血溢脉外而致出血；久病入络，瘀阻血脉，血行不畅，血不循经则出血。如《医学入门·痨瘵》曰："日久皆能传变，……亦有始终只传一经者，有专者心肾而不传者。"

综上，血证盖多因感受外邪、饮食伤胃、情志失调、劳倦过度、久病或热病后等致肺、脾、胃、肝诸脏火热偏盛、迫血妄行或气虚不摄，血溢脉外。正如《济生方·失血论治》所指出失血"所致之由，因大虚损，或饮酒过度，或强食过饱，或饮啖辛热，或忧思恚怒。"

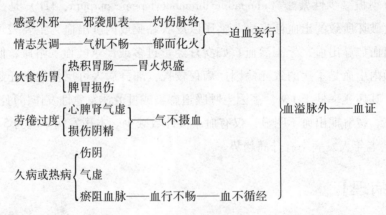

二、西医学认识

（一）支气管扩张症

支气管扩张症的主要病因是支气管－肺组织感染和支气管阻塞。两者相互影响，促使支气管扩张的发生和发展。也可能是先天发育障碍及遗传因素引起，但较少见。局灶性支气管扩张可源自未进行治疗的肺炎或阻塞，如异物或肿瘤，外源性压迫或肺叶切除后解剖移位。支气管扩张症可引起支气管动脉及肺动脉间的吻合支明显增多，肺泡毛细血管广泛破坏，病变进展严重时，肺循环阻力增加，临床表现为慢性咳嗽伴大量脓痰和反复咯血。

（二）消化道出血

包括上消化道出血和下消化道出血，以屈氏韧带为界，其上者为上消化道出血，其下为下消化道出血。

1. 上消化道出血 上消化道疾病及全身性疾病均可引起上消化道出血。临床上最常见的病因是消化性溃疡、食管胃底静脉曲张破裂、急性糜烂出血性胃炎和胃癌。食管贲门黏膜撕裂综合征引起的出血亦不少见。

2. 下消化道出血 原因较多，可见于肠道原发疾病（如肿瘤和息肉、炎症性病变、血管病变、肠壁结构性病变、肛门病变）、全身疾病累及肠道（如出血性疾病、淋巴瘤、腹腔邻近脏器恶性肿瘤浸润）。最常见的原因为大肠癌和大肠息肉。下消化道出血的患病率虽低于上消化道出血，但临床亦常发生。其中，小肠出血比大肠出血少见，但诊断较为困难。近年来由于检查手段增多及治疗技术的提高，下消化道出血的病因诊断率有了明显提高，急性大出血病死率亦有所下降。

（三）特发性血小板减少性紫癜

特发性血小板减少性紫癜（ITP）的病因及发病机制尚未完全阐明。急性型多发生于急性病毒性上呼吸道感染痊愈之后，提示血小板减少与原发感染的免疫反应有关。慢性型病人中约半数可测出血清中有抗血小板抗体。

1. 血小板相关抗体 相关研究已证实ITP病人血小板寿命缩短是由于血清中存在有破坏血小板的抗体。

2. 血小板破坏机制 慢性ITP血小板破坏是由于抗血小板抗体与其相关抗原结合后，被巨噬细胞吞噬所致。急性ITP血小板破坏是由于病毒抗原吸附于血小板表面，并与相应的抗病毒抗体结合，导致血小板被破坏。

3. 巨核细胞成熟障碍 因血小板和巨核细胞有共同抗原，故抗血小板抗体也可抑制骨髓巨核细胞，使其成熟障碍，从而影响血小板的生成。

4. 其他因素 ①慢性型多见于育龄妇女，妊娠期容易复发，提示雌激素可能在本病发病中起一定作用，可能是雌激素可增加巨噬细胞对血小板吞噬和破坏能力；②抗体损伤毛细血管内皮细胞，引起毛细血管通透性增高而加重出血。

【诊断】

一、病名诊断

（1）血证以出血为主要表现，血液或从口、鼻，或从尿道、肛门，或从肌肤而外溢，表现为鼻衄、齿衄、咯血、吐血、便血、尿血、紫斑等。

（2）血证起病可急可缓。

（3）咯血者多有慢性咳嗽、痰喘、肺痨等病史；吐血者多有胃痛、胁痛、黄疸、癥积等病史；便血者多有胃肠或肝病病史。结合相关病史有助于诊治。

二、证候特征

血证出血量的多少与原发病有直接关系。其病程可长可短；根据出血部位以及病因不同伴有不同的症状。

三、相关检查

血常规、凝血功能检查为基础检查，然后再根据各种血证的不同情况进行相关检查。

咯血病人检查：血沉、痰培养细菌、痰检查抗酸杆菌及脱落细胞，以及胸部 X 线检查、纤维支气管镜检、胸部 CT 等，有助于进一步明确咯血的病因。

吐血病人检查：电子胃镜、胶囊胃镜、上消化道钡餐造影、B 超、胃液分析等可进一步明确引起吐血的病因。

便血、尿血病人检查：大、小便常规，小肠镜，大肠指检，膀胱镜，泌尿系统、前列腺 B 超等。

紫癜病人检查：尿常规、毛细血管脆性试验，在必要时需进行骨髓穿刺以协助诊治。

【鉴别诊断】

1. 尿血与血淋鉴别

鉴别要点	尿血	血淋
共同点	排尿时可见到血尿	
不同点	小便不痛	小便时疼痛不适

2. 便血与痢疾、痔疮鉴别

鉴别要点	便血	痢疾	痔疮
共同点	均可见大便带血		
不同点	无里急后重、脓血相兼、肛门异物感或疼痛	初起有发热恶寒等症，其大便为脓血相兼，且有腹痛、里急后重、肛门灼热等症	便时或便后出血，伴有肛门异物感或疼痛，肛门或直肠检查时，可发现内痔或外痔

3. 紫斑与出疹、丹毒鉴别

鉴别要点	紫斑	出疹	丹毒
共同点	均发在皮肤之上		
不同点	隐于皮内，压之不褪色，触之不碍手，皮肤无肿痛	高出皮肤，压之褪色，摸之碍手	皮肤色红如丹，局部皮肤灼热肿痛

【治疗】

一、中医治疗

（一）辨证要点

1. 首辨病位与病证

鼻衄	在肺、胃、肝。血自鼻道外溢而非因外伤、倒经所致者

续表

齿衄	在胃、肾。血自齿龈或齿缝外溢，且排除外伤所致者
咯血	在肺、肝。血由肺、气道而来，经咳嗽而出，或觉喉痒胸闷，一咯即出，血色鲜红，或夹泡沫，或痰血相兼、痰中带血者
吐血	在胃、肝。吐血前多有恶心、胃脘不适等症，血中夹有食物残渣等胃内容物者
便血	在胃、肠道。发病急骤，大便色鲜红、暗红或紫暗，甚至黑如柏油样，次数增多者
尿血	在膀胱、肾、脾。小便中混有血液或夹有血丝，排尿时无疼痛者
紫斑	在肌肤。肌肤出现青紫斑点，小如针尖，大者融合成片，压之不褪色者

2. 辨虚实

虚	久病者多属虚，其多由气虚失摄，血不归经所致。而久病入络者，又可致虚中夹实，阴虚导致
实	血证初病者多属实，其实证多由火热亢盛，迫血妄行所致，也可由瘀血阻络而成

（二）治疗原则

治疗原则：治火，治气，治血。

$$
\begin{aligned}
&\text{火热熏灼，迫血妄行——治火}
\begin{cases}
\text{实火——清热泻火}\\
\text{虚火——滋阴降火}
\end{cases}\\[2mm]
&\text{气虚不摄，血溢脉外——治气}
\begin{cases}
\text{实证——清气降气}\\
\text{虚证——补气益气}
\end{cases}\\[2mm]
&\text{血虚，血瘀，血热等——治血}
\begin{cases}
\text{血瘀——活血止血}\\
\text{血虚——补血止血}\\
\text{血热——凉血止血}
\end{cases}
\end{aligned}
$$

（三）分证论治

1. 鼻衄

（1）热邪犯肺

证 候	鼻燥衄血，口干咽燥或疼痛，或兼身热、咳嗽痰少等症，舌质红，苔薄，脉数
辨证要点	鼻燥衄血，舌质红，苔薄，脉数
病 机	热邪壅肺，迫血上行
治 法	清热泄肺，凉血止血
主 方	桑菊饮
组 成	菊花、桑叶、连翘、薄荷辛凉透表、宣散风热；桔梗、杏仁、甘草宣降肺气、利咽止咳；芦根清热生津
加 减	肺热盛者，加黄芩、栀子清泄肺热；咽喉疼痛者可加玄参；口渴者可加天花粉、麦冬以养阴生津

（2）胃热炽盛

证 候	鼻衄，或兼齿衄，血色鲜红，口干欲饮，口臭，烦躁，便秘，舌红，苔黄，脉数
辨证要点	鼻衄，口干欲饮，口臭，舌红，苔黄，脉数
病 机	胃热亢盛，迫血外溢

治　法	清胃泻火，凉血止血
主　方	玉女煎
组　成	石膏清胃泻火；知母、麦冬养阴清热；地黄凉血止血；牛膝引血下行。诸药合用共奏泻火养阴，凉血止血的功效
加　减	热甚者，加栀子、黄芩清热泻火；便秘者，加生大黄、瓜蒌通腑泻热；阴伤较甚伴口渴者，加天花粉、玉竹养胃生津

（3）肝火亢盛

证　候	鼻衄，头晕目眩，烦躁易怒，面目红赤，口苦，耳鸣，舌红，脉弦数
辨证要点	鼻衄，烦躁易怒，口苦，舌红，脉弦数
病　机	肝火亢盛，迫血妄行
治　法	清肝泻火，凉血止血
主　方	龙胆泻肝汤
组　成	龙胆草、柴胡、黄芩、山栀清肝泻火；泽泻、木通、车前子清热利湿；当归、生地、甘草滋阴养血。诸药合用，使泻中有补，清中有养，祛邪而不伤正，泻火而不伐胃
加　减	阴液亏耗，舌红少津，脉细数者，可去车前子、泽泻、当归，酌加玄参、麦冬、女贞子、旱莲草养阴清热；若兼见瘀血症状，可加桃仁、红花，或三七粉冲服

（4）气血亏虚

证　候	鼻衄，或兼齿衄、紫斑，神疲乏力，面色不华，头晕，耳鸣，心悸，血色淡红，舌质淡，脉细无力
辨证要点	鼻衄，神疲乏力，面色不华，舌质淡，脉细无力
病　机	气不摄血，血溢脉外
治　法	益气摄血
主　方	归脾汤
组　成	人参、白术、茯苓、甘草补气健脾；当归、黄芪益气生血；酸枣仁、远志、龙眼肉补益心脾，安神定志；木香理气醒脾，补而不滞
加　减	若鼻衄不止，可加仙鹤草、阿胶、茜草等加强其止血作用

2. 齿衄

（1）胃火炽盛

证　候	齿衄，血色鲜红，齿龈肿痛，头昏痛，口臭，舌红苔黄，脉洪数
辨证要点	齿衄，口臭，舌红，苔黄，脉洪数
病　机	胃火炽盛，迫血外溢
治　法	清胃泻火，凉血止血
主　方	加味清胃散合泻心汤
组　成	加味清胃散以生地、丹皮、水牛角凉血清热；黄连、连翘清火泻热；升麻既为引经药，又具有清热解毒之功；当归、甘草养血和中。合用泻心汤以增强其清热泻火的作用
加　减	烦热口渴者，加石膏、知母清热除烦；大便秘结者可加生大黄、芒硝以通大便

（2）阴虚火旺

证　候	齿衄，血色淡红，齿摇不坚，伴有头晕目眩，耳鸣，腰膝酸软，舌质红，苔少，脉细数
辨证要点	齿衄，腰膝酸软，舌质红，苔少，脉细数
病　机	阴虚火旺，热迫血溢

续表

治　法	滋阴降火，凉血止血
主　方	六味地黄丸合茜根散
组　成	六味地黄丸养阴补肾，滋阴降火；茜根散中生地、阿胶养血滋阴，茜根、侧柏叶凉血止血，黄芩清热，甘草调和诸药。二方合用，互为补充，适用于肾阴亏虚，虚火上炎之齿衄
加　减	若虚火较甚而见低热、手足心热者，可加地骨皮、秦皮、白薇清退虚热

3. 咯血

（1）燥热伤肺

证　候	喉痒咳嗽，痰中带血，咽喉干燥，身热，舌质红，少津，苔薄黄，脉数
辨证要点	喉痒咳嗽，痰中带血，舌质红，少津，苔薄黄，脉数
病　机	燥热犯肺，肺络血溢
治　法	清热润肺，宁络止血
主　方	清燥救肺汤
组　成	桑叶、杏仁、枇杷叶清热宣肺；人参、麻仁、阿胶养阴润肺；石膏、麦冬、甘草生津清火
加　减	咯血较多者，可加三七粉或云南白药冲服；若伴发热，头痛，咽痛等症，可加银花、连翘、牛蒡子清热解表利咽；津伤较甚者，可加麦门冬、天门冬等养阴润燥；热甚者，可加黄芩、银花、芦根等

（2）肝火犯肺

证　候	咳嗽阵作，痰中带血或咳吐纯血，胁肋胀痛，烦躁易怒，口干苦，舌质红，苔薄黄，脉弦数
辨证要点	咳嗽阵作，痰中带血，胁肋胀痛，舌质红，苔薄黄，脉弦数
病　机	肝火犯肺，迫血外溢
治　法	清肝泻肺，凉血止血
主　方	泻白散合黛蛤散
组　成	桑白皮、地骨皮清泻肺热；海蛤壳清肺化痰；青黛清肝凉血；甘草、粳米养胃和中，扶助正气。两方同用，共奏止血之功
加　减	肝火较甚者，可加黄芩、栀子清肝泻火；咯血量多，且为纯血鲜红者，可用犀角地黄汤加三七粉冲服，以清热泻火，凉血止血

（3）阴虚肺热

证　候	干咳少痰，痰中带血或反复咯血，血色鲜红，颧红，潮热盗汗，或兼见耳鸣、腰膝酸软，舌质红，脉细数
辨证要点	痰中带血或反复咯血，颧红，潮热盗汗，舌质红，脉细数
病　机	虚火灼肺，络破血溢
治　法	润肺滋阴，凉血止血
主　方	百合固金汤
组　成	百合、麦冬滋阴润燥；玄参、二地养阴清热；当归、白芍养血柔肝；贝母、甘草清肺止咳化痰；桔梗其性升提，易加剧咯血，故应去除
加　减	反复咯血且咯血量多者，可加阿胶、三七、白及、藕节、白茅根养血凉血止血；潮热、盗汗者，加青蒿、鳖甲、地骨皮、五味子、浮小麦等清退虚热，收敛固涩

4. 吐血

（1）胃热壅盛

证 候	脘腹胀满不舒，甚则作痛，吐血色红或紫暗，常夹有食物残渣，口臭，便秘，或黑便，舌质红，苔黄腻，脉滑数
辨证要点	吐血，脘腹胀满不舒，口臭，舌质红，苔黄腻，脉滑数
病 机	热伤胃络，迫血上溢
治 法	清胃泻火，化瘀止血
主 方	泻心汤合十灰散
组 成	泻心汤：苦寒泻火，由黄芩、黄连、大黄组成 十灰散：大蓟、小蓟、侧柏叶、茜草根、丹皮、栀子白茅根清热凉血止血；棕榈炭收敛止血；大黄为治胃实火而吐血之要药。且大蓟、小蓟、大黄、茜草根等药兼有活血化瘀之效，故全方具有止血不留瘀的特点
加 减	热伤胃阴而见口渴、舌红而干、脉细数者，可加石斛、麦冬等养胃生津；胃气上逆而见呕吐者，可加竹茹、旋覆花和胃降逆

（2）肝火犯胃

证 候	吐血色红或紫暗，口苦胁痛，心烦易怒，寐少梦多，舌质红绛，脉弦数
辨证要点	吐血，口苦胁痛，舌质红绛，脉弦数
病 机	肝火犯胃，络伤血溢
治 法	清胃泻肝，凉血止血
主 方	龙胆泻肝汤
组 成	龙胆草、柴胡、黄芩、山栀清肝泻火；泽泻、木通、车前子清热利湿；当归、生地、甘草滋阴养血。诸药合用，使泻中有补，清中有养，祛邪而不伤正，泻火而不伐胃
加 减	如出血较多，可加犀角、赤芍、白茅根、茜草等，或合用十灰散，以加强清热凉血止血的功效；胁肋胀痛甚者，加郁金、制香附理气活血止痛

（3）气虚血溢

证 候	吐血缠绵不止，时轻时重，面色苍白，神疲乏力，心悸，头晕，夜寐不宁，舌质淡，脉细弱
辨证要点	吐血，神疲乏力，舌质淡，脉细弱
病 机	气虚失摄，血液外溢
治 法	益气健脾，摄血止血
主 方	归脾汤
组 成	人参、白术、茯苓、甘草补气健脾；当归、黄芪益气生血；酸枣仁、远志、龙眼肉补益心脾，安神定志；木香理气醒脾，使之补而不滞
加 减	若吐血量多，且见面色青白，心慌气短，汗出肢冷，脉细无力，此为气随血脱之重证也，可急用独参汤或参附汤益气回阳固脱；还可再加三七粉、云南白药等止血

5. 便血

（1）肠道湿热

证 候	便血色暗红，大便不畅或稀溏，腹胀不适，口苦，舌质红，苔黄腻，脉濡数
辨证要点	便血，腹胀不适，舌质红，苔黄腻，脉濡数
病 机	湿热损络，血溢肠道
治 法	清化湿热，凉血止血
主 方	地榆散合槐角丸

续表

组 成	地榆散：地榆、茜草凉血止血；山栀子、黄芩、黄连清热燥湿；泻火解毒；茯苓淡渗利湿 槐角丸：槐角、地榆凉血止血；黄芩清热燥湿；防风、枳壳、当归疏风理气活血 两方合用可加强清热化湿、凉血止血之功
加 减	便血多者，可加槐实，或槐花；胸闷、苔腻者，可加苍术、白术；感受外邪诱发者，可加防风、荆芥；若日久，湿热未尽而营阴已亏，应清热除湿与补益阴血双管齐下，以虚实兼顾，扶正祛邪，可选用清脏汤或脏连丸

（2）气虚不摄

证 候	便血色红或紫暗，食少，体倦，神疲乏力，面色萎黄，心悸少寐，舌质淡，脉细
辨证要点	便血，神疲乏力，舌质淡，脉细
病 机	气不摄血，血溢胃肠
治 法	益气摄血
主 方	归脾汤
组 成	人参、白术、茯苓、甘草补气健脾；当归、黄芪益气生血；酸枣仁、远志、龙眼肉补益心脾，安神定志；木香理气醒脾，补而不滞
加 减	出血较多者，可吞服三七粉或云南白药以化瘀止血；还可加地榆、槐花、白及增强止血作用

（3）脾胃虚寒

证 候	便血紫暗，甚则黑色，腹部隐痛，喜热饮，面色不华，神倦懒言，便溏，舌质淡，脉细
辨证要点	便血，腹部隐痛，喜热饮，舌质淡，脉细
病 机	脾不统血，血溢胃肠
治 法	温中健脾，养血止血
主 方	黄土汤
组 成	灶心土止血温中；白术、附子、甘草温中健脾；地黄、阿胶养血止血；黄芩止血佐制温热。
加 减	可加白及、乌贼骨收敛止血；三七、花蕊石活血止血。阳虚较甚，畏寒肢冷者，可加鹿角霜、炮姜、淫羊藿、补骨脂、艾叶等温阳止血

6. 尿血

（1）下焦湿热

证 候	小便黄赤灼热，尿血鲜红，心烦口渴，面赤口疮，夜寐不安，舌质红，脉数
辨证要点	尿血，小便黄赤灼热，舌质红，脉数
病 机	热伤阴络，血渗膀胱
治 法	清热泻火，凉血止血
主 方	小蓟饮子
组 成	小蓟、生地、藕节、蒲黄凉血止血；栀子、木通、竹叶泻火清热；滑石、甘草利水清热，导热下行；当归养血活血。诸药合用共奏清热泻火，凉血止血之功
加 减	若见热盛而心烦口渴者，可加黄芩、黄连、天花粉清热生津；尿血较甚者，加槐花、白茅根凉血止血；尿中夹有血块者，加红花、桃仁、牛膝以活血化瘀

（2）肾虚火旺

证 候	小便短赤带血，头晕，目眩，耳鸣，神疲，颧红潮热或盗汗，腰膝酸软，舌质红，脉细数
辨证要点	小便短赤带血，腰膝酸软，舌质红，脉细数
病 机	虚火上炎，灼伤脉络

治 法	滋阴降火，凉血止血	
主 方	知柏地黄丸	
组 成	熟地、山药、山萸肉滋阴填精，健脾以补肝肾；泽泻、丹皮、茯苓清热渗湿。上药合用以行"壮水之主，以制阳光"之功，合用知母、黄柏加强滋阴降火之效	
加 减	兼见颧红潮热者，加地骨皮、白薇、鳖甲清退虚热；心烦少寐者，可加夜交藤、合欢花、酸枣仁等除烦安神	

（3）脾不统血

证 候	久病尿血，甚或兼见身体其他部位出血，食少，体倦乏力，气短声低，面色不华，舌质淡，脉细弱
辨证要点	久病尿血，体倦乏力，舌质淡，脉细弱
病 机	气不摄血，血渗膀胱
治 法	补脾摄血
主 方	归脾汤
组 成	人参、白术、茯苓、甘草补气健脾；当归、黄芪益气生血；酸枣仁、远志、龙眼肉补益心脾，安神定志；木香理气醒脾，使之补而不滞
加 减	加熟地、阿胶、槐花等可增强养血止血；若气虚下陷而且少腹坠胀者，可加升麻、柴胡，配合原方中的党参、黄芪、白术，起到益气升阳的作用

（4）肾气不固

证 候	久病尿血，血色淡红，头晕耳鸣，精神困惫，腰脊酸痛，舌质淡，脉沉弱
辨证要点	尿血，腰脊酸痛，舌质淡，脉沉弱
病 机	肾不固血，血溢络外
治 法	补益肾气，固摄止血
主 方	无比山药丸
组 成	熟地、山茱萸、山药、牛膝补益肾精；菟丝子、肉苁蓉、杜仲、巴戟天温肾助阳；茯苓、泽泻健脾利水；五味子、赤石脂益气固涩
加 减	可加仙鹤草、蒲黄、紫珠草等止血；腰脊酸痛、畏寒神怯者，可加鹿角片、狗脊温补督脉

7. 紫斑

（1）血热妄行

证 候	皮肤出现紫红色斑点或瘀斑，或伴有便血、尿血，发热，口渴，尿黄，便秘，舌红，苔黄，脉弦数
辨证要点	皮肤出现紫红色斑点或瘀斑，发热，舌红，苔黄，脉弦数
病 机	热迫血行，血溢肌腠
治 法	清热解毒，凉血止血
主 方	十灰散
组 成	大蓟、小蓟、侧柏叶、茜草根、白茅根、丹皮、栀子清热凉血止血；棕榈皮收敛止血；大黄通腑泻热。且大蓟、小蓟、茜草根、大黄、丹皮等药均兼有活血化瘀的作用，故全方具有止血而不留瘀的优点
加 减	发热，出血广泛者，可加生石膏、龙胆草、紫草以清热止血；热壅胃肠，气血郁滞，症见腹痛、便血者，加白芍、地榆、槐花缓急止痛，凉血止血；邪热阻滞经络，可加木瓜、桑枝等舒筋通络

（2）阴虚火旺

证　候	皮肤出现青紫斑点或斑块，时轻时重，或见鼻衄、齿衄或月经过多，颧红、五心烦热，或潮热，盗汗，舌质红，苔少，脉细数
辨证要点	皮肤出现青紫斑点或斑块，潮热，盗汗，舌质红，苔少，脉细数
病　机	虚火伤络，血溢肌腠
治　法	滋阴降火，宁络止血
主　方	茜根散
组　成	茜草根、黄芩、侧柏叶清热凉血止血；生地、阿胶滋阴养血止血；甘草调和诸药。在应用时可根据阴虚、火旺的不同情况而适当化裁
加　减	阴虚较甚者，可加龟板、女贞子、旱莲草养阴清热止血；潮热重者可加地骨皮、白薇、秦艽等清退虚热；兼见胃阴不足，口渴欲饮，舌红少津者，可加石斛、玉竹、天花粉滋阴养胃，生津止渴

（3）气不摄血

证　候	皮肤出现紫斑，色紫暗淡，多散在而发，反复发作，劳则加重，神疲乏力，头晕目眩，面色苍白或萎黄，食欲不振，舌质淡，脉细弱
辨证要点	皮肤出现紫斑，色紫暗淡，劳则加重，舌质淡，脉细弱
病　机	气虚不摄，血溢肌腠
治　法	益气摄血，健脾养血
主　方	归脾汤
组　成	人参、白术、茯苓、甘草补气健脾；当归、黄芪益气生血；酸枣仁、远志、龙眼肉补益心脾，安神定志；木香理气醒脾，补而不滞
加　减	可加用仙鹤草、棕榈炭、地榆、蒲黄、茜草根、紫草等增强止血及化斑消瘀的作用；兼见肾气不足所致腰膝酸软者，可加山茱萸、菟丝子、续断、桑寄生补益肾气

二、西医治疗

（一）支气管扩张症

1. 控制感染　出现痰量及脓性成分增加等急性感染征象时需应用抗生素。可依据痰革兰染色和痰培养指导抗生素应用。

3. 改善气流受限　支气管扩张剂可改善气流受限，并帮助清除分泌物，对伴有气道高反应及可逆性气流受限的病人常有明显疗效。

4. 清除气道分泌物　使用化痰药物，以及振动、拍背和体位引流等有助于清除气道分泌物。

5. 外科治疗　针对病情，可选择切除病变肺组织，支气管动脉栓塞术以及肺移植。

（二）消化道出血

消化道出血治疗前首先应明确失血量的多少及有无活动性出血以便判断病情严重情况。

1. 判定病情　监测生命体征，根据出血量及有无活动性出血判断危重程度。

2. 一般处理　卧床休息，大出血及活动性出血者暂禁食，保证呼吸道通畅，必要时建立静脉通路，补充血容量。

3. 止血治疗　输液保护胃黏膜，必要时给止血剂静脉滴注，治疗消化性溃疡大出血合并活动性出血上述治疗无效时可考虑内镜治疗或手术治疗，肝硬化出现门脉高压，食管胃底静脉曲张破裂出血者可给予气囊压迫止血、外科手术或经颈静脉肝内门体静脉分流术。

（三）特发性血小板减少性紫癜

1. 一般治疗　急性病例发病初期，应减少活动，避免创伤，尤其是头部外伤重者应卧床休息。积极预防及控制感染。若出血严重或疑有颅内出血者，应积极采取各种止血措施。

2. 糖皮质激素　急、慢性出血较重者，应首选糖皮质激素，用药原则是早期、大量、短程。

3. 脾切除　脾切除是有效疗法之一。对于正规糖皮质激素治疗无效、病程迁延 3~6 个月、糖皮质激素维持量需大于 30mg/d、有糖皮质激素使用禁忌证者可考虑使用。

4. 免疫抑制剂　不宜作为首选。对糖皮质激素或脾切除疗效不佳者，或有使用糖皮质激素、脾切除禁忌证可试用。有时与糖皮质激素合用，以提高疗效及减少糖皮质激素的用量。

5. 急症的处理　对血小板低于 $20 \times 10^9/L$，出血严重、广泛者，疑有或已发生颅内出血者，近期将实施手术或分娩者可给予血小板输注、静脉注射免疫球蛋白、大剂量甲泼尼龙等治疗。

【临证备要】

1. 分辨影响血证预后的因素　①辨病因：一般来说，外感易治，内伤难治，新病易治，久病难治。②辨出血量：出血量少者病轻，出血量多者病重，严重者甚至形成气随血脱的急危重病。③辨兼见症状：出血而伴发热、咳喘、脉数等症者，一般病情较重。正如《景岳全书》指出："暴吐暴衄，失血如涌，多致血脱气亦脱，危在顷刻者，此其内伤败剧而然……。"

2. 注意辨别血证的寒热虚实　一般初病多实，久病多虚。在火热之中，有实火和虚火的分别。实火见于外感热邪，脏腑热邪炽盛，火盛气逆，以致血热妄行。虚火见于肺肾阴虚或肝肾阴虚。阴虚内热，以致虚火妄动脉络受损。气为血帅，气虚则血失统摄，以致溢出脉外。但气虚之中，又有部分病人气损及阳，则可兼见阳虚的表现。

3. "急则治其标"，应用止血药　当血证处于发病急、出血多、病势猛、变化快的急症期时，如出血过多，极易导致气随血脱或阳气暴脱的危候。此时治疗应遵循"急则治其标"的原则，即予塞流止血，结合具体情况分别给以收敛止血、凉血止血或化瘀止血。正如《血证论》所说"存得一分血，便保得一分命。"

4. "缓则治其本"，切勿一味"见血止血"　治血如治水，一味堵涩，愈补愈瘀，瘀血不去，血不归经，必致冲决堤坝。见效于一时，遗害于无穷，"见血止血"为血证大忌。当发病缓、出血少、病情轻的情况要先辨病因、病性，针对性治疗，而不应一味止血。

【结语】

血证以血液不循常道，溢于脉外为共同特点。根据出血部位的不同，血证可以分为鼻衄、齿衄、咯血、吐血、便血、尿血、紫斑等多种。血证的基本病机可以归纳为火热熏灼、迫血妄行及气虚不摄、血溢脉外两大类。在治疗血证时应主要掌握治火、治气、治血三个基本原则。实火当清热泻火，虚火当滋阴降火；实证当清气降气，虚证当补气益气。对于各种血证的治疗应根据病因而酌情选用凉血止血，活血止血，收敛止血等药物。并应严密观察病情变化，做好调摄防护，对血证的治疗有重要意义。

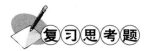复习思考题

1. 血证的定义是什么？
2. 如何鉴别吐血和咯血？
3. 何谓治血三要法，有何理论依据？

【文献选录】

《金匮要略·惊悸吐衄下血胸满瘀血病脉证并治》："心气不足，吐血，衄血，泻心汤主之。"

《三因极一病证方论·失血叙论》："夫血犹水也，水由地中行，百川皆理，则无壅决之虞。血之周流于人身荣、经、府、俞，外不为四气所伤，内不为七情所郁，自然顺适，万一微爽节宣，必至壅闭，故血不得循经流注，荣养百脉，或泣或散，或下而亡反，或逆而上溢，乃有吐、衄、便、利、汗、痰诸证生焉。"

《先醒斋医学广笔记·吐血》："吐血三要法：宜行血不宜止血。血不行经络者，气逆上壅也，行血则血循经络，不止自止。止之则血凝，血凝则发热恶食，病日痼矣。宜补肝不宜伐肝。经曰：五脏者，藏精气而不泻者也。肝为将军之官，主藏血。吐血者，肝失其职也。养肝则肝气平而血有所归，伐之肝虚不能藏血，血愈不止矣。宜降气不宜降火。气有余便是火，气降即火降，火降则气不上升，血随气行，无溢出上窍之虞矣。降火必用寒凉之剂，反伤胃气，胃气伤则脾不能统血，血愈不能归经矣。"

第三节 痰 饮

痰饮是由于外感寒湿、饮食不当或劳欲所伤而致的体内水液输布、运化失常，停积于人体某些部位的一类病证。

《内经》无"痰饮"之名，但《素问·经脉别论》的"饮入于胃，游溢精气，上输于脾，脾气散精，上归于肺，通调水道，下输膀胱，水精四布，五经并行。"就对人体水液输布、运化做了精辟的论述。同时从病因、病机、病证等方面对"饮"及"饮积"病都有所认识，如《素问·六元正纪大论》："土郁之发，民病，饮发湿下"。《素问·至真要大论》曰："岁太阴在泉……湿淫所胜……民病饮积心痛"。《素问·气交变大论》指出饮是由于体内水湿过盛，脾肾失司所致，"岁土太过，雨湿流行，肾水受邪，甚则饮发，中满食减，四肢不举"，为中医认识痰饮奠定了理论基础。张仲景在《金匮要略·痰饮咳嗽病脉证并治》首先提到痰饮之病名，其所述的痰饮含义又有广义和狭义之分。广义是指痰饮、悬饮、溢饮、支饮；狭义仅指痰饮，本书中还立专篇对痰饮从证候、论治等方面加以系统论述，其提出的"病痰饮者，当以温药和之"，被后世推崇为治痰饮之大法。从隋唐至金元渐有痰证、饮证之分，《仁斋直指方》首先将饮与痰的概念作了明确的区分，提出饮清稀而痰稠浊。孙思邈指出："夫五饮者，由饮酒后及伤寒饮冷水过多所致。"并提出用"吐法"以驱邪治胸中痰澼。宋、金元时期，严用和提出"气滞"津凝可以生痰饮。明·张景岳将痰证

与饮证作了详细鉴别,在《景岳全书·卷之三十一·痰饮》中指出:"痰之与饮,虽曰同类,而实有不同也。"并对其证候特点作了详细描述。清·叶天士总结前人治疗痰饮病的经验,注重脾肾,提出了"外饮治脾,内饮治肾"。清·汪昂提出"百病多由痰作祟"观点。经过历代医家不断完善和发展,逐渐丰富了中医"痰"的病理学说。

综上,痰、饮均属病理性质的液体,其中稠浊的为痰,清稀的为饮。痰饮病有广义和狭义之分,广义是据痰饮停留的部位不同而分为痰饮、悬饮、溢饮、支饮四饮;狭义仅指痰饮。

西医学的各种疾病导致的胸腔积液(如胸膜炎、呼吸系统肿瘤、结核),各种疾病导致的腹腔积液(如消化道梗阻、肝硬化),以及慢性心功能不全、肾炎等疾病导致的肢体、颜面水肿,出现痰饮的临床表现者,均可参照本节内容进行辨证论治。

胸腔积液

正常情况下,在每一次呼吸周期中,胸膜腔液体持续滤除和吸收处于动态平衡,因某种因素使胸腔内液体形成过快或者吸收过缓均可导致胸腔积液。在美国,肺炎伴胸腔积液位居胸腔积液病因的第2位,渗出性胸腔积液病因的第1位。大多数类肺炎性胸腔积液通过有效的抗生素治疗可以吸收。但是,约10%的胸腔积液需要手术干预。恶性胸腔积液占内科全部胸腔积液的20%~30%,在成人胸腔积液中占38%~52%,且是60岁以上渗出性胸腔积液病人中最常见的原因,其中胸膜转移性肿瘤占95%以上,原发性胸膜肿瘤较少见,约5%。胸腔积液的临床症状见呼吸困难、胸闷、胸痛、单侧锐痛等表现,或伴有发热、咳嗽、咯血、浮肿、消瘦、心功能不全、肝区疼痛等症。

【病因病理】

一、中医学认识

痰饮的形成主因外感寒湿、饮食不当或劳欲所伤,以致肺、脾、肾三脏功能失调,水谷不得化为精微输布全身,津液停积为患。

1. 外感寒湿 因气候湿冷,或冒雨涉水,坐卧湿地,寒湿之邪侵袭肌表,困遏卫阳,致使肺不能宣布水津,湿邪浸渍肌肉,由表及里,脾无以运化水湿,水津停滞,积而成饮。

2. 饮食不当 凡恣饮冷水,进食生冷;或炎夏受热以及饮酒后,因热伤冷,冷热交结,中阳被遏,脾失健运,湿从内生,水液停积而为痰饮。如《金匮要略·痰饮咳嗽病脉证并治》说:"夫病人饮水多,必暴喘满;凡食少饮多,水停心下,甚者则悸,微者短气。"《儒门事亲·饮当去水温补转剧论》也说:"因隆暑津液焦涸,喜饮寒水,本欲止渴,乘快过多,逸而不动,亦为留饮。"

3. 劳欲所伤 劳倦、纵欲太过,或久病体虚,伤及脾肾之阳,水液失于输化,亦可停而成饮。若体虚气弱,或劳倦太过之人,一旦伤于水湿,更易停蓄为病。如《儒门事亲·饮当去水温补转剧论》认为"人因劳役远来,乘困饮水,脾胃力衰",亦为饮停之因素。

总之,痰饮的基本病机是肺之通调壅滞,脾之运化无权,肾之蒸化失职,三焦气化失司,水液不得运化输布而成浊液,其聚而为水为饮,或遇火气煎熬为痰。在肺、脾、肾三脏之中,脾运失司,首当其要。脾阳亏虚,水谷精气不得运化,则上不能输以养肺,下不能助肾以制水,必导致水液停滞中焦,流溢四末,波及五脏。水液的输布排泄,还与三焦的作用密切相关。如《圣济总录·卷第六十三·痰饮门》所云："三焦者，水谷之道路，气之所终始也。三焦调适，气脉平匀，则能宣通水液，行入于经，化而为血，灌溉周身；若三焦气塞，脉道壅闭，则水饮停积，不得宣行，聚成痰饮"。三焦气化失司，水道不通，则水液停积为饮。

本病之病性，总属阳虚阴胜，输化失调，因虚致实，水饮停聚为患。虽或有因时邪与饮邪相搏，或饮邪久郁化热，表现饮热相杂之候，但终属少数。痰饮为水聚而成，归属阴类，非阳不运，基于阳虚不运，气不化津，则阴邪偏盛，方有寒饮内停。饮邪具有流动之性，饮留肠胃为痰饮；饮流胁下为悬饮；饮流肢体为溢饮；聚于胸肺为支饮。故阳虚为病本，痰饮是病标。

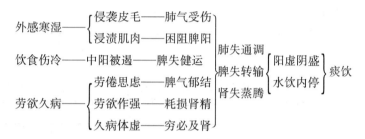

二、西医学认识

胸腔积液

胸腔积液产生的原因有：胸膜毛细血管内静水压增高、胸膜毛细血管通透性增加、胸膜毛细血管内胶体渗透压降低、壁层胸膜淋巴引流障碍及损伤所致胸腔内出血等。胸腔积液以渗出性胸膜炎最为常见。中青年病人中，结核病尤为常见；中老年胸腔积液（尤其是血性胸液）应慎重考虑恶性病变与恶性肿瘤（如肺癌、乳腺癌、淋巴瘤等）向胸膜或纵隔淋巴结转移。肿瘤累及胸膜，使其表面通透性增加，或淋巴回流受阻，或伴有阻塞性肺炎累及胸膜，均可引起渗出性胸腔积液。偶因胸导管受阻，形成乳糜胸。当心包受累而产生心包积液，或因上腔静脉受阻，使血管内静水压升高，或因恶性肿瘤所致营养不良低蛋白血症，胸腔积液可为漏出液。漏出液的常见病因还可见充血性心力衰竭，肝硬化，肾病综合征和低蛋白血症。

【诊断】

一、病名诊断

（1）分证诊断
①痰饮：心下满闷，呕吐清水痰涎，胃肠沥沥有声，形体昔肥今瘦，属饮停胃肠。
②悬饮：胸胁饱满，咳唾引痛，喘促不能平卧，或有肺病病史，属饮流胁下。
③溢饮：身体疼痛而沉重，甚则肢体浮肿，当汗出而不汗出，或伴咳喘，属饮溢肢体。
④支饮：咳逆倚息，短气不得平卧，其形如肿，属饮邪支撑胸肺。
（2）起病可急可缓；病程长短不一；病变可反复发作。
（3）若有暴饮暴食或饮食生冷之习惯，或有咳嗽、咯痰等肺系疾病史，或肢体肿胀等心、肾疾病史均有助于本病的诊断。

二、证候特征

掌握阳虚阴盛，本虚标实的特点。本虚为阳气不足，标实指水饮留聚。

三、相关检查

结合相关检查明确诊断。X 线、内窥镜、胃肠动力学检查、痰培养、胸水、胸腹水生化、胸水培养、尿常规、胸腹腔 B 超或 CT 等理化检查有助于疾病诊断。

【鉴别诊断】

1. 悬饮与胸痹鉴别

鉴别要点	悬饮	胸痹
共同点	胸部闷痛	
不同点	多为一侧胸胁胀痛，持续不解，可伴咳唾、转侧、呼吸时加重、胁间饱满，并有咳嗽咳痰等肺系症状	当胸而痛或心前区疼痛，可引及左肩背或左侧内臂，常于劳累、受寒、饱餐后发作，历时较短，休息或用药后缓解

2. 溢饮与风水证鉴别

鉴别要点	溢饮	风水证
共同点	水肿无汗，身体疼重	
不同点	身体疼痛沉重，甚则肢体浮肿，当汗出而不汗出或伴咳喘	表实者，水肿而无汗，身体疼重，与水泛肌表之溢饮基本相同。如见肢体浮肿而汗出恶风，则属表虚，与溢饮有异

3. 支饮、伏饮与哮、喘、肺胀鉴别

鉴别要点	支饮、伏饮	哮、喘、肺胀
共同点	咳逆上气，喘满，咳痰	
不同点	支饮是痰饮的一个类型，因饮邪支撑胸肺而致；所谓伏饮，是指伏而时发的饮证	肺胀是肺系多种慢性疾患日久积渐而成；喘证是多种急慢性疾病的重要主症；哮病是呈反复发作的一个独立疾病

【治疗】

一、中医治疗

（一）辨证要点

1. 辨标本虚实

标实	饮邪偏盛，或兼热象，新起之病
本虚	正气不足，或兼寒象，久病缠绵

2. 辨病邪的兼夹

夹表邪	初起有寒热见证
兼气滞	饮积不化，气机升降受阻

（二）治疗原则

治疗原则：温化。

$$温化\begin{cases}标——水饮壅盛——祛饮\\本——阳微气衰——温阳\end{cases}\begin{cases}在里者——温化利水\\在表者——温散发汗\\正虚者——补之\\邪实者——攻之\end{cases}$$

（三）分证论治

1. 痰饮

（1）饮停困脾

证　候	胸胁支满，心下痞闷，胃中有振水音，脘腹喜温畏冷，泛吐清水痰涎，饮入易吐，口渴不欲饮水，头晕目眩，心悸气短，食少，大便或溏，形体逐渐消瘦，舌苔白滑，脉弦细而滑
辨证要点	心下痞闷，胃中有振水音，舌苔白滑，脉弦细而滑
病　机	脾阳不振，饮停于胃，清阳不升
治　法	温脾化饮
主　方	苓桂术甘汤合小半夏加茯苓汤
组　成	茯苓健脾利水，渗湿化饮；桂枝温阳化气，平冲降逆；白术健脾燥湿；炙甘草合桂枝辛甘化阳，合白术益气健脾，调和诸药
加　减	眩晕，小便不利，加泽泻、猪苓；脘腹冷痛，吐涎沫加干姜、吴茱萸；心下胀满加枳实

（2）饮留胃肠

证　候	心下坚满或痛，自利，或水走肠间，沥沥有声，腹满，便秘口舌干燥，舌苔腻，色白或黄，脉沉弦或伏
辨证要点	心下坚满或痛，自利，或水走肠间，沥沥有声，舌苔腻，色白或黄，脉沉弦或伏
病　机	饮邪入胃，壅遏脾阳，运化失职
治　法	攻下逐饮
主　方	甘遂半夏汤或己椒苈黄丸
组　成	甘遂、半夏逐饮降逆；白芍、蜂蜜酸甘缓中，以防伤正；甘草与甘遂相反相激，祛逐留饮；大黄、葶苈攻坚决壅，泻下逐水；防己、椒目辛宣苦泄，导水利尿
加　减	水饮在肠，饮郁化热，方取己椒苈黄丸；胸满者加枳实、厚朴以泄满

2. 悬饮

（1）邪犯少阳

证　候	寒热往来，身热起伏，咳嗽气急，胸胁疼痛，呼吸、转侧疼痛加重，汗少，或发热不恶寒，有汗而热不解，少痰，心下痞硬，口苦，干呕，咽干，苔薄白或薄黄，脉弦数
辨证要点	寒热往来，身热起伏，咳嗽气急，胸胁疼痛，呼吸、转侧疼痛加重，苔薄白或薄黄，脉弦数
病　机	邪犯胸肺，枢机不利，肺失宣降
治　法	和解宣利

主 方	柴枳半夏汤
组 成	柴胡、黄芩清解少阳；瓜蒌、半夏、枳壳宽胸化痰开结；青皮、赤芍理气和络止痛；桔梗、杏仁宣肺止咳
加 减	咳逆气急，加白芥子、桑白皮；胁痛甚，加郁金、桃仁、延胡索；心下痞硬，口苦，干呕加黄连；热盛有汗，咳嗽气粗，去柴胡合麻杏石甘汤

（2）饮停胸胁

证 候	胸胁胀满疼痛，病侧肋间饱满，甚则偏侧胸部隆起，气短息促不能平卧，或仅能侧卧于饮停的一侧，呼吸困难，咳嗽，转侧胸痛加重，舌质淡，苔白或滑腻，脉沉弦或弦滑
辨证要点	胸胁胀满疼痛，病侧肋间饱满，甚则偏侧胸部隆起，舌质淡，苔白或滑腻，脉沉弦或弦滑
病 机	饮停胸胁，脉络不利，气机受阻
治 法	逐水祛饮
主 方	椒目瓜蒌汤合十枣汤或控涎丹
组 成	葶苈子、桑白皮泻肺逐饮；苏子、瓜蒌皮、杏仁、枳壳降气化痰；川椒目、茯苓、猪苓、泽泻、冬瓜皮、车前子利水导饮；甘遂、大戟、芫花攻逐水饮
加 减	体质壮实，积饮量大者，用控涎丹；体质弱者，用葶苈大枣泻肺汤；胸部满闷，舌苔浊腻，加薤白、杏仁、椒目宣痹泄浊化饮；如水饮久停难去，胸胁支满，体弱食少者，加桂枝、白术、甘草等健脾通阳化饮

（3）络气不和

证 候	胸胁疼痛，胸部灼痛，或刺痛，胸闷，呼吸不畅，或咳嗽，甚则迁延日久不已，入夜天阴时更为明显，病侧胸廓变形，舌质淡暗，苔薄白，脉弦
辨证要点	胸胁疼痛，灼痛，或刺痛，胸闷，呼吸不畅，舌质淡暗，苔薄白，脉弦
病 机	饮邪久郁，气机不利，络脉痹阻
治 法	理气和络
主 方	香附旋覆花汤
组 成	旋覆花、苏子降气化痰；柴胡、香附、枳壳疏肝理气解郁；郁金、延胡索理气通络；当归须、赤芍、沉香行瘀通络
加 减	痰气郁阻，胸闷加瓜蒌、枳壳；久痛入络，痛势如刺，加当归须、赤芍、桃仁、红花、乳香、没药；水饮不净加通草、路路通、冬瓜仁等

（4）阴虚内热

证 候	胸胁灼痛，咳呛时作，口干咽燥，痰黏量少，午后潮热，颧红心烦，盗汗，手足心热，形体消瘦，舌质红，少苔，脉细数
辨证要点	胸胁灼痛，咳呛时作，舌质红，少苔，脉细数
病 机	饮阻气郁，化热伤阴，阴虚燥热
治 法	清热滋阴
主 方	沙参麦冬汤合泻白散
组 成	沙参、麦冬、玉竹、白芍、天花粉养阴生津；桑白皮、桑叶、地骨皮、甘草清肺降火止咳
加 减	咳呛气逆，肌肤蒸热用泻白散；潮热加鳖甲、功劳叶；咳嗽配百部、川贝母；胸胁闷痛加栝楼皮、枳壳、广郁金、丝瓜络；积液未尽者加牡蛎、泽泻；兼有气虚、神疲、气短、易汗、面色㿠白者，加太子参、黄芪、五味子

3. 溢饮

证 候	四肢沉重疼痛浮肿，恶寒无汗，口不渴，或兼见咳喘，痰多白沫，胸闷，干呕，舌质淡胖，苔白，脉弦紧
辨证要点	四肢沉重疼痛浮肿，恶寒无汗，舌质淡胖，苔白，脉弦紧

续表

病 机	外感风寒，闭塞玄府，肺脾两伤，水饮流溢
治 法	发表化饮
主 方	小青龙汤
组 成	麻黄、桂枝解表散寒；半夏、干姜、细辛温化寒饮；五味子温敛肺气；白芍、炙甘草甘缓和中，缓和麻、桂辛散太过
加 减	咳喘多痰，加杏仁化痰利肺；肢体浮肿明显、尿少，加茯苓、泽泻利水祛饮；若伴有发热、烦躁、苔白或兼黄者，可用大青龙汤发表清里

4. 支饮

（1）寒饮伏肺

证 候	咳喘胸满不能平卧，痰清稀，白沫量多，面浮肢肿，或经久不愈，平素伏而不作，每遇寒即发，兼见寒热，背痛、身痛，舌质淡体胖有齿痕，苔白滑或白腻，脉弦紧
辨证要点	咳喘胸满不能平卧，痰清稀，白沫量多，每遇寒即发，舌质淡体胖有齿痕，苔白滑或白腻，脉弦紧
病 机	痰饮邪遏，复感寒邪，阻于胸肺，肺气上逆
治 法	温肺化饮
主 方	小青龙汤
组 成	本方有温里发表之功，用于支饮遇寒触发，表寒里饮之证。麻黄、桂枝、干姜、细辛温肺散寒化饮；芍药、甘草甘缓和中，缓和麻桂辛散太过，半夏燥湿化痰；五味子温敛肺气
加 减	体虚表证不著者用苓甘五味姜辛汤；痰多黏腻，胸满气逆，苔浊，加白芥子、莱菔子；胸痛、烦闷加甘遂、大戟

（2）脾肾阳虚

证 候	喘促，动则加甚，心悸气短，或咳而气怯，痰多，食少，胸闷，畏寒肢冷，神疲，少腹拘急不仁，脐下动悸，小便不利，足跗浮肿，或吐涎沫，头晕目眩，舌胖大，质淡，苔白润或腻，脉沉细而滑
辨证要点	喘促，动则加甚，心悸气短，或咳而气怯，痰多，舌胖大，质淡，苔白润或腻，脉沉细而滑
病 机	久病正伤，脾肾阳虚，饮邪凌心射肺
治 法	温补脾肾，以化水饮
主 方	金匮肾气丸合苓桂术甘汤
组 成	桂枝、附子温阳化饮；黄芪、怀山药、白术、炙甘草补气健脾；苏子、干姜、款冬花化饮降逆；钟乳石、沉香、补骨脂、山萸肉补肾纳气
加 减	偏脾阳虚者，用苓桂术甘汤；食少，痰多加半夏、陈皮；脐下悸，吐涎沫，头目昏眩，可先用五苓散化气行水

二、西医治疗

（一）类肺炎性胸腔积液和脓胸

1. 胸腔积液的一般治疗 类肺炎性胸腔积液一般积液量少，经有效的抗生素治疗后积液可被吸收。但积液多者应胸腔穿刺抽液，胸水 pH < 7.2 应肋间插管引流。

2. 脓胸治疗原则 控制感染、引流胸腔积液及促使肺复张，恢复肺功能是脓胸的治疗原则。抗菌药物要足量，体温恢复正常后再持续用药 2 周以上，防止脓胸复发，急性期应联合用抗厌氧菌的药物，全身及胸腔内给药。引流是脓胸最基本的治疗方法，行反复抽脓或闭式引流。此外，一般支持治疗亦相当重要，应给予高能量、高蛋白及富含维生素的食物，纠正水电解质紊乱及维持酸碱平衡。

（二）结核性胸膜炎

1. 一般治疗 休息、营养支持和对症处理。

2. 抽液治疗 原则上应尽快抽尽，但首次抽液不超过 700ml，以后每次抽液量不应超过 1000ml，大量胸水可抽液 2~3 次/周，

3. 全身抗结核治疗

4. 糖皮质激素 大量积液病人如有全身毒性症状严重可考虑使用。需注意不良反必须或结核播散，必须慎重使用。

（三）恶性胸腔积液

1. 治疗原发肿瘤 全身化疗或行局部放射治疗。

2. 治疗胸腔积液 大量胸腔积液压迫会引起严重呼吸困难，导致死亡。胸腔穿刺抽液或胸腔插管引流后，可选择胸腔内注入顺铂、博来霉素等抗肿瘤药物，或胸膜粘连剂，如滑石粉等。也可注入生物免疫调节剂，如白介素 -2、干扰素等，抑制恶性肿瘤细胞，并使胸膜粘连。

3. 手术治疗 对插管引流后肺仍不复张者，可行胸-腹腔分流术或胸膜切除术。

【临证备要】

1. 注意辨别病位 在辨证时应注意辨别其在肺、在脾、在肾。若外感寒湿，困遏卫阳，卫阳受困致肺气不宣；饮食不节，损伤脾胃，可致中阳虚衰；劳欲过度则易伤脾肾。临床上应注意鉴别。

2. "温药和之"为法 一般而论，痰饮为阴盛阳虚、本虚标实之候，健脾、温肾为其正治，发汗、利水、攻逐乃属治标的权宜之法，待水饮渐去，仍当温补脾肾，扶正固本，以杜水饮生成之源。若痰饮壅盛，其证属实，可先采用攻下逐饮、理气分消等法以祛其邪，继则扶脾固肾以治其本，至于脾肾阳微虚之，则以扶正为首务，可参化饮之品。

3. 注意痰饮的转归 主要表现为脾病及肺、脾病及肾、肺病及肾。若肾虚开阖不利，痰饮也可凌心、射肺、犯脾。另一方面，痰饮多为慢性病，病程日久，常有寒热虚实之间饮留胃肠，则为痰饮；饮流胁下，则为悬饮；饮流肢体，则为溢饮；聚于胸肺，则为支饮。多种痰饮还可相互转化。并且饮积可以生痰，痰瘀互结，病情更加缠绵，故应注意对本病的早期治疗。

【结语】

痰饮是指三焦气化失常，水液在体内运化输布失常，停积于某些部位的一类病证。由水湿侵袭，饮食不节及久病劳欲等原因，致使肺、脾、肾功能失调，津液停积而成。可分广义的痰饮与狭义的痰饮。本病的病理性质，则总属阳虚阴盛，输化失调，因虚致实，水饮停积为患，中阳素虚，脏气不足，实是发病的内在病理基础。首应根据饮停积部位区别痰饮、悬饮、支饮、溢饮。饮留胃肠，则为痰饮；饮流胁下，则为悬饮；饮流肢体，则为溢饮；聚于胸肺，则为支饮。其次应辨寒热虚实、有无兼夹，分辨本虚与标实之主次。因痰饮总属阳虚阴盛，本虚标实，治疗当以温化为原则，并有治标、治本、善后调理等区别：治标包括发汗、利水、攻逐等权宜之法；治本包括健脾、温肾之正治之法。

痰饮病证，饮邪已去，或伏而未尽，正气已虚，疾病进入缓解期或恢复期，此阶段应以扶正为主，防止饮邪再起，疾病复发。此时多见脾胃阳气虚或肾阳气虚。治则以扶正为主，预防饮邪再发。治疗重点为健脾醒胃，固肾。

风寒湿邪侵袭所致者，如治疗及时，用药得当，一般预后较好。若饮邪留伏胸肺，初病祛邪不尽，则可变成窠臼，遇新感，即易引动伏饮，反复难愈。若成因由于胸肺癌瘤，影响肺气肃降，不能通调水道而停聚为饮，则往往预后不良，应治饮与治疗癌瘤同时并举。

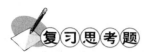

复习思考题

1. 痰饮的定义与分类？
2. 痰饮的病因病机关键何在？
3. 简答痰饮的治疗为何以"温化为原则"？

扫码"练一练"

【文献选录】

《景岳全书·痰饮》："痰之与饮，虽曰同类，而实有不同也。盖饮为水液之属，凡呕吐清水及胸腹膨满，吞酸嗳腐，渥渥有声等证，此皆水谷之余停积不行，是即所谓饮也。若痰有不同于饮者，饮清澈而痰稠浊，饮惟停积肠胃，而痰则无处不到。水谷不化而停为饮者，其病全由脾胃；无处不到而化为痰者，凡五脏之伤皆能致之。故治此者，当知所辨，而不可不察其本也。"

《证治要诀·停饮伏痰》："故善治痰者，不治痰而治气，气顺则一身之津液，亦随气而顺矣。……病痰饮而变生诸证，不当为诸证牵掣，妄言作名，且以治饮为先，饮消则诸证自愈。"

《临证指南医案·痰饮》邹滋九按语："总之痰饮之作，必由元气亏乏及阴盛阳衰而起，以致津液凝滞，不能输布，留于胸中。水之清者，悉变为浊，水积阴则为饮，饮凝阳则为痰……阳盛阴虚则水气凝而为痰，阴盛阳虚则水气溢而为饮。"

第四节　消　渴

消渴是由于禀赋不足、情志失调、饮食不节所导致的以阴虚燥热为基本病机，临床症见多饮、多尿、多食、乏力、消瘦，或尿有甜味的病证。

"消渴"之名首见于《素问·奇病论》，根据病机及症状的不同，《内经》还有消瘅、膈消、肺消、消中等名称的记载，并对其病因病理、临床表现、治则及预后都分别作了论述。汉·《金匮要略》立专篇讨论，认为"胃热肾虚"是消渴的主要机制，并最早提出治疗方药白虎加人参汤（"胃热，趺阳脉浮而数"）、肾气丸。唐·《外台秘要·消中消暑肾消》最先记载了消渴病小便甜的发现，并且已将小便有无甜味作为是否治愈的标准，引《古今录验》说："渴而饮水多，小便数，……甜者，皆是消渴病也。"又说："每发即小便至甜""焦枯消瘦"，对消渴的临床特点作了明确的论述。隋·《诸病源候论·消渴候》分

扫码"学一学"

八个证型，并论述其并发症说："其病变多发痈疽。"金元时期，刘河间对其并发症做了进一步论述，《宣明论方·消渴总论》认为：消渴一证"可变为雀目或内障"。《儒门事亲·三消论》说："夫消渴者，多变聋盲、疮癣、痤痱之类""或蒸热虚汗，肺痿劳嗽"。明·戴思恭《证治要诀》明确提出上、中、下消之分类。《证治准绳·消瘅》在前人论述的基础上，对三消的临床分类作了规范，"渴而多饮为上消（经谓膈消），消谷善饥为中消（经谓消中），渴而便数有膏为下消（经谓肾消）"，规范了消渴的分类，明清及之后，对消渴的治疗原则及方药，有了更为广泛深入的研究。

西医学的糖尿病、尿崩症等，出现与消渴病相似的临床表现者，均可参照本节内容进行辨证论治。

糖尿病是一组以慢性血葡萄糖水平增高为特征的代谢性疾病，是由于胰岛素分泌和（或）作用缺陷所引起。它在临床上以高血糖为主要特点，典型病例可出现多尿、多饮、多食、消瘦等表现，即"三多一少"症状，且伴有疲乏无力。严重者可发生酮症酸中毒、高渗性糖尿病昏迷，且易合并多种感染。随着病程的延长，其代谢紊乱可导致眼、肾、神经、血管及心脏等组织器官的慢性进行性病变，若得不到及时恰当的治疗，严重者可致死致残，其死亡率已居肿瘤、心血管之后的第 3 位。糖尿病发病率在全球范围内呈逐渐增高趋势，尤其在发展中国家增加速度更快，呈现流行势态，已成为全世界许多国家的常见病和多发病，根据国际糖尿病联盟（International Diabetes Federation，IDF）统计，在 2000 年全球有糖尿病病人 1.51 亿，而目前全球有糖尿病病人 2.85 亿，按目前速度增长的话，估计到 2030 年全球将有近 5 亿人患糖尿病。2010 年 3 月 25 日刊登在《新英格兰医学杂志》的最新中国糖尿病流行病学调查结果显示，目前中国有 9240 万成年人患有糖尿病，1.482 亿成年人处于糖尿病前期。世界糖尿病联盟（IDF）还特别就此发表了声明，指出中国已经代替印度成为全球糖尿病病人最多的国家。世界卫生组织估计 2005 到 2015 年间中国由于糖尿病及相关心血管疾病导致的经济损失将达 5577 亿美元。

【病因病理】

一、中医学认识

消渴多由禀赋不足、饮食失节、情志失调、劳欲过度等原因引起，以阴虚燥热为基本病机。病变脏腑主要在肺、胃、肾。

1. 禀赋不足 早在春秋战国时代，医家即已认识到先天禀赋不足，是引起消渴病的重要内在因素。《灵枢·五变》说："五脏皆柔弱者，善病消瘅。"其中尤以阴虚体质最易罹患。

2. 饮食失节 长期过食肥甘，醇酒厚味，辛辣香燥，损伤脾胃，致脾胃运化失职，积热内蕴，化燥伤津，消谷耗液，发为消渴。《素问·奇病论》说："此肥美之所发也，此人必数食甘美而多肥也，肥者令人内热，甘者令人中满，故其气上溢，转为消渴。"《三消论》说"由饮食服饵失宜，肠胃干涸，而气液不得宣平……阳气悍而燥热郁甚。"孙思邈谓"饮啖无度"，朱丹溪云"酒面无节，酷嗜炙煿"。

3. 情志失调 长期不良的精神刺激，如郁怒伤肝，肝气郁结，或劳心竭虑，营谋强思等，以致郁久化火，火热内炽，消灼肺胃阴津而发为消渴。正如《临证指南医案·三消》

说："心境愁郁，内火自燃，乃消症大病。"《外台秘要·将息禁忌论》云："才不逮而思之，伤也；悲哀憔悴，伤也"。《三消论》云："耗乱精神，过违其度或大病阴气损而血液衰虚，阳气悍而燥热郁甚。"《慎斋遗书》云："心思过度……此心火乘脾，胃燥而肾无救，可发为消渴。"

4. 劳欲过度　房事不节，纵欲过度，肾精亏损，虚火内生，上灼肺胃，终致肾虚肺燥胃热俱现，发为消渴。如《外台秘要·消渴消中》说："房劳过度，致令肾气虚耗，下焦生热，热则肾燥，肾燥则渴。"《千金要方·消渴》曰："凡人放恣者众，盛壮之时，不自慎惜，快情纵欲，极意房中，稍至年长，肾气虚竭。"

综上，消渴病盖多因禀赋不足、饮食失节、情志失调、劳欲过度等致肺、胃、肾诸脏阴津亏损，燥热偏盛而发生，但三脏之中，又尤以肾为关键。虽可有所偏重，但往往又互相影响。《临证指南医案·卷六·三消》云："三消一证，虽有上中下之分，其实不越阴亏阳亢，津涸热淫而已。"而以阴虚为本，燥热为标，两者互为因果，阴愈虚则燥热愈盛，燥热愈盛则阴愈虚。《丹台玉案·三消门》云："火因水竭而益烈，水因火烈而益干，阳盛阴衰构成此证。"

消渴病日久，则易发生以下三种病变：一是阴损及阳，阴阳俱虚。消渴虽以阴虚为本，燥热为标，但由于阴阳互根，阳生阴长，若病程日久，阴损及阳，则致气阴两虚、阴阳俱虚，甚至阳气衰微，其中以肾阳虚（水肿）及脾阳虚（纳呆食少）较为多见。二是病久入络，血脉瘀滞。消渴病是一种病及多个脏腑的疾病，影响气血的正常运行，且阴虚内热，耗伤津液，亦使血行不畅而致血脉瘀滞。血瘀是消渴病的重要病机之一，血行瘀阻又加重消渴病的病理过程，血行瘀阻，气为血阻，不得上升，水津因不能随气上布，是以发渴。血行瘀滞，也妨碍脏腑之生机，进而导致气血津液生化及运行障碍。且多种并发症的发生也与血瘀密切有关。三是变证百出，并发症尤多。如肢体麻木、心痛心悸、中风、眩晕、水肿、白内障、雀目、耳聋、肺痨、疮疖痈疽等。

消渴病病变影响广泛，常病及多个脏腑，病情严重及失治误治的病人，常可并发多种病证，如肺失滋养，日久可并发肺痨；肾阴亏损，肝失濡养，肝肾精血不能上承于耳目，则可并发白内障、雀目、耳聋；燥热内结，营阴被灼，脉络瘀阻，蕴毒成脓，则发为疮疖痈疽；阴虚燥热，炼液成痰，以及血脉瘀滞，痰瘀阻络，蒙蔽心窍，则发为中风偏瘫；阴损及阳，脾肾衰败，水湿潴留，泛滥肌肤，则发为水肿。

消渴病是现代社会中发病率甚高的一种疾病，尤以中老年发病较多。早期发现、坚持长期治疗、生活规律、饮食控制的病人，预后较好。消渴病证状愈典型，并发症愈多，年纪愈轻，病情愈重，反之则病情较轻。《成方切用·卷八上·润燥门》认为消渴"上轻中重下危，小便甜者为重。……小便本咸而反甘，是生气泄，脾气下陷入肾中，为土克水也，多死。"消渴病"三多"和消瘦的程度，是判断病情轻重的重要标志。并发症是影响病情、损伤病人劳动力和危及病人生命的重要因素，故应十分注意及早防治各种并发症。儿童患本病者，大多病情较重。

禀赋不足——先天禀赋不足，阴虚体质最易罹患（内因）

饮食失节——损伤脾胃——积热内蕴，化燥伤津，消谷耗液   阴虚为本

情志失调——长期过度的精神刺激——郁久化火，消灼肺胃阴津   燥热为标 ——消渴

劳欲过度——过度劳累，房事不节——阴虚火旺

肺失滋养——日久——肺痨

肾阴亏损，肝失濡养——白内障、雀目、耳聋

燥热伤阴，脉络瘀阻 { 蕴毒成脓——疮、疖、痈
                    炼液成痰，脑脉痹阻或血溢脉外——中风偏瘫 } 并发症

阴损及阳，脾肾衰败——水湿泛滥肌肤——水肿

二、西医学认识

糖尿病

糖尿病的病因与发病机制复杂，至今尚未完全阐明。不同类型糖尿病的病因不尽相同，即使在同一类型中也存在着异质性。总的来说，遗传因素及环境因素共同参与其发病过程。糖尿病主要分为1型糖尿病、2型糖尿病、特殊类型糖尿病（B细胞功能遗传性缺陷、胰岛素作用遗传性缺陷、胰腺外分泌疾病、内分泌疾病、药物或化学品所致糖尿病、感染、不常见的免疫介导糖尿病、其他可能与糖尿病相关的遗传性综合征）及妊娠期糖尿病。下面主要介绍1型和2型糖尿病。

（一）1型糖尿病（T1DM）

绝大多数T1DM是自身免疫性疾病，遗传因素和环境因素共同参与其发病过程。某些外界因素作用于有遗传易感性的个体，激活T淋巴细胞介导的一系列自身免疫反应，引起选择性胰岛B细胞破坏和功能衰竭，体内胰岛素分泌不足进行性加重，导致糖尿病。常见病因主要为多基因遗传因素及环境因素。导致疾病发生的主要机制包括B细胞选择性免疫损伤及其他激素的作用。

（二）2型糖尿病（T2DM）

T2DM也是复杂的遗传因素和环境因素共同作用的结果，目前对T2DM的认识仍然不足。目前认为还有胰岛素抵抗和B细胞功能缺陷、葡萄糖毒性和脂毒性等因素共同参与了T2DM的发生。其发病机制主要包括上述遗传基因突变、高脂饮食、肥胖、高血糖等原因导致的原发性胰岛功能缺陷以及胰岛素抵抗。

【诊断】

一、病名诊断

（1）口渴多饮、多食易饥、尿频量多、形体消瘦或尿有甜味等具有特征性的临床症状，是诊断消渴病的主要依据。

（2）消渴病起病缓慢，病程较长。"三多"症状显著者多发生于青少年。

（3）若先天禀赋不足，后天有嗜食膏粱厚味、醇酒炙煿之习惯，或有消渴病的家族史者可供诊断参考。

二、证候特征

消渴病的多尿，表现为排尿次数增多，尿量增加。有的病人是因夜尿增多而发现本病。与多尿同时出现的是多饮，表现为喝水量及次数明显增多。多食易饥，食量超出常人，但病人常感疲乏无力，日久则形体消瘦（1 型糖尿病症状典型）。也有无明显症状者，甚至有的病人在较长时间内表现为形体肥胖（2 型糖尿病症状不典型）。常有并发症，如白内障、疮疡、水肿、麻木、眩晕、胸痹等。

三、相关检查

依据血糖、糖化血红蛋白（HbA1c）、葡萄糖耐量试验（OGTT）测定，结合胰岛素释放试验、C-肽测定等检查明确诊断。另外还应进行血脂、血气分析、尿素氮、肌酐、尿酸、乳酸、β_2 微球蛋白、血液流变学等测定以协助疾病诊治。

【鉴别诊断】

1. 消渴与口渴症鉴别

鉴别要点	消渴	口渴症
共同点	口渴多饮	
不同点	多饮、多食、多尿、消瘦、乏力或尿有甜味	是指口渴饮水的一个临床症状，可见于多种疾病过程中，尤以外感热病为多见。但这类口渴各随其所患病证（如水逆、胃家实等）的不同而出现相应的临床症状，不伴多食、多尿、尿甜、消瘦等消渴病的特点

2. 消渴与瘿病鉴别

鉴别要点	消渴	瘿病
共同点	多食易饥、消瘦	
不同点	多饮、多尿、尿甜	情绪激动，多食易饥，形体日渐消瘦，心悸，眼突，颈部一侧或两侧结块肿大

【治疗】

一、中医治疗

（一）辨证要点

1. 辨病位

肺	上消，多饮症状突出
胃	中消，多食症状突出
肾	下消，多尿症状突出

2. 辨标本

标	燥热为标，多为初病
本	阴虚为本，多为久病

3. 辨本病与并发症

本病	多饮、多食、多尿和乏力、消瘦
并发症	痈疽、眼疾、眩晕、肺痨、胸痹心痛、中风、疮疡等

（二）治疗原则

治疗原则：清热润燥，养阴生津。

$$消渴——阴虚燥热——清热润燥，养阴生津 \begin{cases} 夹瘀血——活血化瘀 \\ 夹热毒——清热解毒 \\ 夹脾气虚——健脾益气 \\ 夹肾阴虚——滋补肾阴 \\ 夹肾阳虚——温补肾阳 \end{cases}$$

（三）分证论治

1. 上消　肺热津伤

证　　候	烦渴多饮，口干舌燥，尿频量多，舌边尖红，苔薄黄，脉洪数
辨证要点	烦渴多饮，舌边尖红，苔薄黄
病　　机	肺热津伤，津液失布
治　　法	清热润肺，生津止渴
主　　方	消渴方
组　　成	天花粉生津清热；黄连清热降火；生地黄、藕汁等（原方有姜汁、蜂蜜、人乳）养阴增液。尚可酌加葛根、麦冬以加强生津止渴的作用
加　　减	若烦渴不止，小便频数，而脉数乏力者，为肺热津亏，气阴两伤，可选用玉泉丸或二冬汤。玉泉丸中，以人参、黄芪、茯苓益气；天花粉、葛根、麦冬、乌梅、甘草等清热生津止渴。二冬汤中，重用人参益气生津；天冬、麦冬、天花粉、黄芩、知母清热生津止渴 二方同中有异，前者益气作用较强，而后者清热作用较强，可根据临床需要加以选用

2. 中消

（1）胃热炽盛

证　　候	多食易饥，口渴多饮，尿多，形体消瘦，大便干燥，舌红，苔黄，脉滑实有力
辨证要点	多食易饥，舌红，苔黄，脉滑实有力
病　　机	胃火内炽，消谷耗液
治　　法	清胃泻火，养阴增液
主　　方	玉女煎
组　　成	生石膏、知母清肺胃之热；生地黄、麦冬滋肺胃之阴；川牛膝活血化瘀，引热下行
加　　减	可加黄连、栀子清热泻火；花粉、玉竹、石斛增强养胃。若见大便秘结不行，可用增液承气汤润燥通腑，"增水行舟"，待大便通后，再转上方治疗。本证亦可选用白虎加人参汤，方中以生石膏、知母清肺胃，除烦热；人参益气扶正；甘草、粳米益胃护津；共奏益气养胃、清热生津之效。若能食善饥，舌苔黄腻，为阴虚夹湿热，可用甘露饮

（2）气阴两虚

证　候	口渴引饮，能食与便溏并见，或饮食减少，精神不振，四肢乏力，舌淡，苔白而干，脉弱
辨证要点	口渴引饮，能食与便溏并见，或饮食减少，精神不振，四肢乏力，脉弱
病　机	久病阴损及气，气阴两虚，脾失健运
治　法	健脾益气，生津止渴
主　方	七味白术散
组　成	四君子汤健脾益气；木香、藿香醒脾行气散津；葛根升清生津止渴。《医宗金鉴》等书将本方列为治消渴病的常用方之一
加　减	健脾务在生津摄气，只宜甘淡养胃，升清益气，不可用苦燥之法，且应依据病情酌加酸甘化阴之品，诸如五味子、乌梅、麦冬之类，以调摄阴阳，养阴生津

3. 下消

（1）肾阴亏虚

证　候	尿频量多，混浊如脂膏，或尿甜，腰膝酸软，乏力，头晕耳鸣，口干唇燥，皮肤干燥、瘙痒，舌红苔少，脉细数
辨证要点	尿频量多，混浊如脂膏，或尿甜，舌红苔少，脉细数
病　机	肾阴亏虚，肾失固摄
治　法	滋阴固肾，润燥止渴
主　方	六味地黄丸
组　成	熟地滋肾填精为主药；山茱萸固肾益精，山药滋补脾阴、固摄精微，该二药在治疗时用量可稍大；茯苓健脾渗湿，泽泻、丹皮清泄肝肾火热，共奏滋阴补肾，补而不腻之效
加　减	若阴伤阳浮而见烦躁，五心烦热，盗汗，失眠，遗精，呼吸深快者，可加知母、黄柏、鳖甲、龟板滋阴泻火，固精潜阳；口渴较甚，可加二冬、石斛养阴生津；如见神昏、肢厥、脉微细等阴竭阳亡危象者，可合参附龙牡汤益气敛阴，回阳救脱

（2）阴阳两虚

证　候	小便频数，混浊如膏，甚至饮一溲一，面容憔悴，耳轮干枯，腰膝酸软，四肢欠温，畏寒肢冷，阳痿或月经不调，舌苔淡白而干，脉沉细无力
辨证要点	小便频数，混浊如膏，甚至饮一溲一，腰膝酸软，四肢欠温，脉沉细无力
病　机	阴损及阳，肾阳衰微，肾失固摄
治　法	滋阴温阳，补肾固摄
主　方	金匮肾气丸
组　成	以六味地黄丸滋阴补肾，并用附子、肉桂以温补肾阳
加　减	若见尿量多而混浊者，加益智仁、桑螵蛸、五味子等益肾缩泉；气阴两虚而伴困倦，气短乏力，舌质淡红者，可加党参、黄芪、黄精补益正气。对消渴而症见阳虚畏寒的病人，可酌加鹿茸粉 0.5g，以启动元阳，助全身阳气之气化。本证见阴阳气血俱损者，则可选用鹿茸丸以温肾滋阴，补益气血。上述两方均可酌加覆盆子、桑螵蛸、金樱子等以补肾固摄

　　消渴多伴有瘀血的病变，故对于上述各种证型，尤其是对于舌质紫暗，或有瘀点瘀斑，脉涩或结或代，及兼见其他瘀血证候者，均可酌加活血化瘀的方药，如丹参、川芎、郁金、红花、泽兰、鬼箭羽、山楂等；或配用降糖活血方，方中用丹参、川芎、益母草活血化瘀，当归、赤白芍养血活血，木香行气导滞，葛根生津止渴。

二、西医治疗

　　目前公认治疗糖尿病的方法被称作"糖尿病治疗的五架马车"，包括饮食控制、运动疗法、药物治疗、血糖监测和糖尿病教育。

1. 健康教育　通过糖尿病教育培训，提高病人对糖尿病知识的认识水平、依从性和自我监护能力，对延缓或减少并发症的发生，提高病人生活质量意义重大。

2. 饮食控制　饮食控制是糖尿病治疗的基础。饮食中糖、脂肪、蛋白质三大营养素的比例，要合理安排和调整。既要达到治疗疾病的目的，又要满足人体的生理需要。

3. 运动锻炼　到十八世纪中叶，国外的一些著名医学家也开始主张糖尿病病人应做适当的体力活动，并把体力活动、饮食控制、注射胰岛素列为治疗糖尿病的三大法宝。有些轻型糖尿病病人只坚持体育锻炼并结合用饮食控制即能达到康复。

4. 血糖监测　建议病人应用便携式血糖计进行自我监测血糖，每 3~6 个月定期复查糖化血红蛋白，了解血糖总体控制情况，及时调整治疗方案。每年 1~2 次全面复查了解并发症情况，给予相应治疗。

5. 药物治疗　包括口服降糖药、胰岛素及 GLP－1 受体激动剂治疗等。

【临证备要】

1. 结合年龄、病情判断预后　①早期发现、坚持长期治疗、生活规律、重视饮食控制的病人，其预后较好。②发病年龄不同，病情发展、轻重及预后也不同。中年之后发病者，一般起病较缓，病程较长。部分病人临床表现不典型，类似虚劳，常有痈疽、肺痨及心、脑、肾、眼等并发症；年龄小者，一般发病急，进展快，病情重，症状多具典型性，预后较差。③并发症是影响病情、损伤病人劳动力和危及病人生命的重要因素，故应十分注意及早防治各种并发症。

2. 非药疗法不可废　①控制饮食是基础。《黄帝内经》记载："……食甘美而多肥也，……转而为消渴。"《景岳全书》说："消渴病，富贵人病之而贫贱者少有。"表明中医早已认识到糖尿病是个富贵病，需要控制饮食。因此控制饮食对于消渴病的治疗，有极为重要的意义，少数病人经过严格而合理的饮食控制，即能收到良好的效果。②运动防治不可少。古人早就认识到，适当运动是防治糖尿病的有效措施之一。消渴病病人应在指导下进行运动，"以不疲劳为度"，可根据病情选择散步、健身操、太极拳、游泳、交谊舞等。③调畅情志很重要。消渴病的发生和发展与情绪有一定关系。"节喜怒"、"减思虑"，保持情志调畅，有利病情的控制和康复。

3. 处方用药要对证　较多医疗单位临床观察及实验研究认为，瘀血是贯穿糖尿病发病始终的重要病机，且可致变证多端。因此，可以在原有消渴病机"阴虚为本，燥热为标"的基础上，补充"瘀血为患"。活血化瘀是防治糖尿病及其并发症的关键，因此在辨证施治基础上，可适当配伍活血化瘀药物或方剂，以期提高疗效。

4. 积极治疗并发症　消渴容易发生多种并发症。白内障、雀盲、耳聋，主要病机为肝肾精血不足，不能上承耳目所致，宜滋补肝肾，益精补血，可用杞菊地黄丸或明目地黄丸（耳鸣耳聋加磁朱丸，雀目加羊肝丸）。对于并发疮毒痈疽者，则治宜清热解毒，消散痈肿，用五味消毒饮。在痈疽的恢复阶段，则治疗上要重视托毒生肌。

5. 综合治疗增强疗效　就降糖作用而言，中药一般没有西药快，但它注重整体调控，在改善症状方面则明显优于西医，故中医治疗糖尿病尤其适合于 2 型糖尿病及慢性并发症。但对 1 型糖尿病病人中药降糖可能不适合，因为该类病人自身不能或只可产生少量胰岛素，需完全依赖外源的胰岛素来维持正常的生理需要，一旦中止胰岛素治疗则可能出现酮症酸中毒而威胁生命。

【结语】

消渴病是以多饮、多食、多尿、消瘦或尿有甜味为临床特征的一种慢性内伤疾病。临床主要以多饮、多食、多尿三个症状侧重不同作为上消、中消、下消临床分类依据。其病位主要与肺、胃（脾）、肾有关，尤与肾的关系最为密切。在治疗上，以清热润燥、养阴生津为基本治则，对上、中、下消有侧重润肺、养胃（脾）、益肾之别。但上、中、下三消之间有着十分密切的内在联系，其病机性质是一致的，正如《圣济总录·消渴门》所说："原其本则一，惟其标有三。"由于消渴易发生血脉瘀滞、阴损及阳的病变，故临床常见多种并发症，应注意及时发现、诊断和治疗。

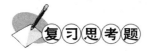

复习思考题

1. 何谓消渴病，其常见病因是什么？
2. 诊断消渴病的主要依据是哪些？
3. 试述消渴病的辨证要点。

【文献选录】

《灵枢·五变》："五脏皆柔弱者，善病消瘅。"

《景岳全书·三消干渴》："凡治消之法，最当先辨虚实，若察其脉证，果为实火致耗津液者，但去其火则津液自生，而消渴自止。若由真水不足，则悉属阴虚，无论上、中、下，急宜治肾，必使阴气渐充，精血渐复，则病必自愈。若但知清火，则阴无以生，而日渐消败，益以困矣。"

《医学心悟·三消》："三消之症，皆燥热结聚也。大法治上消者，宜润其肺，兼清其胃，二冬汤主之；治中消者，宜清其胃，兼滋其肾，生地八物汤主之；治下消者，宜滋其肾，兼补其肺，地黄汤、生脉散并主之。夫上消清胃者，使胃火不得伤肺也；中消滋肾者，使相火不得攻胃也；下消清肺者，滋上源以生水也。三消之治，不必专执本经，而滋其化源，则病易痊矣。"

第五节　自汗盗汗

汗证是指由于人体阴阳失调，营卫不和，腠理不固而致汗液外泄失常的病证。其中，不因外界环境因素的影响，而白昼时时汗出，动辄益甚者称为自汗；寐中汗出，醒来自止者称为盗汗。

对汗液的认识始见于《内经》。《素问·宣明五气》载"五脏化液，心为汗"，明确指出汗为心液，为心所主，是阳气蒸化阴液而形成。《灵枢·五癃津液别》曰："天暑衣厚则腠理开，故汗出，……天寒则腠理闭，气湿不行，水下流于膀胱，则为溺与气。"此为正常之汗。《素问·举痛论》曰："炅则腠理开，荣卫通，汗大泄，……劳则喘息汗出，外内皆越。"此为病态之汗。《素问·经脉别论》曰："故饮食饱甚，汗出于胃；惊而夺精，汗出

扫码"练一练"

扫码"学一学"

于心；持重远行，汗出于肾；疾走恐惧，汗出于肝；摇体劳苦，汗出于脾。"阐明了出汗与外界环境的关系及汗证与脏腑的联系。《金匮要略》首先记载了"盗汗"的名称，并认为由虚劳所致者较多。这些论述为后世认识和治疗汗证奠定了理论基础。汉·张仲景把观察汗液作为辨证的重要依据之一，及药后效应的预测。如《金匮要略·痉湿暍病脉证并治》云："汗出恶风者，防己黄芪汤主之。""风湿相博，一身疼痛，法当汗出而解。"《三因极一病证方论·自汗论治》中对自汗、盗汗作了鉴别："无问昏醒，浸浸自出者，名曰自汗；或睡著汗出，即名盗汗，或云寝汗。若其饮食劳役，负重涉远，登顿疾走，因动汗出，非自汗也。"并指出其他疾病中表现的自汗，应着重针对病源治疗，谓"历节、肠痈、脚气、产褥等病，皆有自汗，治之当推其所因为病源，无使混滥"。元·朱丹溪对自汗、盗汗的病理属性作了概括，《丹溪心法》说："自汗属气虚、血虚、湿、阳虚、痰；……盗汗属血虚、阴虚。"对自汗、盗汗作了明确区分。又《景岳全书·汗证》对汗证作了系统的整理，认为一般情况下自汗属阳虚，盗汗属阴虚，但"自汗盗汗亦各有阴阳之证，不得谓自汗必属阳虚，盗汗必属阴虚也"。《临证指南医案·汗》谓："阳虚自汗，治宜补气以卫外；阴虚盗汗，治当补阴以营内。"王清任在《医林改错·血府逐瘀汤所治之症目》中说："竟有用补气、固表、滋阴、降火，服之不效，而反加重者，不知血瘀亦令人自汗、盗汗，用血府逐瘀汤。"进一步充实了汗证辨证论治的内容。

西医学中因自主神经功能紊乱、围绝经期综合征出现自汗盗汗的临床表现者，可参照本节内容进行辨证论治。

自主神经功能紊乱是一种内脏功能失调的综合征。包括循环系统功能、消化系统功能或性功能失调的症状，多由心理社会因素诱发人体部分生理功能暂时性失调，神经内分泌出现相关改变而组织结构上并无相应病理改变的综合征。本病通过精神疗法、配合药物以及其他调摄方法多能取得较好的疗效。围绝经期综合征在中西医结合妇科学中系统学习，本章不做赘述。

【病因病理】

一、中医学认识

本病大多由邪客表虚、营卫不和，肺气亏虚、卫表不固，阳气虚衰、津液失摄，阴虚火旺、虚火烁津，热邪郁蒸、迫津外泄等所致。

1. 肺气亏虚　素体薄弱，病后体虚，或久患咳喘，耗伤肺气。肺与皮毛相表里，肺气不足之人，肌表疏松，表虚不固，腠理开泄而致自汗。

2. 营卫不和　由于体内阴阳的偏盛偏衰，或表虚之人感受风邪，导致营卫不和，卫外失司，而致汗出。

3. 心血不足　思虑太过，损伤心脾，或血证之后，血虚失养，均可导致心血不足。因汗为心之液，血不养心，汗液外泄，引起自汗或盗汗。

4. 阴虚火旺　烦劳过度，亡血失精，或邪热耗阴，以致阴精亏虚，虚火内生，阴津被扰，不能自藏而外泄，导致盗汗或自汗。《证治准绳·盗汗》说："虚劳之病，或得于大病后阴气未复，遗热尚留，或得之劳役、七情、色欲之火，衰耗阴精，或得之饮食药味，积成内热，皆有伤损阴血，衰惫形气。阴气既虚，不能配阳，于是阳气内蒸，外为盗汗……"

5. 邪热郁蒸　由于情志不舒，肝气郁结，肝火偏旺，或嗜食辛辣厚味，或素体湿热偏盛，以致肝火或湿热内盛，邪热郁蒸，津液外泄而致汗出增多。

6. 阳气虚衰　《素问·生气通天论》云："阳者，卫外而为固也"。久病重病，脏气不足，阳气过耗，固摄无权而汗液外泄，甚则发生大汗亡阳之变。

综上，汗证的病位在卫表肌腠，其发生与肺、心、肾密切相关。病理性质有虚、实两端。由热邪郁蒸，迫津外泄者属实。由肺气亏虚、阳气虚衰、阴虚火旺所致者属虚。因气属阳，血属阴，故此类汗证总由阴阳失衡所致，或为阴血不足，虚火内生，津液被扰而汗出，或为阳气不足，固摄无权，心液外泄而汗出。至于邪客表虚，营卫不和，则为本虚表实之证。古有"自汗多阳气虚，盗汗多阴血虚"之说，但临证每见兼夹错杂，须详加鉴别。

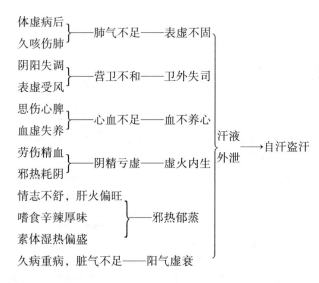

二、西医学认识

自主神经功能紊乱

自主神经系统在生理上由大脑皮质进行支配和调节。当外界的情志刺激因素强度过大，或持续时间过长，就会导致大脑皮质的部分区域过度兴奋，统一协调功能失常，致使大脑的血管紧张痉挛，血行缓慢瘀滞，进而导致大脑供血不足，脑细胞低氧，代谢废物淤积，终致大脑神经调节能力下降，自主神经系统功能失调。其临床特点首先是身体没有明显器质性改变，其次病情加重或反复，常伴随焦虑、紧张、忧郁等情绪变化，一般按冠心病、胃炎等器质性疾病治疗常无效。

【诊断】

一、病名诊断

（1）以汗液外泄失常为主要临床表现。

（2）汗出不受外界环境影响。

（3）病后体虚、表虚受风、思虑烦劳过度、情志不舒、嗜食辛辣等均是引起汗证的诱因。

二、证候特征

头面、颈胸，或四肢、全身昼日汗出溱溱，动则益甚为自汗；睡眠中汗出津津，醒后汗止为盗汗。自汗表现为白昼时时汗出，动则益甚，常伴有气虚不固的症状；盗汗表现为寐中汗出，醒后即止，常伴有阴虚内热的症状。无其他疾病的症状及体征。

三、相关检查

查血沉、抗"O"、甲状腺激素、基础代谢、血糖、胸部 X 线摄片、痰涂片等检查，以鉴别甲状腺功能亢进、风湿热、糖尿病、肺痨等疾病引起的多汗症状。

【鉴别诊断】

1. 自汗盗汗与脱汗鉴别

鉴别要点	自汗盗汗	脱汗
共同点	汗出	
不同点	白昼时时汗出，动则益甚，常伴有气虚不固的症状；或寐中汗出，醒后即止，常伴有阴虚内热的症状	急性或危重疾病，表现为大汗淋漓，汗出如珠，声低息微，精神疲惫，四肢厥冷，脉微欲绝或散大无力

2. 自汗盗汗与战汗鉴别

鉴别要点	自汗盗汗	战汗
共同点	汗出	
不同点	白昼时时汗出，动则益甚，常伴有气虚不固的症状；或寐中汗出，醒后即止，常伴有阴虚内热的症状	急性热病过程中，表现为突然恶寒战栗，继而汗出，发热，口渴，烦躁不安，为邪正交争的征象。若汗出之后，热退脉静，气息调畅，为正气拒邪，病趋好转之象

3. 自汗盗汗与黄汗鉴别

鉴别要点	自汗盗汗	黄汗
共同点	汗出	
不同点	汗出，无色而不染衣，常伴气虚不固或阴虚内热的症状	汗出色黄如柏汁，染衣着色，常伴有身重倦怠，肢体浮肿，口中黏苦，渴不欲饮，纳差，小便不利，苔黄腻，脉弦滑

【治疗】

一、中医治疗

（一）辨证要点

1. 辨虚实

虚证	自汗多属气虚不固，盗汗多属阴虚内热
实证	因肝火、湿热等邪热郁蒸所致者

2. 辨阴阳

阴虚	自汗久则可以伤阴，导致气阴两虚
阳虚	盗汗久则可以伤阳，导致阴阳两虚

（二）治疗原则

治疗原则：补虚泻实，调和阴阳。

（三）分证论治

1. 自汗

（1）肺卫不固

证　候	汗出恶风，稍劳汗出尤甚，久病体虚，易于感冒，体倦乏力，面色少华，脉细弱，苔薄白
辨证要点	汗出恶风，动则益甚，脉细弱，苔薄白
病　机	肺气不足，表虚不固，汗出畏风
治　法	益气固表
主　方	玉屏风散
组　成	黄芪补气固表止汗；白术健脾补气以实表，佐以防风祛风走表，助黄芪固表之力
加　减	汗多者加麻黄根、浮小麦、五味子、煅牡蛎以止汗敛阴；气虚甚者，加党参、黄精益气固摄；兼有阴盛而见舌红、脉细数者，加麦冬、五味子养阴敛汗；久病脾胃虚弱者合用四君子汤培土生金；兼中气虚陷者加补中益气汤补中益气 气血不足，体质虚弱，而症见汗出，恶风，倦怠乏力，面色不华，舌质淡，脉弱者，可改用大补黄芪汤以补益气血，固表敛汗。本方除含有玉屏风散的药物外，尚有人参、山茱萸、茯苓、甘草、五味子等益气固摄，熟地、川芎、肉苁蓉等补益精血，补益之力远较玉屏风散为强，故宜用于自汗之气血不足及体虚甚者

（2）营卫不和

证　候	汗出恶风，周身酸楚，时寒时热，或表现半身、局部出汗，苔薄白，脉浮缓
辨证要点	汗出恶风，周身酸楚，苔薄白，脉浮缓
病　机	营卫不和，腠理不固，故汗出恶风，周身酸楚
治　法	调和营卫
主　方	桂枝汤
组　成	桂枝温经解肌，白芍和营敛阴，两药合用，一散一收，调和营卫；配以生姜、大枣、甘草，助其调和营卫之功
加　减	汗出多者，酌加龙骨、牡蛎固涩敛汗；兼气虚者，加黄芪益气固表；兼阳虚者，加附子温阳敛汗；如半身或局部出汗者，可配合甘麦大枣汤之甘润缓急进行治疗；营卫不和而又表现倦怠乏力，汗出多，少气懒言，舌淡，脉弱等气虚症状者，可改用黄芪建中汤益气建中，调和营卫；由瘀血阻滞导致者，兼见心胸不适，舌质紫暗或有瘀点、瘀斑，脉弦或涩等症，可改用血府逐瘀汤理气活血，疏通经络，调和营卫

（3）里热郁蒸

证　候	蒸蒸汗出，或头额汗出，或手足汗出，伴面赤气粗，身热口渴，烦躁不安，大便干燥，舌质红，苔黄或苔糙，脉滑数
辨证要点	蒸蒸汗出，舌质红，苔黄或苔糙，脉滑数
病　机	里热郁蒸，津液外泄
治　法	清泄里热
主　方	龙胆泻肝汤

续表

组　成	龙胆草泻肝胆之实火，清下焦之湿热；黄芩、栀子苦寒泻火；柴胡舒畅肝胆之气，引诸药归于肝胆经；车前子、木通、泽泻清利湿热，使湿热从小便而解；生地、当归养血益阴；甘草调和诸药
加　减	肝胆实火较盛，可去木通、车前子，加黄连以助泻火之力；湿盛热轻者，可去黄芩、生地，加滑石、薏苡仁以增强利湿之功；若玉茎生疮，或便毒悬痈，以及阴囊肿痛，红热甚者，可去柴胡，加连翘、黄连、大黄以泻火解毒

2. 盗汗

（1）心血不足

证　候	睡则汗出，醒则自止，心悸怔忡，失眠多梦，眩晕健忘，神疲气短，面色不华或萎黄，口唇色白，舌质淡，苔薄，脉虚或细
辨证要点	睡则汗出，醒则自止，心悸少寐，面色不华，舌质淡，苔薄，脉虚或细
病　机	心血耗伤，入睡神气外浮
治　法	补心养血
主　方	归脾汤
组　成	人参、黄芪、白术、茯苓益气健脾；当归、龙眼肉养血；酸枣仁、远志养心安神；木香、甘草、生姜、大枣理气调中。共奏益气补血、养心安神之功
加　减	汗出多者，加五味子、牡蛎、浮小麦收涩敛汗；血虚甚者，加制首乌、枸杞子、熟地补益精血；心悸甚者加龙骨、琥珀粉、朱砂以镇静安神；不寐者加柏子仁、合欢皮以养心安神；气虚甚者加生黄芪、浮小麦固表止汗

（2）阴虚火旺

证　候	夜寐盗汗，久咳虚喘，虚烦少寐，两颧色红，形体消瘦，五心烦热，或兼午后潮热，女子月经不调，男子梦遗，口渴，舌红少苔，脉细数
辨证要点	睡则汗出，醒则自止，五心烦热，午后潮热，两颧色红口渴，舌红少苔，脉细数
病　机	阴精亏虚，虚火内生，迫津外泄
治　法	滋阴降火
主　方	当归六黄汤
组　成	当归、生地黄、熟地黄滋阴养血，壮水之主，以制阳光；黄连、黄芩、黄柏苦寒清热，泻火坚阴；黄芪益气固表
加　减	汗出多者，加牡蛎、浮小麦、糯稻根固涩敛汗；潮热甚者，加秦艽、银柴胡、白薇清退虚热；以阴虚为主，而火热不甚，潮热、脉数等不显著者，可改用知柏地黄丸补益肺肾、滋阴清热

二、西医治疗

自主神经功能紊乱的治疗并不复杂，首先要确定是否有其他疾病的存在。如有其他疾病，要针对主要疾病积极治疗。建立良好的作息时间、规律的饮食起居，是调整和治疗自主神经功能紊乱的基础。适量服用一些 B 族维生素、谷维素和小剂量的安定类药物可以收到一定效果。必要时可以服用小量的抗焦虑药物或抗抑郁药物。在这类疾病的治疗中家人和亲友的理解和关心也起着极为重要的作用。

【临证备要】

1. 妙用中药，随法加减　自汗、盗汗是临床杂病中较为常见的一个病证，多与心悸、失眠、眩晕、耳鸣等病证同时并见，也是虚劳、失血、妇人产后血虚等病证中的一个常见症状。中医对其有比较系统、完整的认识，若辨证用药恰当，一般均有良好的疗效。由于自汗、盗汗均以腠理不固、津液外泄为基本病机，故治疗可酌加麻黄根、浮小麦、糯稻根、五味子、瘪桃干、牡蛎等固涩敛汗之品。

2. 重视活血化瘀　一般情况下，自汗多属气虚，盗汗多属阴虚，但也有阳虚盗汗，阴虚自汗，因而必须四诊合参，才能辨证准确。此外，临床上还有由瘀血引起的自汗盗汗的情况。目前，活血化瘀法在汗证的治疗中渐受重视。

【结语】

不因天暑、衣厚、劳作及其他疾病，而白昼时时汗出者，称为自汗；寐中汗出，醒来自止者，称为盗汗。自汗多由气虚不固，营卫不和而致；盗汗多因阴虚内热而起；由里热郁蒸所致者，则属实证。益气固表、调和营卫、滋阴降火、清泄里热，是治疗自汗、盗汗的主要治法，可在辨证方药的基础上酌加固涩敛汗之药，以提高疗效。

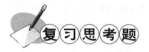
复习思考题

1. 试述自汗、盗汗的常见证型及其治疗选方。
2. 为什么汗证常多配用固涩敛汗药？
3. 试述自汗、盗汗的病因病机。

【文献选录】

《景岳全书·汗证》："盗汗者属阴虚，阴虚者阳必凑之，故阳蒸阴分则血热，血热则液泄而为盗汗也。治宜清火补阴。此其大法，固亦不可不知也。然以余观之，则自汗亦有阴虚，盗汗亦多阳虚也。如遇烦劳大热之类，最多自汗。故或以饮食之火起于胃，劳倦之火起于脾，酒色之火起于肾，皆能令人自汗。"

《医学正传·汗证》："若夫自汗与盗汗者，病似而实不同也。其自汗者，无时而濈濈然出，动则为甚，属阳虚，胃气之所司也。盗汗者，寝中而通身如浴，觉来方知，属阴虚，营血之所主也。大抵自汗宜补阳调卫，盗汗宜补阴降火。"

《医林改错·血府逐瘀汤所治之症目》："醒后出汗，名曰自汗；因出汗醒，名曰盗汗，盗散人之气血，此是千古不易之定论。竟用补气、固表、滋阴、降火服之不效而反加重者，不知血瘀亦令人自汗、盗汗。用血府逐瘀汤，一两付而汗止。"

第六节　内伤发热

内伤发热是指以内伤为病因，脏腑功能失调，气、血、阴、阳失衡为基本病机，以发热为主要临床表现的病证。一般起病较缓，病程较长，热势轻重不一，但以低热为多，或自觉发热而体温并不升高。

早在《内经》即有内伤发热的记载，其中对阴虚发热的论述较详。汉·张仲景《金匮要略》以小建中汤治疗手足烦热，可谓是后世甘温除热法的先驱。宋·王怀隐《太平圣惠方》治疗虚劳热的柴胡散、生地散、地骨皮散等方剂，在处方的配伍组成方面，为后世治

扫码"练一练"

扫码"学一学"

疗阴虚发热提供了借鉴。宋·钱乙《小儿药证直诀》在《内经》"五脏热病学说"的基础上，提出了五脏热证的用方，将肾气丸化裁为六味地黄丸，为阴虚内热的治疗提供了一个重要的方剂。金元·李东垣对气虚发热的辨证及治疗做出了重要的贡献，以其所拟定的补中益气汤作为治疗的主要方剂，使甘温除热的治法具体化。李氏在《内外伤辨惑论》里，对内伤发热与外感发热的鉴别作了详细的论述。朱丹溪对阴虚发热有较多的论述，强调保养阴精的重要性。《景岳全书》对内伤发热的病因作了比较详细的论述，特别对阳虚发热的认识，足以补前人之所未及。明·秦景明《症因脉治》最先明确提出"内伤发热"这一病证名称。清·李用粹《证治汇补》将外感发热以外的发热分为郁火发热、阳郁发热、骨蒸发热、内伤发热、阳虚发热、阴虚发热、血虚发热、痰证发热、伤食发热、瘀血发热、疮毒发热共11种，对发热的类型进行了详细的归纳。《医林改错》及《血证论》对瘀血发热的辨证及治疗做出了重要贡献。

西医学所称的功能性低热、肿瘤、血液病、结缔组织疾病、内分泌疾病等非感染性发热及部分慢性感染性疾病所引起的发热，以及某些原因不明的发热，凡具有内伤发热的临床表现者，均可参照本节内容进行辨证论治。

慢性粒细胞白血病（chronic myelocytic leukemia，CML）是一种发生在早期多能造血干细胞上的恶性骨髓增生性疾病（获得性造血干细胞恶性克隆性疾病）。临床以发热为主症，伴有乏力、多汗、体重下降等症状。整个病程可分为三期：①慢性期：病人有乏力、低热、多汗或盗汗、体重减轻等代谢亢进的症状，由于脾大而自觉左上腹坠胀感。②加速期：病人常有发热、虚弱、进行性体重下降、骨骼疼痛，逐渐出现贫血和出血。脾持续或进行性肿大。对原来治疗有效的药物无效。此期可维持几个月到数年。③急性变期：为CML的终末期，多见高热。流行病学统计资料显示，各国慢性粒细胞白血病的发病率相对一致，为(1~2)/10万。在儿童中，慢性粒细胞白血病的发病率极低，所占比例不超过儿童白血病的5%。成人中，慢性粒细胞白血病占所有成人白血病的15%。慢性粒细胞白血病中位发病年龄为45~55岁。

【病因病理】

一、中医学的认识

引起内伤发热的病因主要是久病体虚、饮食劳倦、情志失调及外伤出血，其病机主要为气、血、阴、阳亏虚，以及气、血、湿等郁结壅遏两类。

1. 久病体虚 由于久病或原本体虚，失于调理，以致机体的气、血、阴、阳亏虚，阴阳失衡而引起发热。若中气不足，阴火内生，可引起气虚发热；久病心肝血虚，或脾虚不能生血，或长期慢性失血，以致血虚阴伤，无以敛阳，导致血虚发热；素体阴虚，或热病日久，耗伤阴液，或治病过程中误用、过用温燥药物，导致阴精亏虚，阴衰则阳盛，水不制火，而导致阴虚发热。寒证日久，或久病气虚，气损及阳，脾肾阳气亏虚，虚阳外浮，导致阳虚发热。

2. 饮食劳倦 由于饮食失调，劳倦过度，使脾胃受损，水谷精气不充，以致中气不足，阴火内生，或脾虚不能化生阴血，而引起发热。若脾胃受损，运化失职，以致痰湿内生，郁而化热，进而引起湿郁发热。

3. 情志失调　情志抑郁，肝气不能条达，气郁化火，或恼怒过度，肝火内盛，导致气郁发热。正如《丹溪心法·火》所概括的"凡气有余便是火"。情志失调亦是导致瘀血发热的原因之一。若气机郁滞，日久不愈，则使血行瘀滞而导致血瘀发热。

4. 外伤出血　外伤以及出血等原因导致发热主要有两个方面：一是外伤以及出血使血循不畅，瘀血阻滞经络，气血壅遏不通，因而引起瘀血发热；二是外伤以及血证时出血过多，或长期慢性失血，以致阴不敛阳而引起血虚发热。

综上，引起内伤发热的病机，大体可归纳为虚、实两类。由气郁化火、瘀血阻滞及痰湿停聚所致者为实，其基本病机为气、血、痰、湿等郁结，壅遏化热而引起发热。由中气不足、血虚失养、阴精亏虚及阳气虚衰所致者属虚，其基本病机是气、血、阴、阳亏虚，或因阴血不足，阴不配阳，水不济火，阳气亢盛而发热；或因阳气虚衰，阴火内生，阳气外浮而发热。总属脏腑功能失调，阴阳失衡所导致。

本病病机比较复杂，可由一种也可由多种病因同时引起发热，如气郁血瘀，气阴两虚，气血两虚等。久病往往由实转虚，由轻转重，其中以瘀血病久，损及气、血、阴、阳，分别兼见气虚、血虚、阴虚或阳虚，而成为虚实兼夹之证的情况较为多见。其他如气郁发热日久，正气亦虚，而成为气郁气虚之发热；气虚发热日久，病损及阳，阳气虚衰，则发展为阳虚发热。

内伤发热的预后与其发病原因、病人的身体状况有密切关系。大部分内伤发热，经过适当的治疗及护理，均可治愈。少数病人病情缠绵，病程较长，需经一定时间的治疗方能获得明显疗效。而兼夹多种病证，病情复杂，以及体质极度亏虚的病人，其疗效及预后均较差。

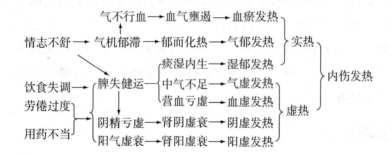

二、西医学认识

慢性粒细胞白血病（CML）

95%以上慢粒病人中发现有 Ph1 染色体，如无 Ph1 染色体者可有 bcr/abl 基因重排，可能是异常的融合基因比异常的染色体出现更早，也可能是 PCR 技术比染色体技术检测更精确，Ph1 阳性者预后较阴性者为佳。Ph1 染色体是 9 号染色体上的原癌基因 c－abl 与 22 号染色体上的 bcr 基因发生易位融合，融合的 bcr/abl 基因转录成一段 8.5kb 的融合 mRNA；编码生成的融合蛋白称 P210，具有增强的酪氨酸蛋白激酶的活性，导致粒细胞转化和增殖。目前认为其在慢粒的形成及恶性表型方面起重要作用。

但 CML 的病因及发病机制尚未阐明，其发病可能与生物、物理、化学等因素有关。

1. 病毒　成人 T 细胞白血病是由人类 T 细胞病毒－Ⅰ所引起。

2. 电离辐射　电离辐射是唯一明确的危险因素。据报道日本核爆炸幸存者中，CML 的发病率增加了 7 倍，而且在这个群体中青年人的发病率最高，特别是 5 岁以下的儿童。

3. 化学因素　苯的致血液病作用已经肯定。氯霉素、保泰松亦可能有致白血病作用。

4. 遗传因素　家族性白血病约占白血病的 7‰。

【诊断】

一、病名诊断

（1）发热为主症。

（2）起病缓慢，病程较长。发热持续，或时作时止，或作有定时。

（3）一般有气、血、阴、阳亏虚或气郁、血瘀、湿阻的病史，有情志不舒、劳倦过度、久病体虚的病史，或有反复发热病史。

二、证候特征

临床多表现为低热，但有时也可以是高热，亦有少数病人自觉发热或五心烦热，而体温并不升高。一般发热而不恶寒，或虽感怯冷但得衣被则冷感减轻或消失。因内伤发热主要由于气、血、水湿的郁滞壅遏或气、血、阴、阳的亏损失调所导致，故在发热的同时，分别伴有气郁、血瘀、湿滞或气虚、血虚、阴虚、阳虚的症状。

三、相关检查

发热，尤其是较长时间的慢性发热涉及多个病种，必要时应做有关的实验室检查，以进一步协助诊断。慢性发热时必须进行的检查，包括血、尿、粪三项常规检查，血沉测定，心电图及 X 线胸片、有关血清免疫学检查。怀疑其他系统疾病须作相关检查，如怀疑结缔组织病时，做链球菌溶血素"O"效价测定；怀疑肝脏疾病时，行肝功检查；怀疑甲状腺疾病时做基础代谢检查。

【鉴别诊断】

内伤发热与外感发热鉴别

鉴别要点	内伤发热	外感发热
共同点	发热	
不同点	脏腑功能失调，气血阴阳亏虚；发病缓慢、时间长，或反复发作；多为低热，或自觉发热体温不升高；不恶寒或虽怯冷，但得衣被则减；常兼有手足心热、头晕、神疲、自汗、盗汗、脉弱等症。虚证为主	感受外邪，正邪相争；发病较急，时间较短；大多数体温较高，随病种不同有所差异；多伴有恶寒，得衣被不减。常兼有头身疼痛、鼻塞、流涕、咳嗽、脉浮等症。实证居多

【治疗】

一、中医治疗

（一）辨证要点

1. 辨虚实

实	由气郁、血瘀、痰湿所致的内伤发热
虚	由气虚、血虚、阴虚、阳虚所致的内伤发热

2. 辨轻重

轻	病程较短，热势轻，经治愈，正气复，兼夹证少；或内脏无实质性病变，仅属一般体虚所致者
重	病程长久，热势亢盛，持续发热或反复发作，经治不愈，胃气衰败，正气虚甚，兼夹证多者

（二）治疗原则

治疗原则：调理阴阳，补虚泻实。

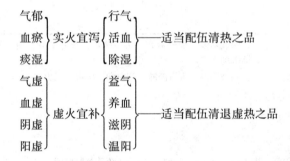

（三）分证论治

1. 阴虚发热

证　　候	午后潮热，或夜间发热，不欲近衣，手足心热，烦躁，少寐多梦，盗汗，口干咽燥，舌质红，或有裂纹，苔少甚至无苔，脉细数
辨证要点	午后潮热或夜间发热，手足心热，舌质红或有裂纹，苔少或无苔，脉细数
病　　机	阴虚阳盛，虚火内炽
治　　法	滋阴清热
主　　方	清骨散
组　　成	银柴胡、知母、胡黄连、地骨皮、青蒿、秦艽清退虚热；鳖甲滋阴潜阳
加　　减	盗汗较甚者，可去青蒿，加牡蛎、浮小麦、糯稻根固表敛汗；阴虚较甚者，加玄参、生地、制首乌滋养阴精；失眠者，加酸枣仁、柏子仁、夜交藤养心安神；兼有气虚而见头晕气短、体倦乏力者，加太子参；麦冬、五味子益气养阴

2. 血虚发热

证　　候	发热，热势多为低热，头晕眼花，身倦乏力，心悸不宁，面白少华，唇甲色淡，舌质淡，脉细弱
辨证要点	热势多为低热，面白少华，唇甲色淡，头晕眼花，舌质淡，脉细弱
病　　机	血虚失养，阴不配阳
治　　法	益气养血

主　方	归脾汤	
组　成	黄芪、党参、茯苓、白术、甘草益气健脾；当归、龙眼肉补血养血；酸枣仁、远志养心安神；木香健脾理气	
加　减	血虚较甚者，加熟地、枸杞子、制首乌补益精血；发热较甚者，可加银柴胡、白薇清退虚热；由慢性失血所致的血虚，若仍有少许出血者，可酌加三七粉、仙鹤草、茜草、棕榈炭等止血；脾虚失健，纳差腹胀者，去黄芪、龙眼肉，加陈皮、神曲、谷麦芽等健脾助运	

3. 气虚发热

证　候	发热，热势或低或高，常在劳累后发作或加剧，倦怠乏力，气短懒言，自汗，易于感冒，食少便溏，舌质淡，苔薄白，脉细弱
辨证要点	常在劳累后发作或加剧，倦怠乏力，气短懒言，食少便溏，舌质淡，脉细弱
病　机	中气不足，阴火内生
治　法	益气健脾，甘温除热
主　方	补中益气汤
组　成	黄芪、党参、白术、甘草益气健脾；当归养血活血；陈皮理气和胃；升麻、柴胡既能升举清阳，又能透泄热邪
加　减	自汗较多者，加牡蛎、浮小麦、糯稻根固表敛汗；时冷时热，汗出恶风者，加桂枝、芍药调和营卫；脾虚夹湿，而见胸闷脘痞，舌苔白腻者，加苍术、茯苓、厚朴健脾运湿

4. 阳虚发热

证　候	发热而欲近衣，形寒怯冷，四肢不温，少气懒言，头晕嗜卧，腰膝酸软，纳少便溏，面色㿠白，舌质淡胖，或有齿痕，苔白润，脉沉细无力
辨证要点	发热而欲近衣，形寒怯冷，四肢不温，舌质淡胖，苔白润，脉沉细无力
病　机	肾阳亏虚，火不归原
治　法	温补阳气，引火归原
主　方	金匮肾气丸
组　成	附子、桂枝温补阳气；山茱萸、地黄补养肝肾；山药、茯苓补肾健脾；丹皮、泽泻清泄肝肾
加　减	短气甚者，加人参补气益元气；阳虚较甚者，加仙茅、仙灵脾温肾助阳；便溏腹泻者，加白术、炮干姜温运中焦

5. 气郁发热

证　候	发热多为低热或潮热，热势常随情绪波动而起伏，精神抑郁，胁肋胀满，烦躁易怒，口干而苦，纳食减少，舌红，苔黄，脉弦数
辨证要点	热势常随情绪波动而起伏，胁肋胀满，烦躁易怒，口干而苦，舌红苔黄，脉弦数
病　机	气机郁滞，久郁化火
治　法	疏肝理气，解郁泻热
主　方	丹栀逍遥散
组　成	丹皮、栀子清肝泻热；柴胡、薄荷疏肝解热；当归、白芍养血柔肝；白术、茯苓、甘草培补脾土
加　减	气郁较甚者，可加郁金、香附、青皮理气解郁；热象较甚，舌红口干，便秘者，可去白术，加龙胆草、黄芩清肝泻火；妇女若兼月经不调，可加泽兰、益母草活血调经

6. 痰湿郁热

证　候	低热，午后热甚，心内烦热，胸闷脘痞，不思饮食，渴不欲饮，呕恶，大便稀薄或黏滞不爽，舌苔白腻或黄腻，脉濡数
辨证要点	低热，午后热甚，胸闷脘痞，渴不欲饮，舌苔白腻或黄腻，脉濡数

续表

病　机	痰湿内蕴，壅遏化热	
治　法	燥湿化痰，清热和中	
主　方	黄连温胆汤合中和汤加减	
组　成	半夏、厚朴燥湿化痰；枳实、陈皮理气和中；茯苓、通草、竹叶清热利湿；黄连清热除烦	
加　减	呕恶加竹茹、藿香、白蔻仁和胃泄浊；胸闷、苔腻加郁金、佩兰芳化湿浊；湿热阻滞少阳枢机，症见寒热如疟，寒热轻重，口苦呕逆者，加青蒿、黄芩清解少阳	

7. 血瘀发热

证　候	午后或夜晚发热，或自觉身体某些部位发热，口燥咽干，但不多饮，肢体或躯干有固定痛处或肿块，面色萎黄或晦暗，舌质青紫或有瘀点、瘀斑，脉弦或涩	
辨证要点	午后或夜晚发热，肢体或躯干有固定痛处或肿块，舌有瘀点、瘀斑，脉弦或涩	
病　机	血行瘀滞，瘀热内生	
治　法	活血化瘀	
主　方	血府逐瘀汤	
组　成	当归、川芎、赤芍、地黄养血活血；桃仁、红花、牛膝活血祛瘀；柴胡、枳壳、桔梗理气行气	
加　减	发热较甚者，可加秦艽、白薇、丹皮清热凉血；肢体肿痛者，可加丹参、郁金、延胡索活血散肿定痛	

二、西医治疗

慢性粒细胞白血病

1. 化疗药物　常用有羟基脲、马利兰等。

2. 放射治疗　X线脾区深部照射治疗。

3. 干扰素　主要为IFN-α。

4. 白细胞去除术　在化疗前病人的白细胞数在 $500 \times 10^9/升$（50万/微升）以上时应用。

5. 骨髓移植　常规移植以45岁以下为宜。对脾脏肿大显著者，移植前先切除脾脏或脾区照射可能会避免造血恢复延迟。

【临证备要】

1. 熟知内伤发热的病机　内伤发热是与外感发热相对应的一类发热，可见于多种疾病中，临床比较多见。中医对内伤发热有一套颇具特色的理论认识及治疗方药，且对多数病人具有较好的疗效。因内伤发热主要由于气、血、痰湿的郁滞壅遏，或气、血、阴、阳的亏损失调所导致，故在发热的同时，分别伴有气滞、血瘀、湿郁或气虚、血虚、阴虚、阳虚的症状，这是掌握内伤发热的辨证及治疗的关键。

2. 甘温除热法　指用味甘性温的药物治疗气虚发热的方法。气虚发热，由中气不足，阴火内生所致，宜补中益气，甘温除热，常用补中益气汤治疗。

3. 注意休息与调理　内伤发热病人应注意休息，发热体温高者应卧床。要保持乐观情绪，饮食宜进清淡、富于营养而又易于消化之品。由于内伤发热的病人常卫表不固而有自汗、盗汗，故应注意保暖、避风，防止感受外邪。

【结语】

凡由情志不舒、饮食失调、劳倦过度、久病伤正等导致脏腑功能失调，阴阳失衡所引起的发热称为内伤发热。内伤发热一般起病较缓，病程较长，或有反复发热的病史。临床多表现为低热，但有时也可以是高热，亦有少数病人自觉发热或五心烦热，而体温并不升高。一般发热而不恶寒，或虽感怯冷但得衣被则冷感减轻或消失。发热持续，或时作时止，或作有定时。发热的同时多伴有头晕、神疲、自汗盗汗、脉弱无力等症。气滞、血瘀、痰湿瘀结，壅遏化热，以及气、血、阴、阳亏虚发热，是内伤发热的两类病机。前者属实，后者属虚。在治疗上实热宜泻，虚热宜补，并根据证候的不同而采取解郁泻热、活血化瘀、化痰燥湿、甘温除热、益气养血、滋阴清热、引火归原等治法，对虚实夹杂者，当分清主次，适当兼顾。

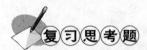

复习思考题

1. 何谓内伤发热，阐述引起内伤发热的病机？
2. 如何诊断内伤发热，怎样与外感发热鉴别诊断？
3. 试述内伤发热的辨证要点。

【文献选录】

《诸病源候论·虚劳热候》："虚劳而热者，是阴气不足，阳气有余，故内外生于热，非邪气从外来乘也"。

《医学入门·发热》："内伤劳役发热，脉虚而弱，倦怠无力，不恶寒，乃胃中真阳下陷，内生虚热，宜补中益气汤"。

《景岳全书·寒热》："阴虚之热者，宜壮水以平之；无根之热者，宜益火以培之"。

扫码"练一练"

第七节 虚 劳

虚劳亦称"虚损"，是由多种原因导致的以脏腑功能衰退、气血阴阳虚耗为主要病机，五脏虚候为主要临床表现的多种慢性虚弱证候的总称。虚者，言脏腑亏损日久，气血阴阳不足；损乃脏腑虚损，形体日渐消瘦，终致久虚不复而成劳。

《内经》以"精气夺则虚"概括了虚证病机，用"五脏""五虚""五劳"作为虚证临床分类，提出了补虚治则的温气、滋阴等治法及养生调养诸法。《中藏经》明确指出了饮食、情志、房室皆可为虚劳之病因。《难经》论述了"五损"的症状与转归，并提出了治疗大法。《金匮要略》首先提出了"虚劳"的病名，且仲景举虚劳之治开补虚方药应用之先。《诸病源候论》补成七十五虚劳证候，对虚劳的病因及各类症状有详细的论述，并具体地说明了"五劳""六极""七伤"的内容。孙思邈独创十一脏腑虚证论治，虚证体系初具系统。金元以后，诸多医家对虚劳的理论认识及临床治疗都有了较大的发展。河间、东垣、丹溪等从脏腑虚证治法之发挥，丰富了学派分流的特点。如李东垣以脾胃立论，长于用甘温补中调理虚损，创后世所称之"甘温除热法"，开辟了虚劳治法的一个新途径。朱丹溪重视肝肾，善用滋阴降火。明·张景岳对阴阳互根的理论作了深刻的阐发，提出了"阴中求阳，阳中求阴"的治则，创制了左、右归丸，左、右归饮，使肾阴、阳虚损的治疗提高到了新的阶段。《医宗必读》强调脾肾在虚劳发病和治疗中的重要性。《理虚元鉴》为虚劳专书，对虚劳的病因、病机、治疗、预防和护理均有较好的论述。《不居集》比较系统地汇集整理了有关虚劳的资料，且在治疗上尤重保护胃气，认为胃气存始能复真阳之不足，是研究虚劳的一部有价值的著作。

虚劳涉及的内容很广，是气血津液病证中涉及脏腑及表现证候最多的一种病证，临床较为常见。凡先天禀赋不足，后天失养，病久体虚，积劳久伤，久虚不复所致的多种以脏腑气血阴阳虚损为主要表现的病证，均属于本证的范围。

西医学中多个系统的多种慢性、消耗性疾病，如内分泌功能紊乱（甲状腺功能减退、肾上腺皮质功能减退）、造血功能紊乱（再生障碍性贫血及各种贫血）、代谢紊乱（自发性低血糖）、维生素缺乏、低蛋白血症等具有虚劳的临床表现者，均可参照本节内容进行辨证论治。

甲状腺功能减退症（简称"甲减"）是由各种原因导致的低甲状腺激素血症或甲状腺激素抵抗而引起的全身性代谢综合征。新生儿或幼年甲减由于先天性甲状腺发育不全或甲状腺素合成障碍，影响患儿的脑、骨骼发育及机体的生长发育，预后不佳；成人甲减的预后取决于起病的缓急和病情轻重。病情轻者经中西药治疗，症状和体征可有不同程度的改善和缓解，但常需终身服药；病情重者可死于甲减危象。甲状腺功能减退症根据病变的部位不同，可分为原发性甲减、继发性甲减和三发性甲减以及因为末梢对甲状腺激素作用抵抗所致的甲减。其中原发性加减最常见，约占全部甲减病人的96%。

再生障碍性贫血通常指原发性骨髓造血功能衰竭综合征，病因不明。主要表现为骨髓造血功能低下、全血细胞减少和贫血、出血、感染。非重型再障预后较好，多数病人治疗后可获缓解，甚至可治愈。重型再障预后差，治疗费用高。我国发病率为 7.4/100 万人口；可发生于各个年龄段，老年人发病率较高；男、女发病率无明显差别。

【病因病理】

一、中医学认识

虚劳之病因多端，《理虚元鉴·虚证有六因》对引起虚劳的原因作了比较全面的归纳，言"有先天之因，有后天之因，有外感之因，有境遇之因，有医药之因"，说明多种病因作用于人体，导致脏腑气血阴阳亏虚，日久不复均可导致虚劳。结合临床所见，引起虚劳的病因主要可概括为如下五个方面。

1. 禀赋素弱，先天不足 多由于父母平素多病，年老体弱，或胎中失养，或孕育不足，或生后喂养不当，水谷精气不充所致。且禀赋素弱，体质较差之人，易于罹患疾病，并在病后易久病不复，日久而发展为虚劳。

2. 烦劳过度，损伤五脏 劳作有度，不会致病。七情内伤，劳倦过度，则损伤心脾，致气血亏虚，日久成劳。早婚多育，恣情纵欲，不知节制等致肾精亏虚，肾气不足，久则形成虚劳。正如《景岳全书·卷之十六理集·杂证谟》言："不知自量而务从勉强，则一应妄作妄为，皆能致损。"

3. 饮食不节，损伤脾胃 《内外伤辨惑论·饮食劳倦论》云："苟饮食失节，寒温不适，则脾胃乃伤。"凡平素饥饱无常，暴饮暴食，过食生冷、辛辣、油腻之品，酗酒、营养不良等，损伤脾胃后天之本，使水谷精微化生不足，气血乏源，人体失于充养，而致虚劳。

4. 大病久病，失于调理 慢性疾病，经久不愈，或迁延失治，脏腑受损，正气难复，而致虚损；大病之后，伤及气血，失于调理，耗伤精气，因虚致损，而发展为虚劳，如热病日久损耗阴津，瘀血留滞，新血不生；寒邪久留，伤气损阳，均可演变为虚劳。

5. 失治误治，损伤正气 由于诊断有误，治法不符，用药不当致正气损伤，不但延误疾病的治疗，而且使人体阴阳失衡，气血、津液耗伤，久则可为虚劳。

综上，本病或是因虚致病，因病成劳；或是因病致虚，久虚不复而成劳。其病性主要是气血阴阳的亏虚，病位在五脏，其中脾、肾尤为重要。引起虚损的多种病因，不是孤立的，既可一种病因致病，又可几种病因同时致病。且由于五脏相关，气血同源，阴阳互根，所以在虚劳的病理发展过程中，常见一脏受损，累及他脏；阴损及阳，阳损及阴；气虚者无以生血，血虚者亦致气耗；气不足者，日久阳也虚；血不足者，日久阴也耗。以致病势日渐发展，病情日趋复杂。

临床上为了便于辨证和治疗，将虚劳分为气、血、阴、阳亏虚四种，但实际上四者往往错杂互见。一般来说，病程短者，多伤及气血，可见气虚、血虚及气血两虚之证；病程长者，多伤及阴阳，可见阴虚、阳虚及阴阳两虚之证。虚劳多为久病痼疾，病程漫长，其预后与体质的强弱、脾肾的盛衰、是否得及时正确的治疗和护理有密切的关系。凡脾肾未衰其气未败，饮食尚可，能受补益，脉和缓者，其预后较好；反之形衰神惫，食欲不振，泄泻不止或内有实邪不任攻或诸虚并集不受补，脉搏急促细弦或浮大无根者，则预后不良。

$$
\left.\begin{array}{l}
\text{禀赋素弱，先天不足——因虚致病，久病不复} \\
\text{烦劳过度，损伤五脏} \left\{\begin{array}{l}\text{损伤心脾，气血亏虚}\\\text{肾精亏虚，肾气不足}\end{array}\right. \\
\text{饮食不节，损伤脾胃——脾胃损伤，气血乏源} \\
\text{大病久病，失于调理——耗伤气血阴阳，因病致虚} \\
\text{失治误治，损伤正气——正气损伤，气血、津液耗伤}
\end{array}\right\}\text{虚劳}
$$

二、西医学认识

（一）甲状腺功能减退症

甲状腺功能减退始于胎儿或新生儿者称"呆小病"，由于母体缺碘，供应胎儿的碘缺乏，导致甲状腺发育不全和激素合成不足。幼年型和成年型甲减病因相同。

1. 自身免疫损伤 最常见的原因是自身免疫性甲状腺炎。

2. 甲状腺破坏 包括手术、^{131}I 治疗和甲状腺次全切除而引起。

3. 碘过量 可引起具有潜在性甲状腺疾病者发生甲减。

4. 抗甲状腺药物。

（二）再生障碍性贫血

再生障碍性贫血发病原因不明确，可能与病毒感染、化学因素及应用某些抗生素有关。

1. 造血干细胞缺陷 包括量和质的异常：再生障碍性贫血病人骨髓 CD 34$^+$ 细胞较正常

人明显减少，减少程度与病情相关。

2. 造血微环境异常 再生障碍性贫血病人骨髓活检发现除造血细胞减少外，还有骨髓"脂肪化"、静脉窦壁出血、毛细血管坏死；部分骨髓基质细胞体外培养生长情况差，分泌的各类造血调控基因明显不同于正常人；骨髓基质细胞受损的再生障碍性贫血造血干细胞移植不易成功。

3. 免疫异常 再生障碍性贫血病人外周血及骨髓淋巴细胞比例增高，T细胞亚群失衡，T辅助细胞Ⅰ型、8$^+$T抑制细胞等比例增高。T细胞分泌的造血负调控因子明显增多，髓系细胞凋亡亢进。细胞毒性T细胞分泌穿孔素直接杀伤造血干细胞而使髓系造血功能衰竭。

【诊断】

一、病名诊断

（1）虚劳以脏腑功能减退、气血阴阳亏损所致的虚弱、不足的证候为其特征。

（2）起病缓，病程长。治疗恢复过程较长。若病程较长，久虚不复，症状可逐渐加重。

（3）常因先天禀赋不足以及后天疾病导致身体虚弱，形成本病。

二、证候特征

气虚损者主要表现为面色萎黄、神疲体倦、懒言声低、自汗、脉细；血虚损者主要表现为面色不华、唇甲淡白、头晕眼花、脉细；阴虚损者主要表现为口干舌燥、五心烦热、盗汗、舌红苔少、脉细数；阳虚损者主要表现为面色苍白、形寒肢冷、舌质淡胖有齿印、脉沉细。由于虚损有脏腑病位的不同，在虚劳共有特征的基础上，具有各脏腑受病的证候特征。

三、相关检查

虚劳涉及的病种很多，很有必要结合病人的具体情况，针对主症有选择地进行相关检查。一般选用血常规、血生化、心电图、X线摄片、免疫功能测定等检查，必要时行骨髓穿刺检查，需要有支持有关慢性消耗性和功能衰退性疾病的诊断结果。

【鉴别诊断】

1. 虚劳与肺痨鉴别

鉴别要点	虚劳	肺痨
共同点	都可出现脏腑功能劳损的症状	
不同点	多种病因所成，病程较长，久虚不复；五脏气、血、阴、阳亏虚，以脾、肾为主；症状表现多样化，分别出现气、血、阴、阳亏虚的多种症状。治则为补虚扶正，复元固本（益气、养血、滋阴、温阳）	平素体虚，复感痨虫，初期病位在肺，后期可及脾肾；阴虚肺燥；以潮热盗汗、消瘦、胸痛、咳嗽、咳痰、咯血为常见症状。治则为杀虫补虚，润肺养阴

2. 虚劳与其他病证中的一般虚证鉴别

鉴别要点	虚劳	其他病证中的一般虚证
共同点	都可出现脏腑功能劳损的症状，在临床表现和治疗方药上有类似之处	
不同点	表现脏腑气、血、阴、阳亏虚一系列症状；补虚扶正，复元固本（益气、养血、滋阴、温阳）；久虚不复成劳，病程较长；常累及多个脏腑	在出现虚证表现的同时各以其病证所具有的相应症状为突出表现；补虚同时兼顾处理相应主症；一般病程较长，也有短者；往往病变脏腑单一

【治疗】

一、中医治疗

（一）辨证要点

1. 辨五脏气血阴阳亏虚

气虚	气短声低，少气懒言，精神疲惫，体倦乏力，脉虚，舌质淡嫩
血虚	面色淡白或萎黄，眼睑、口唇、舌质、爪甲的颜色淡白，头晕或眼花，两目干涩，心悸，多梦，健忘，神疲，手足麻木，或妇女月经量少，色淡，延期甚或经闭，脉细无力
阴虚	形体消瘦，口燥咽干，两颧潮红，五心烦热，潮热，盗汗，小便短黄，大便干结，舌红少津，脉细数
阳虚	畏冷，肢凉，口淡不渴，或喜热饮，或自汗，小便清长，尿少不利，大便稀薄，面色㿠白，舌淡胖，脉沉迟（或数）无力，可兼有神疲、乏力、气短等气虚的表现

2. 辨兼夹病证

因病致虚	应辨明原有疾病是否还继续存在
因虚致实	如气虚血运无力，形成瘀血，脾气虚不能运化水湿，而致水湿内停等
兼夹外邪	虚劳之人因卫外不固，易于感受外邪，且感邪后不易恢复，其治疗用药也与常人感受外邪有所不同

（二）治疗原则

治疗原则：虚则补之，损者益之。

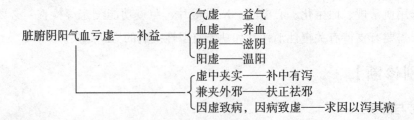

（三）分证论治

1. 气虚

（1）肺气虚

证候	短气不足以息，动则益甚，少气懒言，自汗乏力，咳嗽无力，痰液清稀，时寒时热，平素容易感冒，面色苍白或萎黄，舌淡，脉虚无力
辨证要点	短气不足以息，动则益甚，少气懒言，平素容易感冒，脉虚无力

续表

病　　机	肺气不足，表卫不固	
治　　法	补益肺气，益卫固表	
主　　方	补肺汤	
组　　成	人参、黄芪补肺益卫固表；熟地、五味子益肾固本，收敛肺气；桑白皮、紫菀敛肺止咳	
加　　减	不咳者，去桑白皮、紫菀；自汗较多者，加牡蛎、麻黄根固表止汗；若气阴两虚而兼见潮热、盗汗者，加秦艽、鳖甲、地骨皮等养阴清热；若气血两虚，兼见心悸失眠、爪甲不荣口唇色淡者，加阿胶、当归、熟地以养血滋阴润肺	

（2）心气虚

证　　候	心悸，怔忡，胸闷气短，活动后加重，面色淡白或㿠白，或有自汗，舌淡苔白，脉虚弱
辨证要点	心悸，怔忡，胸闷气短，活动后加重，脉虚弱
病　　机	心气不足，心失所养
治　　法	益气养心，宁心安神
主　　方	七福饮
组　　成	人参、白术、炙甘草益气养心；熟地、当归滋补阴血；酸枣仁、远志宁心安神
加　　减	自汗多者，可加黄芪、五味子益气固摄；不思饮食者，可加藿香、砂仁以醒脾开胃

（3）脾气虚

证　　候	纳少腹胀，饭后尤甚，大便溏薄，肢体倦怠，面色萎黄，舌淡苔白，脉弱
辨证要点	纳少腹胀，饭后尤甚，大便溏薄，面色萎黄，脉弱
病　　机	脾气虚弱，运化失职
治　　法	健脾益气，化湿除满
主　　方	加味四君子汤
组　　成	人参、黄芪、白术、甘草益气健脾；茯苓、扁豆健脾除湿
加　　减	胃失和降而兼胃脘胀满，嗳气呕吐者，加陈皮、半夏和胃理气降逆；食积停滞而兼见脘闷腹胀，嗳腐吞酸，舌苔厚腻者加神曲、山楂、麦芽、鸡内金消食和胃；气虚损及阳气而兼见脾阳虚，腹痛即泻，手足欠温者，加肉桂、炮姜温中散寒

（4）肾气虚

证　　候	腰膝酸软，面白神疲，听力减退，小便频数而清，或尿后余沥不尽，或遗尿、夜尿频多，白带清稀，舌淡苔白，脉沉弱
辨证要点	腰膝酸软，面白神疲，听力减退，脉沉弱
病　　机	肾气虚，形神失养
治　　法	温阳益气，补肾养精
主　　方	大补元煎
组　　成	人参、山药、炙甘草益气健脾固肾；杜仲、山茱萸温补肾气；熟地、枸杞子、当归补养精血
加　　减	神疲乏力者，加黄芪益气；尿频较甚及遗尿者，加菟丝子、五味子、益智仁补肾固涩；脾失健运而兼见大便溏薄者，去熟地、当归，加肉豆蔻、补骨脂温补固涩

2. 血虚

（1）心血虚

证　　候	心悸怔忡，失眠多梦，眩晕健忘，面色淡白不华，口唇色淡，舌淡苔白，脉象细弱
辨证要点	心悸怔忡，失眠多梦，眩晕健忘，面色淡白不华，脉象细弱

病　　机	心血不足，心失所养
治　　法	养血宁心，安神定志
主　　方	养心汤
组　　成	人参、黄芪、五味子、甘草益气生血；当归、川芎、柏子仁、酸枣仁、远志补养心血；肉桂、半夏曲温中健脾以助气血之生化
加　　减	失眠、多梦较甚者可加合欢皮、夜交藤养心安神；心悸甚者加龙骨、牡蛎等镇心安神；易人参为红参以加强益气生血之功。本证亦可选用归脾汤以益气生血，养心安神

（2）肝血虚

证　　候	眩晕耳鸣，视力减退或雀盲，面白无华，肢体麻木，筋脉拘急或筋惕肉瞤，妇女月经不调甚则闭经，舌淡苔白，脉弦细或细涩
辨证要点	眩晕耳鸣，视力减退或雀盲，肢体麻木，筋脉拘急或筋惕肉瞤，妇女月经不调甚则闭经
病　　机	肝血亏虚，筋脉失养
治　　法	补血养肝，柔筋明目
主　　方	四物汤
组　　成	熟地、当归补血养肝；芍药、川芎和营调血
加　　减	血虚甚者，加制首乌、枸杞子、鸡血藤增强补血养肝；胁痛，加丝瓜络、郁金、香附理气通络；目失所养，视物模糊，加楮实子、枸杞子、决明子养肝明目；肝血亏虚又兼血脉瘀滞兼见肌肤甲错，舌质青紫，脉象细涩者，可先用大黄䗪虫丸活血化瘀，祛瘀生新，继用归脾丸以养血

（3）脾血虚

证　　候	神疲乏力，食少便溏，健忘失眠，心悸气短，面色萎黄，舌质淡，苔薄白，脉细缓
辨证要点	神疲乏力，食少便溏，面色萎黄，脉细缓
病　　机	脾血亏虚，形神失养
治　　法	益气健脾，养血安神
主　　方	归脾汤
组　　成	人参、黄芪、白术、甘草、生姜、大枣甘温补脾益气；当归补血；茯神、酸枣仁、龙眼肉、远志养心安神；木香理气醒脾
加　　减	食少者，可加山楂、鸡内金健脾消食；失眠较甚者，可加合欢花、夜交藤养心安神

3. 阴虚
（1）肺阴虚

证　　候	干咳或痰少而黏，咽干甚或失音，潮热盗汗，颧红，甚则痰中带血，声嘶，舌红少津，脉细数
辨证要点	干咳或痰少而黏，咽干甚或失音，潮热盗汗，脉细数
病　　机	阴液亏虚，肺失濡润，宣肃失常，虚火灼肺
治　　法	润肺止咳，清热养阴
主　　方	沙参麦冬汤
组　　成	沙参、玉竹、麦冬润肺养阴；桑叶、天花粉、甘草清热生津润燥
加　　减	咳嗽甚者，加百部、款冬花肃肺止咳；潮热者加地骨皮、银柴胡、鳖甲以清虚热；盗汗者加牡蛎、浮小麦固表敛汗；声嘶或失音者加桔梗、木蝴蝶清肺利咽

（2）心阴虚

证 候	心烦失眠，潮热盗汗，颧红，或口舌生疮，舌红少津，脉细数
辨证要点	心烦失眠，潮热盗汗，或口舌生疮，舌红少津，脉细数
病 机	心阴虚，心神心脉失养
治 法	滋阴清热，养心安神
主 方	天王补心丹
组 成	生地、玄参、麦冬、天冬养阴清热；人参、茯苓、丹参、当归益气养血；柏子仁、酸枣仁、远志、五味子、朱砂养心安神；桔梗载药上行
加 减	虚火偏盛而见烦躁不安，口舌生疮者，去辛温之当归、远志，加黄连、淡竹叶以清心泄火，导热下行；潮热者，加地骨皮、银柴胡清退虚热；盗汗者，加牡蛎、浮小麦敛汗固表

（3）脾胃阴虚

证 候	口燥咽干，不思饮食，脘部灼热隐痛或脘痞不适或干呕呃逆，大便干结，舌干少苔或无苔，脉细数
辨证要点	口燥咽干，不思饮食，脘部灼热隐痛，大便干结，舌干少苔或无苔
病 机	阴液亏虚，脾失健运，胃失濡润
治 法	滋阴养液，调胃和中
主 方	益胃汤
组 成	沙参、麦冬、生地、玉竹滋胃液，养脾阴；冰糖养胃和中
加 减	口燥咽干甚者，为津亏较甚，加石斛、天花粉滋养胃阴；不思饮食者加麦芽、扁豆、山药益胃健脾；干呕呃逆者加柿蒂、刀豆、竹茹养胃降逆；大便干结者加郁李仁、火麻仁或将原方之冰糖改为蜂蜜以润肠通便

（4）肝阴虚

证 候	头晕耳鸣，两目干涩，视物模糊，急躁易怒，筋惕肉瞤，面部烘热，舌干红，脉弦细数
辨证要点	头晕耳鸣，两目干涩，视物模糊，急躁易怒，筋惕肉瞤
病 机	阴虚阳亢，清窍失养
治 法	滋养肝阴，养血柔肝
主 方	补肝汤
组 成	当归、川芎、熟地、白芍养血柔肝；酸枣仁、麦冬、木瓜、甘草酸甘化阴，滋阴养肝
加 减	头痛、眩晕、耳鸣较甚者，酌加石决明、钩藤、菊花以平肝潜阳熄风；目干涩或视物模糊者，加枸杞子、女贞子、草决明养肝明目；急躁易怒，尿赤便秘，舌红脉数者，为肝火亢盛，加龙胆草、黄芩、栀子清肝泄火

（5）肾阴虚

证 候	眩晕耳鸣，腰膝酸软，甚则耳聋足痿，失眠多梦，男子遗精，女子经少或闭经，五心潮热，盗汗，溲黄便干，舌红少津，脉细数
辨证要点	眩晕耳鸣，腰膝酸软，甚则耳聋足痿，五心潮热盗汗，舌红少津，脉细数
病 机	肾精不足，失于濡养
治 法	滋补肾阴，强壮腰膝
主 方	左归丸
组 成	熟地、山药、枸杞子、山茱萸填补真阴；龟板胶、鹿角胶益精填髓；菟丝子、牛膝强腰膝，健筋骨
加 减	耳聋足痿者加紫河车粉填补精血；遗精者加金樱子、芡实、莲须等固肾涩精；肾阴亏虚，虚火内盛者，可选用知柏地黄丸加减

4. 阳虚

（1）心阳虚

证　候	心胸憋闷或疼痛，心悸自汗，神倦嗜卧，面色苍白，形寒肢冷，舌淡或紫暗，脉细弱或沉迟
辨证要点	心胸憋闷或疼痛，心悸自汗，形寒肢冷
病　机	心阳不足，心气亏虚，运血无力
治　法	温通心阳，健脾益气
主　方	保元汤
组　成	人参、黄芪益气扶正；肉桂、生姜、甘草温通阳气
加　减	心胸疼痛者加郁金、川芎、丹参活血止痛；形寒肢冷，脉沉迟者，为阳虚较甚，酌加附子、仙茅、巴戟天、鹿茸以温补阳气

（2）脾阳虚

证　候	腹胀纳少，酸痛喜温喜按，大便溏薄或完谷不化，形寒，四肢不温，神疲乏力，每因受凉或饮食不慎而加剧，舌质淡，苔白，脉弱
辨证要点	腹胀纳少，酸痛喜温喜按，大便溏薄或完谷不化，形寒，四肢不温
病　机	中阳亏虚，温运无力，运化失职
治　法	益气健脾，温阳祛寒
主　方	附子理中丸
组　成	附子、干姜温中祛寒；人参、白术、甘草益气健脾燥湿
加　减	腹中冷痛较甚者，加高良姜、香附或丁香、吴茱萸温中散寒，行气止痛；腹泻较剧者，为阳虚寒甚，加肉豆蔻、补骨脂温脾涩肠；食后腹胀或呕逆者，属胃寒气逆，加陈皮、砂仁、半夏以温中和胃降逆

（3）肾阳虚

证　候	腰膝酸痛，畏寒肢冷或男子遗精阳痿，或女子宫冷不孕，多尿或不禁，下利清谷或五更泄泻，面色㿠白或黧黑，舌质淡胖、有齿痕，苔白，脉沉弱
辨证要点	腰膝酸痛，畏寒肢冷或男子遗精阳痿，或女子宫冷不孕
病　机	肾阳亏虚，失于温煦，固摄无权
治　法	补肾助阳，滋养精血
主　方	右归丸
组　成	肉桂、附子、鹿胶温补肾阳，填精补髓；山茱萸、菟丝子、杜仲补益肾气；山药、熟地、枸杞、当归补益精血，滋阴助阳
加　减	遗精者加金樱子、芡实、莲须或合金锁固精丸以涩精止遗；下利清谷者，去熟地、当归等滋腻之品，加党参、白术、苡仁益气健脾，渗湿止泻；五更泄泻者可合四神丸温肾暖脾，固肠止泻；肾虚水泛以致浮肿尿少者，加茯苓、泽泻、车前子或合五苓散以利水消肿；肾不纳气而见喘促，短气，动则更甚者，加补骨脂、五味子、蛤蚧以补肾纳气

二、西医治疗

（一）甲状腺功能减退症

甲状腺功能减退症的主要治疗方法是甲状腺激素的替代治疗。总原则是：小剂量开始，缓慢加量，达有效剂量后长期维持。维持剂量可随病情变化，季节更替等而有所变动。首选左甲状腺素口服。评价疗效的指标是促甲状腺激素。

（二）再生障碍性贫血

1. 支持治疗　预防感染、注意饮食及环境卫生。针对病情采用对症治疗，如输注红细胞纠正贫血，酚磺乙胺、氨基己酸止血，抗生素控制感染，保肝药物护肝。

2. 针对发病机制治疗 如免疫抑制治疗，促造血治疗，造血干细胞移植等。

【临证备要】

1. 注意五脏气血阴阳的关联性 对虚劳的辨证论治，既应以气血阴阳为纲，五脏虚候为目，又应注意其间的相互联系。由于气血同源，阴阳互根，五脏相关，在病理情况下，往往互相影响，由一虚而渐至多虚，由一脏而累及他脏，使证候趋于复杂，临证必须有机联系，才能灵活应用。如临床常见肺脾（气阴）两虚、肺肾气虚、心脾（气血）两虚、肝肾阴虚、脾肾阳虚、心肾阳虚、阴阳两虚等必须联系处理。在五脏之中，重视补益肺、脾、肾在治疗中的作用，且尤重补脾，如《类编朱氏集验医方·虚损门》说："古人所谓补肾不如补脾，所谓精气血气未有不自谷气以为本也。"

2. 补血需兼补气 补血养血是治疗血虚的治则，但由于血为气之母，故血虚均会伴有不同程度的气虚症状，所以补血不宜单用补血药，应适当配伍补气药，以达到益气生血的目的，当归补血汤即是益气生血的应用范例。正如《脾胃论》说："血不自生，须得生阳气之药，血自旺矣"。黄芪、人参、党参、白术等药，为常选用的益气（进而生血）之药。

3. 注意阴阳互根 阴虚应补阴，阳虚应补阳，但须注意"阴阳互根"的问题。正如《景岳全书·新方八略》说："善补阳者，必于阴中求阳，则阳得阴助而生化无穷；善补阴者，必于阳中求阴，则阴得阳升而泉源不竭"。张景岳所制滋肾阴的左归丸及温肾阳的右归丸正体现了这一治疗原则。

4. 注意虚实论治 对于虚中夹实及兼感外邪者，当补虚泻实，扶正祛邪。从辨证关系看，祛邪亦可起到固护正气的作用，防止因邪恋而进一步损伤正气。虚证日久，恢复较慢，遣方用药，必求平和。骤补猛补，枉有良效，如《重订严氏济生方·诸虚门》言："后方所载，药性平补，柔而不僭，专而不杂，间有药用群队，必使刚柔相济，佐使合宜，可以取效。"

5. 充分重视食补 虚劳病久，所受影响因素较多，须将药物治病和饮食调养及生活调摄密切结合起来，这对促进虚劳的好转乃至痊愈具有十分重要的意义。其中，应高度重视发挥饮食的补益作用，进食富于营养而易于消化的食物，以保证气血的化生。阳虚病人忌食寒凉，宜温补类食物；阴虚病人忌食燥热，宜淡薄滋润类食物。

【结语】

虚劳是多种慢性衰弱性证候的总称，其范围相当广泛。禀赋不足，劳倦过度，饮食损伤，久病失治等多种原因均会导致虚劳，其共同点是久虚不复而成劳。五脏功能衰退，气血阴阳亏损，是虚劳的基本病机。辨证应以气血阴阳为纲，五脏虚证为目。由于气血同源，阴阳互根，五脏相关，故应同时注意气血阴阳相兼为病及五脏之间的相互影响。"虚则补之"，补益是治疗虚劳的基本原则，应根据病理属性的不同，分别采用益气、养血、滋阴、温阳的治法，并结合五脏病位的不同而选方用药，以加强治疗的针对性。对于虚中夹实及兼感外邪者，治疗当补中有泻，补泻兼施，防止因邪恋而进一步耗伤正气。做好调摄护理，对虚劳的康复具有重要作用。

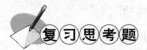

复习思考题

1. 虚劳的病因病机有哪些，病性、病位是什么？

2. 虚劳的辨证要点是什么？

3. 虚劳的治疗原则是什么，补益脾肾在虚劳的治疗中有何重要意义？

【文献选录】

《中藏经·劳伤论》："劳者，劳于神气也；伤者，伤于形容也。饥饱无度则伤脾，思虑过度则伤心，色欲过度则伤肾，起居过常则伤肝，喜怒悲愁过度则伤肺。"

《博济方·劳证》："夫劳者，牢固也，劳伤也。经曰：五劳六极七伤，皆因营卫不调，血气虚损，或房，或酒，或大病愈后有失调理，因变证候，其状极多，不能备举。大抵春夏剧，秋冬瘥。"

《医学读书记·冷劳》："虚劳之人，气血枯耗，生气不荣，则内生寒冷，张鸡峰所谓冷劳者是也。宜建中，复脉，八味肾气之属，甘温辛润，具生阳化阴之能者治之。"

扫码"学一学"

第八节 肥 胖

肥胖是由于年老体弱，过食肥甘，缺乏运动，先天禀赋等因素导致气虚阳衰，痰湿瘀滞，从而使体内膏脂堆积过多，体重异常增加为主要临床表现的病证。

历代医籍对肥胖病的论述非常多。对本病的最早记载见于《内经》。《素问·阴阳应象大论》有"肥贵人"及"年五十，体重，耳目不聪明矣"的描述。在证候方面，《灵枢·逆顺肥瘦》记载："广肩腋项，肉薄厚皮而黑色，唇临临然，其血黑以浊，其气涩以迟"。《灵枢·卫气失常》根据人的皮肉气血的多少对肥胖进行分类，分为"有肥，有膏，有肉"三种证型。此外，《素问·奇病论》中有"喜食甘美而多肥"的记载，说明肥胖的发生与过食肥甘，先天禀赋，劳作运动太少等多种因素有关。后世医家在此基础上认识到肥胖的病机还与气虚、痰湿、七情及地理环境等因素有关，如《景岳全书》认为肥人多气虚，《丹溪心法》、《医门法律》认为肥人多痰湿。在治疗方面，《丹溪心法·中湿》认为肥胖应从湿热及气虚两方面论治。《石室秘录》认为治痰须补气兼消痰，并补命火，使气足而痰消。同时，前人还认识到肥胖与其他多种病证有关，《内经》认识到肥胖可转化为消渴，还与仆击、偏枯、痿厥、气满发逆等多种疾病有关。

西医学中单纯性肥胖症、继发性（如继发于下丘脑及垂体病、胰岛病及甲状腺功能低下等的肥胖病）肥胖症，可参考本节内容进行辨证论治。

肥胖症是指体内脂肪堆积过多和（或）分布异常，体重增加的一组常见的代谢紊乱症候群，是遗传因素和环境因素共同作用的结果。其中只有肥胖而无任何器质性疾病称单纯性肥胖症，是肥胖症中最常见的一种，是多种严重危害健康的疾病（如糖尿病、冠状动脉粥样硬化性心脏病、脑血管疾病、高血压病、高脂血症等）的危险因子，在其发病中起着病因、诱因、加重因素或兼而有之的作用。因此，肥胖的防治有着十分重要的临床意义。据美国1997年相关资料，男性肥胖率约为4%～14%，女性则为10%～24%，45～65岁为好发年龄。近年来随着我国经济发展和生活方式的改变，肥胖发病率有明显上涨，而发病年龄有下降趋势。

【病因病理】

一、中医学认识

由于先天禀赋不足，或过食肥甘，或久卧久坐以及少劳等，导致湿浊痰瘀内聚，留着不行，形成肥胖。

1. 年老体弱　肥胖的发生与年龄有关，中年以后，人体的生理机能由盛转衰，脾的运化功能减退，又过食肥甘，运化不及，聚湿生痰，痰湿壅结，或肾阳虚衰，不能化气形水，酿生水湿痰浊，故而肥胖。

2. 饮食不节　暴饮暴食，或嗜食肥甘厚味，损伤脾胃，水谷运化失司，湿浊停留体内；且肥甘之品易酿湿生痰，痰热湿浊聚集体内而成本病。

3. 劳逸失调　久卧久坐，缺少运动劳作，也是本病的重要原因。《素问·宣明五气》有"久卧伤气，久坐伤肉"之说，伤气则气虚，伤肉则脾虚，脾气虚弱，运化失司，水谷精微不能输布，水湿内停，形成肥胖。

4. 先天禀赋　阳热体质，胃热偏盛者，食欲亢进，食量过大，脾运不及，可致膏脂痰湿堆积，而成肥胖。

5. 情志所伤　七情内伤，脏腑气机失调，水谷运化失司，水湿内停，痰湿聚集，亦成肥胖。

综上，可见本病是由于年老体弱、嗜食肥甘、缺乏运动、先天禀赋等使脾胃受损、运化失常，痰浊积聚，血运不畅所致。病机总属阳气虚衰，痰湿偏盛。脾气虚弱则运化转输无力，水谷精微失于输布，化为膏脂和水湿，留滞体内而致肥胖；肾阳虚衰，则血液鼓动无力，水液失于蒸腾气化，致血行迟缓，水湿内停，而成肥胖。本病病位主要在脾与肌肉，与肾虚关系密切，亦与肝胆疏泄及心肺功能失调有关。

本病多属本虚标实，本虚以气虚为主，标实以痰浊膏脂为主，兼有水湿、瘀血、气滞等，临床常有偏于本虚及标实之不同。前人有"肥人多痰""肥人多湿""肥人多气虚"之说，即是针对其不同病机而言。本病病变过程中常发生病机转化，一是虚实之间的转化，如食欲亢进，过食肥甘，湿浊积聚体内，化为膏脂，湿浊化热，胃热滞脾，形成肥胖，但长期饮食不节，可损伤脾胃，致脾虚不运，甚至脾病及肾，导致脾肾两虚，从而由实证转为虚证；而脾虚日久，运化失常，湿浊内生，或土壅木郁，肝失疏泄，气滞血瘀，或脾病及肾，肾阳虚衰，不能化气行水，可致水湿内停，泛溢肌肤，阻滞于经络，使肥胖加重，从而由虚证转为实证或虚实夹杂之证。二是病理产物之间也可发生相互转化，主要表现为痰湿内停日久，阻滞气血运行，可致气滞或血瘀。而气滞、痰湿、瘀血日久，常可化热，而成郁热、痰热、湿热、瘀热。三是肥胖病变日久，常变生他病，并易合并消渴、眩晕、中风等。

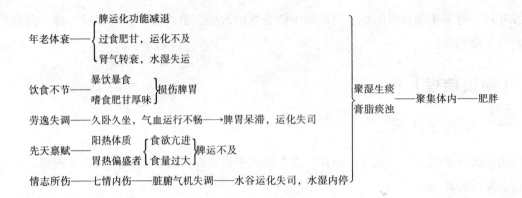

二、西医学认识

单纯性肥胖症

单纯性肥胖症目前病因尚未明确，多认为是包括遗传和环境因素在内的多种因素相互作用的结果。其病因和发病机制有以下几个方面。

1. 遗传因素 遗传在肥胖的发病中起着一个易发因素的作用，但遗传基础不明，也不能排除共同饮食、活动习惯的影响。

2. 神经精神因素 已知人类与多种动物的下丘脑中存在着两对与摄食行为有关的神经核，饱中枢兴奋时有饱感而拒食，被破坏后则食欲大增；饥中枢兴奋时食欲旺盛，被破坏后则厌食拒食。在生理条件下两对中枢处于动态平衡状态，使食欲调节于正常范围而维持正常体重。当精神过度紧张而交感神经兴奋或肾上腺素能神经受刺激时，食欲受抑制，反之食欲亢进。

3. 内分泌因素 近年来高胰岛素血症在肥胖发病中的作用引人注目。肥胖常与高胰岛素血症并存，两者的因果关系有待进一步探讨，但一般认为系高胰岛素血症引起肥胖。肥胖症中以女性为多，尤其是经产妇、绝经期后或长期口服避孕药者，提示可能与雌激素有一定关系。

4. 生活方式与饮食习惯 摄入过高热量食物，过剩的热量以甘油三酯形式贮存于脂肪组织，形成肥胖。亦有研究认为某些肥胖是由于体力活动减少（例如坐位生活方式）所致，但体力活动不足也可能是肥胖的后果或仅参与了肥胖的持续状态和发展，而非特异的原因。

5. 其他 肥胖症还与生长因素及棕色脂肪（BAT）功能异常有关。目前，"调节点"（set point）的观点较流行，该观点认为每个人的脂肪含量、体重受固有控制系统的调节，这种调节水平称为调节点，肥胖者的调节点较高。这一理论可解释肥胖者难于减轻体重或即使减轻后亦难于保持的现象。调节点起作用的具体环节仍未明确。

【诊断】

一、病名诊断

（1）以形体肥胖为主要表现。

（2）起病缓慢，病程长。一旦形成肥胖，不易短时间内减轻体重。

（3）常有嗜食肥甘、缺乏运动的习惯，或有肥胖病的家族史。可因长期过重的精神压力以及不适当地服用药物诱发。

二、证候特征

常伴有身体沉重、头晕乏力、行动迟缓，甚或动则喘促等症状。肥胖病变日久，常变生他病。易合并消渴、眩晕、中风等。

三、相关检查

测量体重、身高、腰围、腹围、血压，进行血脂、血糖、血清胰岛素、黄体生成素、皮质醇、睾酮等检查，计算体重指数可反映身体肥胖程度。腰围或腰臀比可反映脂肪分布。必要时行 CT 或 MRI 计算皮下脂肪厚度或内脏脂肪量。也可通过身体密度测量法、生物电阻抗测定法、双能 X 线吸收法测定体脂总量。

【鉴别诊断】

1. 肥胖与水肿鉴别

鉴别要点	肥胖	水肿
共同点	形体肥胖甚则臃肿	
不同点	饮食不节，缺乏运动，先天禀赋等原因引起，经治疗体重可减轻，但较慢	风邪袭表，疮毒内犯，外感水湿，久病劳倦等导致，以颜面、四肢浮肿为主，严重者可见腹部胀满，全身皆肿。经治疗体重可迅速减轻并降至正常

2. 肥胖与黄胖鉴别

鉴别要点	肥胖	黄胖
共同点	面部肥胖	
不同点	由于年老体弱，饮食不节，缺乏运动，先天禀赋等原因引起	由于肠道寄生虫与食积所致，以面部黄胖肿大为特征

【治疗】

一、中医治疗

（一）辨证要点

1. 辨标本虚实

本虚	气虚：气短声低，少气懒言，精神疲惫，体倦乏力，脉虚，舌质淡嫩，或有头晕目眩，自汗，动则诸症加重 阳虚：畏冷，肢凉，口淡不渴，或喜热饮，或自汗，小便清长或尿少不利，大便稀薄，面色㿠白，舌淡胖，苔白滑，脉沉迟无力。可兼有神疲，乏力，气短等气虚表现
标实	痰湿、水湿及瘀血之不同

2. 辨脏腑病位

脾	症见身体重着，神疲乏力，腹大胀满，头沉胸闷，或有恶心，痰多者，病变主要在脾
肾	病久累及于肾，症见腰膝酸软疼痛，动则气喘，嗜睡，形寒肢冷，下肢浮肿，夜尿频多
心肺	见心悸气短，少气懒言，神疲自汗等

（二）治疗原则

治疗原则：补虚泻实。

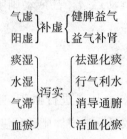

（三）分证论治

1. 胃热滞脾

证　　候	多食，消谷善饥，形体肥胖，脘腹胀满，面色红润，心烦头昏，口干口苦，胃脘灼痛，嘈杂，得食则缓，舌红苔黄腻，脉弦滑
辨证要点	多食，消谷善饥，形体肥胖，脘腹胀满
病　　机	胃热脾湿，精微不化，膏脂淤积
治　　法	清胃泻火，佐以消导
主　　方	小承气汤合保和丸
组　　成	大黄泻热通便；连翘、黄连清胃泻火；枳实、厚朴行气散结；山楂、神曲、莱菔子消食导滞；陈皮、半夏理气化痰和胃；茯苓健脾利湿 前方通腑泻热，行气散结；后方重在消食导滞
加　　减	肝胃郁热，症见胸胁苦满，烦躁易怒，口苦舌燥，腹胀纳呆，月经不调，脉弦，可加柴胡、黄芩、栀子；肝火致便秘者，加更衣丸；食积化热，形成湿热，内阻肠胃，而致脘腹胀满，大便秘结，或泄泻，小便短赤，苔黄腻，脉沉有力，可用枳实导滞丸或木香槟榔丸；湿热郁于肝胆，可用龙胆泻肝汤；风火积滞壅积肠胃，表里俱实者，可用防风通圣散

2. 痰湿内盛

证　　候	形盛体胖，身体重着，肢体困倦，胸膈痞满，痰涎壅盛，头晕目眩，口干而不欲饮，嗜食肥甘醇酒，神疲嗜卧，苔白腻或白滑，脉滑
辨证要点	身体重着，胸膈痞满，痰涎壅盛，口干而不欲饮，苔白腻
病　　机	痰湿内盛，困遏脾运，阻滞气机
治　　法	燥湿化痰，理气消痞
主　　方	导痰汤
组　　成	半夏、制南星、生姜燥湿化痰和胃；橘红、枳实理气化痰；冬瓜皮、泽泻淡渗利湿；决明子通便；莱菔子消食化痰；白术、茯苓健脾化湿；甘草调和诸药
加　　减	湿邪偏盛者，可加苍术、薏苡仁、赤小豆、防己、车前子；痰湿化热，症见心烦少寐，纳少便秘，舌红苔黄，脉滑数者，可酌加竹茹、浙贝母、黄芩、黄连、瓜蒌仁等，并以胆南星易制南星；痰湿郁久，壅阻气机，以致痰瘀交阻，伴见舌暗或有瘀斑者，可酌加当归、赤芍、川芎、桃仁、红花、丹参、泽兰等

3. 脾虚不运

证　　候	肥胖臃肿，神疲乏力，身体困重，胸闷脘胀，四肢轻度浮肿，晨轻暮重，劳累后明显，饮食如常或偏少，既往多有暴饮暴食史，小便不利，便溏或便秘，舌淡胖，边有齿印，苔薄白或白腻，脉濡细
辨证要点	神疲乏力，身体困重，劳累后明显，舌淡胖，边有齿痕
病　　机	脾胃虚弱，运化无权，水湿内停
治　　法	健脾益气，渗利水湿
主　　方	参苓白术散合防己黄芪汤

续表

组 成	党参、黄芪、茯苓、白术、大枣健脾益气；桔梗性上浮，兼益肺气；山药、扁豆、薏苡仁、莲子肉渗湿健脾；陈皮、砂仁理气化滞，醒脾和胃；防己、猪苓、泽泻、车前子利水渗湿
加 减	脾虚水停，肢体肿胀明显者，加大腹皮、桑白皮、木瓜，或加入五皮饮；腹胀便溏者，加厚朴、陈皮、广木香以理气消胀；腹中畏寒者，加肉桂、干姜等以温中散寒

4. 脾肾阳虚

证 候	形体肥胖，颜面虚浮，神疲嗜卧，气短乏力，腹胀便溏，自汗气喘，动则更甚，畏寒肢冷，下肢浮肿，尿昼少夜频，舌淡胖，苔薄白，脉沉细
辨证要点	颜面虚浮，神疲嗜卧，腹胀便溏，自汗气喘，动则更甚，畏寒肢冷，夜尿频
病 机	脾肾阳虚，气化不行，水饮内停
治 法	温补脾肾，利水化饮
主 方	真武汤合苓桂术甘汤
组 成	附子、桂枝补脾肾之阳，温阳化气；茯苓、白术健脾利水化饮；白芍敛阴；甘草和中；生姜温阳散寒
加 减	气虚明显，伴见气短，自汗者，加人参、黄芪；水湿内停明显，症见尿少浮肿，加五苓散，或泽泻、猪苓、大腹皮；见畏寒肢冷者，加补骨脂、仙茅、仙灵脾、益智仁，并重用肉桂、附子以温肾祛寒

二、西医治疗

预防肥胖较治疗易奏效且重要。特别是有肥胖家族史者应从小注意，病后恢复期、妇女产后及绝经期、男性中年以后均应预防肥胖，包括适当控制食量，避免高糖、高脂肪及高热量饮食，经常进行体力劳动和锻炼。如未能奏效时可采用药物辅助治疗及手术治疗。

【临证备要】

1. 肥胖常可兼血瘀　痰湿体质者痰湿阻滞气机，气滞则血瘀，形成气滞血瘀证。症见形体丰满，面色紫红或暗红，胸闷胁胀，舌暗红或有瘀点瘀斑，或舌下脉络怒张，苔薄白或薄黄，脉沉细或涩。治以活血祛瘀，行气散结，方用血府逐瘀汤合失笑散加减。

2. 痰、瘀、气常可化热　肥胖之属于痰湿、气滞、血瘀者常可化热，进而伤阴，病至后期可表现为阴虚阳亢证，症见体胖，情绪急躁，易怒，食欲旺盛，头晕胸闷，大便干结，舌质红，苔少，脉弦细，治以镇肝熄风汤加减。

3. 善用有效减肥作用的中药　如何首乌、荷叶、茶叶、菟丝子、玉竹、地黄、山楂、栀子、泽泻、薏苡仁、陈皮、半夏、大黄、决明子、番泻叶、冬瓜皮、昆布、海藻等。

4. 治疗需持之以恒，运动须循序渐进　正确的方法是使体重逐渐减轻，逐步接近正常体重，不可太过，亦不宜骤减，以免损伤正气，降低体力。

【结语】

肥胖是以体重异常增加，身肥体胖，并多伴有头晕乏力、神疲懒言、少动气短等症状的一类病证。多由年老体弱、过食肥甘、缺乏运动、先天禀赋等原因导致，其病机总属脾肾气虚、痰湿偏盛。肥胖的病位主要在脾与肌肉，与肾气虚关系密切，亦与心、肺的功能失调有关。肥胖多为本虚标实之候，虚实之间、各种病理产物之间常发生相互转化，病久还可变生消渴、头痛、眩晕、胸痹、中风、胆胀、痹证等疾病，因此必须积极治疗。临证时要辨明标本虚实、脏腑病位，以补虚泻实为原则，治本用补益脾肾，治标常用祛湿化痰，结合行气、利水、消导、通腑、化瘀等法。在药物治疗的同时，积极进行饮食调摄及体育锻炼，以提高疗效。

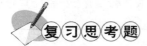

复习思考题

1. 肥胖病的常见病因有哪些？
2. 试述肥胖病的诊断依据。
3. 试述肥胖病的分证论治？

【文献选录】

《素问·奇病论》："此肥美之所发也，此人必数食甘美而多肥也，肥者令人内热，甘者令人中满，故其气上溢，转为消渴。"

《丹溪心法·中湿》："凡肥人沉困怠惰，是湿热，宜苍术、茯苓、滑石。凡肥白之人，沉困怠惰，是气虚，宜二术、人参、半夏、草果、厚朴、芍药。"

《景岳全书·杂证谟·非风》："何以肥人反多气虚？……肥人者，柔胜于刚，阴胜于阳者也，且肉以血成，总皆阴类，故肥人多有气虚之证。"

第九节　癌　病

癌病是由正气内虚，感受邪毒，情志怫郁等原因引起，致使痰浊内蕴，气滞血瘀，以肿物逐渐增大，表面高低不平，质地坚硬，时有疼痛，发热，并常伴见纳差，乏力，日渐消瘦等全身症状为临床表现的一类恶性疾病。

早在甲骨文就有"瘤"的记载。《说文解字》曰："瘤，肿也，从病，留声。""癌"首见于宋·东轩居士所著的《卫济宝书》，该书将"癌"作为痈疽的五发之一。在中医学著作中，更多的是结合临床特点给予相应的命名，如甲状腺癌类属于"石瘿"，肝癌类属于"肝积"等。

中医古籍对一些癌病的临床表现、病因病机、治疗、预后、预防等均有记载，现仍有参考价值。如《素问·玉机真脏论》说："大骨枯槁，大肉陷下，胸中气满，喘息不便，内痛引肩项，身热，脱肉破䐃，真脏见，十月之内死。"其描述的症状类似于肺癌晚期临床表现，明确指出预后不良。清·祁坤《外科大成·论痔漏》说："锁肛痔，肛门内外如竹节锁紧，形如海蜇，里急后重，便粪细而带扁，时流臭水，此无治法。"上述描述的症状与直肠癌的临床表现基本符合。对癌病的病因病机多认为是由于阴阳失调，七情郁结，脏腑受损等因素，导致气滞血瘀，久则成为"癥瘕""积聚"。关于癌病的治疗，中医学著作中论述的也较多，有内治和外治，单方与复方，药物与手术等丰富多彩的治疗方法。明·张景岳《景岳全书·积聚》说："凡积聚之治，如经之云者，亦既尽矣。然欲总其要，不过四法，曰攻，曰消，曰散，曰补，四者而已。"对积聚之治法做了经典概括。由于癌的发病，有皮肤、骨髓以及脏腑等部位的不同，症状又不一致，所以古人在叙述其病变时，将它归属于相关疾病或证候之中，如噎膈即是食管癌、肺积即是肺癌、反胃即是胃癌等。同时中医学对癌病的良恶没有严格的区分，皆以临床症状和特征区分。一般凡言"岩"者，皆属恶性肿瘤，凡言"瘤"者，多数为良性，少数为恶性。

本病相当于西医学的"肿瘤"范畴。不论何种肿瘤，出现癌病临床表现者，均可参照本节内容进行辨证论治。

肿瘤是指机体在某些致瘤因素的作用下，一些局部组织细胞在基因水平上失去了对其生长的正常调控，呈现过度而不协调的克隆性增殖而形成的新生物，常在局部形成肿块。肿瘤有良、恶性之分。肿瘤往往起病隐匿，早期症状不明显，当出现肿块、疼痛、出血、阻塞和压迫症状、刺激症状、器官功能障碍、发热、消瘦等临床表现时，多为肿瘤的晚期。肿瘤的局部和全身症状既可能是肿瘤本身的表现，也可能是肿瘤浸润、压迫、转移和肿瘤产生的异常生物活性物质所引起的。肿瘤根据生长部位、发病年龄、治疗是否及时、有无转移等不同，预后也不同。根据 WHO 报告，1997 年全球肿瘤死亡人数约 620 余万，居全球人类死因的第三位。我国恶性肿瘤死亡率 20 世纪 70 年代为 83.65/10 万，90 年代为 108.26/10 万，呈上升的趋势。

【病因病理】

一、中医学认识

癌病是发生于五脏六腑、四肢百骸的一类恶性疾病。多由于正气内虚，感受邪毒，情志抑郁，饮食不调，素有旧疾等因素，致脏腑功能失调，气血津液运行失常，产生气滞、血瘀、痰凝、湿浊、热毒等病理变化，蕴结于脏腑组织，相互搏结，日久而成的一类恶性疾病。

1. 六淫邪毒 外感六淫之邪，或化工废气、毒气、放射性物质等邪毒之气入侵，若正气不能抗邪，则邪客久留，脏腑气血阴阳失调，而致气滞、血瘀、痰浊、热毒等病变，日久形成硬块。

2. 情志抑郁 情志不遂，气机不畅，则血行受阻，久则导致气滞血瘀，或气不布津，久则津凝为痰，血瘀、痰浊等互结，逐渐成块。

3. 饮食不调 平素嗜食烟酒、辛辣刺激、油炸烧烤、腌肉炙品等，损伤脾胃，脾失健运，气血化源不足，正气亏虚、气虚血瘀。如《读医随笔·承制生化论》说："气虚不足以推血，则血必有瘀"。或正气亏虚，易感受外邪或易致客邪久留。另一方面，脾失健运，不能升清降浊，敷布运化水湿，则痰湿内生。

4. 素有旧疾 机体脏腑营养的偏盛偏衰，气血功能紊乱，失于调养或治疗不得当，病邪久留，损伤正气，或正气本虚，驱邪无力，加重或诱发气、痰、湿、食、血等凝结阻滞体内，邪气蕴结成块。

5. 久病体虚、年老体衰 正气内虚，脏腑阴阳气血失调，是患癌病的主要病理基础。久病体虚，气虚血瘀；或生活失于调摄，劳累过度，气阴耗伤，外邪每易乘虚而入，客邪留滞不去，气机不畅，导致血瘀成块。

癌病在上述诸多因素的影响下形成，但其基本病理变化为正气亏虚、气滞、血瘀、痰结、湿聚、热毒等相互纠结，日久积滞而成。

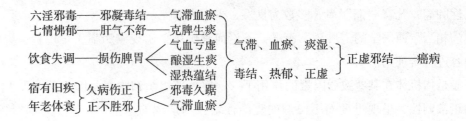

二、西医学认识

肿瘤

（一）肿瘤的发病机制

1. 基因突变学说 细胞的形态和功能是由基因的遗传信息决定的。癌变是致癌物质的作用或外来的基因掺入到细胞基因组内，使细胞的遗传物质 DNA 的结构发生改变，因此正常细胞获得新的遗传特性而转变为癌细胞。

2. 基因表达失调学说 正常情况下，人体正常体细胞的千百万个基因只启动了某些部分用以合成特殊的蛋白质和酶。当致癌物质的作用扰乱了基因调控的程序，使正常情况下不应启动的基因活动起来，致使细胞癌变。

3. 癌基因学说 人体细胞的 DNA 中含有病毒癌基因的同源序列。正常情况下呈低水平表达，但在理化性或病毒性致癌因素作用下，可能引起细胞癌基因的重排、扩增或突变而激活，产生过量或异常的蛋白质，使正常细胞发生恶性变。

（二）肿瘤的病因

1. 化学致癌因素 包括烷化剂、亚硝胺类、多环芳香烃化合物、金属等。如长期接触煤燃烧产物可致皮肤癌，亚硝胺类食物易诱发食管癌，被黄曲霉素污染食品易致肝癌等。

2. 生物因素 主要为病毒，这种能使动物和人的细胞发生转化和恶变的病毒称为肿瘤病毒，有人估计约 15% 的人类肿瘤与肿瘤病毒有关。

3. 物理因素 包括电离辐射、紫外线等。

4. 内在因素 包括有遗传因素、内分泌因素、免疫因素等。

【诊断】

一、病名诊断

（1）癌病可见肿块逐渐增大、表面高低不平、质地坚硬、内部脏器受压迫或梗阻、溃疡、出血等。

（2）癌病大多起病缓慢，病程较长。

（3）本病常有家族病史，可有吸烟、饮酒及接触致癌物质史。

二、证候特征

癌病是局部的病变，但却是全身性疾病的局部表现。癌病的初期因为正气不虚，可没有明显的全身症状，随时间迁延，后期可出现明显的全身症状，可伴有贫血、低热、消瘦、乏力等。

三、相关检查

实验室检查有细胞学检查，如细胞脱落学检查、黏膜细胞、细针穿刺涂片或超声导向穿刺涂片，病理组织学检查，内窥镜检查，影像学检查，化验检查，免疫学检查等。其中影像学检查是诊断肿瘤常用的检查方法，包括 X 线、各种造影、超声波、CT、MRI、核素等。

【鉴别诊断】

1. 癌病与虚劳鉴别

鉴别要点	癌病	虚劳
共同点	形神衰败，身体瘦弱	
不同点	发生于五脏六腑，四肢百骸的一类恶性疾病，病情重，预后差	脏腑功能减退、气血阴阳亏损所致的虚弱、不足的证候，病情虽重，其预后较癌病相对较好

2. 癌病与积聚鉴别

鉴别要点	癌病	积聚
共同点	体内有结块	
不同点	全身皆可出现结块，可伴或不伴疼痛，病情较重，预后差	指腹内结块，或痛或胀，病情相对较轻，积证预后相对较差，聚证预后好

【治疗】

一、中医治疗

（一）辨证要点

1. 辨部位及病程阶段

部位	根据硬块出现的部位或主要证候判断疾病在五脏六腑的位置
病程阶段	本病属正虚邪实，早期邪盛而正气虚不明显；中期正气不足渐显；晚期正气亏损明显，邪气亦盛。根据不同的症状可判断

2. 辨标本虚实

本虚	多因正气亏虚，邪毒入侵，情志、饮食不调，素有旧疾等因素，导致脏腑功能失调，气血津液运行失常
标实	邪客久留，致气滞、血瘀、痰浊、热毒等病变，日久形成硬块

3. 辨顺逆

顺	早期发现，肿块小，单发，形状规则，表面光滑，推之可移动，质地柔软，正气盛者
逆	发现时间晚，肿块较大，多发，形状不规则，表面不光滑，推之固定不移，质地坚硬，正气虚者

（二）治疗原则

治疗原则：扶正祛邪，攻补兼施。

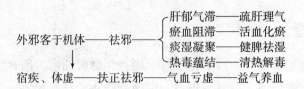

外邪客于机体——祛邪——肝郁气滞——疏肝理气
　　　　　　　　　　瘀血阻滞——活血化瘀
　　　　　　　　　　痰湿凝聚——健脾祛湿
　　　　　　　　　　热毒蕴结——清热解毒
　↓
宿疾、体虚——扶正祛邪——气血亏虚——益气养血

（三）分证论治

1. 肝郁气滞

证　　候	情绪容易激动，平素抑郁，胸胁、脘腹胀满、疼痛，食欲差，舌淡红，苔薄白腻，脉弦
辨证要点	情绪容易激动，胸胁、脘腹胀满，舌淡红，苔薄白，脉弦
病　　机	肝气郁结，气滞血瘀
治　　法	疏肝理气，和胃降逆
主　　方	逍遥散或柴胡疏肝散
组　　成	柴胡疏肝解郁；陈皮、川芎、枳壳助疏肝解郁；芍药、当归柔肝缓急，养血活血；白术、茯苓、甘草健脾益气
加　　减	肝郁气滞较重者，可加用郁金、青皮等疏肝解郁；肝郁化火者，加用丹皮、栀子以清热凉血

2. 瘀血阻滞

证　　候	疼痛，痛有定处，多呈刺痛，入夜尤甚，可扪及包块，肌肤紫黯有瘀点、瘀斑，舌质紫黯，有瘀点，舌下静脉迂曲，脉涩或结代
辨证要点	疼痛，痛有定处，可扪及包块，肌肤紫黯有瘀点、瘀斑，舌质紫黯，脉涩
病　　机	瘀血阻滞
治　　法	活血化瘀，软坚散结
主　　方	血府逐瘀汤或膈下逐瘀汤
组　　成	桃仁、红花、川芎、赤芍、五灵脂、乌药破血行滞，化瘀止痛；生地黄、当归、牛膝养血益阴；桔梗、柴胡、枳壳、延胡索、香附宽胸行气，化瘀行滞
加　　减	若痛入经络，可加全蝎、地龙、水蛭、穿山甲等破血通络止痛；气机郁滞较重者，可加用川楝子、青皮等理气止痛；血瘀经闭者，可加用三棱、莪术、益母草破血活血，调经止痛

3. 痰湿凝聚

证　　候	食欲不振，胸闷腹胀，口黏，呕吐，四肢沉重乏力，咳吐痰涎，浮肿，大便稀溏，舌淡，苔厚腻，脉滑
辨证要点	食欲不振，胸闷腹胀，咳吐痰涎，大便稀溏，舌淡，苔厚腻，脉滑
病　　机	脾失健运，水饮停聚
治　　法	健脾祛湿，化痰散结
主　　方	参苓白术散合温胆汤
组　　成	人参、白术、白茯苓益气健脾渗湿；莲子肉、山药有助健脾益气；薏苡仁、白扁豆有助渗湿；砂仁可行气化湿；半夏、茯苓、陈皮化痰除湿
加　　减	伴见寒积腹痛者，可加用肉桂、干姜温中驱寒

4. 热毒蕴结

证　　候	可触及包块，伴有发热、口渴、喜饮、口干咽燥，小便黄赤，大便干燥，舌质红，苔黄而干，脉弦数
辨证要点	可触及包块，发热、口渴、小便黄，大便干，舌红苔黄而干，脉弦数
病　　机	邪热郁结，积聚不散
治　　法	清热解毒，散结消瘀

续表

主　　方	普济消毒饮
组　　成	黄芩、黄连清热泻火解毒；玄参、板蓝根、马勃加强清热解毒之功；牛蒡子、薄荷、僵蚕、连翘、柴胡、升麻疏散风热；陈皮理气散壅
加　　减	若大便秘结，可加用酒大黄泻热通便；下焦湿热明显者，可加用龙胆草、川楝子、栀子等

5. 气血亏虚

证　　候	头晕目眩，少气懒言，神疲乏力，面色淡白或萎黄，心悸气短，自汗出，舌质淡，苔薄白，脉沉细弱
辨证要点	头晕目眩，少气懒言，面色淡白，舌淡苔薄白，脉沉细弱
病　　机	气血阴阳俱亏
治　　法	益气养血，滋补肝肾
主　　方	人参养荣汤或八珍汤
组　　成	人参、熟地黄益气养血；白术、白茯苓健脾渗湿，助人参益气健脾；当归、白芍养血和营，助熟地黄滋养肝肾，川芎行气活血
加　　减	以血虚为主，眩晕心悸明显者，可重用熟地、白芍；以气虚为主，伴有乏力，自汗者，可加用黄芪、防风、白术等；若伴不寐者，加用酸枣仁、五味子、远志等

二、西医治疗

1. 手术治疗　早期发现与诊断，采取手术切除，仍是本病较为有效的方法。包括根治手术、扩大根治手术、对症手术或姑息手术、预防性手术等。除遵循一般的外科学原则外，首先必须正确诊断，特别是病理学诊断；其次，手术范围要尽可能将累及的组织全部清除；手术要严格以防肿瘤的扩散。

2. 化学治疗　目前应用药物亦能治愈一部分肿瘤，如绒毛膜上皮细胞瘤、急性淋巴细胞白血病、睾丸精原细胞瘤等。对某些肿瘤如乳腺癌、霍奇金病、肾母细胞瘤可获得长期的缓解疗效。临床上有60%～70%的恶性肿瘤病人需要用全身化疗。因此，在术前、术中、术后，应根据肿瘤的不同病理类型和每个人的具体情况，选择性地化疗。

3. 放射治疗　应用的射线一般为光子射线和粒子射线。光子射线包括X射线、γ射线。粒子射线包括电子束、中子束、α粒子、质子、重离子等。

4. 保守治疗　对于年龄较大、体质虚弱不适宜手术及放化疗以及全身多处转移的病人可根据情况采取保守治疗。

【临证备要】

1. 癌病治疗中的攻补关系　癌病的基本病机为正虚邪盛，临证根据病情、疾病的早、中、晚期，分别采用攻、补或攻补兼施之法，但均需注意顾护脾胃，补益正气。

2. 发挥中医药在癌病治疗中的优势　中医药配合手术、放化疗治疗癌症，可提高疗效和减轻毒副作用。如癌病病人术后常出现免疫力低下的临床症状，如发热、盗汗、自汗、腹胀、纳差、神疲等。中药可补气生血，健脾和胃，滋补肝肾等，使免疫功能尽快恢复。

3. 关于抗癌中药的应用　现代药理学的研究证实一些中药具有抗癌作用，可在临证辨证的基础上选用，以提高疗效，如白花蛇舌草、半边莲、蒲公英、野菊花、苦参、莪术、三棱、大黄、半夏、杏仁、全蝎、土鳖虫等。

【结语】

癌病是在正气内虚，脏腑阴阳气血失调的基础上，外邪乘虚而入，客邪留滞不去，正气亏虚，气滞、血瘀、痰结、湿聚、热毒等相互纠结，日久积滞而成的包块。病理性质总属本虚标实。是一种全身属虚，局部属实的病。治疗当以扶正祛邪贯穿始终。癌病的预后一般较差，在癌病的不同阶段，采用中西医结合的治疗方法，提高疗效，减轻副作用，可以减轻痛苦，延长寿命。

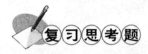

复习思考题

1. 何谓癌病，其病因病机是什么？
2. 癌病的主要诊断依据是哪些？
3. 叙述癌病的辨证论治？

扫码"练一练"

【文献选录】

《灵枢·刺节真邪》："虚邪之入于身也深，寒与热相搏，久留而内着……邪气居其间而不反，发为筋瘤……肠瘤……昔瘤……"

《医林改错·膈下逐瘀汤所治之症目》："无论何处，皆有气血，……气无形不能结块，结块者，必有形之血也。血受寒，则凝结成块，血受热，则煎熬成块。"

《医宗金鉴·杂病心法要诀》："三阳热结，谓胃、小肠、大肠三腑热结不散，灼伤津液也。胃之上口为贲门，小肠之上口为幽门……贲门干枯，则纳入水谷之道路狭隘，故食不能下，为噎膈也，幽门干枯，则放出腐化之道路狭隘，故食入反出，为翻胃也。"

第八章　肢体经络病证

第一节　痹　证

扫码"学一学"

痹证是由于风、寒、湿、热等邪气侵袭人体，闭阻经络，气血运行不畅，导致肢体筋骨、关节、肌肉等发生疼痛、酸楚、麻木、重着或关节屈伸不利、僵硬、肿大、变形等为主要表现的病证。轻者病在四肢关节肌肉，重者可内舍于脏。

中医文献中关于痹证的论述相当丰富。《内经》最早提出了"痹"之病名，并专辟"痹论"篇。《素问·痹论》指出："风、寒、湿三气杂至，合而为痹。其风气胜者为行痹，寒气胜者为痛痹，湿气胜者为着痹也。"对其病因病机、证候分类以及转归、预后等记载，论述详细，为后世认识痹证奠定了基础。该书还提出五痹即"以冬遇此者为骨痹；以春遇此者为筋痹；以夏遇此者为脉痹；以至阴遇此者为肌痹；以秋遇此者为皮痹。"张仲景《金匮要略》有"湿痹""血痹""历节"之名，所创立的桂枝附子汤、桂枝芍药知母汤、乌头汤等沿用至今，仍为治痹的常用效方。巢元方《诸病源候论》将此病称之为"历节风"。王焘《外台秘要》称"白虎病"；严用和《济生方》则称"白虎历节"；朱丹溪又称"痛风"，且提出了"风湿与痰饮流注经络而痛"的观点；《医门法律》对痹病日久，强调治疗应"先养血气"。李中梓《医宗必读·痹》主张分清主次，采用祛风、除湿、散寒治疗，"行痹应参以补血，痛痹应参以补火，着痹应参以补脾补气"，阐明"治风先治血，血行风自灭"的治则，对临床均有较大指导意义。

西医学中的结缔组织病、骨及关节等疾病，如类风湿性关节炎、风湿性关节炎、痛风性关节炎、强直性脊柱炎、骨性关节炎、坐骨神经痛、肌纤维炎等疾病出现以肢体痹证为临床表现者，均可参考本节内容进行辨证论治。

风湿性关节炎是一种常见的急性或慢性结缔组织炎症。临床常以关节和肌肉游走性的酸楚、重着、疼痛为主要特征，为风湿热的主要表现之一，可反复发作并累及心脏，若风湿活动影响心脏则可发生心肌炎甚至遗留心脏瓣膜病变。风湿热多发于冬春阴雨季节任何年龄均可发病，最常见人群是 5~15 岁，3 岁以内的婴幼儿极少见。

流行病学资料显示 RA 可发生于任何年龄，80% 发病于 35~50 岁，女性病人 2~3 倍于男性，我国 RA 的患病率为 0.32%~0.36%。主要表现为关节肿痛和骨的破坏，关节功能障碍，严重者可造成残疾。其他系统如肺、心、神经、血液、眼等器官和组织亦可受累。是一种以侵蚀性、对称性多关节炎为主要临床表现的慢性、全身性、自身免疫性疾病。

痛风性关节炎是尿酸盐沉积在关节囊、滑囊、软骨、骨质和其他组织中而引起病损及炎性反应，多见于拇趾的跖趾关节，也可发生于其他较大的关节，尤其是踝部、足部关节。本病多好发于 40 岁以上的男性。随着经济发展和生活方式改变，其患病率逐渐上升，我国痛风的患病率为 1%~3%。

【病因病理】

一、中医学认识

痹证的发生多与气候条件、居住环境、体质、饮食等有极其密切的关系。感受外邪是疾病发生的重要条件，正虚卫外不固是痹证发生的内在因素。邪气痹阻筋脉为基本病机，病变多涉及肢体、筋骨、关节、肌肉，重者甚至影响脏腑。

1. 外邪侵袭 外邪分风寒湿邪和风湿热邪两类。外感风寒湿邪，多因久居潮湿之地，或严寒冻伤，或涉水冒雨，或睡卧当风，或气候变化，冷热交错等原因，以致风寒湿邪乘虚侵袭人体，注于肌腠经络，滞留于关节筋骨，气血痹阻而发风寒湿痹。正如《素问·痹论》说："风、寒、湿三气杂至，合而为痹也。"由于感受风寒湿邪各有所盛，所以有行痹、痛痹、着痹之别。感受风热之邪，与湿相并，或风寒湿痹，郁久化热，而致风湿热合邪为患。

2. 饮食不节 饮食不节，恣嗜肥甘厚腻或酒热海腥发物，损伤脾胃，不能运化水湿、布散水谷精微，致使湿浊内生，酝酿为痰，痰湿聚集于肢体、筋骨、关节、肌肉，"不通则痛"而发病。

3. 劳逸失度 劳欲过度，精气亏损，卫外不固；或激烈活动后，耗伤体力，机体防御功能降低，汗出而肌疏，外邪乘虚侵袭；或跌仆闪挫，伤及肢体筋脉，气血经脉痹阻，亦可发病。

4. 正气不足 正气不足，驱邪无力，病邪稽留而病势缠绵。《济生方·痹》所云："皆因体虚，腠理空疏，受风寒湿气而成痹也。"故常因老年体衰，肝肾不足，肢体筋脉失于濡养；或疾病过程中耗气伤血，气血不足，腠理空疏，外邪入侵而发病。

综上，痹证多因外邪入侵、饮食不节、劳逸不当或正气不足致风、寒、湿、热等邪气留滞肢体、筋骨、关节、肌肉，气血运行不畅，经络闭阻，不通则痛是痹证的基本病机。由于感受风寒湿热邪各有所盛，所以有风湿热痹和风寒湿痹之别。病人素体阳亢偏胜，内有热盛，感受风寒湿邪，寒易从阳化热，形成风湿热痹。素体阳虚者，寒自内生，又复感风寒湿邪，易从阴化寒，最终而成为风寒湿痹。

痹证日久不愈，耗伤气血，损及脏腑功能，气血津液运行不畅，血脉瘀闭，津液凝聚，痰瘀互结，闭阻筋脉，可出现皮肤瘀斑，关节肢体肿胀、变形等症，再深入脏腑，则可出现脏腑痹的证候。因此，痹证日久，容易出现下述三种病理变化：一是风寒湿痹或热痹日久迁延不愈，气血运行不畅，瘀血、痰浊阻痹筋脉，出现皮肤瘀斑、关节肿大、变形、屈伸不利等；二是病久可使正气耗伤，呈现不同程度的气血亏损或肝肾不足表现；三是痹证日久，病邪可由经络累及脏腑，最终出现脏腑痹的证候。

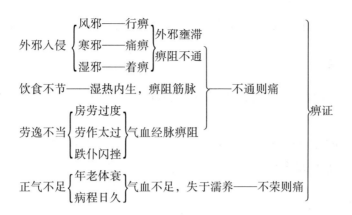

二、西医学认识

（一）风湿性关节炎

关节病变除有疼痛外还有肿胀和活动障碍，呈发作和缓解交替的慢性病程。由于病人血液循环不畅，导致肌肉或组织所需要的营养无法通过血液循环来输送，致使病人肌肉缺少营养而变得僵硬，严重的会导致病人肌肉和血管萎缩，部分病人且可出现关节残疾和内脏功能衰竭。

（二）类风湿性关节炎（RA）

病因和发病机制复杂，在遗传、感染、环境等多因素共同作用下，自身免疫反应导致的免疫损伤和修复是 RA 发生和发展的基础。

（三）痛风性关节炎

本病是一组异质性疾病，为遗传性和获得性引起的尿酸排泄减少和（或）嘌呤代谢障碍。当血尿酸浓度过高或在酸性环境下，可析出尿酸结晶，沉积在骨关节、肾脏和皮下等组织，造成组织病理学的改变，导致痛风性关节炎、痛风石、痛风性肾病等。

【诊断】

一、病名诊断

（1）以关节、肌肉疼痛、屈伸不利，或疼痛游走不定，甚则关节剧痛、肿大、僵硬、变形等为主要表现。

（2）本病可发生于任何年龄，病变多累及肢体、肌肉、关节甚至影响脏腑。

（3）发病常与劳累以及寒冷、潮湿、天气、节气等变化有关，甚至某些痹证的发生和加重与饮食不当有关。

二、证候特征

痹证多因外邪入侵、饮食不节、劳逸不当或正气不足致风、寒、湿、热等邪气留滞肢体、筋脉、关节、肌肉，气血运行不畅，经络闭阻，不通则痛是痹证的基本病机。由于感受风、寒、湿、热邪各有所盛，所以有风寒湿痹和风寒湿痹之别。痹证日久不愈，耗伤气血，损及脏腑功能，气血津液运行不畅，血脉瘀闭，津液凝聚，痰瘀互结，闭阻筋脉，可出现皮肤瘀斑，关节肢体肿胀、变形等症，再深入脏腑，则可出现脏腑痹的证候。

三、相关检查

实验室检查如抗溶血性链球菌"O"、类风湿因子、红细胞沉降率、C 反应蛋白、黏蛋白、血尿酸盐、免疫学等检查，有助于西医相关疾病的诊断与鉴别诊断。病变相关部位 X 线检查不仅为本病的常规检查方法，有学者还认为它是追踪病情变化的金标准。CT 等影像学检查常有助于本病的诊断及了解骨关节疾病的病变部位与损害程度。

【鉴别诊断】

痹证与痿证鉴别

鉴别要点	痹证	痿证
共同点	肢体异常，日久肌肉萎缩	
不同点	以关节疼痛为主，因痛而影响活动功能，日久废而不用导致肌肉萎缩	以肢体力弱为主，多无关节疼痛，是无力运动，有肌肉萎缩

【治疗】

一、中医治疗

（一）辨证要点

1. 辨病邪偏胜

行痹	疼痛游走不定，风邪偏盛
痛痹	痛势较甚，痛有定处，遇寒加重，寒邪偏盛
着痹	关节酸痛、重着、漫肿，湿邪偏盛
热痹	关节肿胀，肌肤掀红，灼热疼痛，热邪偏盛

2. 辨病邪虚实

邪实	痹证初起多为风寒湿热之邪乘虚侵入机体，痹阻经络，气血运行不畅，以邪实为主
正虚	病久缠绵，气血亏耗，肝肾亏虚，筋脉失养，为正虚邪恋之证，多以正虚为主
正虚邪实	痹证日久不愈，影响气血津液运行，瘀血痰浊阻痹经络，可出现皮肤瘀斑、皮下结节、关节肿大、僵硬，多为正虚邪实

（二）治疗原则

治疗原则：祛邪通络，缓急止痛。

$$
\text{祛邪通络，缓急止痛}
\begin{cases}
\text{实证}
\begin{cases}
\text{风邪——祛风为主，佐以养血活血} \\
\text{寒邪——散寒为主，佐以温阳补火} \\
\text{湿邪——除湿为主，佐以健脾益气} \\
\text{热邪——清热为主，佐以凉血养阴}
\end{cases} \\
\text{虚证——肝肾两虚——滋补肝肾}
\end{cases}
$$

（三）分型论治

1. 风寒湿痹

（1）行痹

证　　候	肢体关节、肌肉酸痛，屈伸不利，疼痛游走不定，可涉及肢体多个关节。以寒痛为多，初起可见恶风、发热等，舌苔薄白，脉浮或浮缓
辨证要点	肢体关节、肌肉疼痛，疼痛游走不定
病　　机	风夹寒湿，留滞经脉，闭阻气血
治　　法	祛风通络，散寒除湿
主　　方	防风汤
组　　成	麻黄、桂枝、防风、葛根祛风散寒；当归活血通络；赤茯苓、杏仁祛痰除湿通络；黄芩、秦艽清热除湿通络
加　　减	以肩肘等上肢关节疼痛为主者，风胜于上，可选加羌活、桑枝、姜黄、川芎祛风通络止痛；以下肢关节为主者，湿胜于下，选独活、牛膝、萆薢等祛湿止痛；以腰背关节疼痛为主者，多与肾气不足有关，酌加杜仲、桑寄生、淫羊藿、续断等补肾纳气壮骨

（2）痛痹

证　　候	肢体关节疼痛较剧，部位固定，关节屈伸不利，遇冷痛甚，得热则减，皮肤触之不热，舌苔薄白，脉弦紧
辨证要点	肢体关节疼痛较剧，部位固定，皮肤触之不热
病　　机	寒夹风湿，留滞经脉，闭阻气血
治　　法	散寒通络，祛风除湿
主　　方	乌头汤
组　　成	川乌、麻黄温经散寒通络；黄芪益气行血通络；蜂蜜、芍药、甘草缓急止痛
加　　减	寒甚者可改用生川乌、桂枝、细辛温经散寒；关节发凉，痛剧，遇寒加重者，可加细辛、桂枝、干姜等温经散寒，通络止痛

（3）着痹

证　　候	肢体关节、肌肉疼痛重着、酸楚，肿胀散漫，肌肤麻木，关节活动不利，舌苔白腻，脉濡缓
辨证要点	肢体关节、肌肉疼痛重着、酸楚肿胀散漫，肌肤麻木，关节活动不利
病　　机	湿夹风寒，留滞经脉，闭阻气血
治　　法	除湿通络，祛风散寒
主　　方	薏苡仁汤
组　　成	薏苡仁、苍术健脾益气渗湿；羌活、独活、防风祛风胜湿止痛；川乌、麻黄、桂枝温经散寒通络；当归、川芎养血活血通络
加　　减	关节肿胀者，加秦艽、防己、木通、姜黄利水，除湿，通络；肌肤麻木不仁，加黄芪、红花益气通痹；痰湿胜者，加半夏、天南星祛痰通络；小便不利，浮肿者，加车前子、茯苓、泽泻等利尿渗湿

2. 风湿热痹

证　　候	游走性关节疼痛，肢体、关节局部红肿，痛剧，得冷则舒，可有皮下结节或红斑，筋脉拘急，多伴有发热，口渴，烦闷不安，舌质红，苔黄或黄腻，脉滑数或浮数
辨证要点	肢体、关节局部红肿，得冷则舒
病　　机	风湿热邪，闭阻经脉，不通则痛
治　　法	清热通络，祛风除湿
主　　方	白虎加桂枝汤合宣痹汤
组　　成	石膏、知母清热生津；桂枝疏风通络；杏仁、薏苡仁、防己、滑石清热利湿宣痹

续表

| 加 减 | 若皮肤有红斑者，酌加丹皮、生地、地肤子清热凉血散瘀；若热盛伤阴，口渴，心烦者，加生地、麦冬养阴生津；若发热、恶风者，则加薄荷、荆芥等疏风清热解毒；若热毒内盛，深入骨节，见关节红肿，疼痛剧烈，触之有灼热感，筋脉挛急，伴壮热、口渴，入夜有甚者，治宜清热解毒，凉血止痛，方选五味消毒饮合犀角丸加减 |

3. 痰瘀痹阻

证 候	痹证日久，关节、肌肉刺痛，固定不移；或关节肌肤紫暗、肿胀；或关节僵硬，屈伸不利有结节、瘀斑；面色暗黑，眼睑浮肿，胸闷痰多，舌紫暗或有瘀斑，苔白腻，脉弦涩
辨证要点	关节、肌肉刺痛，固定不移，面色暗
病 机	痰瘀互结，留滞肌肤，闭阻经脉
治 法	化痰行瘀，蠲痹通络
主 方	双合汤
组 成	白芥子、陈皮、半夏、茯苓化痰通络；当归、川芎、桃仁、红花活血化瘀通络
加 减	痰浊明显，留滞于皮下，有结节者，加胆南星、半夏化痰散结；瘀血明显，关节疼痛，活动不利，或肿大变形者，加三七、莪术等活血化瘀通络；痰瘀互结，痛甚者，加全蝎、蜈蚣、地龙等通络；痰瘀化热者，加丹皮、黄柏凉血止痛

4. 肝肾两虚

证 候	痹症日久，关节屈伸不利，肌肉瘦削，腰膝酸软，或畏寒肢冷、阳痿、遗精、骨蒸劳热、心烦口干，舌质淡红欠润滑，舌苔薄白或少津，脉多沉细弱或细数
辨证要点	痹症日久，关节屈伸不利，肌肉瘦削，腰膝酸软
病 机	肝肾不足，筋脉失养，不荣则痛
治 法	补益肝肾，舒筋通络
主 方	独活寄生汤
组 成	独活、桑寄生祛风湿，补肝肾，强筋骨；防风、秦艽祛风化湿止痛；桂枝、细辛温经通络；牛膝、杜仲补益肝肾；党参、茯苓、当归、川芎、生地黄、白芍养血活血；甘草调和诸药
加 减	偏肾阳虚者，加鹿角片、仙灵脾、仙茅、肉苁蓉等温补肾阳；偏阴虚者，加枸杞子、山萸肉、女贞子、旱莲草等滋养肾阴；肾气虚，腰膝酸软者，加续断、狗脊等强腰健骨

痹证常缠绵日久不愈，临床需长期治疗，可将药物做成散剂、冲剂、胶囊、膏剂、酒剂等，便于病人长期服用以疏通经络，止痛。

二、西医治疗

（一）风湿性关节炎

1. 抗链球菌治疗 对于急性风湿热病人，常规给予抗生素抗感染，青霉素 80 万 U 肌内注射，2 次/d，共 14d。对青霉素过敏者选用红霉素 250mg，口服，4 次/d，共 10d。

2. 抗风湿治疗 水杨酸盐类是本病最常用的药物，对消除关节的炎症和恢复血沉至正常均有较好的效果。常用阿司匹林，成人 4~6g/d，小儿 0.1g/（kg·d）给药，分 3~4 次饭后口服。阿司匹林疗效欠佳，或严重关节炎合并充血性心力衰竭者，可应用糖皮质激素。

（二）类风湿性关节炎

1. 一般性治疗 包括休息，关节制动（急性期）、关节功能锻炼（恢复期）、物理疗法等。

2. 药物治疗 ①非甾体抗炎药：具有镇痛消肿作用，但不能控制病情，必须与改变病情的抗风湿药同用。常用药物如美洛昔康、双氯芬酸、塞来昔布、吲哚美辛、布洛芬等。②改变病情抗风湿药：有改善和延缓病情进展的作用。一般首选甲氨蝶呤，其他药物如柳氮磺吡啶、来氟米特、羟氯喹、生物制剂和免疫性药物等。③糖皮质激素：本药有强大的抗炎作用，在关节炎急性发作可给予短效激素，其剂量依病情严重程度而调整。④植物性制剂：常用的包括雷公藤多苷、青藤碱、白芍总苷等。

3. 外科手术治疗 包括关节置换和滑膜切除手术。

（三）痛风关节炎

1. 一般治疗 控制饮食总热量，限制饮酒和高嘌呤食物的大量摄入，每天饮水 2000ml 以上增加尿酸的排泄等。

2. 高尿酸血症的治疗 选用苯溴马隆、丙磺舒等增加尿酸排泄，别嘌呤醇抑制尿酸生成，碳酸氢钠碱化尿液。

3. 急性痛风性关节炎期的治疗 秋水仙碱是治疗急性痛风性关节炎的特效药物；非甾体抗炎药抑制前列腺素合成以消炎镇痛；上述药物治疗无效或不能使用秋水仙碱和非甾体抗炎药时，可考虑使用糖皮质激素短程治疗。

【临证备要】

1. 辨病位用药 根据痹证病位的不同，针对性地选用药物。痹在上肢者，可选用桂枝、姜黄、羌活以通经活络；下肢疼痛者，可选用独活、川牛膝、木瓜等以引药下行；痹证在颈椎，出现颈部疼痛不适，活动受限者，可选用葛根、桂枝、羌活等以舒筋通络止痛；腰部疼痛、僵硬，弯腰活动受限者，可选用杜仲、桑寄生、淫羊藿以补肾强腰健骨；双膝关节肿胀者，可用土茯苓、车前子、薏苡仁等清热利湿，消肿止痛；四肢小关节疼痛、肿胀者，可选用土贝母、威灵仙以解毒散结，消肿止痛。

2. 重视虫类药物的应用 对于痹症病程较久的，邪伏较深的，常配伍地龙、全蝎、蜈蚣、穿山甲、白花蛇、乌梢蛇、露蜂房等作用较猛，祛风散结通络之力较强的虫类药物。这些药物大多性偏辛温，也有一定的毒性，故用量不可过大，不宜久服，中病即止。

3. 适当运用有毒药物 治疗顽固性痹痛，常选择具有毒性的药物如川乌、草乌、马钱子、雷公藤等，以祛风除湿，温经止痛。应用这些药物时，要注意炮制、剂量、中毒反应：首先，注意炮制法，如雷公藤须去皮，马钱子一般不入煎剂，川草乌宜先用制的；其次，注意剂量，剂量应由小量开始，逐渐增加，适量为度，久煎或与甘草同煎可以缓和其毒性；再次，注意药后反应，如有唇舌发麻、心悸、头晕、恶心、脉迟有歇止者为中毒反应，应立即停药，并予解毒处理。

4. 灵活运用风药 虽然痹证为风、寒、湿三种邪气杂至，合而为一，乘虚侵入所致，但以风邪为先导，合并他邪伤人。故早期以祛风散邪为急，予以柴胡、升麻、葛根、防风、羌活、独活、藁本等风药，且这些风药多辛散升浮，能疏风胜湿、行经活血。运用风药还要注意"疏风勿燥血"，不宜久用。

【结语】

痹证多因外邪入侵、劳逸不当或正气不足致风、寒、湿、热等邪气留滞肢体、筋脉、关节、肌肉，气血运行不畅，经络闭阻，不通则痛而发病。感受外邪是疾病发生的重要条件，正虚卫外不固是痹证发生的内在本质。随着病程的发展，可形成痰瘀痹阻，耗气伤血，甚至内传脏腑，导致肝肾亏虚。由于感受风寒湿邪各有所盛，所以有行痹、痛痹、着痹之别。痹证日久，损及脏腑，肝肾两虚者则培补肝肾，舒筋通络；虚实兼顾者，则标本并治。

痹证的发生多与气候条件、居住环境、体质、饮食等有极其密切的关系。因此，痹证病人平素应该注意防风、防寒，避免居住潮湿之地，并应注意气候骤变季节，注意保暖，避免风寒湿邪侵袭。此外，还应加强锻炼、从避免受邪着手，提高机体的防御能力，避免痹证复发，积极促进痹证的康复。久痹病人往往因病情日久而情绪低落，容易产生焦虑的心情和消化功能低下，因此，这类病人应该保持乐观心境和摄入易消化、富于营养的饮食，这也有利于疾病的康复。

痹证的预后多与感邪的轻重，治疗是否得当，病人的体质强弱，病后调养有密切的关系。一般认为，痹证的初发，正气尚未大虚，病邪轻，病位浅，如果采取及时的治疗，多数可痊愈。若病虽初发，但感邪深重，或病证反复，或失治，误治者，多可使病邪深入，由肌肤深入至筋脉，严重者可损及脏腑，病情迁延难愈，预后差。

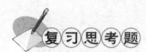

复习思考题

1. 何谓痹证，其病机是什么？
2. 痹证与痿证的鉴别要点？
3. 试述痹证的分证论治？

【文献选录】

《三因极一病证方论·叙痹论》："夫风寒湿三气杂至，合而为痹，虽曰合痹，其用自殊。风胜为行痹，寒胜为痛痹，湿胜为着痹。三气袭人经络，入于经脉、皮肉、肌肤，久而不已，则入五脏。……大抵痹之为病，寒多则痛，风多则行，湿多则着，在骨则重而不举，在脉则血凝不流，在筋则屈而不伸，在肉则不仁，在皮则寒，逢寒则急，逢热则纵。"

《医宗必读·痹》："治外者，散邪为急，治脏者，养正为先。治行痹者，散风为主，御寒利湿仍不可废，大抵参以补血之剂，盖治风先治血，血行风自灭也。治痛痹者，散寒为主，疏风燥湿仍不可缺，大抵参以补火之剂，非大辛大温，不能释其凝寒之害也。治着痹者，利湿为主，祛风解寒亦不可缺，大抵参以补脾补气之剂，盖土强可以胜湿，而气足自无顽麻也。"

《张氏医通·臂痛》："臂痛者，有六道经络，各加引经药乃验……臂臑之前廉痛者属阳明，升麻、白芷、干姜为引药；后廉属太阳，藁本、羌活；外廉属少阳，柴胡、连翘；内廉属厥阴，柴胡、当归；内前廉属太阴，升麻、白芷、葱白；内后廉属少阴，细辛、当归。"

扫码"练一练"

扫码"学一学"

第二节 痉 证

痉证是由于感受外邪、久病过劳、误治或失治所导致的以阴虚血少，筋脉失养为基本病机，临床症见项背强直，四肢抽搐，甚至口噤、角弓反张的病证。

《内经》对痉证有较多论述，如《素问·至真要大论》认为："诸痉项强，皆属于湿""诸暴强直，皆属于风。"《灵枢·经筋》也说："经筋之病，寒则反折筋急。"《素问·骨空论》又说："督脉为病，脊强反折。"《素问·气厥论》载有"柔痉"之病名，由"肺移热于肾，传为柔痉"。《金匮要略》在继承《内经》理论的基础上，明确了外感表实无汗为刚痉，表虚有汗为柔痉，并认为表证过汗，风寒误下，疮家误汗以及产后血虚，汗出中风等误治、失治也可致痉。巢元方《诸病源候论·风痉候》描述痉证的症状为"口噤不开，背强而直，如发痫状"。朱丹溪《医学明理·痉门论》指出："方书皆谓感受风湿而致，多用风药，予细详之，恐仍未备，当作气血内虚，外物干之所致。"认为痉证也可由于气血亏虚所致，切不可作风治而专用"风药"。张景岳《景岳全书·痉证》说："凡属阴虚血少之辈，不能养营筋脉，以致抽挛僵仆者，皆是此证。如中风之有此者，必以血随脓出，营气涸也……凡此之类，总属阴虚之证。"强调阴虚精血亏损致痉。华岫云在《临证指南医案·肝风》按语中，首先阐述了痉证和肝病的关系，他认为："肝为风木之脏，因有相火内寄，体阴用阳，其性刚，主动主升……倘精液有亏，肝阴不足，血燥生热，热则风阳上升，窍络阻塞，头目不清，眩晕跌仆，甚则瘛疭痉厥矣"。清·吴鞠通则进一步将痉证概括为虚、实、寒、热四大纲领，他在《温病条辨·痉有寒热虚实四大纲论》中说："六淫致病，实证也；产后亡血，病久致痉，风家误下，温病误汗，疮家发汗者，虚痉也。风寒、风湿致痉者，寒证也；风温、风热、风暑、燥火致痉者，热痉也。"王清任《医林改错》提出了气虚血瘀可以致痉。

西医学中各种原因引起的热性惊厥以及某些中枢神经系统病变，如单纯疱疹病毒性脑炎，脑血管疾病等出现痉证的临床表现者，可参考本节内容进行辨证论治。

单纯疱疹病毒脑炎系单纯疱疹病毒（herpes simplex virus，HSV）感染所致，HSV感染呈全球分布，人群中感染HSV非常普遍，病人和带菌者都是传染源。直接密切接触为主要传播途径，亦可经飞沫传染。病情险恶，病死率高。HSV感染全年均可以发生，呈散发性，见于世界各地，无季节性倾向，任何年龄均可发病，发病的高峰在5～30岁和50岁以上，无性别差异，感染的潜伏期为1～26天（平均6～8天）。

【病因病理】

一、中医学认识

痉证的病因病机，可分为外感和内伤两个方面。外感由于感受风、寒、湿、热之邪，壅阻经络，气血不畅，或热盛动风而致痉。内伤是肝肾阴虚，肝阳上亢，亢阳化风而致痉，或阴虚血少，筋脉失养，虚风内动而致痉。

1. 感受外邪　外感风、寒、湿邪，壅阻脉络，以致气血运行不利，筋脉失养，拘挛抽搐而成痉；外感湿热之邪，或寒邪郁而化热，邪热消灼津液，筋脉失于濡养；或热病邪入营血，引动肝风，扰乱神明，而发为痉证。

2. 久病过劳　久病不愈，气血耗伤，气虚血行不畅，瘀血内阻，血虚则不能濡养筋脉；久病脏腑功能失调，或脾虚不化水湿，或肝火灼伤津液，或肺气不宣，蒸灼津液等，皆能产生痰浊，痰浊阻滞经脉，筋脉失养而致痉。先天禀赋不足，操劳过度，情志不畅，久之致肝肾阴虚，阴不制阳，水不涵木，肝阳上亢，亢阳化风而致痉。

3. 误治或失治 误用或过用汗、吐、下法，如表证过汗及产后失血，风寒误下，疮家误汗等，导致阴精耗散；汗证、血证、体虚等病证失治，伤精损液，导致津伤液脱，亡血失精，筋脉失养，均可致痉证发生。

痉证病在筋脉，属肝所主，筋脉有约束联系和保护骨节肌肉的作用，其依赖肝血的濡养而保持刚柔相兼之性。如阴血不足，肝失濡养，筋脉刚劲太过，失却柔和之性，则发为痉证。病变脏腑除肝脏之外，尚与心、脾、胃、肾等脏腑密切相关。如热陷心包，逆乱神明；或脾失健运，痰浊阻滞；或胃热腑实，阴津耗伤；或肾精不足，阴血亏虚等，均与痉证发生有关。

痉证的病理性质有虚实两方面，虚为脏腑虚损，阴阳、气血、津液不足，实者为邪气盛。外感风、寒、湿、热致痉者，病理性质以实为主。内伤久病、误治失治所致者病理性质以虚为主。邪气往往伤正，常呈虚实夹杂。如热盛伤津，筋脉失养，瘀血痰浊，阻滞经脉，则多为正虚邪实，虚实夹杂证。其病理变化主要在于阴虚血少，筋脉失养。

本证预后由于病因不同，差异甚大。一般而言，危重者多，如救治不当，可以危及生命，或后遗头痛、呆痴、痫证诸疾。

感受外邪 { 风、寒、湿邪——壅阻脉络，气血运行不利
 温热之邪，或寒邪郁而化热——邪热消灼津液
 热病邪入营血——引动肝风，扰乱神明 }

久病过劳 { 气虚血运不畅，瘀血内阻
 脏腑功能失调，产生痰浊阻滞经脉
 肝肾阴虚，阴不制阳，肝阳亢而化风 }

误治失治 { 误用汗、吐、下——阴精耗伤
 汗证、血证失治——伤津损液 }

→ 阴虚血少 筋脉失养 → 痉证

二、西医学认识

单纯疱疹病毒性脑膜炎

单纯疱疹病毒究竟如何进入中枢神经系统而致病，目前仍不甚清楚。其病人约70%既往有过HSV感染。据此推测HSVE病人是由于隐匿性病毒再激活而致病。

单纯疱疹病毒属DNA病毒。有HSV-1和HSV-2两个血清型。病毒基因组包绕在一个规则的20面体的蛋白质衣壳中。病毒复制初期阶段包括吸附、病毒包膜和细胞膜之间的融合，并释放核衣壳进入细胞的胞质，核衣壳脱出包装并释放出病毒DNA。HSV可使宿主具有持续性或潜伏性感染，甚至有持续终身的特性。以发热、口唇疱疹、头痛呕吐、意识障碍、偏瘫、抽搐、精神异常为主要表现。

【诊断】

一、病名诊断

（1）以项背强急，四肢抽搐，甚至角弓反张为主要表现。

（2）多急性起病，病程较短。

（3）发病前多有外感或内伤等病史。

二、证候特征

多突然起病，多先卒口噤而发，肢体抽搐，重者角弓反张，常伴高热、精神异常、意识障碍及癫痫发作。部分危重病人可有神昏谵语等意识障碍。

三、相关检查

根据血常规、血培养、血电解质、脑电图、脑脊液、颅脑 CT、血清学、脑组织活检等检查有助于颅内疾病的诊断。

【鉴别诊断】

1. 痉证与痫证鉴别

鉴别要点	痉证	痫证
共同点	四肢抽搐	
不同点	发作呈持续性，不经治疗难以自行恢复，多伴有发热、头痛等症状	发作性的神志异常的疾病，突然仆倒，昏不知人，口吐涎沫，两目上视，四肢抽搐，或口中如作猪羊声，发作片刻可自行苏醒，醒后如常人

2. 痉证与厥证鉴别

鉴别要点	痉证	厥证
共同点	神昏，不省人事	
不同点	发作呈持续性，伴项背强急，四肢抽搐，甚至角弓反张	发作时间较短，移时苏醒，伴恶心、汗出、面色苍白、四肢逆冷，缓解如常人

3. 痉证与中风鉴别

鉴别要点	痉证	中风
共同点	突然起病，意识不清	
不同点	伴项背强急，四肢抽搐，甚至角弓反张	伴半身不遂，口舌㖞斜，醒后留有后遗症

【治疗】

一、中医治疗

（一）辨证要点

1. 辨外感与内伤

外感致痉	多有恶寒、发热、脉浮等表证，即使热邪直中，可无恶寒，但必有发热
内伤发痉	多无恶寒发热

2. 辨虚实

虚证	手足蠕动，或抽搐时休时止，神疲倦怠。多由内伤所致气血阴津不足
实证	颈项强直，牙关紧闭，角弓反张，四肢抽搐，频繁有力而幅度较大。多由外感或瘀血、痰浊所致

（二）治疗原则

治疗原则：舒筋解痉，扶正益损。

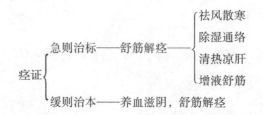

（三）分证论治

1. 邪壅经络

证　　候	头痛，项背强直，恶寒发热，无汗或汗出，肢体酸痛，甚至口噤不能语，四肢抽搐，舌苔薄白或白腻，脉浮紧
辨证要点	恶寒发热，项背强直，舌苔薄白或白腻，脉浮紧
病　　机	风寒湿邪，侵于肌表，壅滞经络
治　　法	祛风散寒，燥湿和营
主　　方	羌活胜湿汤
组　　成	羌活、独活、防风、藁本、川芎、蔓荆子祛风胜湿；葛根、白芍、甘草解肌和营，缓急止痉
加　　减	寒邪较甚，项背强急，肢痛拘挛，以葛根汤为主方；若风邪偏盛，项背强急，发热不恶寒，汗出，头痛者，以栝楼桂枝汤为主方；湿热偏盛，筋脉拘急，胸脘痞闷，身热，渴不欲饮，溲短赤，苔黄腻，脉滑数，用三仁汤加丝瓜络、威灵仙，清热化湿，通经和络

2. 肝经热盛

证　　候	高热头痛，口噤齘齿，手足躁动，甚则项背强急，四肢抽搐，角弓反张。舌质红绛，舌苔薄黄或少苔，脉弦细而数
辨证要点	口噤齘齿，手足躁动，舌质红绛，舌苔薄黄或少苔，脉弦细而数
病　　机	邪热炽盛，动风伤津，筋脉失和
治　　法	清肝潜阳，熄风镇痉
主　　方	羚角钩藤汤
组　　成	水牛角、钩藤、桑叶、菊花凉肝熄风止痉；川贝母、竹茹清热化痰通络；茯神宁神定志；白芍、生地、甘草酸甘化阴，补养肝血，缓急止痉
加　　减	口苦苔黄，加龙胆草、栀子、黄芩清肝热，泄肝火；口干渴甚者，加生石膏、花粉、麦冬以甘寒清热生津止咳；痉证反复发作，加全蝎、蜈蚣、僵蚕、蝉衣熄风止痉；神昏痉厥者，选用安宫牛黄丸、局方至宝丸或紫雪丹，清心泄热，开窍醒神，熄风定惊

3. 阳明热盛

证　　候	壮热汗出，项背强急，手足挛急，甚则角弓反张，腹满便结，口渴喜冷饮，舌质红，苔黄燥，脉弦数
辨证要点	壮热汗出，项背强急，舌质红，苔黄燥，脉弦数
病　　机	阳明热盛，灼伤津液，筋脉失养
治　　法	清泄胃热，增液止痉

续表

主　　方	白虎汤合增液承气汤
组　　成	生石膏、知母、玄参、生地、麦冬清热养阴生津，濡润筋脉；大黄、芒硝软坚润燥，荡涤胃腑积热；粳米、甘草和胃养阴
加　　减	热邪伤津而无腹实证者，可用白虎汤加人参汤，以清热救津；抽搐甚者，加天麻、地龙、全蝎、菊花、钩藤等熄风止痉之品；热甚烦躁者，加淡竹叶、栀子、黄芩清心泻火除烦；热甚动血，斑疹显现，舌质红绛者，加水牛角、生地、丹皮

4. 心营热盛

证　　候	高热烦躁，神昏谵语，项背强急，四肢抽搐，甚则角弓反张，舌质红绛，苔黄少津，脉细数
辨证要点	高热烦躁，神昏谵语，舌质红绛，苔黄少津，脉细数
病　　机	热入心营，扰动神明，灼伤阴津，筋脉失养
治　　法	清心透营，开窍止痉
主　　方	清营汤
组　　成	水牛角、莲子心、淡竹叶、连翘清心泄热，凉血解毒；玄参、生地、麦冬滋阴养津
加　　减	高热烦躁明显者，加丹皮、栀子、生石膏、知母；四肢抽搐，角弓反张者，加全蝎、蜈蚣、蝉衣；伴有神昏谵语，躁动不安，四肢挛急抽搐，角弓反张，酌情选用安宫牛黄丸、至宝丹或紫雪丹。本证为心营热盛致痉，临证时辨其营血热毒深浅轻重，可分别选用化斑汤、清瘟败毒饮、神犀丹化裁；肢体抽搐无力，面色苍白，四肢厥冷，气短汗出，舌淡，脉细弱，证属亡阳脱证，当予急服独参汤、生脉散

5. 痰浊阻滞

证　　候	头痛昏蒙，神识呆滞，项背强急，四肢抽搐，胸脘满闷，呕吐痰涎，舌苔白腻，脉滑或弦滑
辨证要点	头痛昏蒙，神识呆滞，舌苔白腻，脉滑或弦滑
病　　机	痰浊中阻，上蒙清窍，经络阻塞，筋脉失养
治　　法	豁痰开窍，熄风止痉
主　　方	导痰汤
组　　成	半夏、石菖蒲、陈皮、胆南星、姜汁、竹沥豁痰化浊开窍；枳实、茯苓、白术健脾化湿；全蝎、地龙、蜈蚣熄风止痉
加　　减	言语不利者，加白芥子、远志；胸闷甚者，加瓜蒌、郁金；痰郁化热者，症见身热，烦躁，舌苔黄腻，脉滑数，加瓜蒌、黄芩、天竺黄、竹茹、青礞石；痰浊上壅，蒙闭清窍，症见突然昏厥抽搐，可急用竹沥加姜汁冲服安宫牛黄丸

6. 阴血亏虚

证　　候	项背强急，四肢麻木，抽搦或筋惕肉瞤，直视口噤，头目昏眩，自汗，神疲气短，或低热，舌质淡或舌红无苔，脉细数
辨证要点	四肢麻木，抽搦或筋惕肉瞤，舌质淡或舌红无苔，脉细数
病　　机	失血伤津，阴血亏耗，筋脉失养
治　　法	滋阴养血，熄风止痉
主　　方	四物汤合大定风珠
组　　成	生熟地、白芍、麦门冬、阿胶、五味子、当归、麻子仁补血滋阴柔肝；生龟板、生鳖甲、生牡蛎熄风止痉；鸡子黄养阴宁心
加　　减	阴虚内热，手足心烦者，加白薇、青蒿、黄连、淡竹叶；抽动不安，心烦失眠者，加栀子、夜交藤、炒枣仁、生龙骨、生牡蛎；阴虚多汗，时时欲脱者，加人参、沙参、麦冬、五味子；气虚自汗，卫外不固，加黄芪、浮小麦；久病，阴血不足，气虚血滞，瘀血阻络，加黄芪、丹参、川芎、赤芍、鸡血藤，或用补阳还五汤加减；虚风内动，肢体拘急挛缩，重用养阴润筋之品，加全蝎、天麻、钩藤

二、西医治疗

1. 保持呼吸道通畅　病人平卧，使头偏向一侧以防吸入唾液及呕吐物，并解开衣领。

2. 降温　可采取物理降温或药物降温。

3. 抗癫痫药物的使用　病人有癫痫症状发作可给予苯妥英钠、苯巴比妥。如有癫痫持续状态，可予安定注射液静脉缓慢注入。

4. 抗病毒药物的应用　选用第二代抗病毒药物，如阿糖腺苷、阿昔洛韦、更昔洛韦等应用于临床。

5. 早预防、早治疗　避免直接接触 HSV 感染的部位，对有密切接触者应予隔离。一旦发现感染 HSV 反应应及早抗病毒治疗，可降低死亡率。

【临证备要】

1. 重视滋阴养筋　外感发痉多属实证，内伤发痉多为虚证，另外从其发作的程度、频率、幅度辨别虚实。在治疗上，外感者，当先祛其邪，宜祛风、散寒、除湿；若邪热入里，消灼津液，当泄热存阴。内伤者，在临床上属阴伤血少者为多见，所以其治疗以滋阴养血为大法。此外，肝主筋，主风主动，故痉证治疗，在辨证用药的基础上，常酌加天麻、钩藤、石决明、代赭石、蜈蚣、全蝎等平肝止痉之品。

2. 辨病与辨证相结合　痉证常常是一种临床危急重症的表现，大多起病较急，变化迅速，预后较差。因此，除必要的对症处理外，其关键在于对原发病的治疗，应尽快明确诊断，进行有效的病因治疗。例如乙型脑炎、流行性脑脊髓膜炎等各种急性热病在疾病的发展过程中，均可出现项背强急、四肢抽搐、角弓反张等痉证的表现，此时应充分发挥中西医结合的优势，积极治疗原发病，防止病情恶化。

3. 病有先兆，积极救治　一旦痉证发生，则应积极救治，以挽救病人的生命。病情较轻者，可根据辨证给以相应的方药口服，如病情较重、较急者，则应立即选用安宫牛黄丸、至宝丹、紫雪丹、羚羊角粉，并采取相应的急救措施，以免贻误病情。

【结语】

痉病是以项背强急，四肢抽搐，甚至角弓反张为主要临床特征的病证，基本病机为筋脉失养，与肝、脾（胃）、肾及督脉密切相关，但病因有外感、内伤之分。外感或因风寒湿邪壅阻于经，或湿热之邪留滞于络，或火热之邪直趋肝胃，内热炽盛而阴伤，均致筋脉失濡，多属实证；内伤多由久病、亡血或误汗、吐、下而致伤津液脱，亡血失精，也有因久病而痰瘀内阻者，多属虚证。故应先辨清外感内伤，虚实寒热而后施治，急则舒筋解痉以治其标，缓则扶正益损以治其本，切勿滥用潜镇熄风之品。一般来说，外感发痉，治当先祛其邪；内伤发痉，重在治本扶正。若邪壅经络，宜祛风散寒，燥湿和营，用羌活胜湿汤加减；若肝经热盛，宜清肝潜阳，熄风镇痉，用羚角钩藤汤加减；若阳明热盛，宜清泄胃热，增液止痉，用白虎汤合增液承气汤加减；若心营热盛，宜清心透营，开窍止痉，用清营汤加减；若痰浊阻滞，宜豁痰开窍，熄风止痉，用导痰汤加减；若阴血亏虚，宜滋阴养血，熄风止痉，用四物汤合大定风珠加减。临证当辨其损及脏腑而调之，若属津伤液脱，阴血亏虚者，当增液、养阴、补血为主。临证中还当根据病理转化而兼顾其变证。

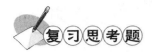复习思考题

1. 何谓痉证，其常见病因是什么？
2. 试述痉证的辨证要点。
3. 试述痉证的治疗原则。

扫码"练一练"

【文献选录】

《金匮要略·痉湿暍病脉证并治》："太阳病，发热无汗，反恶寒者，名曰刚痉。太阳病，发热汗出，而不恶寒，名曰柔痉。""太阳病，其证备，身体强，几几然，脉反沉迟，此为痉。栝楼桂枝汤主之。""太阳病，无汗，而小便反少，气上冲胸，口噤不得语，欲作刚痉，葛根汤主之。""痉为病，胸满口噤，卧不着席，脚挛急，必齘齿，可与大承气汤。"

《诸病源候论·产后中风痉候》："产后中风痉者，因产伤动血脉，脏腑虚竭，饮食未复，未满日月，荣卫虚伤，风气得入五脏，伤太阳之经，复感寒湿，寒搏于筋则发痉，其状口急噤，背强直，摇头耳鸣，腰为反折，须臾十发，气急如绝，汗出如雨，手拭不及者，皆死。"

《医林改错·论抽风不是风》："项背反张，四肢抽搐，手足握固，乃气虚不固肢体也；两目天吊，口噤不开，乃气虚不上升也……元气既虚，必不能走于血管，血管无气，必停留而瘀。"

第三节　痿　　证

扫码"学一学"

痿证系指外感或内伤使精血受损，肌肉筋脉失养以致肢体弛缓、软弱无力，日久引起肌肉萎缩或瘫痪的一种病证。痿者，"萎"也，枯萎之义，指肢体痿弱，肌肉萎缩。凡手足或其他部位的肌肉痿弱无力，弛缓不收者均属痿证范畴。因多发生在下肢，故又有"痿躄"之称。

《内经》有许多篇章对痿证进行了讨论，《素问·痿论》作了专门论述。病因病机方面，主张"肺热叶焦"，筋脉失润；"湿热不攘"，筋脉弛缓。病证分类方面，根据五脏与五体的关系，提出了"痿躄""脉痿""筋痿""肉痿""骨痿"的分类方法。治疗方面，提出了"治痿者独取阳明"和"各补其荥而通其俞，调其虚实，和其逆顺"的针灸治痿原则。《内经》丰富的论述，为后世认识痿证奠定了理论基础。隋唐时期，将痿列入风门，较少进行专题讨论。宋代《三因极一病证方论·五痿叙论》指出情志、劳逸致"内脏精血虚耗，荣卫失度……故致痿躄""痿躄则属内，脏气不足之所为也"。金元时期，张子和对"风、痹、痿、厥"予以鉴别，《儒门事亲·指风痹痿厥近世差玄说》指出："夫四末之疾，动而或痉者，为风；不仁或痛者，为痹；弱而不用者，为痿；逆而寒热者，为厥；此其状未尝同也。故其本源，又复大异。"《丹溪治法心要·痿》不但立专篇论述痿病，而且指出病因"有热、湿痰、血虚、气虚"，明确提出痿证"不可作风治"，从而与张子和一起纠正了"风痿混同"之弊，还通过对脏腑生克补泻之阐述，说明了"泻南方、补北方"的治痿法则。明·《景岳全书·痿证》强调"非尽为火证……而败伤元气者亦有之"，并强调精血

亏虚致痿，"元气败伤则精虚不能灌溉，血虚不能营养者，亦不少。"清·《临证指南医案·痿》指出本病为"肝肾肺胃四经之病"。

西医学中运动神经元病、重症肌无力出现痿证的临床表现者，均可参考本节内容进行辨证论治。

运动神经元病（motor neuron disease，MND）是以选择性侵害脊髓前角细胞、脑干后组运动神经元、皮质椎体细胞和锥体束的一组慢性进行性疾病。临床主要表现四肢远端进行性肌萎缩、无力、肌张力高、肌束颤动，行动困难，呼吸和吞咽障碍等症状，最后在病人有意识的情况下因无力呼吸而死。大部分病例有肌萎缩而无明显酸痛，无感觉障碍。通常在 30~60 岁起病，男性较女性多，5%~10% 的病人有家族史，通常呈常染色体显性遗传。

重症肌无力（myasthenia gravis，MG）是一种慢性自身免疫性疾病，因神经、肌肉接头部位乙酰胆碱受体减少而出现传递功能障碍所引起。临床表现为受累横纹肌易于疲劳，这种肌无力现象是可逆的，经过休息或给予抗胆碱酯酶药物即可恢复，但易复发。本病具有缓解与复发的倾向，可发生于任何年龄，但多发于青中年，女性比男性多，晚年发病者又以男性居多。

【病因病理】

一、中医学认识

痿证的病因很广泛，外感、内伤均可导致痿证。正如《证治准绳·痿》所说："五劳、五志、六淫尽得成五脏之热以为痿也。"外感温热毒邪或湿热邪气，跌仆损伤，内伤情志，劳倦色欲，久病耗损等，均可致使五脏受损，精津不足，气血亏耗，肢体筋脉失养，而发为痿证。

1. 肺热津伤，津液不布 感受温热毒邪，高热不退，或病后余热燔灼，伤津耗气，皆令"肺热叶焦"，不能布送津液以润泽五脏，遂成四肢肌肉筋脉失养，痿弱不用。此即《素问·痿论》之"五脏因肺热叶焦，发为痿躄"之谓也。

2. 湿热浸淫，气血不运 外感湿热之邪，或久居湿地，冒受雨露，感受寒湿之邪郁遏化热，或饮食不节，生冷肥甘太过，损伤脾胃，脾不能运化水湿而内生湿热，若湿热未及清除，濡滞肌肉，浸淫经脉，气血不运，肌肉筋脉失养而发为痿证。此即《素问·生气通天论》所谓"湿热不攘，大筋緛短，小筋弛长，緛短为拘，弛长为痿"之义。

3. 脾胃受损，精血不足 脾胃为后天之本，气血生化之源，五脏六腑，四肢百骸赖以温煦滋养。若素体虚弱，久病成虚，或饮食不节，脾胃受损，脾胃既不能运化水谷以化生气血而精血不足，也不能转输精微，五脏失其润养，筋脉失其滋煦，故发为痿证。正如《医宗必读·痿》所云："阳明者胃也，主纳水谷，化精微以滋养表里，故为五脏六腑之海，而下润宗筋……主束骨而利机关"，"阳明虚则血气少，不能润养宗筋，故弛纵，宗筋纵则带脉不能收引，故足痿不用"。

4. 肝肾亏损，髓枯筋痿 素体肝肾亏虚；或因房色太过，乘醉入房，精损难复；或因劳役太过而致肝肾亏损；或五志失调，火起于内，耗灼精血，均可致肝肾亏损。肝血不足，肾精亏虚，肝不主筋，肾不主骨，髓枯筋痿，肌肉也随之不用，发为痿病。另外，也有因实致虚者，如湿热留滞不化，下注于肝肾，久则亦能损伤，导致筋骨失养。《脾胃论·脾胃虚弱随时为病随病制方》："夫痿者，湿热乘肾肝也，当急去之，不然，则下焦元气竭尽而成软瘫"，所说的即指这种情况。

5. 痰瘀阻络，筋脉失养 外伤跌仆，瘀血内停；或久病入络，痰瘀交结，经脉瘀阻，气血运行不畅；或嗜食肥甘，过食辛辣，长期嗜酒，损伤脾胃，脾失健运，痰湿内生，壅塞脉络，气血运行不畅，滞缓为瘀，痰瘀互结，脉络痹阻，肢体筋脉失于气血荣养而成痿。

综上，痿证的病因有外感、内伤。病位虽在肌肉筋脉，但关乎五脏，尤以肝、肾、肺、胃最为密切，因肝藏血主筋，肾藏精生髓，津生于胃，肺通调布散津液，故《临证指南医案·痿》强调本病为"肝肾肺胃四经之病"。其病机则为热伤肺津，津液不布；湿热浸淫经络，气血不运；脾胃受损，气血精微生化不足；肝肾亏损，髓枯筋痿。而且这些病机常可互相传变，如肺热叶焦，津失敷布，则五脏失濡，内热互起；肾水不亏，水不制火，则火灼肺金，导致肺热津伤；脾虚与湿热更是互为因果，湿热亦能下注于肝肾，伤及肝肾之阴。归根结底，痿证是由五脏内伤，精血受损，肌肉筋脉失于滋养所致。故其病理性质有虚有实，一般是热证、虚证居多，虚实夹杂者亦不少见。热证以虚热为多，湿热为患则属实；虚证为精血亏虚，亦有气虚者；因虚不运，痰湿、瘀血、湿热、湿邪、积滞等，都可兼夹发生。故《证治汇补·痿躄》说："内热成痿，此论病之本也，若有感发，必因所挟而致。"

```
肺热津伤——津液不布——五脏失于濡养——四肢肌肉筋脉失养 ⎫
湿热浸淫——濡滞肌肉——浸淫经脉——气血不运              ⎬
脾胃受损——精血不足——不能转输精微——五脏失濡——筋脉失养  ⎬ 痿弱不用——→痿证
肝肾亏损——肝不主筋，肾不主骨——髓枯筋痿              ⎬
痰瘀互结——脉络痹阻——肢体筋脉失于气血荣养             ⎭
```

二、西医学认识

（一）运动神经元病

运动神经元病病因尚不清楚。目前认为可能与分子遗传、氧化应激、兴奋性氨基酸介导的神经毒性及转运缺陷、神经营养因子缺乏和病毒感染等有关。最显著病理特征是运动神经元选择性丢失，如大脑皮质的大椎体运动神经元数量减少，轴突变短、断裂和紊乱；延髓以下的皮质脊髓束在内的神经纤维髓鞘分解脱失；脊髓前角运动神经元和脑干的运动神经元明显减少。由于失去神经支配，肌纤维发生萎缩。

（二）重症肌无力

重症肌无力主要为体液免疫介导的疾病，病因尚不明确。其发病机制为：在补体参与下，体内产生乙酰胆碱受体（AChR）抗体与突触后膜的 AChR 产生免疫应答，使 AChR 受到破坏，以致不能产生足够的终板电位，突触后膜传递障碍而产生肌无力。但是，引起重症肌无力免疫应答的始动环节仍不清楚，推测在一些特定的遗传素质个体中，由于病毒或其他非特异性因子感染后，导致胸腺"肌样细胞"上的 AChR 构型发生某些变化，成为新的抗原，其分子结构与神经－肌肉接头处的 AChR 的结构相似，刺激免疫系统而产生 AChR 抗体，它既作用于"肌样细胞"上的 AChR，又作用于骨骼肌突触后膜上的 AChR（交叉反应）。

重症肌无力的病理表现包括：①肌纤维变化：病程早期主要是在肌纤维间和小血管周围有淋巴细胞浸润，以小淋巴细胞为主，此现象称为淋巴漏；在急性重症中，肌纤维有凝固性坏死，伴有多形核白细胞的巨噬细胞的渗出；晚期肌纤维可有不同程度的失神经性改变，肌纤维细小。②神经肌肉接头处的改变：突触后膜皱褶消失、平坦、甚至断裂。③胸腺的改变：重症肌无力病人中约有30%左右的病人合并胸腺瘤，40%~60%的病人伴有胸腺肥大，75%以上的病人伴有胸腺组织中心增生。

【诊断】

一、病名诊断

（1）以筋脉弛缓，肢体肌肉软弱无力，不能随意活动，甚至肌肉萎缩或瘫痪为主要表现。

（2）多为隐匿起病，病情渐进，或时缓时重；偶有起病急，进展快者，病程长短不一。

（3）具有感受外邪与内伤积损的病因，或有反复发作史者。

二、证候特征

由于肌肉痿软无力，可有睑废，视歧，声嘶低喑，抬头无力等症状，甚至影响呼吸、吞咽。本病有急缓与虚实不同。起病急者，发展快，肢体不用，或拘急麻木，肌肉萎缩不明显，多属实证；发病缓，病程长，肢体弛缓，肌肉萎缩明显不用者，多属虚证。

三、相关检查

甲状腺功能测定、血清自身抗体谱检查、血清 AChR 抗体滴度、肌电图检查、肌疲劳试验、腾喜龙试验、新斯的明试验、胸部 CT、肌肉活检等可帮助诊断。

【鉴别诊断】

1. 痿证与痹证鉴别

鉴别要点	痿证	痹证
共同点	肌体乏力，或不用，肌肉消瘦	
不同点	痿证由精血亏虚，肌肉筋脉失养所致，表现为肢体软弱无力，肌肉瘦削，行动艰难，甚则瘫软于床，但肢体多无疼痛	痹病由风寒湿热之邪，痹阻经络，气血运行不畅所致，表现为肢体关节疼痛、酸楚、麻木、重着，屈伸不利，甚则肿大灼热

2. 痿证与偏枯鉴别

鉴别要点	痿证	偏枯
共同点	肌肉消瘦	
不同点	痿证起病缓慢，渐进发展，无神昏，为四肢痿弱不用，尤以双下肢痿弱不用多见	中风起病急骤，常有神昏，表现为一侧肢体不用，并伴有语言计时謇涩、口眼㖞斜，久则患肢肌肉枯瘦

【治疗】

一、中医治疗

（一）辨证要点

1. 辨虚实

实证	起病急，发展较快，肢体力弱，或拘急麻木，肌肉萎缩尚不明显
虚证	起病缓慢，渐进加重，病程长，肢体弛缓，肌肉萎缩明显

2. 辨脏腑

肺	发热、咳嗽、咽痛，或在热病之后出现肢体软弱不用
脾胃	四肢痿软，食少便溏，面浮，下肢微肿，纳呆腹胀
肝肾	下肢痿软无力明显，甚则不能站立，腰脊酸软，头晕耳鸣，遗精阳痿，月经不调，咽干目眩

（二）治疗原则

治疗原则：调理脾胃，补益肝肾，滋阴清热。

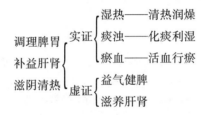

（三）分证论治

1. 肺热津伤

证　　候	病起发热，或热退后突然肢体软弱无力，皮肤枯燥，心烦口渴，咽干，咳呛少痰，小便短少，大便秘结，舌红苔黄，脉细数
辨证要点	病起发热，肢体软弱无力，咽干，咳呛少痰，舌红苔黄，脉细数
病　　机	肺热津伤，筋肉失养
治　　法	清热润肺，濡养筋脉
主　　方	清燥救肺汤
组　　成	人参、麦冬、生甘草甘润生津，益气养阴；生石膏、霜桑叶、苦杏仁、火麻仁宣肺清热，润燥降逆；蜜炙枇杷叶、阿胶、炒胡麻仁润肺滋阴清燥
加　　减	壮热，口渴，汗多，则重用生石膏，还可加银花、连翘以清热解毒，养阴生津；咳呛少痰，加炙瓜蒌、桑白皮、川贝、知母润肺止咳化痰；咽干不利者，加花粉、玉竹、百合养阴生津；身热退净，食欲减退，口燥咽干较甚者，证属肺胃阴伤，宜用益胃汤加薏苡仁、山药、生谷芽之类，益胃生津。本证为肺热而津已伤，勿滥用苦寒、香燥、辛温之品重亡津液，可佐养胃清火之药，如沙参、玉竹、山药之类，胃火清则肺金肃，也是"治痿独取阳明"之法

2. 湿热浸淫

证 候	四肢痿软,肢体困重,或微肿麻木,尤多见于下肢,或足胫热蒸,或发热,胸脘痞闷,小便赤涩,舌红苔黄腻,脉濡数
辨证要点	四肢痿软,多见于下肢,肢体困重,小便赤涩,舌红苔黄腻,脉濡数
病 机	湿热浸淫,气血不运,筋肉失养
治 法	清热燥湿,通利筋脉
主 方	加味二妙散
组 成	黄柏苦寒清热燥湿;苍术健脾燥湿;萆薢使热从小便出;当归、牛膝活血通络;龟板滋阴潜阳,养肾壮骨。全方合用,有清化下焦湿热,而又不伤阴之效
加 减	湿盛,伴胸脘痞闷,肢重且肿者,可加厚朴、薏苡仁、茯苓、泽泻理气化湿;长夏雨季,酌加藿香、佩兰芳香化浊;若形体消瘦,自觉足胫热气上腾,心烦,舌红或苔中剥,脉细数,为热甚伤阴,去苍术加生地、麦冬以养阴清热;肢体麻木,关节运动不利,舌质紫,脉细涩,为夹瘀之证,加赤芍、丹参、红花活血通络 本证治疗重在清热燥湿,不可急于填补,以免助湿恋邪,或热已伤阴,则应清养,仍需注意养阴而不得碍湿

3. 脾胃亏虚

证 候	肢体痿软无力日重,肌肉渐见痿瘦,食少纳呆,腹胀便溏,面浮不华,神疲乏力,舌淡,舌体胖大,苔薄白,脉沉细或沉弱
辨证要点	肢体痿软无力日重,肌肉渐见痿瘦,纳呆便溏,舌淡,苔薄白,脉沉细
病 机	脾胃受损,精血不足,筋脉失养
治 法	健脾益气
主 方	参苓白术散
组 成	人参、白术、山药、扁豆、莲子肉甘温健脾益气;茯苓、薏苡仁健脾渗湿;陈皮、砂仁和胃醒脾
加 减	肥人多痰,可用六君子汤补脾化痰;气不足者,可用补中益气汤;心悸气短者,加黄芪、当归益气生血;肌肉麻木不仁,苔白腻者,加橘络、白芥子化痰通络;消瘦,舌质紫暗者,可用圣愈汤益气养血,再加桃仁、红花、牛膝活血化瘀

4. 肝肾亏损

证 候	起病缓慢,四肢痿弱无力,腰脊酸软,不能久立,或伴眩晕、耳鸣、遗精早泄,或月经不调,甚至步履全废,腿胫大肉渐脱,舌红少苔,脉沉细数
辨证要点	起病缓慢,四肢痿弱无力,腰脊酸软,不能久立,甚至步履全废,腿胫大肉渐脱,舌红少苔,脉沉细数
病 机	肝肾亏损,肝不主筋,肾不主骨,髓枯筋痿
治 法	补益肝肾,滋阴清热
主 方	虎潜丸
组 成	虎骨(可用狗骨代)、牛膝壮筋骨利关节;锁阳温肾益精;当归、白芍养血柔肝荣筋;黄柏、知母、熟地、龟板滋阴补肾清热;少佐陈皮以利气,干姜以通阳。本方治肝肾阴亏有热的痿病,为肝肾亏损证的基本方
加 减	热甚者去锁阳、干姜,或用六味地黄丸加牛骨髓、猪骨髓、鹿角胶、枸杞子、砂仁治之;若兼见面色萎黄不华,心悸,舌淡红,脉细弱者,加黄芪、党参、当归、鸡血藤以补养气血;若久病阴损及阳,症见怕冷,阳痿,小便清长,舌淡,脉沉细无力者,不可用凉药以伐生气,虎潜丸去黄柏、知母,酌加鹿角片、补骨脂、肉桂、附子等补肾壮阳;此外,也可加紫河车粉,或用牛骨髓、猪骨髓煮熟,捣烂和入米粉,再用白糖或红糖调服,补益肝肾。本证以阴虚夹热者为多,但应分清有热无热,虚火当滋肾,无火当填精,若阳虚者则又当温煦为治

5. 痰瘀阻络

证 候	久病体虚,四肢痿弱,肌肉瘦削,甚至瘫痪,手足麻木不仁,四肢青筋显露,可伴有肌肉活动时隐痛不适,舌痿不能伸缩,舌质暗淡或有瘀点、瘀斑,脉细涩
辨证要点	久病体虚,四肢痿弱,手足麻木不仁,舌痿不能伸缩,舌质有瘀点、瘀斑,脉细涩

续表

病　机	痰瘀互结，脉络痹阻，肢体失养
治　法	益气养营，活血行瘀
主　方	圣愈汤合补阳还五汤
组　成	圣愈汤：四物汤调肝养血，人参、黄芪益气养血，用于气血亏虚，血行滞涩，筋脉失养；补阳还五汤：重用黄芪大补元气，令气旺血行瘀去络通，当归、川芎、赤芍、地龙、桃仁、红花活血祛瘀通络。二方合用，使气血旺盛，瘀去新生，筋骨得养，痿弱渐愈
加　减	可佐加橘络、胆南星、白芥子、威灵仙、蜈蚣、川牛膝、穿山甲等以增强化痰祛瘀通络之力；手足麻木，舌苔厚腻者加橘络、木瓜；下肢痿软无力者，加杜仲、锁阳、桑寄生

（四）其他

各证都可结合针灸、推拿按摩、气功、中药熏蒸等综合治疗，有助于提高痿病的治疗效果。

二、西医治疗

（一）运动神经元病

运动神经元病是一种慢性致残性神经病，目前尚无有效的治疗方法。一般以支持及对症疗法为主，保证足够营养，改善全身状况；肌肉痉挛可给予安定、氯苯氨丁酸、氯唑沙宗治疗；预防肺部感染、褥疮，勤拍背、翻身；呼吸困难时可行气管切开，吞咽困难时胃管鼻饲；亦可用针灸、按摩、理疗及被动运动等改善肢体状况，防止关节固定和肢体挛缩。神经营养因子治疗本病尚在研究之中。

（二）重症肌无力

西医治疗重症肌无力主要是应用抗胆碱酯酶药物及免疫抑制剂。

1. 抗胆碱酯酶药物　有新斯的明、吡啶斯的明、酶抑宁或称美斯的明，这些药物的副反应有瞳孔缩小、多口水、出汗、腹痛、腹泻等，可以同时服用阿托品以对抗。

2. 免疫抑制剂　主要有皮质类固醇激素及环磷酰胺等。

3. 手术疗法　适合于胸腺瘤病人。

【临证备要】

1. 补虚泻实兼顾　痿证常因实致虚，或因虚致实，故临床以虚实夹杂者为多。因此治疗宜虚实兼顾。因温毒、湿热为病人，极易伤阴，应清热与养阴兼顾，慎用苦寒、香燥、辛温之品重亡津液，祛邪勿伤正。补虚要分清气虚、阴虚，阴虚补肝肾，分清有热无热，虚火当滋肾，无火专填精，还应考虑阳中求阴，启动一点真阳，以获良效；气虚治阳明，脾为后天之本，气血生化之源，脾虚则五脏失濡，故注重扶脾益胃以振后天本源，即"治痿独取阳明"之意。补虚同时针对夹湿、夹热、夹痰、夹瘀之不同，佐以祛邪，补虚勿忘实。

2. 重视调畅气血　痿证久病入络，且坐卧少动，气血运行不畅，因此在辨证论治基础上，应注重调气活血法的运用。若脾胃虚弱，气虚血滞成瘀者，当补气化瘀；若肝肾阴虚，血脉涩滞为瘀者，当滋阴活血。气行则血行，故必以调理气机为要，盖气化正常，气机畅顺，百脉皆通，筋脉得养。瘀血较重者，可选用水蛭、地龙、蜈蚣、全蝎、穿山甲等虫类药搜剔经络，加强活血通络之功。

3. 慎用风药 治风之剂，皆发散风邪，开通腠理，若误用之，阴血愈燥，酿成坏病。所以祛湿要慎用辛温苦燥之品，清养兼施。

4. 加强综合治疗 痿证的治疗，力争早期诊断，早期治疗，精心护理，早期康复训练。除内服药物之外，还应配合针灸、推拿、食疗、功能锻炼等综合治疗法，这些对痿证的恢复甚为重要，并有利于提高疗效。

【结语】

痿证是以肢体痿弱，不能随意运动，甚至肌肉萎缩为临床特征的病证，是由外感六淫，内伤七情，房劳过度，饮食不节等因素，导致热邪灼津，脏腑亏损或湿热阻滞，气血津液阴精亏虚或不运，肌肉筋脉失养所致，但涉及肺、胃、肝、肾，其病变虚多实少，热多寒少。治疗上采用调理脾胃、滋肾清热即"治痿独取阳明"和"泻南方，补北方"两大治则，以实现益气养血，滋液填精，温煦濡养肌肉筋脉的目的。因湿热、痰浊、瘀血阻滞所致者，又当采用化湿、清热、活血等治法，以畅其气血津精的运行。虚实夹杂者，当补虚祛邪兼顾治疗。加强肢体活动和按摩，防止肌肉萎缩，预防褥疮等调护措施对痿病的康复同样十分重要。

复习思考题

1. 何谓痿证，其常见的病因有哪些？
2. 试述"治痿独取阳明"的意义。
3. 叙述痿证的辨证分型。

扫码"练一练"

【文献选录】

《素问·痿论》："肺主身之皮毛，心主身之血脉，肝主身之筋膜，脾主身之肌肉，肾主身之骨髓。故肺热叶焦，则皮毛虚弱急薄，著则生痿躄也；心气热，则下脉厥而上，上则下脉虚，虚则生脉痿，枢折挈胫纵而不任地也；肝气热，则胆泄口苦，筋膜干，筋膜干则筋急而挛，发为筋痿；脾气热，则胃干而渴，肌肉不仁，发为肉痿；肾气热，则腰脊不举，骨枯而髓减，发为骨痿"，"帝曰：……论言治痿者独取阳明何也？岐伯曰：阳明者，五脏六腑之海，主润宗筋，宗筋主束骨而利机关也。冲脉者，经脉之海也，主渗灌溪谷，与阳明合于宗筋，阴阳摠宗筋之会，会于气街，而阳明为之长，皆属于带脉而络于督脉，故阳明虚则宗筋纵，带脉不引，故足痿不用也。"

《局方发挥·局方总论》："诸痿皆起于肺热，传入五脏，散为诸证，大抵只宜补养，若作夕感风邪治之，宁免实实虚虚之祸乎？""诸痿生于肺热，只此一句便见治法大意，经曰：东方实，西方虚，泻南方，补北方。此固就生克言补泻，而大经大法不外于此……五行之中，惟火有二，肾虽有二，水居其一，阳常有余，阴常不足，故经曰一水不胜二火……若嗜欲无节，则水失所养，火寡于畏而侮所胜，肺得火邪而热矣……肺受热则金失所养，木寡于畏而侮所胜，脾得木郁而伤矣。肺热则不能管摄一身，脾伤则四肢不能为用，而诸痿之病作。泻南方，则肺金清而东方不实，何脾伤之有？补北方，则心火降而西方不虚，何肺热之有？故阳明实则宗筋润，能束骨而利机关矣。治痿之法，无出于此"。

《临证指南医案·痿》："经云：肺热叶焦，则生痿躄，又云：治痿独取阳明，以及脉痿、筋痿、肉痿、骨痿之论，内经于痿证一门，可谓详审精密矣。奈后贤不解病情，以诸痿一症，或附录于虚劳，或散见于风湿，大失经旨，赖丹溪先生特表而出之，惜乎其言之未备也。夫痿证之旨，不外乎肝肾肺胃四经之病。"

《罗氏会约医镜·论痿证》："火邪伏于胃中，但能杀谷，而不能长养气血"，"治者，使阳明火邪毋干于气血之中，则湿热清而筋骨自强，此经不言补而言取者，取去阳明之热邪耳。"

第四节　颤　　证

扫码"学一学"

颤证是因年老久病、情志过极、饮食不节致筋脉失养、痰热动风出现以头部或者肢体摇动震颤，不能自主为主要临床表现的一种病证。轻者表现为摇动或手足细微颤动，重者表现为头部摇晃，肢体震颤不止，甚至肢体拘急，生活不能自理。本病又称"颤振""震颤"。

《内经》无颤证病名，但对本病早有认识。《素问·至真要大论》曰："诸风掉眩，皆属于肝"中的"掉"，即指颤证而言，说明该证属风，与肝的生理变化密切相关。《医学纲目·颤振》说："颤，摇也；振，动也。风火相乘，动摇之象，比之瘛疭，其势为缓。"还指出："风颤者，以风入于肝脏经络，上气不守正位，故使头招面摇，手足颤掉也。"对本病的病因、病位、临床表现及病名做了明确的阐释，肯定了《内经》中肝风内动的观点。《证治准绳·颤证》中指出：该病壮年时期罕见，中年以后可以见到，老年期较多，"老年阴血不足，少水不能制盛火，极为难治"。《张氏医通·颤振》总结前人的经验，对该证进行了系统的论述，提出本病主要为风、火、痰、虚为患，列举了证候和主治方药，提出本病与瘛疭的鉴别点，以脉象判断预后，对临床有很大指导意义。目前认为颤证的发生多因肝肾精血亏少，气阴不足，筋脉失养，虚风内动，或因风痰阻络等所致，病位在筋脉，与肝、脾、肾关系密切，病性多虚。

西医学中的帕金森病、肝豆状核变性、小脑病变的姿位性震颤、特发性震颤、甲状腺功能亢进等锥体外系疾病和某些代谢性疾病，出现颤证的临床表现者，均可参照本节内容辨证论治。

帕金森病属于锥体外系疾病，是发生于中年以上的中枢神经系统变性疾病。主要病变在黑质和纹状体，以随意运动减少、动作缓慢、静止性震颤、肌强直、拖曳步态和屈曲姿势为主要临床症状。本病是一种缓慢进展的神经系统变性疾病，生存期 10～30 年。疾病的晚期，由于严重的肌强直、全身僵硬终至卧床不动。本病的死亡原因是肺炎、骨折等各种并发症。本病好发于 50 岁以上的中老年人，男性较女性为多，起病缓慢，逐渐加剧。大多数帕金森病病人没有确切的遗传因素，流行病学资料显示其发病是基于易感性和环境因素共同作用的结果。北京、西安、上海三地区流行病学调查显示 65 岁以上人群患病率为1.7%，估计全国每年新发病人数达 10 万以上。

【病因病理】

一、中医学认识

颤证是因情志、饮食、劳逸不调，或年老体虚，脏腑功能失衡，气血阴阳不调，筋脉失养而致。

1. 年老体弱　中老年之后，脾胃渐虚，肝肾不足，精气暗耗，筋脉失养；或禀赋不足，肾精亏损，脏气不足；或久患疾病，身体虚弱，脏腑功能失调，气血阴阳不足，筋脉失养，虚风内动所致。

2. 情志因素　长期情志不遂，或郁怒伤肝，肝气郁结，气滞而血瘀，筋脉失养发为颤证；或肝郁化火生风，木火克脾土，脾虚失健运，痰湿内生，窜经入络，扰动筋脉，发为颤证；或思虑过度，耗伤心脾，气血化源不足，筋脉失养而致。

3. 饮食不调　饮食不调，过食肥甘厚腻或辛辣刺激之品，损伤脾胃，脾失运化，气血化源不足，四肢筋脉失养；或因脾失健运，痰湿内生，蕴结化热，壅阻经络，扰动筋脉而发。

4. 劳逸失当　劳作行役，动作不休，使肌肉筋骨损伤疲惫；或房事太过，肝肾亏虚，阴血损耗，虚风内动；或好逸少动，气血运行迟缓，筋脉失于调畅而发为颤证。

综上，颤证病在筋脉，与肝、脾、肾密切相关。本病的基本病机为肝风内动，筋脉失养。肝为风木之脏，"主身之筋膜"，肝风内动，筋脉不持，随风而动，发为颤证；加之上述病因，使得气血精液亏损，不能濡养筋脉，或痰浊内生，痰热互结，壅阻经络，气血运行受阻，筋脉失养而使肢体拘急颤动；又因肝肾同源，水不涵木，肝肾亏虚，肾虚髓减，脑髓不充，下虚则上摇。

本病的病理性质总属本虚标实，多见于老年人。本虚为气血阴阳亏虚，其中以阴血精津亏虚为主；标实以风、火、痰、瘀为主。各因素之间相互关联，且可相互转化。如阴虚则易生风，血少则脑失所养，精亏则髓海不足；由于痰热动风，或瘀血阻滞经脉，致使元神失主，肢体经脉失控，亦可形成本病。颤证日久可导致气血不足，经络瘀阻，出现肢体拘急，动作迟缓等现象。

年老体虚 ┐
劳逸失当 ┘肝肾亏虚 ┐
情志因素——化痰生火 ├肝风内动——筋脉失养——颤证
饮食不调——聚湿生痰 ┘

二、西医学认识

帕金森病

帕金森病的病因至今尚未明了，比较趋向一致的观点认为其病因主要与遗传因素、环境因素及机体老化有关，其发病机制涉及细胞老化、氧化应激、自由基过度损害、线粒体功能缺陷等方面。

病理变化主要位于黑质、纹状体内，该处神经细胞严重缺失和变性，色素明显减少，细胞质内可见嗜酸性同心圆形玻璃样的包涵体，神经胶质细胞呈反应性增生。黑质致密部所含色素神经元尤著，有临床症状时黑质多巴胺能神经元死亡至少在 50% 以上，症状明显时丢失更严重。多巴胺和乙酰胆碱是纹状体内两种重要的神经递质，功能相互拮抗。帕金森病人由于黑质多巴胺能神经元变性丢失、黑质－纹状体多巴胺通路变性，纹状体多巴胺含量显著降低，造成乙酰胆碱系统功能相对亢进，产生震颤、肌强直、动作减少等临床症状。

【诊断】

一、病名诊断

（1）具有头部及肢体摇动、颤抖的特定临床表现。

（2）本病多发于中年以后，男性多于女性。一般呈缓慢发病，不易察觉，逐渐加重，不能自行缓解。

（3）家族史或环境因素的异常，有助于本病的诊断。

二、证候特征

轻者头摇肢颤，重者头部震摇大动，肢体震颤不已，不能持物。临床上发病缓慢，始则头摇肢颤，不能自持，甚至头与肢体震颤不已，不能持物；继而肢体不灵，行动缓慢，表情淡漠、呆滞；终则口角流涎，甚或卧床不起。

三、相关检查

主要包括颅脑 CT、MRI 等影像学检查。眼底角膜色素环检查，血铜、尿铜的测定和生化检查。检测甲状腺功能，有助于内分泌疾病的诊断。

【鉴别诊断】

1. 颤证与痉证鉴别

鉴别要点	颤证	痉证
共同点	肢体震颤	
不同点	以头部、手足不能自制的颤抖、震摇为主，其颤抖摇动的幅度较小，频率稍快	抽搐多呈持续性，有时伴有短暂的间歇，手足屈伸牵引，瘛疭交替

2. 颤证与抽搐鉴别

鉴别要点	颤证	抽搐
共同点	肢体动摇	
不同点	慢性疾病过程，以头颈、手足不自主颤动、震摇为主要症状，手足颤抖幅度小，频率较快，而无肢体抽搐牵引和发热、神昏等症状	抽搐多见于急性热病或某些慢性疾病急性发作，抽搐多呈持续性，有时伴短阵性间歇，手足屈伸牵引，瘛疭交替，部分病人可伴有发热、两目上视，神昏等症状

【治疗】

一、中医治疗

（一）辨证要点

1. 辨虚实

虚	震颤无力，肢体蠕动，缠绵难愈，腰膝酸软，面白神疲，头晕脉细，遇烦劳加重
实	震颤较剧，肢体僵硬，烦躁不宁，胸闷体胖，遇郁怒加重

2. 辨标本

标	除风邪之外，痰、瘀、火多为本病之标实
本	肝肾阴虚，髓海不足，气血亏虚多为本病之本虚

（二）治疗原则

治疗原则：补益肝肾，清热化痰熄风。

初期：情志、饮食、劳逸失当——痰热内蕴——清热化痰

后期：久病体虚

↓

肝肾不足，筋脉失养——补肾柔肝，益气养血，填精益髓

（三）分证论治

1. 虚风内动

证　候	表情呆板，肢体震颤幅度大，或肢体拘急，不能自制，活动笨拙伴有头晕、目眩、耳鸣，肢体麻木，言语迟缓不清，腰膝酸软，舌体瘦小，舌红，少苔，脉细数
辨证要点	表情呆板，肢体震颤幅度大，舌红，少苔，脉细数
病　机	肝肾阴虚，虚风内动
治　法	补肾养阴，柔肝熄风
主　方	镇肝熄风汤或大定风珠
组　成	前方镇肝熄风，育阴潜阳，舒筋止痛；后方增液滋阴熄风，可用于肝肾阴虚，筋脉失养，虚风内动证。生地、五味子、麦冬、石斛、龟板、鳖甲育阴潜阳；杜仲、牛膝补益肝肾；芍药柔肝熄风
加　减	肾阴不足，虚火上扰，眩晕耳鸣者，加用黄柏、知母、丹皮；心烦失眠者，加用酸枣仁、柏子仁、茯神等；震颤严重者，加用珍珠母、石决明等

2. 气血亏虚

证　候	头摇肢颤，肢体震颤程度严重，神呆懒言，面色㿠白，神疲乏力，头晕眼花，行动不稳，舌体胖大，边有齿痕，舌质淡，舌苔薄白，脉沉细无力或沉细弱
辨证要点	头摇肢颤，肢体震颤程度严重，神呆懒言，舌胖有齿痕，舌淡苔薄白，脉沉细弱
病　机	气血亏虚，筋脉失养
治　法	益气养血，濡养筋脉
主　方	八珍汤

续表

组 成	人参、白术、白茯苓、炙甘草益气健脾；当归、川芎、白芍药、熟地黄养血活血
加 减	气虚运化无力，湿聚成痰者，加用半夏、白术、胆南星等；血虚心悸、失眠者，加用酸枣仁、远志、柏子仁等；气滞血瘀，肢体颤抖，加用桃仁、红花、丹参等

3. 痰热动风

证 候	头摇不止，肢体震颤，重则持物不稳，神呆懒动，头晕目眩，胸脘痞满，口苦口黏，甚则口吐痰涎，小便短赤，大便秘结或数日不行，舌质红，苔黄腻，脉弦滑数
辨证要点	神呆懒动，头摇不止，肢体震颤，持物不稳，胸脘痞满，口苦口黏，小便短赤，大便秘结，舌质红，苔黄腻，脉弦滑数
病 机	痰热内蕴，热极生风
治 法	清热化痰，平肝熄风
主 方	导痰汤合羚角钩藤汤
组 成	半夏、橘红、茯苓、生甘草健脾祛湿；枳实理气顺降宽中；羚角片、钩藤、南星祛风化痰；生姜、霜桑叶、京川贝祛痰；鲜生地、白芍、菊花、淡竹叶清热
加 减	风阳亢盛，震颤较重者，加石决明、珍珠母、全蝎等；若痰湿内聚，证见胸闷恶心，咯吐痰涎，苔厚腻，脉滑，加用白芥子、皂角等豁痰；心烦易怒者，加黄连、淡豆豉、丹皮、郁金等；胸闷痞满者，加瓜蒌皮、苍术、厚朴等

4. 髓海不足

证 候	头摇肢颤，持物不稳，腰膝酸软，失眠心烦，头晕、耳鸣、健忘，神呆，舌质红，苔薄白，脉象细数
辨证要点	头摇肢颤，持物不稳，腰膝酸软，神呆，舌质红，苔薄白，脉细数
病 机	髓海不足，筋脉失养
治 法	填精益髓，育阴熄风
主 方	龟鹿二仙膏
组 成	鹿角、龟板峻补阴阳，以生气血精髓；人参补后天脾胃中气，增强气血化生之源；枸杞子益肝肾，补精血，以助龟、鹿之功
加 减	根据病人肾阴肾阳的偏衰，可分别给予左归丸、右归丸以滋补肾阴、温补肾阳

5. 阳气虚衰

证 候	头摇肢颤，筋脉拘急，畏寒肢冷，心悸懒言，疲乏气短，气虚自汗，小便清长，大便溏泄，舌质淡，苔薄白，脉沉迟无力
辨证要点	头摇肢颤，筋脉拘急，畏寒肢冷，小便清长，大便溏泄，舌淡，苔薄白，脉沉迟无力
病 机	阳气虚衰，筋失温煦
治 法	补肾助阳，温煦筋脉
主 方	地黄饮子
组 成	熟干地黄、巴戟天、山茱萸、肉苁蓉补肾填精，温肾壮阳；附子、官桂引火归原；白茯苓、菖蒲、远志开窍化痰，交通心肾；石斛、麦门冬、五味子滋阴敛液，壮水济火
加 减	大便稀溏者，加肉豆蔻、干姜等温中止泻；心悸者加柏子仁、远志、茯神养心安神

二、西医治疗

由于帕金森病目前为止无根治办法，主要以对症处理为主，包括控制震颤，缓解肌张力增高，加强肢体功能锻炼等。

1. 长期服药、控制症状 到目前为止，左旋多巴制剂仍是最常用、最有效的药物，药物必须长期服用，一旦停药，病情则会复发。

2. 药物治疗方案需个体化 需要根据病人年龄、症状类型、严重程度及所给药物的预期效果及不良反应等选择药物。

3. 用药从最小剂量开始　所有的抗震颤药物均需要从最小剂量开始、缓慢增量，达到最小的有效剂量，维持治疗的最佳效果。

4. 权衡利弊，联合用药　左旋多巴制剂是最主要的抗震颤药物，近年也不断出现很多辅助治疗药物，例如多巴胺受体激动剂、单胺氧化酶抑制剂等，单独使用效果不理想，可与左旋多巴合用增加疗效、减少左旋多巴剂量，权衡利弊，适当联合用药，将副作用降到最低。

【临证备要】

1. 酌加活血化瘀之品　颤证起病缓慢，病程较长，基于"久病入络"的理论，治疗本病可酌情配伍活血化瘀通络之品，特别是"血肉有情之品"，如地龙、全蝎、僵蚕等，既可活血，又可搜风通络。

2. 酌配"潜阳熄风"之品　颤证以肢体震颤为特征性表现，临证时可在滋补肝肾、益气养血、调补阴阳的基础上酌配"潜阳熄风"之品，如生龙骨、生牡蛎、紫贝齿、代赭石、珍珠母等；另一方面，根据"治风先治血，血行风自灭"的理论，在本病的整个治疗过程中，注重滋阴养血。

3. 早发现，早治疗　颤证在中老年人中的发病率最高，且有逐渐上升的趋势。该病起病缓，病程长，病情较为复杂，目前没有可以阻止该病进展的药物。对于该疾病，需要早发现，早治疗。

【结语】

颤证主要以头部或者肢体摇动震颤，不能自主为主要临床表现的一种病证。轻者表现为摇动或手足细微颤动，重者表现为头部摇晃，肢体震颤不止，甚至肢体拘急。颤证病位在筋脉，与肝、脾、肾密切相关。肝藏血主筋，血虚筋脉失养，则风动而颤；脾为后天生化之本，主四肢、肌肉，脾虚则化源不足，不能濡养四肢肌肉；肾虚则精亏，筋脉失于濡养，神机失用，筋惕肉瞤，而成颤证。本病的基本病机为肝风内动，筋脉失养，夹有痰、火、瘀等。本病的病理性质总属本虚标实。治疗上当以清热、化痰、熄风为主；病程较长，治疗当以滋补肝肾，益气养血，调补阴阳平衡为主。本病是一种慢性疾病，病情随时间迁延而加剧，目前尚缺乏能够阻止本病进程的药物，中医药具有个体化施治、整体调整优势，临证需把握其病机特点，辨证施治。

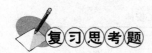

复习思考题

1. 何谓颤证，基本的病因病机是什么？

2. 试述颤证的辨证要点？

3. 颤证的诊断要点是什么？

【文献选录】

扫码"练一练"

《素问·至真要大论》："筋骨掉眩清厥，甚则入脾……头顶痛重而掉瘛尤甚，呕而密默，唾吐清液，甚则入肾，窍泻无度。""客胜则耳鸣掉眩，甚则咳；主胜则胸胁痛，舌难以言"。

《素问·脉要精微论》："头者精明之府，头倾视深，精神将夺矣。背者，胸中之府，背曲肩随，府将坏矣。腰者，肾之府，转摇不能，肾将惫矣。……骨者，髓之府，不能久立，行则振掉，骨将惫矣。"

《医碥·颤振》："颤，摇也，振，战动也，亦风火摇撼之象……风木盛则脾土虚，脾为四肢之本，四肢乃脾之末，故曰风淫末疾。风火盛而脾虚，则不能行其津液，而痰湿亦停聚，当兼去痰。……风火交盛者，摧肝丸。气虚者，参术汤。心血虚者，补心丸。夹痰者，导痰汤加竹沥。老人战振，定振丸。"

第五节　腰　痛

腰痛是指因感受外邪，或因劳伤，或由体虚年衰而导致气血运行不畅，失于濡养，引起腰脊或脊旁部位疼痛为主要症状的一类病证。

古代文献早有"腰痛"一病论述，腰痛最早见于《内经》，并有专篇详细地论述了腰痛的性质、部位及疼痛放射范围。在病因上，将腰痛归结为虚、寒、湿三因。《金匮要略·血痹虚劳病脉证并治》对腰痛进行了辨证论治，创肾气丸用于治疗虚劳腰痛。《金匮要略·五脏风寒积聚病脉证并治》首提"肾著"的病名，病在下焦，为寒湿邪气所致，并提出"腰以下冷痛，腹重如带五千钱"的寒湿腰痛用甘姜苓术汤治疗。巢元方《诸病源候论》首提腰痛分急慢性。《千金要方》提出治疗腰痛的正骨手法，并创著名的独活寄生汤。宋·陈无择《三因极一病证方论·腰痛叙论》曰："夫腰痛，虽属肾虚，亦涉三因所致，在外则脏腑经络受邪，在内则忧思恐怒，以至房劳坠堕，皆能致之。"且在治疗上增加了中药剂型——酒剂，而青娥圆沿用至今。《丹溪心法》指出腰痛病因有"湿热、肾虚、瘀血、挫闪、痰积"等诸多病因，并强调了肾虚的重要性，在治疗上提出了"凡诸痛皆属火，寒凉药不可峻用，必用温散之药；诸痛不可用参，补气则痛甚。"清·李用粹《证治汇补》载："治惟补肾为先，而后随邪之所见者以施治，标急则治标，本急则治本，初痛宜疏邪滞，理经髓，久痛宜补真元，养气血"，提出腰痛治疗原则宜分清标本先后缓急，具有重要的临床意义。

西医学的腰肌劳损、腰肌纤维炎、强直性脊柱炎、腰椎骨质增生、腰椎间盘病变等腰部病变及某些内脏疾病，凡以腰痛为主要症状者，可参考本节内容辨证论治。

腰肌劳损又称慢性腰骶部劳损，是指腰骶部肌肉、筋膜以及韧带等软组织的慢性损伤，导致局部无菌性炎症，从而引起腰骶部一侧或两侧的弥漫性疼痛。腰肌劳损的临床表现为疼痛及压痛，出现腰骶部酸痛、钝痛，有时刺痛或烧灼痛。休息时减轻，劳累后加重。重者不能弯腰工作，常被迫扶桌伸腰或以手捶背缓解疼痛。压痛部位常在腰骶部中线、两侧骶棘肌、髂后上棘甚至臀肌。有时压痛深在，似在小关节部位。本病以 35～55 岁为好发年龄。据国内资料统计，腰肌劳损是外科和骨科门诊就诊人次较多的病种。

扫码"学一学"

【病因病理】

一、中医学认识

腰痛病变常与肾脏及膀胱经、冲、任、督、带诸脉相关。其基本病机为风、寒、湿、热之邪痹阻经脉，气血运行不畅，筋脉拙急，腰府失养而致腰痛。

1. 外邪侵袭 多由居住潮湿，或劳作汗出当风，或冒雨着凉，或长夏之季贪凉，衣着单薄，风、寒、湿、热之邪乘虚侵入，侵袭腰府，阻滞经脉，气血运行不畅而发生腰痛。《金匮要略·五脏风寒积聚病脉证并治》所说："身劳汗出，衣里冷湿，久久得之。"

2. 劳累外伤 腰部持续用力，劳作太过，或腰部用力不当，屏气闪挫，或跌仆闪挫，损伤腰肌、脊柱、经脉，导致腰部经络气血运行不畅，气滞血瘀，腰部气机壅滞而发生疼痛。《金匮翼·腰痛》指出："盖腰者一身之要，屈伸俯仰，无不由之，若一有损伤，则血脉凝涩，经络壅滞。"

3. 体虚年衰 先天禀赋不足，或久病体虚，或房事不节，或年老体衰，精血亏虚，加之劳役负重，以致肾精亏损，腰府失养而发腰痛。《景岳全书·腰痛》认为"腰痛之虚证十居八九，但察其既无表邪，又无湿热，而或以年衰，或以劳苦，或以酒色斫丧，或七情忧郁所致者，则悉属真阴虚证。"

肾气的亏损，与肝脾关系密切。《仁斋直指方·腰痛》曰："审如是，则痛在少阴，必究其受病之原而处之为得。虽然宗筋聚于阴器，肝者，肾之同系也。五脏皆取气于谷，脾者，肾之仓廪也。郁怒伤肝则诸筋纵弛，忧思伤脾则胃气不行。二者又能为腰痛之寇，故并及之。"

综上，腰为肾之府，乃肾之精气所溉，肾与膀胱相表里，足太阳经过，另外，冲、任、督、带诸脉，布行其间，所以腰痛病变常与肾脏及诸脉相关。其基本病机为气血运行痹阻，筋脉拙急，腰府失养。腰痛为风、寒、湿、热之邪痹阻经脉，气血运行不畅，经脉不通而致腰痛。内伤腰痛多责之禀赋不足，肾精亏虚，偏于阴虚者腰府不得濡养，偏于阳虚者腰府不得温煦，故发生腰痛。肾虚是腰痛发病关键所在，风寒湿热诸邪闭阻不通，常因肾虚而客，否则虽感外邪，亦不致腰痛发生。至于劳力扭伤，则多与瘀血有关。

$$
\left.\begin{array}{l}
外邪侵袭\left\{\begin{array}{l}寒湿留着\\湿热蕴结\end{array}\right\}邪阻腰部，经络不利\\
劳累外伤——气滞血瘀\\
体虚年衰——肾虚精亏——腰府筋脉失养
\end{array}\right\}腰痛
$$

二、西医学认识

腰肌劳损

腰肌劳损多因腰骶部结构缺陷、长期姿势不良以及急性腰扭伤后治疗不当或未彻底治愈，导致腰骶部持续性疼痛，弯腰时更重。

1. 局部结构缺陷 腰骶角过小（≤120°），将使腰骶椎的小关节互相卡压，承受较多的压力。有时相邻两棘突撞击形成吻棘，棘突间韧带被挤压，形成慢性炎症。

2. 劳动姿势不当 弯腰劳动时,除物体重力中心远离脊柱前方外,身体本身的重力中心亦相对前移,使共同弯矩加大,脊柱特别是韧带、关节囊受到较大的牵拉。此外腰椎的扭曲、旋转位等不良体位,均使局部结构处于不利位置。

3. 急性腰损伤后遗症 急性腰扭伤后,局部肌肉、筋膜、关节囊等出血、渗出肿胀,炎性细胞浸润,如未休息治疗,将影响其修复过程,致较多的瘢痕组织形成,或粘连遗留有应激性疼痛灶,腰部功能降低,劳动时更易损伤和疼痛。

4. 其他 下肢缺陷、身体虚弱、缺乏锻炼,均易导致腰骶部损伤。

【诊断】

一、病名诊断

(1)以腰部一侧或两侧,或正中发生疼痛为主要表现。

(2)急性腰痛,起病急骤;慢性腰痛,起病缓慢,缠绵难愈。

(3)具有腰部感受外邪、外伤、劳损等病史,常因体位不当,过度劳累,天气变化等因素加重。

二、证候特征

本病以一侧或两侧腰部疼痛为其证候特征。寒湿腰痛,多为冷痛,重着不适,甚则转侧不利,每遇阴雨寒冷季节或腰部感受寒湿后加剧,遇温痛减,喜揉喜按;湿热腰痛,其痛剧烈,痛处多热而喜冷拒按,每遇暑热及腰部着热而加剧;瘀血腰痛,痛处固定,或胀痛不适,或痛如锥刺,入夜尤甚,常伴面色晦暗,舌质瘀暗等;肾精亏虚者,腰痛缠绵,酸软无力;肾阳不足者,腰膝冷痛、喜温喜按,遇劳更甚,卧则减轻;肾阴亏损者,腰部疼痛,五心烦热。

三、相关检查

血液常规、血生化检查对于内脏疾病引起的腰痛的诊断及治疗有一定辅助意义;尿液常规检查,有利于泌尿系统疾病的筛查与鉴别;B超对于肝脏、胆囊、肾脏、前列腺等疾病引起的腰痛的诊断与鉴别诊断有明显的优势;X射线是腰痛的重要检查手段,它能显示腰椎生理曲线的改变、椎体的排列、骨质的改变,对腰椎骨折、结核、肿瘤及畸形均有良好的显示。CT对于腰椎间盘突出、椎管狭窄、脊柱结核的破坏范围、脊柱肿瘤、硬脊膜外血肿的定位、定性诊断均提供了良好的支持。

【鉴别诊断】

1. 腰痛与肾痹鉴别

鉴别要点	腰痛	肾痹
共同点		腰部不适
不同点	腰部或背脊旁部位疼痛	腰背强直弯曲,不能屈伸,行动困难,多由骨痹日久发展而成

2. 腰痛与背痛、胯痛、尻痛鉴别

鉴别要点	腰痛	背痛	胯痛	尻痛
共同点		都以疼痛为主要表现		
不同点	腰及其两侧部位的疼痛	背臀以上部位疼痛	尻尾以下及两侧胯部的疼痛	尻骶部位的疼痛

【治疗】

一、中医治疗

（一）辨证要点

1. 辨外感、内伤、外伤

外感	久居潮湿，或劳作汗出当风，或冒雨着凉，或长夏之季，起病急骤，腰痛明显，表现为气滞血瘀征象者，为外感腰痛
内伤	起病缓慢，腰痛绵绵，时作时止，年老体虚，并具有烦劳过度，七情内伤，气血亏虚等病史，表现为肾虚证候者，属内伤腰痛
外伤	有闪挫跌仆史，腰一侧剧痛，活动不利，发病急骤，多属急性扭伤

2. 辨病性

湿邪	腰重痛，卧时转侧不能，行时重坠无力者
寒邪	腰痛，遇寒痛剧，得热则减，四肢倦怠，足寒肢冷者
湿热	腰痛，得热疼痛加剧，身热，汗出，苔黄腻者

3. 辨标本虚实

标	风、寒、湿、热之邪乘虚侵入，侵袭腰府，阻滞经脉，气血运行不畅
本	先天禀赋不足，或久病体虚，或年老体衰
虚	病在脏，则多以肾虚为主
实	病在膀胱，则多以湿热实证为主，腰背拘急疼痛并伴有恶寒、发热，小便淋漓涩痛

4. 辨气血

气	疼痛多为胀痛，痛无定处，时作时止
血	疼痛多为刺痛，痛处固定，痛不可按，痛势绵绵不绝，痛无休止，多昼轻夜重

（二）治疗原则

治疗原则：祛邪通络，补肾强腰。

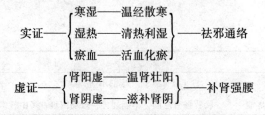

（三）分证论治

1. 寒湿腰痛

证　候	腰部冷痛重着，转侧不利，每遇阴雨天或腰部感寒后加重，痛处喜温，得热则减，苔白腻，脉沉而迟缓
辨证要点	腰部冷痛重着，转侧不利，遇寒加剧，得温痛减
病　机	寒湿闭阻，滞碍气血，经脉不利
治　法	散寒除湿，温经通络
主　方	甘姜苓术汤
组　成	干姜配伍甘草，温中散寒，通达阳气；茯苓、白术健脾渗湿，行走肌腠，使寒湿之邪温化，腰肌沉重疼痛即可解除
加　减	寒胜者，加熟附子、细辛、肉桂以通阳散寒；湿胜者，加苍术、薏苡仁、独活除湿通络；久病体虚不愈者，宜用独活寄生汤扶正祛邪 《症因脉治》对寒湿腰痛的治疗，主要提出了太阳寒湿用羌活败毒散加苍术；少阴寒湿用独活苍术汤加减；少阳寒湿用柴胡苍术汤加减；厥阴寒湿用四逆汤加柴胡、独活；阳明寒湿用苍术白芷汤加减；太阴寒湿用渗湿汤加减

2. 湿热腰痛

证　候	腰部疼痛，重着而热，暑湿阴雨天气症状加剧，遇寒痛减，身体困重，小便短赤，舌红苔黄腻，脉濡数或弦数
辨证要点	腰部疼痛，重着而热，遇寒痛减，身体困重
病　机	湿热壅遏，经气不畅，筋脉不舒
治　法	清热利湿，舒筋止痛
主　方	四妙丸
组　成	苍术燥湿健脾；黄柏清热燥湿；牛膝补肝肾，强筋骨；苡仁祛湿热，利筋络。四味合用，为治湿热腰痛之妙剂
加　减	热重烦痛，小便短赤不利者，加栀子、生石膏以清热除烦；湿重，伴身重痛、纳呆，加防己、萆薢等除湿通络；湿热日久者，加女贞子、旱莲草以滋阴补肾；伴关节红肿热痛，可用当归拈痛汤加减；迁延不愈，夹肾虚者，用七味苍柏散加减，以清热利湿，补肾健腰

3. 瘀血腰痛

证　候	痛处固定，或痛如锥刺，或胀痛不适，痛处拒按，日轻夜重，轻者俯仰不便，重者不能转侧，面晦唇暗，舌暗紫或有瘀斑，脉涩。部分病人病程迁延，常有外伤、劳损史
辨证要点	痛处固定，痛处拒按，日轻夜重，面晦唇暗
病　机	瘀血阻滞，经脉痹阻，不通则痛
治　法	活血化瘀，通络止痛
主　方	身痛逐瘀汤
组　成	秦艽、羌活祛风除湿；桃仁、红花、当归、川芎活血祛瘀；没药、灵脂、香附行气血，止疼痛；牛膝、地龙疏通经络以利关节；甘草调和诸药
加　减	瘀血明显，疼痛加剧，入夜尤甚者，加虫类药如全蝎、蜈蚣等通络止痛；有闪挫、扭伤、跌仆等病史者，加乳香以活络止痛，青皮以行气止痛

4. 肾虚腰痛

证　候	腰痛以酸软为主，隐隐作痛，喜按喜揉，酸软无力，遇劳则甚，常反复发作。偏阳虚者，则少腹拘急，喜温喜按，面色㿠白，手足不温，少气乏力，舌淡脉沉细；偏阴虚者，则心烦少寐，口燥咽干，面色潮红，手足心热，舌红少苔，脉弦细数
辨证要点	腰痛以酸软为主，隐隐作痛，喜按喜揉，酸软无力，遇劳则甚
病　机	肾阳不足，不能温煦筋脉；肾阴不足，不能濡养腰府

治　　法	偏阳虚者，宜温肾壮阳；偏阴虚者，宜滋补肾阴	
主　　方	偏于阳虚者：右归丸；偏于阴虚者：左归丸	
组　　成	偏阳虚者以右归丸为主，方中用熟地、山药、山茱萸、枸杞培补肾精，为阴中求阳之用；杜仲强腰益精；菟丝子补益肝肾；当归补血行血。诸药合用，共奏温肾壮腰之功 偏阴虚者以左归丸为主方以滋补肾阴。方中熟地、山茱萸、枸杞、龟板胶填补肾阴；配鹿角胶、牛膝、菟丝子以温肾壮腰，肾得滋养则虚痛可除	
加　　减	肾虚及脾，症见腰痛乏力、食少、便溏者，应以补肾为主，佐以健脾益气，加升麻、白术、柴胡等升举清阳；房劳过度而导致肾虚者，可用河车大造丸、补髓丹等血肉有情之品	

二、西医治疗

腰肌劳损

腰肌劳损重在预防，如在工作时采取正确的姿势，并采取适当的劳动保护。

1. 药物治疗　如对乙酰氨基酚、吲哚美辛、布洛芬、双氯芬酸等具有抗炎止痛、缓解肌肉痉挛的药物。

2. 局部封闭　痛点局限者，可作局部封闭，药液中加入泼尼松龙 25mg，每周一次，3~4次为 1 疗程。

3. 康复锻炼　采取背肌及腰肌的锻炼，以增加腰部肌肉肌力，保护关节韧带。

4. 物理治疗　适当的物理治疗也可以增强治疗效果，如电磁、红外线、针刺等作用于人体，起到舒筋活络的作用。

【临证备要】

1. 重视原发病的治疗　腰痛的病因很多，常见的有外感、内伤、跌仆闪挫等，而且腰痛又常常与许多疾病有关，所以，临床上既要辨证施治，又要针对原发病采用相应的治疗方法。如泌尿系的结石、感染引起的腰痛，在治疗上可采用清热利湿，通淋排石的方法。肝胆系统疾病、妇科疾病、骨科疾病，也可能引起腰痛，治疗时，应该考虑原发病的治疗，切忌"腰痛治腰"，耽误病情。

2. 活血化瘀药物的运用　腰痛的不同证型都可以采用活血化瘀药治疗。但是不同的疾病阶段，所选的药物及剂量有所不同。初起者，应选用小剂量的当归、川芎等药活血通脉，养血活血。腰痛日久，绵绵不休者，可用活血化瘀药物配合祛风通络的药物，如桃仁、红花、水蛭、全蝎、蜈蚣等。

3. 综合治疗　除内治外，尚可配合针灸、推拿、理疗、拔火罐、贴膏药等综合治疗，以提高疗效。

【结语】

腰痛病因有外感、跌仆挫闪、年虚体衰。病变常与肾脏及膀胱经冲、任、督、带诸脉相关。其基本病机为气血运行痹阻，筋脉拙急，腰府失养。发病常以肾虚为本，感受外邪或跌仆挫闪为标。腰痛分虚实标本论治，虚者以补肾固本为主；实者以祛邪为主，给予祛风散寒、清热利湿、活血祛瘀等法；虚实兼夹者，分清主次，标本兼顾治疗。腰痛虽以补肾为主，但在外感偏胜时，应急则治标，先祛邪，后治本。

腰痛的预防应注意在日常生活、学习和工作中纠正不良姿势和习惯，保持正确的体位，劳逸适度，不可强力负重。应避免夜宿室外，贪冷喜凉；避免坐卧湿地，防止暑季湿热郁蒸侵袭；勿冒雨涉水，劳作汗出后应及时更换衣服或服姜汤水以发散风寒湿邪；防止外伤如扭伤、跌仆、闪挫等的继发影响。每个人都应避免劳欲太过，防止感受外邪，可以结合自己的年龄、体质适当地选择体育锻炼。经常活动腰部，或进行腰部自我按摩、打太极拳等，有助于腰痛的康复。但腰痛病人需在医生的指导下进行适当的锻炼。保持精神愉快，饮食有节，起居有时，也有助于腰痛的恢复。

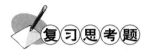

复习思考题

1. 何谓腰痛，其病机是什么？
2. 诊断腰痛的主要依据是哪些？
3. 腰痛的鉴别要点有哪些？
4. 试述腰痛的分证论治？

扫码"练一练"

【文献选录】

《三因极一病证方论·腰痛叙论》："夫腰痛，虽属肾虚，亦涉三因所致，在外则脏腑经络受邪，在内则忧思恐怒，以至房劳坠堕，皆能致之。"

《景岳全书·腰痛》："腰痛证凡悠悠戚戚，属发不已者，肾之虚也；遭阴雨或久坐痛而重者，湿也；遇诸寒而痛，或喜暖而恶寒者，寒也；遇诸热而痛及喜寒而恶热者，热也；郁怒而痛者，气之滞也；忧愁思虑而痛者，气之虚也；劳动即痛者，肝肾之衰也。当辨其所因而治之。"

《医学心悟·腰痛》："腰痛拘急，牵引腿足，脉浮弦者，风也；腰冷如冰，喜得热手熨，脉沉迟或紧者，寒也，并用独活汤主之。腰痛如坐水中，身体沉重，腰间如带重物，脉濡细者，湿也，苍白二陈汤加独活主之。若腰重疼痛，腰间发热，痿软无力，脉弦数者，湿热也，恐成痿证，前方加黄柏主之。"

方剂索引

一 画

一贯煎 （《柳州医话》）

沙参　麦冬　当归　生地黄　枸杞子　川楝子

二 画

二冬汤 （《医学心悟》）

天冬　麦冬　花粉　黄芩　知母　甘草　人参　荷叶

二陈汤 （《太平惠民和剂局方》）

陈皮　半夏　茯苓　炙甘草　生姜　乌梅

二陈平胃汤 （《太平惠民和剂局方》）

半夏　茯苓　陈皮　甘草　苍术　川朴

二阴煎 （《景岳全书》）

生地　麦冬　枣仁　甘草　玄参　黄连　茯苓　木通

十全大补汤 （《太平惠民和剂局方》）

熟地黄　白芍　当归　川芎　人参　白术　茯苓　炙甘草　黄芪　肉桂

十灰散 （《十药神书》）

大蓟　小蓟　侧柏叶　荷叶　茜草根　山栀　白茅根　大黄　丹皮　棕榈皮

十枣汤 （《伤寒论》）

芫花　甘遂　大戟　大枣

丁香散 （《古今医统》）

丁香　柿蒂　炙甘草　高良姜

七味白术散 （《小儿药证直诀》）

人参　茯苓　白术　甘草　藿香　木香　葛根

七味都气丸 （《医宗己任编》）

熟地黄　山茱萸　山药　泽泻　丹皮　茯苓　五味子

七福饮 （《景岳全书》）

人参　白术　炙甘草　熟地　当归　酸枣仁　远志

人参养荣汤 （《太平惠民和剂局方》）

人参　甘草　当归　白芍　熟地　肉桂　大枣　黄芪　白术　茯苓　五味子　远志　橘皮　生姜

八正散 （《太平惠民和剂局方》）

木通　瞿麦　车前子　萹蓄　滑石　甘草　大黄　栀子　灯心草

八珍汤 （《正体类要》）

人参　白术　茯苓　甘草　当归　白芍药　川芎　熟地黄　生姜　大枣

三　画

三子养亲汤（《韩氏医通》）

苏子　白芥子　莱菔子

三仁汤（《温病条辨》）

杏仁　飞滑石　白通草　白蔻仁　竹叶　厚朴　生薏仁　半夏

三和汤（《儒门事亲》）

熟地黄　白芍　川芎　当归　连翘　栀子　黄芩　大黄　芒硝　甘草　薄荷

三拗汤（《太平惠民和剂局方》）

麻黄　杏仁　甘草　干姜

千金苇茎汤（《备急千金药方》）

苇茎　生薏仁　冬瓜子　桃仁

小半夏汤（《金匮要略》）

半夏　生姜

小半夏加茯苓汤（《金匮要略》）

半夏　生姜　茯苓

小青龙汤（《伤寒论》）

麻黄　桂枝　芍药　干姜　细辛　半夏　五味子　甘草

小青龙加石膏汤（《金匮要略》）

麻黄　石膏　桂枝　生姜　半夏　细辛　五味子　芍药　甘草

小承气汤（《伤寒论》）

大黄　厚朴　枳实

小建中汤（《伤寒论》）

桂枝　生姜　芍药　饴糖　炙甘草　大枣

小蓟饮子（《济生方》）

小蓟　生地　蒲黄　藕节　通草　竹叶　栀子　滑石　当归　生甘草梢

大补元煎（《景岳全书》）

人参　山药　熟地　杜仲　当归　山茱萸　枸杞　炙甘草

大补阴丸（《丹溪心法》）

黄柏　知母　熟地黄　龟板　猪脊髓

大定风珠（《温病条辨》）

白芍药　阿胶　生龟板　生地黄　火麻仁　五味子　生牡蛎　麦冬　炙甘草　鸡子黄　生鳖甲

大承气汤（《伤寒论》）

大黄　枳实　厚朴　芒硝

大柴胡汤（《伤寒论》）

柴胡　黄芩　芍药　半夏　枳实　大黄　生姜　大枣

大黄䗪虫丸（《金匮要略》）

熟大黄　土鳖虫　水蛭　虻虫　蛴螬　干漆　桃仁　杏仁　黄芩　地黄　白芍　甘草

大黄甘草汤（《金匮要略》）

大黄　甘草

己椒苈黄丸（《金匮要略》）

防己　椒目　葶苈子　大黄

四　画

五苓散（《伤寒论》）

桂枝　白术　茯苓　猪苓　泽泻

五皮饮（《华氏中藏经》）

桑白皮　橘皮　生姜皮　大腹皮　茯苓皮

五汁安中饮（验方）

韭汁　牛乳　生姜汁　梨汁　藕汁

五味消毒饮（《医宗金鉴》）

蒲公英　金银花　野菊花　紫花地丁　紫背天葵

五磨饮子（《医方集解》）

乌药　沉香　槟榔　枳实　木香

六一散（《伤寒标本心法类萃》）

滑石　甘草

六君子汤（《校注妇人良方》）

人参　炙甘草　茯苓　白术　陈皮　制半夏　生姜　大枣

六味地黄丸（《小儿药证直诀》）

熟地黄　山茱萸　山药　泽泻　丹皮　茯苓

六磨汤（《证治准绳》）

槟榔　沉香　木香　乌药　大黄　枳壳

止嗽散（《医学心悟》）

荆芥　桔梗　甘草　白前　陈皮　百部　紫菀

天王补心丹（《校注妇人良方》）

人参　玄参　丹参　茯苓　五味子　远志　桔梗　当归　天冬　麦冬　柏子仁　酸枣仁　生地黄
朱砂

无比山药丸（《太平圣惠和剂局方》）

山药　茯神　泽泻　熟地　山茱萸　巴戟天　菟丝子　杜仲　牛膝　五味子　肉苁蓉　赤石脂

少腹逐瘀汤（《医林改错》）

小茴香　干姜　延胡索　当归　川芎　官桂　赤芍　蒲黄　五灵脂　没药

不换金正气散（《太平惠民和剂局方》）

厚朴　藿香　甘草　半夏　苍术　陈皮

化肝煎（《景岳全书》）

丹皮　栀子　白芍　青皮　陈皮　泽泻　土贝母

月华丸（《医学心悟》）

天冬　生地　麦冬　熟地　山药　百部　沙参　川贝母　阿胶　茯苓　獭肝　三七

丹参饮（《时方歌括》）

丹参　檀香　砂仁

丹栀逍遥散（《太平惠民和剂局方》）

丹皮　栀子　当归　白芍　柴胡　茯苓　白术　甘草　薄荷　生姜

乌头汤（《金匮要略》）

川乌　麻黄　芍药　黄芪　甘草

乌头赤石脂丸（《金匮要略》）

乌头　蜀椒　炮附子　干姜　赤石脂

乌梅丸（《伤寒论》）

乌梅　细辛　干姜　当归　附子　川椒　桂枝　黄连　黄柏　人参

双合汤（《杂病源流犀烛》）

桃仁　红花　地黄　芍药　当归　川芎　半夏　茯苓　陈皮　甘草　白芥子　鲜竹沥　生姜汁

双解汤（《医方集解略》）

麻黄　防风　荆芥　薄荷　黄芩　栀子　连翘　石膏　桔梗

孔圣枕中丹（《备急千金要方》）

败龟板　龙骨　远志　菖蒲

开噤散（《医学心悟》）

人参　黄连　石菖蒲　丹参　石莲子　茯苓　陈皮　冬瓜仁　陈米　荷叶蒂

五　画

玉女煎（《景岳全书》）

石膏　熟地　麦冬　知母　牛膝

玉屏风散（《丹溪心法》）

黄芪　白术　防风

玉枢丹（《百一选方》）

山慈菇　续随子　大戟　麝香　腰黄　朱砂　五倍子

玉泉丸（《仁斋直指方》）

葛根　天花粉　地黄　麦冬　五味子　甘草

甘姜苓术汤（《金匮要略》）

甘草　干姜　茯苓　白术

甘麦大枣汤（《金匮要略》）

甘草　小麦　大枣

甘草干姜汤（《伤寒论》）

甘草　干姜

甘遂半夏汤（《金匮要略》）

甘遂　半夏　芍药　甘草

甘露饮（《医学传灯》）

天冬　麦冬　生地　熟地　茵陈　枇杷叶　黄芩　薏苡仁　石斛　甘草　山栀

生脉散（《医学启源》）

人参　麦门冬　五味子

生脉散（《备急千金要方》）

人参　麦冬　五味子

生铁落饮（《医学心悟》）

天冬　麦冬　贝母　胆星　橘红　远志　石菖蒲　连翘　茯苓　茯神　元参　钩藤　丹参　朱砂

生姜甘草汤（《备急千金要方》）

生姜　人参　甘草　大枣

左归丸（《景岳全书》）

熟地黄　山药　山茱萸　菟丝子　枸杞子　川牛膝　鹿角胶　龟板胶

左金丸（《丹溪心法》）

黄连　吴茱萸

右归丸（《景岳全书》）

熟地黄　山药　山茱萸　菟丝子　枸杞子　杜仲　附子　肉桂　当归　鹿角胶

白及枇杷丸（《证治要诀》）

白及　枇杷叶　藕节　生地　蛤粉炒阿胶

白金丸（《普济本事方》）

白矾　郁金

白头翁汤（《伤寒论》）

白头翁　黄柏　黄连　秦皮

白虎汤（《伤寒论》）

知母　石膏　甘草　粳米

白虎加人参汤（《伤寒论》）

石膏　知母　甘草　粳米

白虎加桂枝汤（《金匮要略》）

知母　石膏　甘草　粳米　人参

四七汤（《太平惠民和剂局方》引《简易方》）

苏叶　制半夏　厚朴　茯苓　生姜　大枣

四君子汤（《太平惠民和剂局方》）

人参　甘草　茯苓　白术

四妙汤（《成方便读》）

苍术　黄柏　牛膝　薏苡仁

四逆散（《伤寒论》）

炙甘草　枳实　柴胡　白芍

四物汤（《太平惠民和剂局方》）

当归　白芍药　川芎　熟地黄

四神丸（《内科摘要》）

补骨脂　吴茱萸　肉豆蔻　五味子

四味回阳饮（《景岳全书》）

人参　炙附子　炮姜　甘草

加味二妙散（《丹溪心法》）

黄柏　苍术　当归　牛膝　防己　草薢　龟板

加味四君子（《三因方》）

人参　茯苓　白术　甘草　黄芪　扁豆

加味百花丸（《医方集解》）

百合　款冬花　紫菀　百部　乌梅

加味桔梗汤（《医学心悟》）

桔梗　甘草　贝母　橘红　银花　薏苡仁　葶苈子　白及

加味清胃散（《兰室秘藏》）

生地　丹皮　连翘　黄连　当归　升麻

平喘固本汤（验方）

党参　五味子　冬虫夏草　胡桃肉　沉香　灵磁石　脐带　苏子　款冬花　法半夏　橘红

归脾汤（《济生方》）

白术　茯神　黄芪　龙眼肉　酸枣仁　人参　木香　甘草　当归　远志　生姜　大枣

失笑散（《太平惠民和剂局方》）

蒲黄　五灵脂

龙胆泻肝丸（《兰室秘藏》）

龙胆草　黄芩　山栀子　泽泻　木通　车前子　当归　生地黄　柴胡　生甘草

半夏泻心汤（《伤寒论》）

半夏　黄芩　干姜　人参　甘草　黄连　大枣

半夏厚朴汤（《金匮要略》）

半夏　厚朴　茯苓　生姜　紫苏

正气天香散（《保命歌括》）

乌药　香附　陈皮　紫苏　干姜

沉香散（《金匮翼》）

沉香　石韦　滑石　当归　橘皮　白芍　冬葵子　甘草　王不留行

代抵当丸（《证治准绳》）

大黄　归尾　生地　山甲片　芒硝　桃仁　肉桂

圣愈汤（《医宗金鉴》）

人参　黄芪　熟地黄　当归　白芍　川芎

六　画

至宝丹（《太平惠民和剂局方》）

朱砂　麝香　安息香　金银箔　犀角　牛黄　琥珀　雄黄　玳瑁　龙脑

安宫牛黄丸（《温病条辨》）

牛黄　郁金　犀角　黄连　朱砂　冰片　珍珠　山栀　雄黄　黄芩　麝香　金箔衣

安神定志丸（《医学心悟》）

远志　石菖蒲　茯苓　朱砂　龙齿　人参

定痫丸（《医学心悟》）

天麻　川贝　胆南星　姜半夏　陈皮　茯神　丹参　麦冬　石菖蒲　远志　全蝎　僵蚕　琥珀

辰砂 茯苓 竹沥 生姜汁 甘草

朱砂安神丸（《医学发明》）

朱砂 黄连 炙甘草 生地黄 当归

如金解毒散（《景岳全书》）

桔梗 甘草 黄芩 黄柏 山栀 黄连

竹叶石膏汤（《伤寒论》）

竹叶 石膏 麦冬 人参 半夏 甘草 粳米

百合固金汤（《医方集解》）

生地黄 熟地黄 麦冬 贝母 百合 当归 炒芍药 甘草 玄参 桔梗

血府逐瘀汤（《医林改错》）

当归 生地黄 桃仁 红花 枳壳 赤芍药 柴胡 甘草 桔梗 川芎 牛膝

当归六黄汤（《兰室秘藏》）

当归 生地黄 熟地黄 黄柏 黄芩 黄连

当归龙荟丸（《宣明论方》）

当归 龙胆 芦荟 青黛 栀子 黄连 黄芩 黄柏 大黄 木香 麝香

导痰汤（《传信适用方》）

半夏 天南星 枳实 橘红 赤茯苓 生姜

导赤散（《小儿药证直诀》）

生地黄 木通 竹叶 甘草

加减葳蕤汤（《通俗伤寒论》）

白薇 玉竹 葱白 薄荷 桔梗 豆豉 甘草 大枣

芍药汤（《素问病机气宜保命集》）

芍药 当归 黄连 槟榔 木香 炙甘草 大黄 黄芩 肉桂

芍药甘草汤（《伤寒论》）

芍药 甘草

防己黄芪汤（《金匮要略》）

防己 白术 黄芪 甘草 生姜 大枣

防风汤（《宣明论方》）

防风 麻黄 秦艽 桂枝 葛根 当归 茯苓 甘草 生姜 大枣 杏仁 黄芩

交泰丸（《韩式医通》）

黄连 肉桂

地黄饮子（《宣明论方》）

生地黄 巴戟天 山茱萸 石斛 肉苁蓉 炮附子 五味子 肉桂 茯苓 麦门冬 菖蒲 远志
生姜 大枣 薄荷

地榆散（验方）

地榆 茜根 黄芩 黄连 山栀 茯苓

羊肝丸（《证类本草》）

黄连末 白羊子肝

七　画

苏子降气汤（《太平惠民和剂局方》）

苏子　橘皮　半夏　当归　前胡　厚朴　肉桂　甘草　生姜

苏合香丸（《天平惠民和剂局方》）

白术　青木香　犀角　香附　朱砂　诃子　檀香　安息香　沉香　麝香　丁香　荜拨　苏合香油　熏陆香　冰片

补阳还五汤（《医林改错》）

当归尾　川芎　黄芪　桃仁　地龙　赤芍　红花

补肝汤（《医宗金鉴》）

当归　熟地黄　白芍　川芎　酸枣仁　麦冬　木瓜　甘草

补肺汤（《永类钤方》）

人参　黄芪　熟地　五味子　紫菀　桑白皮

补中益气汤（《脾胃论》）

人参　黄芪　甘草　白术　当归　陈皮　柴胡　升麻　生姜　大枣

补天大造丸（《奇方类编》）

紫河车　鹿茸　虎胫骨　龟板　生地　山药　丹皮　泽泻　白茯苓　山萸肉　天冬　麦冬　五味子　枸杞子　当归　菟丝子　破故纸　牛膝　杜仲　肉苁蓉

补气运脾汤（《统旨方》）

人参　黄芪　白术　茯苓　甘草　砂仁　陈皮　半夏　生姜　大枣

杏苏散（《温病条辨》）

杏仁　紫苏叶　橘皮　半夏　生姜　枳壳　桔梗　前胡　茯苓　甘草　大枣

沙参麦冬汤（《温病条辨》）

沙参　麦冬　玉竹　甘草　桑叶　白扁豆　天花粉

沙参清肺汤（验方）

北沙参　生黄芪　太子参　合欢皮　白及　生甘草　桔梗　薏苡仁　冬瓜子

麦门冬汤（《金匮要略》）

麦门冬　半夏　人参　甘草　粳米　大枣

良附丸（《良方集腋》）

高良姜　香附

附子理中汤（《太平惠民和剂局方》）

炮附子　人参　白术　炮姜　炙甘草

还少丹（《医方集解》）

熟地　枸杞子　山萸肉　肉苁蓉　巴戟天　小茴香　杜仲　怀牛膝　楮实子　茯苓　大枣　山药　菖蒲　远志　五味子

连朴饮（《霍乱论》）

黄连　厚朴　石菖蒲　制半夏　芦根　栀子　香豉

连理汤（《张氏医通》）

人参　白术　干姜　炙甘草　茯苓　黄连

启阳娱心丹（《辨证录》）

人参 远志 茯神 菖蒲 甘草 橘红 砂仁 柴胡 菟丝子 白术 生枣仁 当归 白芍 山药 神曲

启膈散（《医学心悟》）

丹参 沙参 贝母 茯苓 郁金 荷叶蒂 砂仁壳 杵头糠

更衣丸（《先醒斋医学广笔记》）

芦荟 朱砂

沉香散（《金匮翼》）

沉香 石苇 滑石 当归 橘皮 白芍 冬葵子 甘草 王不留行

吴茱萸汤（《伤寒论》）

吴茱萸 人参 生姜 大枣

妙香散（《沈氏尊生书》）

山药 茯苓 伏神 远志 黄芪 人参 桔梗 甘草 木香 辰砂 麝香

杞菊地黄丸（《医级》）

枸杞 菊花 熟地黄 山茱萸 山药 泽泻 牡丹皮 茯苓

龟鹿二仙膏（《医便》）

鹿角 龟板 人参 枸杞子

身痛逐瘀汤（《医林改错》）

秦艽 川芎 桃仁 红花 甘草 羌活 没药 香附 五灵脂 牛膝 地龙 当归

八　画

羌活胜湿汤（《内外伤辨惑论》）

羌活 独活 川芎 蔓荆子 甘草 防风 藁本

参苏饮（《太平惠民和剂局方》）

人参 茯苓 甘草 苏叶 葛根 半夏 陈皮 桔梗 前胡 木香 枳壳 生姜 大枣

参附汤（《妇人良方》）

人参 熟附子 生姜 大枣

参附龙牡汤（验方）

人参 附子 龙骨 牡蛎

参蛤散（《普济方》）

人参 蛤蚧

参苓白术散（《太平惠民和剂局方》）

莲子肉 薏苡仁 缩砂仁 桔梗 白扁豆 白茯苓 人参 甘草 白术 山药

定喘汤（《摄生众妙方》）

麻黄 黄芩 桑白皮 半夏 杏仁 款冬花 苏子 白果 甘草

金铃子散（《素问病机气宜保命集》）

金铃子 延胡索

金锁固精丸（《医方集解》）

沙苑蒺藜 芡实 莲须 龙骨 牡蛎 莲子

肾气丸（《金匮要略》）

桂枝　附子　熟地黄　山萸肉　山药　茯苓　丹皮　泽泻

炙甘草汤（《伤寒论》）

炙甘草　人参　桂枝　麦冬　生地　麻仁　阿胶　生姜　大枣

苓桂术甘汤（《金匮要略》）

茯苓　桂枝　白术　甘草

苓甘五味姜辛汤（《金匮要略》）

茯苓　甘草　干姜　细辛　五味子

泻心汤（《金匮要略》）

大黄　黄芩　黄连

泻白散（《小儿药证直诀》）

桑白皮　地骨皮　生甘草　粳米

驻车丸《备急千金要方》

黄连　阿胶　当归　干姜

实脾饮（《济生方》）

附子　干姜　白术　甘草　厚朴　木香　草果　槟榔　木瓜　生姜　大枣　茯苓

知柏地黄丸（《医宗金鉴》）

知母　黄柏　熟地　山茱萸　山药　茯苓　丹皮　泽泻

明目地黄丸（《医学心悟》）

生地　牛膝　麦冬　当归　枸杞子　菊花

虎潜丸（《丹溪心法》）

黄柏　龟板　知母　熟地黄　陈皮　白芍　锁阳　虎骨　干姜

九　画

荆防败毒散（《外科理例》）

荆芥　防风　茯苓　甘草　枳壳　桔梗　柴胡　前胡　羌活　独活　川芎

香苏散（《太平惠民和剂局方》）

香附　紫苏叶　陈皮　甘草

香砂六君子汤（《古今名医方论》）

人参　白术　茯苓　木香　砂仁　半夏　香附

香附旋覆花汤（《温病条辨》）

生香附　旋覆花　苏子霜　苡仁　半夏　茯苓　橘皮

香薷散（《太平惠民和剂局方》）

香薷　白扁豆　厚朴

保元汤（《博爱心鉴》）

人参　黄芪　肉桂　生姜　甘草

保和丸（《丹溪心法》）

山楂　神曲　半夏　茯苓　陈皮　连翘　莱菔子

保真汤（《十药神书》）

当归　人参　生地黄　熟地黄　白术　黄芪　赤茯苓　白茯苓　天门冬　麦门冬　赤芍药　白芍
药　知母　黄柏　五味子　柴胡　地骨皮　甘草　陈皮　厚朴

顺气导痰汤（《医学入门》）

橘红　茯苓　半夏　甘草　胆星　木香　香附　枳实

养心汤（《证治准绳》）

黄芪　茯苓　茯神　当归　川芎　半夏　甘草　柏子仁　酸枣仁　远志　五味子　人参　肉桂

宣痹汤（《温病条辨》）

防己　杏仁　连翘　滑石　薏苡仁　半夏　蚕砂　赤小豆皮　栀子

独活寄生汤（《备急千金要方》）

独活　桑寄生　秦艽　防风　细辛　当归　芍药　川芎　干地黄　杜仲　牛膝　人参　茯苓
甘草　桂心

独参汤（《伤寒大全》）

人参

枳实导滞丸（《内外伤辨惑论》）

大黄　枳实　黄芩　黄连　神曲　白术　茯苓　泽泻

枳实消痞丸（《兰室秘藏》）

炙枳实　半夏　厚朴　黄连　干生姜　麦芽　白茯苓　白术　党参　炙甘草

枳术丸（《脾胃论》）

枳实　白术　荷叶

胃苓汤（《丹溪心法》）

苍术　厚朴　陈皮　甘草　生姜　大枣　桂枝　白术　泽泻　茯苓　猪苓

济生肾气丸（《济生方》）

熟地黄　山药　山茱萸　丹皮　茯苓　泽泻　炮附子　官桂　川牛膝　车前子

济川煎（《景岳全书》）

枳壳　泽泻　当归　升麻　牛膝　肉苁蓉

春泽汤（《医方集解》）

白术　桂枝　猪苓　泽泻　茯苓　人参

茜根散（《景岳全书》）

茜根　黄芩　阿胶　侧柏叶　生地　甘草

神犀丹（《温热经纬》）

犀角　石菖蒲　黄芩　生地黄　金银花　金汁　连翘　板蓝根　豆豉　玄参　天花粉　紫草

十　画

桑菊饮（《温病条辨》）

桑叶　菊花　连翘　薄荷　杏仁　桔梗　生甘草　鲜芦根

桑杏汤（《温病条辨》）

桑叶　杏仁　沙参　象贝　香豉　栀子　梨皮

桑白皮汤（《景岳全书》）

桑白皮　半夏　苏子　杏仁　贝母　黄芩　黄连　山栀　生姜

逍遥散 （《太平惠民和剂局方》）

柴胡　当归　白芍　白术　茯苓　薄荷　生姜　甘草

凉膈散 （《太平惠民和剂局方》）

连翘　大黄　甘草　芒硝　栀子　黄芩　薄荷　竹叶　蜂蜜

润肠丸 （《奇效良方》）

桃仁　羌活　大黄　当归　火麻仁

消渴方 （《丹溪心法》）

黄连　天花粉　生地汁　藕汁　牛乳

涤痰汤 （《济生方》）

制半夏　制南星　陈皮　枳实　茯苓　人参　石菖蒲　竹茹　甘草　生姜

真武汤 （《伤寒论》）

炮附子　白术　茯苓　芍药　生姜

皱肺丸 （《百一选方》）

五味子　人参　桂枝　款冬花　紫菀　白英石　蝎羊肺　杏仁

秦艽鳖甲散 （《卫生宝鉴》）

柴胡　鳖甲　地骨皮　秦艽　当归　知母

栝楼桂枝汤 （《金匮要略》）

栝楼根　桂枝　芍药　甘草　生姜　大枣

栝蒌薤白半夏汤 （《金匮要略》）

栝蒌　薤白　半夏　白酒

栝蒌薤白白酒汤 （《金匮要略》）

栝蒌　薤白　白酒

柴枳半夏汤 （《医学入门》）

柴胡　半夏　黄芩　瓜蒌仁　枳壳　桔梗　杏仁　青皮　甘草

柴胡疏肝散 （《景岳全书》）

柴胡　陈皮　枳壳　芍药　炙甘草　香附　川芎

柴胡清骨散 （《医宗金鉴》）

秦艽　知母　炙草　胡连　鳖甲　青蒿　柴胡　地骨皮　韭白　猪脊髓　猪胆汁

调胃承气汤 （《伤寒论》）

大黄　甘草　芒硝

桂枝汤 （《伤寒论》）

桂枝　芍药　生姜　大枣　甘草

桂枝甘草龙骨牡蛎汤 （《伤寒论》）

桂枝　炙甘草　牡蛎　龙骨

桃仁红花煎 （《陈素庵妇科补解》）

红花　当归　桃仁　香附　延胡索　赤芍　川芎　乳香　丹参　青皮　熟地

桃仁承气汤 （《伤寒论》）

桃仁　大黄　桂枝　芒硝　甘草

桃红四物汤 （《医宗金鉴》）

桃仁　红花　当归　川芎　熟地黄　芍药

桃花汤（《伤寒论》）

赤石脂　干姜　粳米

通窍活血汤（《医林改错》）

赤芍药　川芎　桃仁　红花　麝香　老葱　鲜姜　大枣酒

通关散（《医学心悟》）

皂角　沉香　乌药　槟榔　枳实　木香　檀香　丁香

通瘀煎（《景岳全书》）

当归尾　山楂　香附　红花　乌药　青皮　泽泻　木香

通幽汤（《兰室秘藏》）

生地　熟地　当归　桃仁　红花　甘草　升麻

射干麻黄汤（《金匮要略》）

射干　麻黄　细辛　半夏　生姜　紫菀　款冬花　甘草　五味子　大枣

益胃汤（《温病条辨》）

沙参　麦冬　生地　玉竹　冰糖

脏连丸（《中药制剂手册》）

猪大肠　黄连　赤芍　当归　槐花　阿胶珠　槐角　地榆　荆芥　地黄

十一画

银翘散（《温病条辨》）

金银花　连翘　桔梗　薄荷　牛蒡子　竹叶　荆芥穗　豆豉　甘草　鲜芦根

清中汤（《医学统旨》）

黄连　栀子　半夏　茯苓　陈皮　草豆蔻　甘草

清金化痰汤（《统旨方》）

黄芩　山栀　桔梗　麦冬　桑白皮　贝母　知母　橘皮　瓜蒌仁　茯苓　甘草

清肺饮（《证治汇补》）

茯苓　黄芩　桑白皮　麦冬　车前子　山栀　木通　车前子

清骨散（《证治准绳》）

银柴胡　胡黄连　秦艽　鳖甲　地骨皮　青蒿　知母　甘草

清脏汤（《万病回春》）

当归　川芎　生地　白芍　黄连　黄芩　栀子　黄柏　地榆　槐角　柏叶　阿胶

清营汤（《温病条辨》）

犀角　生地　玄参　竹叶心　麦冬　丹参　黄连　银花　连翘

清瘟败毒饮（《疫疹一得》）

生石膏　生地　玄参　犀角　黄连　栀子　桔梗　知母　连翘　甘草　丹皮　鲜竹叶

清燥救肺汤（《医门法律》）

桑叶　石膏　杏仁　甘草　人参　麦门冬　阿胶　炒胡麻仁　枇杷叶

黄土汤（《金匮要略》）

灶心黄土　甘草　干地黄　白术　炮附子　阿胶　黄芩

黄芪汤（《金匮翼》）

黄芪　麻仁　白蜜　陈皮

黄芪补中汤（《东垣十书》）

黄芪　人参　甘草　白术　苍术　陈皮　泽泻　猪苓　茯苓

黄芪建中汤（《金匮要略》）

黄芪　桂枝　芍药　炙甘草　饴糖　大枣　生姜

黄连香薷饮（《丹溪心法》）

香薷　川朴　黄连

黄连温胆汤（《备急千金要方》）

半夏　陈皮　茯苓　甘草　枳实　竹茹　黄连　大枣

黄连阿胶汤（《伤寒论》）

黄连　黄芩　芍药　阿胶　鸡子黄

黄连解毒汤（《外台秘要》）

黄连　黄芩　黄柏　栀子

黄连清心饮（《沈氏尊生书》）

黄连　生地黄　当归　甘草　茯神　酸枣仁　远志　人参　莲子肉

麻子仁丸（《伤寒论》）

麻子仁　芍药　枳实　大黄　厚朴　杏仁

麻杏石甘汤（《伤寒论》）

麻黄　杏仁　石膏　甘草

麻黄附子细辛汤（《伤寒论》）

麻黄　附子　细辛

麻黄汤（《伤寒论》）

麻黄　桂枝　杏仁　炙甘草

麻黄升麻汤《伤寒论》

麻黄　升麻　当归　知母　黄芩　玉竹　芍药　麦冬　桂枝　茯苓　甘草　石膏　白术　干姜

麻黄连翘赤小豆汤（《伤寒论》）

麻黄　杏仁　生梓白皮　连翘　赤小豆　甘草　生姜　大枣

控涎丹（《三因极一病证方论》）

甘遂　大戟　白芥子

羚角钩藤汤（《通俗伤寒论》）

羚角片　霜桑叶　京川贝　鲜生地　双钩藤　菊花　茯神木　生白芍　生甘草　淡竹茹

理中汤（《伤寒论》）

人参　白术　干姜　甘草

旋覆代赭汤（《伤寒论》）

旋覆花　半夏　人参　代赭石　炙甘草　生姜　大枣

猪苓汤（《伤寒论》）

猪苓　茯苓　泽泻　阿胶　滑石

十二画

黑锡丹（《太平惠民和剂局方》）

黑锡　硫黄　川楝子　胡芦巴　木香　炮附子　肉豆蔻　阳起石　沉香　茴香　肉桂　补骨脂

越婢加术汤（《金匮要略》）

麻黄　石膏　甘草　大枣　半夏　生姜

越婢加半夏汤（《金匮要略》）

麻黄　石膏　生姜　甘草　大枣　半夏

越鞠丸（《丹溪心法》）

川芎　苍术　香附　神曲　栀子

紫菀散（《卫生宝鉴》）

人参　紫菀　知母　贝母　桔梗　甘草　五味子　茯苓　阿胶

紫雪丹（《外台秘要》）

寒水石　石膏　滑石　磁石　朱砂　玄参　羚羊角　犀角　丁香　麝香　升麻　沉香　青木香　甘草　朴硝　黄金　硝石

犀角地黄汤（《千金要方》）

犀角　生地　丹皮　赤芍

犀黄丸（《外科证治全生集》）

牛黄　麝香　没药　乳香　黄米饭

琥珀养心丹（《证治汇补》）

琥珀　龙齿　远志　石菖蒲　茯神　人参　酸枣仁　当归　生地黄　黄连　柏子仁　朱砂　牛黄

痛泻要方（《景岳全书》引刘草窗方）

白术　白芍　防风　炒陈皮

温胆汤（《三因极一病证方论》）

半夏　茯苓　枳实　竹茹　陈皮　甘草

温脾汤（《备急千金要方》）

附子　人参　大黄　甘草　干姜

葛根汤（《伤寒汤》）

葛根　麻黄　桂枝　生姜　炙甘草　芍药　大枣

葛根黄芩黄连汤（《伤寒论》）

葛根　甘草　黄芩　黄连

疏凿饮子（《济生方》）

商陆　泽泻　赤小豆　椒目　木通　茯苓皮　大腹皮　槟榔　生姜　羌活　秦艽

萆薢分清饮（《医学心悟》）

萆薢　车前子　茯苓　莲子心　菖蒲　黄柏　丹参　白术

滋肾通关丸（《兰室秘藏》）

知母　黄柏　肉桂

椒目瓜蒌汤（《医醇賸义》）

川椒目　瓜蒌仁　葶苈子　桑白皮　苏子　半夏　茯苓　橘红　蒺藜

普济消毒饮（《东垣试效方》）

黄芩　黄连　陈皮　玄参　柴胡　桔梗　连翘　板蓝根　马勃　牛蒡子　薄荷　僵蚕　升麻　甘草

十三画

新加香薷饮（《温病条辨》）

香薷　金银花　连翘　厚朴　扁豆花

槐角丸（《丹溪心法》）

槐角　地榆　黄芩　炒枳壳　当归　防风

十四画

酸枣仁汤（《金匮要略》）

酸枣仁　甘草　知母　茯苓　川芎

膏淋汤（《医学衷中参西录》）

山药　芡实　龙骨　牡蛎　生地黄　党参　白芍

磁朱丸（《新编中成药手册》）

磁石　朱砂　六神曲

膈下逐瘀汤（《医林改错》）

五灵脂　当归　川芎　桃仁　丹皮　赤芍　乌药　延胡索　香附　红花　枳壳　甘草

十五画

增液汤（《温病条辨》）

玄参　麦冬　生地黄

增液承气汤（《温病条辨》）

玄参　生地　麦冬

镇肝熄风汤（《医学衷中参西录》）

怀牛膝　生赭石　生龙骨　生牡蛎　生龟板　生杭芍　玄参　天冬　川楝子　生麦芽　茵陈
甘草

十六画

赞育丹（《景岳全书》）

熟地黄　白术　当归　枸杞子　杜仲　仙茅　巴戟肉　山茱萸　淫羊藿　肉苁蓉　韭菜子　蛇床
子　附子　肉桂

薏苡仁汤（《类证治裁》）

薏苡仁　苍术　羌活　独活　防风　麻黄　桂枝　制川乌　当归　川芎　甘草　生姜

十七画以上

黛蛤散（《中药成方配方》）

青黛　蛤粉

礞石滚痰丸（《玉机微义》）

大黄　黄芩　沉香　青礞石

藿香正气散（《太平惠民和剂局方》）

藿香　厚朴　苏叶　陈皮　大腹皮　白芷　茯苓　白术　半夏曲　桔梗　甘草　生姜　大枣

癫狂梦醒汤（《医林改错》）

桃仁　柴胡　香附　木通　赤芍　半夏　腹皮　青皮　陈皮　桑白皮　苏子　甘草